汉方、经方互鉴

——148首医用汉方对应经方之方、证、症、量对比

廖系晗 主编

郑州大学出版社

图书在版编目(CIP)数据

汉方、经方互鉴：148首医用汉方对应经方之方、证、症、量对比／廖系晗主编. —郑州：郑州大学出版社，2022. 9(2024.6重印)
ISBN 978-7-5645-8886-1

Ⅰ. ①汉…　Ⅱ. ①廖…　Ⅲ. ①方剂－研究②经方－研究
Ⅳ. ①R289.1②R289.2

中国版本图书馆CIP数据核字(2022)第119683号

汉方、经方互鉴：148首医用汉方对应经方之方、证、症、量对比
HANFANG JINGFANG HUJIAN 148SHOU YIYONG HANFANG DUIYING JINGFANG ZHI FANG ZHENG ZHENG LIANG DUIBI

策划编辑	袁翠红	封面设计	苏永生
责任编辑	袁翠红	版式设计	苏永生
责任校对	王红燕	责任监制	李瑞卿

出版发行	郑州大学出版社	地　　址	郑州市大学路40号(450052)
出 版 人	孙保营	网　　址	http://www.zzup.cn
经　　销	全国新华书店	发行电话	0371-66966070
印　　刷	廊坊市印艺阁数字科技有限公司		
开　　本	787 mm×1 092 mm　1／16		
印　　张	16.75	字　　数	399千字
版　　次	2022年9月第1版	印　　次	2024年6月第2次印刷

书　　号	ISBN 978-7-5645-8886-1	定　　价	88.00元

本书如有印装质量问题，请与本社联系调换。

编委名单

主　编　廖系晗

副主编　王秋杰　樵星芳　彭燕梅　张小梅

编　委　（以姓氏笔画为序）

王　钧　重庆市中药研究院
王秋杰　重庆市中药研究院
王梦洲　重庆市中药研究院
伍晓丽　重庆市中药研究院
刘晓玲　重庆市中药研究院
李　晶　重庆市巴南区人民医院
励　娜　重庆市中药研究院
张小梅　重庆市中药研究院
陈一龙　重庆市中药研究院
明兴加　重庆市中药研究院
彭燕梅　重庆市中药研究院
鲁增辉　重庆市中药研究院
谢永芳　重庆邮电大学
廖系晗　重庆市中药研究院
樵星芳　重庆市中药研究院
瞿显友　重庆市中药研究院

内容简介

汉方、经方互鉴，是以日本厚生劳动省颁布的148首医用汉方制剂处方为靶标，通过挖掘汉方原方，溯源出处，锚定与经方的相依关系，梳理汉、经方之方、证、症、量，创建出格式统一的互鉴表。

本表对比汉、经方的组方、证候、用量、病种等，发现汉、经方实质关系紧密、互为影响、互有侧重，体现在崇尚经方原方的汉方与随时代前行产生变化的经方其组方结构、证候病种等方面有同有异，可互促互鉴，为选方用方、优化组方、提质增效、开发利用提供参考。

前言

中国传统医学以六经(太阳经、阳明经、少阳经、太阴经、少阴经、厥阴经)八纲(阴阳、表里、寒热、虚实)理论辨证论治;日本汉方医学以方证相应对症施治。经方主要源于《伤寒论》《金匮要略》,经汉、唐、宋、元、明、清各时代医家的继承、提炼、充实,延伸拓展了经方证治的深度与广度,致惠及众生之同名异方或异名同方传载甚多。汉方主要源于《伤寒论》《金匮要略》《太平惠民和剂局方》《万病回春》,汉方医家在崇尚经方配伍精到基础上,结合本国历史人文、风土习俗、社会发展,经飞鸟、奈良、平安、镰仓、室町、江户时代,形成适宜日本人体质的汉方医药。两种东方传统医学文化在经历各自久远的历程后,拥有护佑民族健康的共同点和不尽相同的证治、用量、病种。在继承、传载、弘扬医学遗产方面,均作出非凡的贡献,故产生编写汉、经方方剂对比的念想。

一、研究方法

归纳法、排序法、类比法。

汉方数据采自日本厚生劳动省、日本汉方生药制剂协会、各汉方生产商、出版物;经方数据采自一次文献、出版物、数据库。经归纳、排序、类比、开发、提炼、加工、编辑,创建出格式统一、直观性强、易对比的汉、经方互鉴表。

二、研究内容

(1)汉方:生产厂家、生药组成、制剂量/日、浸膏量/日、添加剂用量、添加剂构成、剂型、适应证、用法用量、规格、不良反应;

(2)汉方关联的经方:方解(出处、证候、病因、剂量、用法)、功能主治、临床应用(名家用方或病例数较多的实例)、商品名(现市售品名)、经方换算量(或常用量);

(3)解说:经方证属、症状、病种范围;汉方症状、病种范围;

(4)以病种为例,检出文献的组方应与经方及汉方的组方密切相关,且病例数较多则视为有效检出病种;

(5)方解中添补病因(经方只列证候不举病因)。

三、研究目的

汉、经方互鉴,揭示汉方组方、症状、适应证、用药量、添加剂组成、不良反应等,且与关联经方原方、证候、病因、用量、功能主治相对照,形成汉、经两种方剂组方结构、证属治则、优势病种等的可比性。实现同表列举汉、经方，着重反映汉方与关联经方各自的症状、侧重点、两国病例数较多的临床实例（优势病种）。

四、提议

基于经方具有的安全性、有效性、延续性、不可撼动性，针对证候筛方用药时应结合表象综合评判、辨证论治。如选汉方，其生药用量宜取汉、经方两者中间量，可缩短汉方用药期、加快见效期；生产制剂可参考汉方使用的剂型、剂量、添加剂用量、不良反应等。

本互鉴表在“中医药发展战略规划纲要”“做好中医药守正创新、传承发展”指导下，围绕汉、经关联方，设计、创建出格式统一、易于对比、采集点客观的互鉴表，可为科研、教学、临床、生产、自诊提供参考。最后，致谢重庆市中药研究院（重庆中医药学院）对项目的支持。

由于编者水平有限，书中欠妥之处在所难免，还望相关专家、读者批评指正，并赐予宝贵意见。

编者

2022 年 7 月

目录

1 安中散

【商品名】 安中片、芪参安中散、仲景胃灵片。汉方各组成明细见表1–1。

表1–1 汉方组成明细

序号及厂家名	制剂量(g·日$^{-1}$)	浸膏量(g·日$^{-1}$)	添加剂/g	剂型/适应证	生药组成/g							
					桂枝	桂皮	延胡索	牡蛎	茴香	缩砂	甘草	高良姜
1. 大杉制药	3	1	2	颗粒/Ⅰ	4	—	3	3	1.5	1	1	0.5
2. 高砂制药	2.79	1	1.79	薄膜包衣片/Ⅰ	4	—	3	3	1.5	1	1	1
3. 客乐谐制药	6	1.2	4.8	细粒/Ⅰ	4	—	3	3	1.5	1	1	0.5
4. 小太郎汉方制药	2.04	1.5	0.54	胶囊/Ⅰ	4	—	3	3	1.5	1	1	0.5
5. JPS 制药	7.5	0.8	6.7	颗粒/Ⅰ	4	—	3	3	1.5	1	1	0.5
6. 津村	7.5	1.5	6	颗粒/Ⅰ	4	—	3	3	1.5	1	1	0.5
7. 帝国制药	7.5	1.1	6.4	颗粒/Ⅰ	5	—	4	4	2	1.5	1.5	0.7
8. 东洋药行	6	3	3	细粒/Ⅰ	—	3	3	3	2	2	2	1
9. 本草制药	7.5	1	6.5	颗粒/Ⅰ	4	—	3	3	1.5	1	1	0.5
10. 小太郎汉方制药	6	1.5	4.4	细粒/Ⅱ	4	—	3	4	1.5	1	1	0.5

【方解】 汉方安中散出自(宋)陈师文等辑《太平惠民和剂局方》卷三宝庆新增方:"治远年、近日脾疼翻胃,口吐酸水,寒邪之气留滞于内,停积不消,胸膈胀满,攻刺腹胁,恶心呕逆,面黄肌瘦,四肢倦怠;及妇人血气刺痛,小腹连腰攻疰重痛。"病因寒邪滞内、脾胃虚寒。玄胡索(去皮)、良姜(炒)、干姜(炮)、茴香(炒)、肉桂各五两,牡蛎(煅)四两、甘草(炒)十两。上为细末。每服二钱,热酒调下;妇人淡醋汤调服;如不饮酒,用盐汤点下;并不拘时候。小茴香、高良姜温中散寒,牡蛎制酸,砂仁行气除胀,桂枝解表散寒、通阳化气,茯苓止悸,元胡止痛。

【功能主治】 散寒止痛,止吐抑酸。虚寒型胃寒、腹痛。

【临床应用】 元胡、良姜、炒茴香、肉桂各5两,锻牡蛎、炒甘草各4两,共细末,每服二钱,早晚服,热酒调下,妇人淡醋汤调服,治胃脘痛24例(魏洪林)。

【经方换算量】 玄胡索、良姜、干姜、茴香、肉桂各15 g,牡蛎12 g、甘草12 g。

【汉方适应证】(明细表/剂型)

Ⅰ瘦弱、腹肌松弛、胃痛、腹痛,时而烧心、打嗝、食欲不振、恶心者神经性胃炎、慢性胃炎、胃弛缓症。

Ⅱ冷症、神经质、胃痛、烧心者胃肠病、胃炎、胃酸过多症、溃疡型胃痛。

【汉方规格及用法用量】 2.5 g袋装颗粒剂;空腹(饭间),2.5 g(成人)/次,2～3次/日。

【汉方添加剂】（明细表/序号）

1. 乳糖、玉米淀粉、硬脂酸镁。

2. 结晶纤维素、硅酸铝镁、羧甲基纤维素钙、硬脂酸镁、羟丙基甲基纤维素、氧化钛、铝色淀。

3. 日本药典硬脂酸镁、结晶纤维素、乳糖、含水二氧化硅。

4. 羧甲基纤维素钙、轻质无水硅酸、结晶纤维素、合成硅酸铝、硬脂酸镁、玉米淀粉、羟丙基淀粉、硅酸铝镁、胶囊壳（铝色淀）、二氧化钛、明胶、月桂硫酸钠。

5. 硬脂酸镁、蔗糖脂肪酸、乳糖。

6. 日本药典硬脂酸镁、乳糖。

7. 乳糖水合物、结晶纤维素、硬脂酸镁。

8. 玉米淀粉。

9. 乳糖、硅酸铝镁、硬脂酸镁。

10. 硬脂酸镁、玉米淀粉、乳糖水合物、普鲁兰多糖、硅酸铝镁。

【汉方不良反应】 发疹、发红、发痒；偶发少尿、脸及四肢肿胀、眼睑下垂、手发僵（假醛固酮增多症初期）；体乏、手脚无力或痉挛或麻木（肌肉疾病）。

【解说】 安中散胃痛腹痛方，证属脾胃虚寒、气滞血瘀。治则温中散寒，行气止痛，疏肝和胃。宜中寒气滞、脾胃虚寒致胃脘痛，腹痛及妇人虚寒腹痛等[1]。用于虚寒型胃痛、胃脘痛、腹痛、痛经。

汉方安中散收于（日）矢数道明《临床应用汉方处方解说》，用方以体格瘦弱者胃痛、腹痛、呃逆、烧心、恶心、呕吐、食欲不振、脐上动悸、心窝振水声、反酸为目标，用于脾胃虚寒和气滞血瘀致胃溃疡、十二指肠溃疡、胃扩张症、胃酸过多、消化不良、胃弛缓症、慢性胃炎、神经性胃痛、癔病、术后恶心、呕吐。为胃下垂、神经性胃炎、慢性胃炎首选药。多用于镇痛药致胃不适的痛经者，久服、顿服均有效。

【参考文献】

[1]汪美霞，等. 韩明向巧用安中散异病同治验案举隅[J]. 国医论坛，2020，35（6）：43–45

2 胃苓汤

【原名】 胃苓汤（增补内经拾遗卷三引太平惠民和剂局方）

【异名】 经验对金饮子（加减灵秘十八方）、胃苓散（普济方卷三二一引大全良方）、术苓汤（女科万金方）、平胃五苓散（脉因证治卷上）、对金饮子（医学纲目卷二十三）。汉方组成见明细见表 2–1。

表2-1 汉方组成明细

序号及厂家名	制剂量（g·日$^{-1}$）	浸膏量（g·日$^{-1}$）	添加剂/g	剂型/适应证	生药组成/g										
					苍术	白术	厚朴	陈皮	猪苓	泽泻	茯苓	桂皮	大枣	姜	甘草
津村	7.5	4.25	3.25	颗粒	2.5	2.5	2.5	2.5	2.5	2.5	2.5	2	1.5	1.5	1

【方解】 汉方胃苓汤出自(明)龚廷贤撰《万病回春》泄泻门。(元)朱震亨著《丹溪心法》鼓胀:“如肥胖之人腹胀者,宜平胃、五苓共服之。”(明)戴元礼撰《证治要诀》“湿泻,由坐卧湿处,以致湿气伤脾,土不克水,梅雨久阴,多有此病,宜除湿汤吞戊己丸,佐以胃苓汤。”病因寒湿困脾、肾失气化、水液失调。苍术(泔浸)八钱,陈皮、厚朴(姜制)各五钱,甘草(蜜炙)三钱,泽泻二钱五分,猪苓、赤茯苓(去皮)、白术各一钱半,肉桂一钱。上为粗末,每服一两,以水两钟,加生姜三片,大枣二枚,炒盐一捻,煎八分,食前温服。白术、苍术运脾除湿,泽泻、猪苓、茯苓淡渗利湿,厚朴、陈皮理气消满、疏理气机,桂枝通阳化气,甘草甘缓和中。

【功能主治】 安胃利水止泻。脾湿过盛、浮肿泄泻、呕吐黄疸、小便癃闭、大便飧泄、濡泻、脘痞腹胀。

【临床应用】 苍术 5 g、厚朴 5 g、陈皮 3 g、生姜 3 片,炙甘草 3 g、大枣 10 g、猪苓 10 g、茯苓 10 g、泽泻 12 g、炒白术 10 g、桂枝 5 g,夹积滞加炒山楂、炒麦芽、炒谷芽各 10 g,呕吐加藿香、佩兰各 5 g,一天一剂,煎药 100 ml,分 3 ~5 次服,连服三剂,治寒湿型小儿轮状病毒肠炎 60 例(杨东新)。

苍术、白术各 12 g,猪苓、泽泻、桂枝、茯苓各 10 g,陈皮、厚朴、炙甘草各 6 g,水煎,早晚次服 150 ml,连服三天,治急性腹泻 40 例(黄勇)。

炒苍术、厚朴、陈皮各 15 g,甘草 6 g,炒白术 30 g,桂枝 15 g,猪苓 20 g,泽泻 15 g,生姜 15 g,红枣 30 g,纳呆便溏加山药、芡实、茯苓,腹痛剧加白芍、延胡索,肠鸣辘加木香、香附、防风,水煎,日服三次,每次 150 ml,七天一疗程,治胆囊摘除术后慢性腹泻 60 例(王文余)。

【经方换算量】 苍术 15 g、白术 12 g、厚朴 12 g、陈皮 12 g、茯苓 15 g、泽泻 20 g、猪苓 12 g、桂枝 15 g、炙甘草 6 g,姜 6 g、大枣 4 枚。

【汉方适应证】 水性下痢、呕吐,口渴、少尿者伤食、中暑、腹冷、急性胃肠炎、腹痛。

【汉方规格及用法用量】 2.5 g 袋装颗粒剂;空腹(饭间),2.5 g(成人)/次,2 ~3 次/日。

【汉方添加剂】 日本药典硬脂酸镁、乳糖。

【汉方不良反应】 发疹、发红、发痒,少尿、脸及四肢肿、眼睑下垂、手僵(假醛固酮增多症);体乏、手脚无力或痉挛或麻木(肌肉疾病)。

【解说】 胃苓汤祛湿泄浊方,属水湿内阻证,见脾胃伤冷,脾虚湿困,水谷不分,泄泻不止,水肿,腹胀,小便不利等[1]。治则燥湿运脾、温阳化气、利水止泻。宜脾虚湿盛、中焦失输致症。用于功能性腹泻、病毒性腹泻、胆囊摘除术后慢性腹泻、小儿腹泻、小儿迁延性腹泻、小儿秋季腹泻、小儿急性非细菌感染性腹泻、寒湿型小儿轮状病毒肠炎、非酒精性脂肪肝、痰湿质非酒精性脂肪性肝炎、肝硬化腹水、高脂血症。

汉方胃苓汤用方以体力中等、胸部拍水声、水样下泻、口渴、呕吐、伤食、食后腹鸣、轻度腹痛、腹满胀、少尿、浮肿、气滞引起胃肠功能障碍(积食)及胃肠水滞为目标,用于急性胃肠炎、腹痛、腹凉、中暑。

【附注】 (元)朱震亨(丹溪)继承(金元)李东垣"补土"学说以健脾燥湿的平胃散《局方》与利水渗湿的五苓散《伤寒论》合方,创制出胃苓汤[2],《丹溪心法脾胃》胃苓汤:甘草、茯苓、苍术、陈皮、白术、官桂、泽泻、猪苓、厚朴,上剉,每服五钱,水煎,姜五片,枣二枚。治脾虚湿胜,致成黄疸,或大便泄泻、小便清涩、不烦不渴。

【参考文献】

[1]孟动玲,等.门九章临证运用胃苓汤经验[J].光明中医,2014,29(6):1155-1157

[2]王宏伟.从胃苓汤谈朱丹溪对李东垣的学术沿革[J].光明中医,2017,32(12):1701-1703

3 茵陈蒿汤

【异名】 茵陈汤(外台卷四引范汪方)、涤热汤(圣济总录卷六十)、大茵陈汤(准绳..类方卷五)、茵陈栀子大黄汤(济阳纲目卷三十四)、茵陈大黄汤(症因脉治卷三)。汉方组成明细见表3-1。

表3-1 汉方组成明细

序号及厂家名	制剂量(g·日$^{-1}$)	浸膏量(g·日$^{-1}$)	添加剂/g	剂型/适应证	生药组成/g		
					茵陈蒿	栀子	大黄
1.大杉制药	3	1.3	1.7	颗粒/Ⅰ	4	3	1
2.客乐谐制药	6	1.4	4.6	细粒/Ⅰ	4	3	1
3.客乐谐药品	6	1.4	4.6	细粒/Ⅰ	4	3	1
4.帝国汉方制药	7.5	1.39	6.11	颗粒/Ⅰ	6	2	2
5.帝国制药	7.5	1.39	6.11	颗粒/Ⅰ	6	2	2
6.小太郎汉方制药	6	1.9	4.1	细粒/Ⅰ	4	3	1
7.小太郎汉方制药	2.16	1.9	0.26	胶囊/Ⅱ	4	3	1
8.津村	7.5	1.5	6	颗粒/Ⅲ	4	3	1

【方解】 汉方茵陈蒿汤出自(汉)张仲景著《伤寒论》辨阳明病脉证并治第236条:"阳明病,发热、汗出者,此为热越,不能发黄也;但头汗出,身无汗,齐颈而还,小便不利,渴引水浆者,此为瘀热在里,身必发黄,茵陈蒿汤主之。"《伤寒论》辨阳明病脉证并治第260条:"伤寒七八日,身黄如橘子色,小便不利,腹微满者,茵陈蒿汤主之。"病因脾虚不运,水谷难消,湿浊内生、侵扰胆腑。茵陈蒿六两、栀子十四枚、大黄二两去皮。上三味,以水一抖二升,先煮茵陈,减六升,内二味,煮取三升,去滓,分三服。小便当利,尿如皂荚汁状,色正赤,一宿腹减,黄从小便去也。茵陈清热利湿、疏肝利胆,栀子清泄三焦、通调

水道，大黄泻热毒、破积滞。

【功能主治】 退黄逐黄。肝胆湿热、清热利湿。

【临床应用】 茵陈30 g、栀子15 g、大黄10 g，黄疸甚茵陈加至40 g，乏力加党参15 g，纳差加炒山楂15 g，腹胀加大腹皮10 g，肝区疼痛加川楝子15 g，脾肿大加桃仁10 g，水煎，一日一剂，取汁330 ml，日服两次，续服半年，治湿热型慢性乙型肝炎肝纤维化40例（杨壮智）。

茵陈18 g，栀子12 g，大黄（去皮）6 g，水煎，一日一剂，日服二次，连服八周，治非酒精性脂肪肝72例（李琤）。

【经方换算量】 茵陈蒿18 g、栀子12 g、大黄去皮6 g。

【汉方适应证】（明细表/剂型）

Ⅰ口渴、少尿、便秘者荨麻疹、口腔炎。

Ⅱ喉干、胸闷、便秘、肝区压痛感、黄疸者荨麻疹、口腔炎、胆囊炎。

Ⅲ少尿、易便秘者黄疸、肝硬化、肾变病症、荨麻疹、口腔炎。

【汉方规格及用法用量】 2.5 g袋装颗粒剂；空腹，2.5 g（成人）/次，2～3次/日。

【汉方添加剂】（明细表/以津村等为例）

7. 羧甲基纤维素钙、轻质无水硅酸、结晶纤维素、合成硅酸铝、硬脂酸镁、玉米淀粉、羟丙基淀粉、硅酸铝镁、铝色淀、二氧化钛、明胶、月桂硫酸钠。

8. 日本药典硬脂酸镁、乳糖。

【汉方不良反应】 发痒、发疹等过敏症，食欲不振、胃部不适、腹痛、泻肚。偶发体乏、肤色（眼球）发黄（肝功能障碍）；反复性腹痛、腹胀、便秘、泻肚等（肠系膜静脉硬化症）。

【解说】 茵陈蒿汤湿热阳黄方，属阳黄证，见肤黄、目黄、小便赤黄、大便不畅、口苦口渴、神疲、身热、胸腹胀闷、腹部压痛、肝触诊肿大[1]。治则通腑利导、引邪下行、清除里热[2]。宜湿热证各种黄疸、肝病。用于急性黄疸肝炎、梗阻性黄疸（术后）、黄疸阳黄症、新生儿黄疸（合蓝光照射）、新生儿迁延性黄疸、肝炎性黄疸、慢性肝衰竭阳黄症、原发性肝癌黄疸、急性黄疸型传染性肝炎、热重于湿型病毒性肝炎、非酒精性脂肪性肝病、乙肝、湿热型慢性乙型肝炎肝纤维化、乙型病毒性肝炎高胆红素血症、高胆红素血症、新生儿高胆红素血症、肝硬化伴感染、肝胆湿热型慢性胆囊炎、急性梗阻性化脓性胆管炎、急性化脓性胆管炎（胃管给药）、胆道感染、急性胰腺炎、肝硬化伴自发细菌性腹膜炎、妊娠期肝内胆汁瘀积症湿热内蕴型、妊娠期肝内胆汁瘀积综合征、母婴ABO血型不合溶血病、小儿甲肝、高脂血症、Ⅱ型糖尿病、复发性口疮、寻常痤疮、痤疮、脓毒症（鼻饲），改善梗阻型黄疸术后肝功。

汉方茵陈蒿汤用方以黄疸、烦闷、上腹微满、食欲不振、口渴、发热、小便不利、便秘为目标，用于黄疸、急性肝炎初期未见黄疸伴恶心、湿疹、荨麻疹、斑秃、血液透析顽固性皮肤瘙痒、各类瘙痒性皮肤病，以及黄疸出而症轻微，无黄疸也可用。茵陈蒿的抗炎作用和山栀子的促进胆汁分泌作用可改善肝功、促利尿。

【附注】 （金）成无已著《注解伤寒论》“胃为土而色黄，胃为热蒸，则色夺于外，必发黄也。与茵陈汤，逐热退黄。”《金匮要略》黄疸病脉证并治第十五：“谷疸之为病，寒热不食，食即头眩，心胸不安，久久发黄为谷疸，茵陈蒿汤主之。”本方对证湿热型，原为治疗阳明病“瘀热在里”的“发黄”和黄疸病的“谷疸”；后用于酒疸、瘴疟、痰热、痢疾、淋证、热烦不眠、小儿惊痫、骨节疼烦、斑疹、皮肤肿痒等病证。目标病种不限肝病及其相关证型。勿用于寒湿；溶血性黄疸不宜。

【参考文献】

[1]冷静. 茵陈蒿汤药理作用和临床应用进展[J]. 内蒙古中医药，2016，7：131-133

[2]龙祯，等. 通腑泄热法在胆胰疾病中的应用[J]. 世界中医药，2019，14(6)：1620-1624

4　茵陈五苓散

【异名】 茵陈散(圣济总录卷六十)、五苓茵陈散(准绳. 伤寒卷四)、五苓散(伤寒大白卷三)、茵陈五苓汤(中国医学大辞典)。汉方组成明细见表4-1。

表4-1　汉方组成明细

序号及厂家名	制剂量 (g·日$^{-1}$)	浸膏量 (g·日$^{-1}$)	添加剂/g	剂型/适应证	生药组成/g					
					泽泻	茯苓	猪苓	苍术	桂皮	茵陈蒿
津村	7.5	2.75	4.75	颗粒	6	4.5	4.5	4.5	2.5	4

【方解】 汉方茵陈五苓散出自(汉)张仲景著《金匮要略》黄疸病脉证并治第十五：“黄疸病，茵陈五苓散主之。”(明)吴昆著《医方考》五疸门第34：“发黄，小便不利者，此方主之。”病因湿热困脾，肝胆疏泄，蕴郁发黄。茵陈蒿末十分，五苓散(猪苓、泽泻、白术、茯苓、桂枝)五分。上药和，先食饮方寸匕，一日三次。茵陈利湿退黄，茯苓、泽泻渗湿利水、宣通内湿，猪苓通淋除湿、消水肿，白术健脾祛湿，桂枝化气行水。

【功能主治】 清热祛湿。湿热黄疸、湿重于热、小便不利、烦渴。

【临床应用】 茵陈 10 g、白术 5 g、猪苓 5 g、泽泻 5 g、茯苓 5 g、水煎至 60 ml，一日一开，日服三次，连服五天，结合蓝光治新生儿黄疸 41 例(文美章)。

茵陈 20 g、泽泻 15 g、白术 10 g、茯苓 10 g、猪苓 10 g、桂枝 6 g，水煎服，痰湿型加山楂 20 g、荷叶 10 g、草决明 20 g，阴虚燥热型加葛根 10 g、沙参 20 g、生地 20 g、天花粉 20 g，一日一剂，早晚服，连服两个月，治非酒精性脂肪肝 55 例(刘阳)。

【经方换算量】 茵陈蒿末 30 g、五苓散 15 g，上二味，和匀。每次 6 g，空腹时用米饮送服，一日三次。

【汉方适应证】 口干、尿少者呕吐、荨麻疹、宿醉反胃、浮肿(抗癌者浮肿)。

【汉方规格及用法用量】 2.5 g 袋装颗粒剂；空腹(饭间)，2.5 g(成人)/次，2～3 次/日。

【汉方添加剂】 日本药典硬脂酸镁、乳糖。

【汉方不良反应】 食欲不振、胃部不适、腹痛下利。偶发体倦、肤色眼珠发黄(肝功能障碍）；反复性腹痛、便秘、下痢、腹胀（肠系膜静脉硬化症）。

【解说】 茵陈五苓散利湿退黄方，属湿热互结证，见面目肌肤泛黄、湿热烦渴、肢倦气短、身重困乏、小便不利、水肿腹胀、呕逆泄泻、脉浮、舌体胖大、苔腻脉弦。治则清热利湿、健脾化浊、下利退黄[1]。宜湿热蕴阻脾胃、阻滞肝胆气机、湿重于热致症。用于湿热型黄疸、慢性乙型肝炎黄疸、新生儿黄疸、原发性胆汁性胆管炎、非酒精性脂肪肝、湿热蕴脾型酒精性肝病、抗结核药物性肝损害、急性戊型肝炎、肝癌腹水、肝硬化腹水、肝纤维化、高脂血症、原发性高脂血症、新生儿高胆红素血症、痰湿型肥胖、肥胖型2型糖尿病、前列腺炎、眩晕。

汉方茵陈五苓散用方以脾胃湿热，恶心、呕吐、食欲不振、口黏、口渴、腹胀、尿少或黄疸，舌红苔黄、脉滑为目标，用于脾胃湿热型急性肝炎、胆囊炎、胆结石、急性胰腺炎、急性胃肠炎。

【附注】 古以"祛湿法，在表者汗之，在下在里者二便分消之。"茵陈五苓散以五苓散健脾渗湿、化气行水，配茵陈苦寒清热、利湿退黄，成除脾胃湿热的退黄祛湿方。

【参考文献】

[1]王开霞，等. 茵陈五苓散治疗胆汁淤积研究进展[J]. 陕西中医，2019，40(12)：1822-1824

5 温经汤

【异名】 调经散（直指. 附遗卷二十六）、大温经汤（丹溪心法附余卷二十）、小温经汤（血证论卷八）。

【商品名】 参桂调经丸、温经养血合剂，实验中温经汤治月经病。汉方组成明细见表5-1。

表5-1 汉方组成明细

序号及厂家名	制剂量（g·日$^{-1}$）	浸膏量（g·日$^{-1}$）	添加剂/g	剂型/适应证	生药组成/g												
					半夏	麦门冬	当归	川芎	芍药	人参	桂皮	阿胶	明胶	丹皮	甘草	姜	吴茱萸
1. 小太郎汉方制药	12	6※	6	细粒/Ⅰ	4	4	3	2	2	2	2	—	2	2	2	0.5	1
2. 津村	7.5	5	2.5	颗粒/Ⅱ	4	4	3	2	2	2	2	2	—	2	2	1	1

※浸膏不含明胶。

【方解】 汉方温经汤出自（汉）张仲景著《金匮要略》妇人杂病脉证并治第二十二："问曰：妇人年五十所，病下利数十日不止，暮即发热，少腹里急，腹满，手掌烦热，唇口干燥，何也？师曰：此病属带下。何以故？曾经半产，瘀血在少腹不去。何以知之？其证唇口干燥，故知之。当以温经汤主之。"病因冲任虚寒，瘀血阻滞。吴茱萸三两、当归二两、芍药二两、芎劳二两、人参二两、桂枝二两、阿胶二两、牡丹皮（去心）二两、生姜二两、甘草二两、半夏半升、麦冬(去心)一升。上十二味,以水一斗,煮取三升,分温三服。吴茱萸散寒止痛,桂枝温通血脉,当归、川芎活血祛瘀、养血调经,丹皮活血散瘀、清热凉血,阿胶养血止血、滋阴润燥,白芍养血敛阴、柔肝止痛,麦冬养阴清热,人参、甘草益气健脾,半夏消痞散结,生姜解表散寒、通降胃气,甘草调和诸药。

【功能主治】 温经散寒、养血祛瘀。

【临床应用】 吴茱萸5 g、桂枝10 g、当归10 g、白芍10 g、川芎10 g、党参10 g、阿胶10 g(烊化)、牡丹皮10 g、生姜6 g、炙甘草6 g、清半夏6 g、麦冬10 g,形寒肢冷者桂枝加至15 g,小腹冷痛者加肉桂5 g(后下),中、重度痛经加延胡索15 g,小腹胀痛加乌药10 g,月经中血块多者加五灵脂10 g(包煎)、益母草15 g,伴腰部酸痛加续断15 g、桑寄生15 g,伴恶心呕吐者改清半夏为姜半夏,生姜加至10 g,于月经来潮前5天服,一日一剂,水煎取400 ml,日服二次,七天一疗程,连服三个月经周期,治原发性痛经寒凝血瘀疼痛症33例(刘伟平)。生姜4片、半夏9 g、桂枝10 g、吴茱萸10 g、人参10 g、甘草10 g、当归10 g、牡丹皮10 g、阿胶10 g、川芎12 g、芍药15 g、麦冬15 g,腹痛重者加五灵脂、生蒲黄各15 g,脾胃虚弱者减麦冬量,加白术12 g、山药15 g,每月月经周期第5天煎服,一日一剂,一个疗程8~16剂,共服2~3个疗程,治排卵障碍性不孕36例(方玉秀)。

【经方换算量】 吴茱萸9 g、当归9 g、芍药6 g、川芎6 g、人参6 g、桂枝6 g、阿胶9 g、牡丹皮6 g、生姜6 g、甘草6 g、半夏6 g、麦冬9 g。

【汉方适应证】(明细表/剂型)

Ⅰ冷症致手掌烦热、口干舌燥者指掌角化症、更年期神经症、月经不调(过多)、痛经、头痛、腰痛、带下。

Ⅱ手脚烦热、口干者月经不调、难经、白带、更年期障碍、失眠、神经质、湿疹、腰腿畏寒、冻伤。

【汉方规格及用法用量】 2.5 g袋装颗粒;空腹(饭间),2.5 g(成人)/次,2~3次/日。

【汉方添加剂】(明细表/序号)

1. 硬脂酸镁、玉米淀粉、乳糖、普鲁兰多糖、硅酸铝镁。

2. 日本药典硬脂酸镁、日本药典乳糖。

【汉方不良反应】 发疹、发红、发痒、荨麻疹、食欲不振、肠胃不适、恶心、下泄;偶发少尿、脸及四肢肿、眼睑下垂、手僵(假醛固酮增多症);体乏、手脚无力或痉挛或麻木(肌肉疾病)。

【解说】 温经汤上热中虚下寒兼血瘀方,证属瘀血阻滞,见漏下不止,血色暗而有块,淋漓不畅,乱经,少腹里急,腹满,傍晚发热,手心烦热,唇口干燥,舌质暗红,脉细而涩。治则温经通脉散寒,养血调经祛瘀[1-2]。宜冲任虚寒,瘀血阻滞致经、带、胎、产疾。用于寒凝血瘀型原发性痛经、寒凝血瘀型痛经、宫寒血瘀型痛经、子宫内膜异位症痛经、寒凝血阻型月经不调、寒凝血瘀型闭经、肾虚血瘀型月经不调、子宫内膜异位症、功能性子宫出血、冲任虚寒型围绝经期功能失调性子宫出血、子宫内膜单纯增生子宫肌瘤、卵巢囊肿、虚寒型多囊卵巢综合征、不孕症、胞宫虚寒不孕、肾虚不孕、高原不孕症、排卵障碍性不孕、精索静脉曲张不育证、子宫发育不良、肾虚血瘀型卵巢储备功能减退、肾虚血瘀型免疫性卵巢早衰、产后腹痛、崩漏、更年期综合征、阴道炎(外阴瘙痒)、厥阴寒闭血瘀型不寐、溃疡性结肠炎（脾肾阳虚夹瘀证）、糖尿病周围神经病变、瘀血阻滞证青春期后痤疮、慢性萎缩性胃炎、虚寒性胃脘痛。

汉方温经汤用方以精力差、贫血、女性冷症、唇干、手掌烦热、少腹胀满、上火、恶心、精神神经症、咳嗽、腰冷、腹痛、腹泻、女性生殖机能低下、腹中无肿块为目标，用于盆腔瘀血综合征、乱经、月经不调、焦虑、月经异常、子宫出血、带下、继发性闭经、血道症、习惯性流产、排卵障碍、不孕症、更年期综合征、精神分裂症、干癣、冻伤、进行性手掌角化症、副鼻窦炎、下利、肠痈、湿疹。

【附注】 （清）陈修园著《女科要旨》："金匮温经汤一方，无论阴阳、虚实、闭塞、崩漏、老少，善用之无不应手取效。"具通塞补漏，和阴阳调虚实，寒热、虚实、瘀均可临证加减。（明）张介宾撰《本草正》："艾叶，能通十二经，而尤为肝脾肾之药，善于温中、逐冷、除湿，行血中之气，气中之滞，凡妇人血气寒滞者，最宜用之。"主走下焦，行气血、温经脉、暖宫寒，为产科止漏调经要药，佐艾叶更增行气血、温经散寒之效。

【参考文献】

[1]程璐，等.从经络角度思辨温经汤[J].中医学报，2021，36(10)：2063-2068

[2]王熙月，等.温经汤治疗寒凝血瘀型痛经运用探讨[J].湖北中医药大学学报，2021，23(3)：53-56

6 温清饮

【原名】 解毒四物汤（丹溪心法附余卷二十）。

【异名】 温清饮（宋氏女科秘书）、温清散（万病回春卷六）。汉方组成明细见表6-1。

【方解】 汉方温清饮出自（明）龚廷贤著《万病回春》卷六温清散。（明）方广著《丹溪心法附余》卷二十妇人崩漏门解毒四物汤："妇人经脉不住，或如豆汁，五色相杂，面色萎黄，脐腹刺痛，寒热往来，崩漏不止，并宜服之。"（清）沈金鳌著《妇科玉尺》："解毒四物汤，又名温清饮。治崩漏面黄腹痛。"病因火热内炽、瘀血阻滞、血虚热盛。当归、白芍、熟地黄、川芎、黄连、黄芩、黄柏、栀子各一钱半，上锉一剂，水煎，空腹服。当归补血活血，白芍柔肝止痛，熟地黄滋阴补血，川芎行气开郁，黄连、黄芩、黄柏清热燥湿、解毒，栀子泻火除烦、凉血。

【功能主治】 养血活血，清热燥湿。血虚血瘀，血热湿热，妇人经行不住。

【临床应用】 生地黄20 g、白芍15 g、当归15 g、川芎10 g、黄连6 g、黄芩10 g、黄柏10 g、栀子10 g，水煎服，一日一剂，早晚服，十天一疗程，连服二疗程，治皮肤瘙痒症36例（许斌）。

黄芩10 g，黄连6 g，黄柏、栀子、当归、生地、白芍、川芎各10 g，瘀血重者加桃仁10 g、丹皮10 g、鬼箭羽15 g，月经量多者加茜草、生槐花、生蒲黄各10 g，面部痤疮重者加苦参、皂角刺各10 g，一日一剂，水煎服二次，连服三个月，治瘀热型原发性痛经44例（王景）。

表6-1 汉方组成明细

序号及厂家名	制剂量（g·日$^{-1}$）	浸膏量（g·日$^{-1}$）	添加剂/g	剂型/适应证	生药组成/g							
					当归	地黄	芍药	川芎	黄连	黄芩	栀子	黄柏
1. 大杉制药	7.5	4.3	3.2	颗粒	3	3	3	3	1.5	1.5	1.5	1.5
2. 大峰堂药品工业	6	4.2	1.8	细粒	3	3	3	3	1.5	1.5	1.5	1.5
3. 客乐谐药品	6	4.2	1.8	细粒	3	3	3	3	1.5	1.5	1.5	1.5
4. 小太郎汉方制药	12	6.8	5.2	细粒	4	4	3	3	1.5	3	2	1.5
5. 康和药通	7.5	5.1	2.4	细粒	4	4	4	4	1.5	3	2	1.5
6. 大杉制药	7.5	5.1	2.4	细粒	4	4	4	4	1.5	3	2	1.5
7. 津村	7.5	3.75	3.75	颗粒	3	3	3	3	1.5	1.5	1.5	1.5
8. 帝国汉方制药	9	4.41	4.59	颗粒	3	3	3	3	1.5	1.5	1.5	1.5
9. 帝国制药	9	4.41	4.59	颗粒	3	3	3	3	1.5	1.5	1.5	1.5
10. 东洋药行	6	3.6	2.4	细粒	3	3	3	3	1.5	1.5	1.5	1.5
11. 本草制药	7.5	5	2.5	颗粒	4	4	3	3	1.5	3	2	1.5

【经方换算量】 当归、白芍、熟地黄、川芎、黄连、黄芩、黄柏、栀子各4.7 g。

【汉方适应证】 月经不调、月经困难、血道症、更年期障碍、神经症。

【汉方规格及用法用量】 2.5 g袋装颗粒剂；空腹（饭间），2.5 g（成人）/次，2～3次/日。

【汉方添加剂】（明细表/以津村等为例）

4. 硬脂酸镁、玉米淀粉、乳糖、普鲁兰多糖、硅酸铝镁。

7. 日本药典硬脂酸镁、乳糖。

【汉方不良反应】 发疹、发红、食欲不振、胃部不适、恶心、呕吐。偶发发热、干咳、气喘、呼吸困难（间质性肺炎）；体乏、皮肤及眼珠发黄（肝功能损伤）；反复性腹痛、便秘、下痢、腹胀（肠系膜静脉硬化症）。

【解说】 温清饮妇科虚热型崩漏下血方和皮肤病方，由养血活血的四物汤（当归、白芍、熟地黄、川芎）与清热燥湿解毒的黄连解毒汤（黄连、黄芩、黄柏、栀子）合方组成，一温一清，兼二者证候。证属血虚伴血热毒盛，见面、唇、舌色淡白，脉细，伴头晕眼花、心悸失眠、肢体发麻，月经量少或量多、崩漏，闭经，或口干渴、烦热、皮肤脓疮疖肿、皮疹红痒[1]。治则温补养血、清火凉血。宜血虚、血热、血瘀、热毒、寒热致症[2-4]。用于功能性子宫出血、崩漏、瘀热型原发性痛经、女性血虚湿热型痤疮、湿疹、寻常性银屑病、神经性皮炎、皮肤瘙痒症、异位性皮炎、复发性口腔溃疡、口腔黏膜病、复发性阿弗他溃疡、白塞氏病（孤惑病）、腔隙性脑梗死。

汉方温清饮用方以体力中等、皮肤干燥、瘙痒、黏膜溃烂、逆上、血热型子宫出血、月经过多、烦躁、失眠、上火、更年期障碍为目标，用于干燥性皮肤病、肝胆郁热型特异变应性皮炎、皮炎、干癣（外敷）、皮肤瘙痒、银屑病、丘疹性湿疹、白塞氏病、口腔炎、（眼、口、生殖器）三联综合征、更年期障碍、女性功能性子宫出血、崩漏、子宫出血、尿血、痔血、男子便血、贫血、肝斑、肝功能障碍、肝损伤、慢性着色性紫癜、高血压有出血倾向、糖尿病性视网膜病、精神神经症、神经官能症,以及变态反应性体质、过敏体质、免疫相关疾病。

【附注】 解毒四物汤首见(宋)杨士瀛著《仁斋直指方论》。熟地改生地凉血更甚。

【参考文献】

[1]胡鑫才.学习姚梅龄教授经验探讨温清饮的辨证运用[J].中医临床研究,2019,11(25):94-95,98

[2]黎金凤.古方今用温清饮[J].大众健康,2019,(4):72-73

[3]张秀娟,等.张国海温清饮治疗湿疹经验[J].中医药临床杂志,2017,29(8):1223-1224

[4]苗治国,等.四物汤方证探讨[J].中国民间疗法,2018,26(7):49-50

7 越婢加术汤

汉方组成明细见表7-1。

表7-1 汉方组成明细

序号及厂家名	制剂量 (g·日$^{-1}$)	浸膏量 (g·日$^{-1}$)	添加剂/g	剂型/适应证	生药组成/g					
					甘草	姜	石膏	苍术	大枣	麻黄
1. JPS 制药	7.5	4	3.5	颗粒/Ⅰ	2	1	8	4	3	6
2. 大杉制药	7.5	4	3.5	颗粒/Ⅰ	2	1	8	4	3	6
3. 小太郎汉方制药	9	6	3	细粒/Ⅱ	2	0.8	8	4	3	6
4. 津村	7.5	3.25	4.25	颗粒/Ⅲ	2	1	8	4	3	6

【方解】 汉方越婢加术汤出自(汉)张仲景著《金匮要略》中风历节病脉证并治第五:"《千金方》越婢加术汤,治肉极热,则身体津脱,腠理开,汗大泄,厉风气,下焦脚弱。"《金匮要略》水气病脉证并治第十四:"里水者,一身面目黄肿,其脉沉,小便不利,故令病水。假如小便自利,此亡津液,故令渴也,越婢加术汤主之。"病因风邪袭表、水热互结、肺失宣肃、中焦失运化。麻黄六两、石膏半斤、生姜三两、甘草二两、白术四两、大枣十五枚。上药六味,以水六升,先煮麻黄,去上沫,纳诸药,煮取三升,分温三服,重复汗出,不汗,再服,慎风寒。麻黄宣肺发汗、利水消肿,石膏清热泻火、除烦止渴,白术健脾化湿,姜、甘草、大枣补脾胃、滋营卫。

【功能主治】 疏风泄热,健脾除湿,发汗利水。

【临床应用】 治急、慢性风湿性关节炎,症见头面四肢关节肿胀、疼痛、小便不利、口舌干燥的太阳阳明太阴合病之病症:麻黄18 g、生石膏45 g、白术12 g、炙甘草6 g、生姜9 g、大枣4枚(胡希恕);麻黄18 g、生石膏45 g、苍术15 g、炙甘草6 g、生姜3片,大枣4枚(冯世纶)。

麻黄6 g、生石膏20 g、白术12 g、甘草10 g、生姜10 g、大枣10 g,咽喉肿痛加板蓝根

30 g、桔梗10 g、连翘12 g,热重尿少加鲜茅根30 g,风寒偏盛去石膏、加苏叶10 g、防风12 g、桂枝10 g,咳喘甚加柴胡10 g、杏仁10 g、一日一剂,水煎服,15天一疗程,治风水泛滥型急性肾炎41例(肖跃敏)。

【经方换算量】 麻黄18 g、石膏25 g、生姜9 g、甘草6 g、白术12 g、大枣5枚。

【汉方适应证】(明细表/剂型)

Ⅰ浮肿、少尿者肾炎、肾病等初期浮肿、脚气性浮肿、变形性膝关节症、风湿性关节炎、急性结膜炎、变应性结膜炎、翼状胬肉、湿疹。

Ⅱ口干、浮肿、水疱疹、尿少尿频,或分泌物增多者肾炎、肾病、湿疹、脚气。

Ⅲ浮肿、出汗、小便不畅者肾炎、肾病、脚气、风湿关节炎、夜尿症、湿疹。

【汉方规格及用法用量】 2.5 g袋装颗粒剂;空腹(饭间),2.5 g(成人)/次,2~3次/日。

【汉方添加剂】(明细表/序号)

1. 硬脂酸镁、蔗糖脂肪酸酯、乳糖。
2. 硬脂酸镁、玉米淀粉、乳糖、普鲁兰多糖、硅酸铝镁。
3. 硬脂酸镁、玉米淀粉、乳糖、普鲁兰多糖、硅酸铝镁。
4. 日本药典轻质无水硅酸、硬脂酸镁、乳糖。

【汉方不良反应】 发疹、发红、发痒、失眠、多汗、心动过速、心悸、体乏、亢奋、食欲不振、胃部不适、恶心、呕吐、软便、下痢、排尿困难。

偶发少尿、脸及四肢肿、眼睑下垂、手僵(假醛固酮增多症);体乏、手脚无力或痉挛或麻木(肌肉疾病)。

【解说】 越婢加术汤水气病方,由《金匮要略》疏风解表、宣肺利水的越婢汤(麻黄、石膏、生姜、甘草、大枣)加白术而成,证属水气病证津液滞留,见湿热、浮(水)肿、恶风、小便不利、口渴、汗多、湿痹痛或湿疹、皮肤局部色红瘙痒、双下肢无力、面色偏黄、纳差、脉沉。治则清热润燥、养阴生津、利水除痹[1-2]。宜风、湿、热致湿热蕴脾、水潴肌表致症[3]。多用于治疗泌尿系统、免疫系统疾病,如急(慢)性肾小球肾炎、急性肾炎、小儿急性肾炎、湿疹、热痹、风湿热痹、蔬菜日光性皮炎(大头瘟)。

汉方越婢加术汤用方以有体力、四肢关节肿胀(发热)、浮肿、小便不利、口渴、出汗为目标,用于关节肿胀(疼痛、发热)、急性痛风、急性痛风性关节炎、类风湿性关节炎、风湿关节炎、变形性膝关节病、带状疱疹后神经痛、肾炎、紫癜、肾病、心功能不全、脚气、浮肿、眼肿、(充血、疼痛、瘙痒、糜烂、多分泌物)眼疾、湿疹、疥癣、湿疹、溃疡、水泡、小儿尿床。方中麻黄量大,胃肠弱者慎用。

【附注】 重用麻黄疏风解表;湿邪重苍术替白术。

【参考文献】

[1]但文超,等. 越婢加术汤临床应用经验浅析[J]. 北京中医药,2019,38(10):1018-1020

[2]田明敏. 黄煌运用越婢加术汤的临床经验[J]. 江西中医药大学学报,2021,33(6):17-21

[3]曲圣元,等. 越婢加术汤治疗湿疹应用思路[J]. 江苏中医药,2022,54(2):56-58

8 黄芪建中汤

【异名】 黄芪汤(外台卷十七引古今录验)。汉方组成明细见表 8-1。

表 8-1 汉方组成明细

序号及厂家名	制剂量 $(g\cdot 日^{-1})$	浸膏量 $(g\cdot 日^{-1})$	添加剂/g	剂型/适应证	生药组成/g								
					桂皮	桂枝	姜	生姜	大枣	芍药	甘草	黄芪	饴糖
1. 津村	18	4.75※	13.25	颗粒	4	—	1	—	4	6	2	4	10
2. 东洋药行	6	4	2	细粒	—	4	—	4	4	5	2	4	—

※浸膏不含饴糖。

【方解】 汉方黄芪建中汤出自(汉)张仲景著《金匮要略》血痹虚劳病脉证并治第六:"虚劳里急,诸不足,黄芪建中汤主之。气短胸满者加生姜;腹满者去枣,加茯苓一两半;及疗肺虚损不足,补气加半夏三两。"病因脏腑阴阳气血亏虚。芍药六两(酒炒)、桂枝三两(去皮)、炙甘草二两、生姜三两(切)、大枣十二枚、饴糖一升、黄芪一两半。上七味,以水七升,先煮六味,去滓,内饴糖,更上微火消解。温服一升,日三服。黄芪益气健脾、升阳散寒之功,桂枝温阳散寒、辛散升举,白芍缓急止痛、柔肝健脾、与黄芪相配伍,温中补虚、缓急止痛,生姜、大枣温中散寒、健脾益胃,饴糖温补中焦、缓急止痛,甘草调和诸药、健脾和中。

【功能主治】 温养中气、补气固表、缓急止痛、温中补虚。虚劳病、阴阳气血俱虚、里急腹痛、喜温喜按、形体羸瘦、面色无华、心悸短气、自汗盗汗。

【临床应用】 黄芪 30 g、饴糖(烊化)30 g、芍药 15 g、桂枝 15 g、生姜 10 g、大枣 6 枚、炙甘草 5 g,一日一剂,医院药房煎煮,装袋,早晚二次温服三个月,治胃癌前病变 59 例(洪武汉)。

黄芪 30 g、饴糖 30 g、白芍 18 g、桂枝 9 g、生姜 9 g、大枣 6 枚、甘草 6 g,水煎服,一日一剂,二周一疗程,早晚服二疗程,治慢性萎缩性胃炎脾胃虚寒证 42 例(管春林)。

黄芪 30 g、桂枝 9 g、大枣 10 g、炙甘草 6 g、生姜 9 g、饴糖 30 g、白芍 15 g,腰膝酸软加附子,呕吐清水加半夏、干姜,腹痛甚加延胡索,一日一剂,水煎二次,治脾胃虚寒型胃痛 75 例(程国伦)。

【经方换算量】 芍药 18 g、桂枝 9 g、炙甘草 6 g、生姜 9 g、大枣 4 枚、饴糖 30 g、黄芪 9 g。

【汉方适应证】 身体虚弱、易疲劳,用于体虚、病后虚弱、虚汗。

【汉方规格及用法用量】 3 g 袋装颗粒剂;空腹(饭间),6 g(成人)/次,2~3 次/日。

【汉方添加剂】(明细表/序号)

1. 日本药典轻质无水硅酸、硬脂酸镁、乳糖。

2. 玉米淀粉。

【汉方不良反应】 发疹、发痒、发红等过敏症。偶发少尿、脸及四肢肿、眼睑下垂、手僵(假醛固酮增多症);体乏、手脚无力或痉挛或麻木(肌肉疾病)。

【解说】 黄芪建中汤脾胃虚寒方,证属中焦虚寒,见腹中时时拘急疼痛、喜温喜按、少气懒言、心中悸动、虚烦不宁、劳则愈甚、面色无华、肢体酸软、手足烦热、咽干口燥、舌淡苔白、脉细弦。治则益气温阳、和胃止痛[1]。宜气虚里寒致各种虚损症。用于脾胃虚寒型慢性胃炎、脾胃虚寒型慢性浅表性胃炎、慢性胃炎(合针灸)、脾胃虚寒证慢性萎缩性胃炎、慢性萎缩性胃炎、幽门螺旋杆菌阳性慢性胃炎、脾胃虚寒型幽门螺旋杆菌阳性慢性萎缩性胃炎、胃热炽盛型慢性胃炎、脾胃虚寒型胃溃疡(合艾灸)、胃溃疡、脾胃虚寒型消化性溃疡、虚寒型十二指肠溃疡、脾胃虚寒型十二指肠球部溃疡、脾胃虚寒型胃脘痛、脾胃虚寒型胃痛、虚寒型胃痉挛、脾胃气虚型功能性消化不良、糖尿病胃轻瘫、胆汁反流性胃炎(合穴位埋线)、老年脾胃虚寒型反流性食管炎、脾胃虚寒型胃癌、胃癌术后、慢性阻塞性肺疾稳定期、晚期非小细胞肺癌(合化疗)、脾肺虚寒证慢性阻塞性肺病、慢性乙型病毒性肝炎、慢性重型肝炎(灌肠)、胰腺外瘘、肠道易激综合征、脾胃虚弱证功能性肛门直肠痛、慢性盆腔炎、原发性痛经、小儿腹泻、小儿疳证、儿童直立性调节障碍、转移性骨肿瘤(放疗)、老年性压疮(合封闭式负压吸引)、慢性铅中毒。

汉方黄芪建中汤以气虚腹痛为目标,除小建中汤适应证外,也用于自汗、气喘、食欲不振、易疲劳、无精神等气虚证以及过敏性鼻炎、慢性中耳炎、皮肤溃疡等。

【附注】 黄芪建中汤由小建中汤加黄芪一两半组成,补虚作用强于小建中汤,用于小建中汤见黄芪证者。干姜替生姜加强温阳散寒。

【参考文献】

[1]白敏,等.经方黄芪建中汤研究进展[J].中医临床研究,2021,13(20):145-148

9 黄芩汤

大肠腺瘤(未实验)、结直肠癌(实验中)。汉方组成明细见表9-1。

表9-1 汉方组成明细

序号及厂家名	制剂量(g·日$^{-1}$)	浸膏量(g·日$^{-1}$)	添加剂/g	剂型/适应证	生药组成/g			
					黄芩	芍药	甘草	大枣
三和生药	7.5	4	3.5	细粒	4	3	3	4

【方解】 汉方黄芩汤出自(汉)张仲景著《伤寒论》辨太阳病脉证并治第172条:"太阳与少阳合病,自下利者,与黄芩汤;若呕者,黄芩加半夏生姜汤主之。"《伤寒论》辨厥阴病脉证并治第333条:"伤寒脉迟,六七日,而反与黄芩汤彻其热,脉迟为寒,今与黄芩汤,复除其热,腹中应冷,当不能食,今反能食,此名除中,必死。"病因邪入少阳、化热冲迫、肠胃作利。黄芩三两,芍药二两,甘草(炙)二两,大枣十二枚,擘。上四味,以水一斗,煮取

三升，去滓，温服一升，日二服，夜一服。黄芩清热燥湿、泻火解毒，芍药泄热敛阴、缓急止痛，炙甘草、大枣调和药性、益气和中。

【功能主治】 清热止痢。泄泻或痢疾、身热不恶寒、腹痛、口苦咽干、下利急迫、肛门灼热、舌苔黄、脉弦数。

【临床应用】 黄芩 8 g、白芍 6 g、炙甘草 4 g、大枣 8 枚，腹痛胀甚加枳壳 4 g、厚朴 8 g，便血加三七 2 g、仙鹤草 9 g，腹泻加五味子 9 g、脓血便加金银花 8 g，800 ml 水煎至 300 ml，饭后服，一日二次，连服四周，治溃疡性结肠炎 68 例（陈吉文）。

【经方换算量】 黄芩 9 g，芍药 9 g，炙甘草 3 g，大枣 4 枚。

【汉方适应证】 肠炎、消化不良、呕吐、腹泻，急性肠炎、菌痢、赤痢。

【汉方规格及用法用量】 2.5 g 袋装颗粒剂；空腹（饭间），2.5 g（成人）/次，2～3 次/日。

【汉方添加剂】（明细表）乳糖、玉米淀粉、结晶纤维素、预胶化淀粉、轻质无水硅酸。

【汉方不良反应】 呕吐、丙酮血性呕吐症、下痢。

【解说】 黄芩汤治痢祖方，属少阳郁热证，见发热或往来寒热、口苦、咽干、目眩、胸胁苦满、默默不欲饮食、腹痛、腹部肌肉痉挛、腹泻、呕恶。治则降少阳火、解热止利、和中止痛。宜郁火内郁、上扰下迫致症[1-2]。用于清解少阳火盛、热邪伤津、大肠湿热型腹痛。如慢性非萎缩性胃炎、溃疡性结肠炎、大肠湿热型溃疡性结肠炎、结肠癌术后化疗致腹泻、大肠癌患伊立替康化疗后腹泻、克罗恩病、化疗肠道损伤、肝癌、结直肠癌、胰腺癌、湿热痢。

汉方黄芩汤用方以心下痞（胃部停滞膨满），左右腹直肌强挛急，有压痛，腹痛下利，舌苔黄，微干燥，口苦发热为目标，用于大肠湿热型腹痛、急性肠炎、细菌性下痢、热性下利、赤痢初期（加大黄）等。腹胀甚去生甘草、大枣，加木香、槟榔子。

【附注】 古今医家多用黄芩汤解上焦热郁、中焦胃虚、下焦饮逆[3-4]。少阳下利勿用汗法；脉迟寒症勿用。

【参考文献】

[1]侯彬，等．再论黄芩汤证[J]．吉林中医药，2010，30(12)：1017-1018，1021

[2]马林，等．从黄芩汤的演变规律探析升麻葛根汤的用药逻辑[J]．中国现代医生，2021，59(28)：188-192

[3]万凌峰．经方黄芩汤研究进展[J]．中国中医药现代远程教育．2020，18(4)：15-18

[4]史莎莎，等．《伤寒论》太阳病下利条文及方药整理分析[J]．新中医，2021，53(14)：6-9

10　黄连解毒汤

【异名】 解毒汤（保命集卷中）、火剂汤（脉因证治卷上）、黄连黄柏汤（伤寒总病论卷三）、既济解毒汤（医方类聚卷五十六引修月鲁般经）、三黄解毒汤（外科十法）、三黄汤（不居集．下集卷四）。原发性高血压（未实验）、脓毒症（未实验）。汉方组成明细见表 10-1。

表 10-1 汉方组成明细

序号及厂家名	制剂量（g·日$^{-1}$）	浸膏量（g·日$^{-1}$）	添加剂/g	剂型/适应证	生药组成/g			
					黄连	黄芩	黄柏	栀子
1. 大杉制药	4.5	1.7	2.8	颗粒	1.5	3	3	3
2. 高砂药业	4.65(15片)	1.7	2.95	薄膜包衣片	1.5	3	3	3
3. 大杉制药	4.65(15片)	1.7	2.95	薄膜包衣片	1.5	3	3	3
4. 客乐谐制药	6	1.4	4.6	细粒	1.5	3	1.5	2
5. 客乐谐药品	6	1.4	4.6	细粒	1.5	3	1.5	2
6. 大峰堂药品	5.94(18片)	1.6	4.34	片剂	1.5	3	1.5	2
7. 客乐谐药品	5.94(18片)	1.6	4.34	片剂	1.5	3	1.5	2
8. 小太郎汉方制药	2.16(6粒)	1.8	0.36	胶囊	1.5	3	1.5	2
9. 扶桑药品工业	2.16(6粒)	1.8	0.36	胶囊	1.5	3	1.5	2
10. 小太郎汉方制药	6	1.8	4.2	细粒	1.5	3	1.5	2
11. 三和生药	4.5	1.7	4.2	细粒	1.5	3	1.5	2
12. JBS 制药	7.5	1.6	5.9	颗粒	1.5	3	1.5	2
13. 康和药通	4.5	1.25	3.25	细粒	2	3	2	2
14. 大杉制药	4.5	1.25	3.25	细粒	2	3	2	2
15. 太虎精堂制药	4.5	2.71	1.79	颗粒	1.5	3	3	3
16. 津村	7.5	1.5	6	颗粒	2	3	1.5	2
17. 帝国汉方制药	7.5	1.7	5.8	颗粒	2	3	2	2
18. 帝国制药	7.5	1.7	5.8	颗粒	2	3	2	2
19. 东洋药行	4.5	2.5	2	细粒	2	3	2	2
20. 本草制药	7.5	1.3	6.2	颗粒	1.5	3	1.5	2

【方解】 汉方黄连解毒汤出自（东晋）葛洪著《肘后备急方》（卷二）治伤寒时气温病方第十三："又方，黄连三两，黄柏、黄芩各二两，栀子十四枚，水六升，煎取二升，分再服。治烦呕不得眠"。（唐）王焘著《外台秘要》卷一："前军督护刘车者，得时疾三日已汗解，因饮酒复剧，苦烦闷干呕，口燥呻吟，错语不得卧，余思作此黄连解毒汤方。黄连（三两），黄芩、黄柏（各二两），栀子（十四枚擘），上四味切，以水六升，煮取二升，分二服，一服目明，再服进粥，于此渐瘥，余以疗凡大热盛烦呕呻吟错语不得眠，皆佳，传语诸人，用之亦效，此直解热毒，除酷热，不必饮酒剧者，此汤疗五日中神效。"[3] 病因热毒壅盛，充斥三焦。黄芩、黄连、黄柏配伍清泻三焦火毒，栀子引邪从小便出。

【功能主治】 清热泻火、解毒、清热化湿、止血。一切实热火毒之证、三焦热盛。

【临床应用】 黄连 15 g、黄芩 10 g、黄柏 10 g、栀子 10 g，150 ml，早晚服，治颈动脉斑 40 例（李淑玲）。

黄连 9 g、黄芩 6 g、黄柏 6 g、栀子 9 g，煎取药液 500 ml，早晚服，服 14 天，治幽门螺杆菌60例(冯建东)。

黄连10 g、黄柏10 g、黄芩10 g、栀子10 g,600 ml水煎取200 ml,饭后服,一日一剂,服28天,治血脂异常50例(欧阳学认)。

【经方换算量】 黄连9 g、黄芩6 g、黄柏6 g、栀子9枚。

【汉方适应证】 有体力、上火面赤、烦躁者鼻出血、高血压、失眠、神经官能症、胃炎、宿醉、血道病、眩晕、心悸、湿疹、皮炎、皮肤瘙痒症。

【汉方规格及用法用量】 2.5 g袋装颗粒剂;空腹(饭间),2.5 g(成人)/次,2~3次/日。

【汉方添加剂】(明细表/以津村等为例)

1. 乳糖、玉米淀粉、硬脂酸镁。

16. 硬脂酸镁、乳糖。

【汉方不良反应】 发疹、荨麻疹、食欲不振、胃部不适、恶心、呕吐、腹痛、腹泻。偶发干咳、发热、气喘、呼吸困难(间质性肺炎);体乏、皮肤、白眼珠发黄(肝功能障碍);腹痛、便秘、腹胀、腹泻(肠系膜静脉硬化症)。

【解说】 黄连解毒汤清热解毒方,证属实热火毒、三焦热盛[1],见大热烦躁、口燥咽干、错语不眠、热病吐血、衄血、热盛发斑、身热下利、湿热黄疸、小便黄赤、舌红苔黄、脉数有力。治则清热泻火解毒。宜三焦实火(实热、热盛)致症[2]。用于血管性痴呆、老年性痴呆、心肝火旺型老年性痴呆、阿尔茨海默病(心肝火旺型)、急性脑出血火毒证、急性期高血压性脑出血、急性脑梗死火毒证、脑梗死急性期火热证、热毒型脑梗死、缺血性脑卒中、中风后遗症、脑梗死急性期胃肠功能损伤、糖尿病脑病、动脉粥样硬化、颈动脉粥样硬化、冠心病颈总动脉粥样硬化斑块、急性冠脉综合征、急性心肌梗死术后心绞痛、急性ST段抬高型心肌梗死PCI术后、火邪热结证不稳定型心绞痛、高脂血症、高血压合并高脂血症、高脂血症型主动脉病变、脓毒症、热毒型脓毒症、脓毒症心肌损伤、重度颅脑损伤合并肺部感染(直肠灌注)、新型冠状病毒性肺炎、肥胖型2型糖尿病、2型糖尿病合并冠心病、糖尿病肾病、糖尿病肾病并发蛋白尿、糖尿病足重度感染、阴虚热盛证2型糖尿病、2型糖尿病胰岛素抵抗、脾胃湿热型耐药幽门螺杆菌感染、活动期胃溃疡、肿瘤术后化疗、多发性骨髓瘤、慢性骨髓炎热毒壅盛型、类风湿关节炎热证、老年全身炎症反应综合征、小儿急性扁桃体炎、急性化脓性扁桃体炎、小儿高热、慢性牙周炎、胃火炽盛证口腔炎、鼻咽癌放疗后鼻咽组织坏死(冲洗)、寻常痤疮、疱疹、下肢溃疡(纱布浸泡贴敷)、深Ⅱ度烧伤(醇浸滤液)、肛周脓肿、肛周脓肿根治术(熏洗)、结肠梗阻术中(灌肠)。

汉方黄连解毒汤用方以颜面潮红、上火、焦虑不安、失眠、心悸亢进、出血倾向、心下痞、便秘为目标,用于各种炎症、出血、皮肤瘙痒、精神神经症、皮肤病、高血压等。如脑血管性痴呆症、脑血管障碍后遗症、脑梗死、出血性脑血管病、脑血管型中枢性疼痛、帕金森、高血压(眩晕、烦躁、心悸、失眠)、心脏神经官能症、精神分裂症、精神分裂症失眠、虚(实)症失眠、更年期障碍、人聚恐怖症、上消化道出血、鼻衄咯血、血友病、过敏性紫癜、咽喉炎、扁桃体炎、带状疱疹、寻常痤疮、顽固性慢性湿疹、特异变应性皮炎、透析瘙痒。

【附注】(晋)葛洪著《肘后备急方》无黄连解毒汤方名,但与(唐)王焘著《外台秘要》载《崔氏方》中黄连解毒汤的药物组成、剂量、煎服法及主治病症均相同,(唐)崔知悌给方命名,补充了典型病例和用药疗效。

【参考文献】

[1]吉米丽汗·司马依，等. 黄连解毒汤抗新型冠状病毒肺炎的“中药-成分-靶点”调控网络研究[J]. 西北药学杂志，2021，36(5)：763-769

[2]李瑞洁，等. 泻火解毒法治疗血管性痴呆临床探析[J]. 吉林中医药，2021，41(2)：151-153

[3]梅全喜. 黄连解毒汤源出《肘后备急方》考辨[J]. 时珍国医国药，2013，24(11)：2730-27

11 黄连汤

实验中黄连汤治慢性胃炎。汉方组成明细见表 11-1。

表 11-1 汉方组成明细

序号及厂家名	制剂量(g·日$^{-1}$)	浸膏量(g·日$^{-1}$)	添加剂/g	剂型/适应证	生药组成/g								
					黄连	甘草	姜	生姜	人参	桂皮	桂枝	大枣	半夏
1. 小太郎汉方制药	7.5	5	2.5	细粒/Ⅰ	3	3	3	—	3	3	—	3	6
2. 太虎精堂	4.5	3.76	0.74	颗粒/Ⅱ	3	3	—	3	3	3	—	3	6
3. 津村	7.5	4	3.5	颗粒/Ⅱ	3	3	3	—	3	3	—	3	6
4. 东洋药行	6	4	2	细粒/Ⅱ	3	3	3	—	3	—	3	3	5

【方解】 汉方黄连汤出自(汉)张仲景著《伤寒论》辨太阳病脉证并治第 173 条：“伤寒，胸中有热，胃中有邪气，腹中痛，欲呕吐者，黄连汤主之”。病因热邪上焦，寒邪下焦，阴阳不相入，失上下升降。黄连三两，炙甘草三两，干姜三两，桂枝三两，人参二两，半夏半升(洗)，大枣十二枚(擘)。以水一斗，煮取六升。去滓温服，昼三次，夜二次。桂枝促阳化气、温通经脉、散寒解表，黄连清火解毒、主上焦以降阳，干姜温肺化饮、健运脾阳、温中焦虚寒，半夏降逆止呕和胃、化痰燥湿，炙甘草镇咳平喘、益气复脉、补脾和胃，人参、大枣补益中气复中焦升降。

【功能主治】 调理阴阳、平调寒热、和胃降逆、消痞止泻。胸中有热、胃中有寒、阴阳痞塞、升降失常、心下痞满、腹痛欲吐。

【临床应用】 黄连 5 g、炙甘草 9 g、干姜 3 g、桂枝 5 g、党参 9 g、制半夏 9 g、大枣 30 g，水煎，日服二次，连服六周(一疗程)，服二个疗程，治复发性口腔溃疡 51 例(韩起军)。黄连 5 g、干姜、桂枝、法半夏、炙甘草各 10 g、党参 30 g，大枣 7 枚，一日一剂，水煎服，三十天一疗程，连服二个疗程，治消化性溃疡 50 例(蔡柏)。黄连 9 g、制半夏 9 g、桂枝 6 g、干姜 4 g、人参 6 g、甘草 6 g、大枣 5 枚，一日一剂，五天一疗程，治小儿肠系膜淋巴结炎 96 例(于成山)。黄连 10 g、半夏 10 g、炙甘草 6 g、干姜 6 g、桂枝 6 g、党参 15 g、大枣 10 枚，水煎，一日一剂，日服两次，20 剂一疗程，治胆汁返流性胃炎 128 例(吴美雄)。

【经方换算量】 黄连9 g、甘草9 g(炙)、干姜9 g、桂枝9 g(去皮)、人参6 g、半夏6 g(洗)、大枣12枚(擘)。

【汉方适应证】(明细表/剂型)

Ⅰ胃部压重感,食欲减退、腹痛、恶心、呕吐、口臭、舌苔重、便秘或下泄者胃肠炎、口腔炎、消化不良、胃酸过多、宿醉。

Ⅱ胃积食、有压重感,食欲不振者急性胃炎、宿醉、口腔炎。

【汉方规格及用法用量】 2.5 g袋装颗粒剂;空腹(饭间),2.5 g(成人)/次,2~3次/日。

【汉方添加剂】(明细表/序号)

1. 硬脂酸镁、玉米淀粉、乳糖、普鲁兰多糖、硅酸铝镁。

2. 日本药典乳糖、硬脂酸镁。

3. 日本药典硬脂酸镁、乳糖、蔗糖脂肪酸酯。

4. 玉米淀粉。

【汉方不良反应】 发疹、发红、发痒、荨麻疹。偶发少尿、脸及四肢肿,眼睑下垂、手僵(假醛固酮增多症);体乏、手脚无力或痉挛或麻木(肌肉疾病)。

【解说】 黄连汤脾胃病方,为半夏泻心汤去黄芩加桂枝,属上热下寒证,见欲呕吐、胸烦热、胃脘灼热上逆,腹痛、肠鸣泄泻、舌苔黄、脉弦紧。治则清上温下、和胃降逆[1]。宜上热下寒、升降失常、寒热错杂致症。用于幽门螺杆菌阳性脾虚湿热型慢性非萎缩性胃炎、幽门螺旋杆菌相关性慢性浅表性胃炎、脾虚湿热型幽门螺杆菌阳性慢性胃炎、慢性萎缩性胃炎、非糜烂性反流性食管炎、胃痛、消化性溃疡、复发性阿弗他溃疡、老年功能性消化不良、消化性溃疡、呕吐。

汉方黄连汤用方以胃部有停滞重压感、心下脐上疼痛、恶心、呕吐、食欲不振、口臭等为目标,用于胃部疾患及热性病伴胃炎症者,如胃炎、胃酸过多、胃溃疡、胃癌、口腔异感症、口腔性口炎、无器质性病变舌痛、胆石症、霍乱、癫痫、神经官能症、血道症。

【参考文献】

[1]杨学,等. 黄连汤方证探微[J]. 浙江中医药大学学报,2020,44(1):45-48

12 乙字汤

汉方组成明细见表12-1。

【汉方方解】 汉方乙字汤出自(日)江户时代原昌克著《丛桂亭藏方》,由当归、柴胡、黄芩、甘草、升麻、大黄组成,治痔疾。病因湿邪下注、肛肠失荣。当归润肠通便、补血活血,柴胡疏肝解郁、和解表里,升麻升举阳气、清热解毒,大黄泻热通肠、通经逐瘀、凉血解毒,黄芩泻火解毒、清热燥湿,甘草补脾益气、解毒清热、调和诸药。

【功能主治】 清热化湿,润肠通便、活血。脱肛,痔疮脱出、出血,各种痔疮。

【临床应用】 柴胡10 g、升麻5 g、黄芩9 g、生大黄3 g、当归12 g、甘草6 g,随证加减,一天一剂,服六天,结合点挑治湿热下注型痔病便血(洪中华)。

大黄1 g、当归6 g、升麻1.5 g、柴胡5 g、黄芩3 g、甘草2 g,水煎,一日一剂,日服二次,每次150 ml,治痔疮(叶玲)。

柴胡10 g、黄芩6 g、当归12 g、升麻3 g、大黄2 g、甘草3 g、大枣3枚、生姜3片,水煎得汁400 ml,早晚服,药渣加水煮沸后先熏后洗肛部,合坐浴治急性肛裂(刘锋)。

【汉方换算用量】 当归18 g、柴胡15 g、黄芩9 g、甘草6 g、升麻5 g、大黄3 g。

【汉方适应证】(明细表/剂型)肛裂、脱肛。

Ⅰ大便结燥者痔核、裂痔、便秘。

Ⅱ痔核、脱肛、肛门出血、痔疮疼痛。

Ⅲ便秘、肛痛、少量出血者痔疮、痔核、脱肛、肛门出血、女性阴部痒症。

Ⅳ轻症裂痔、痔核。

表12-1 汉方组成明细

序号及厂家名	制剂量(g·日$^{-1}$)	浸膏量(g·日$^{-1}$)	添加剂/g	剂型/适应证	生药组成/g					
					当归	柴胡	黄芩	甘草	升麻	大黄
1. 大杉制药	7.5	3.6	3.9	颗粒/Ⅰ	6	5	3	2	1.5	1
2. 客乐谐制药	6	4.2	1.8	细粒/Ⅰ	6	5	3	2	1.5	1
3. 客乐谐药品	6	4.2	1.8	细粒/Ⅰ	6	5	3	2	1.5	1
4. JPS制药	7.5	3.2	4.3	颗粒/Ⅰ	6	5	3	2	1.5	1
5. 康和药通	6	3.55	2.45	细粒/Ⅰ	6	5	3	2	1.5	1
6. 大杉制药	6	3.55	2.45	细粒/Ⅰ	6	5	3	2	1.5	1
7. 太虎精堂制药	7.5	4.15	3.35	颗粒/Ⅰ	6	5	3	2	1.5	1
8. 本草制药	7.5	3.3	4.2	颗粒/Ⅰ	6	5	3	2	1.5	1
9. 帝国汉方制药	9	4.27	4.73	颗粒/Ⅰ	6	5	3	3	1	1
10. 帝国制药	9	4.27	4.73	颗粒/Ⅰ	6	5	3	3	1	1
11. 小太郎汉方制药	9	5.3	3.7	细粒/Ⅱ	6	5	3	2	1.5	1
12. 三和生药	7.5	3.6	3.9	细粒/Ⅲ	6	5	3	2	1.5	1
13. 津村	7.5	4	3.5	颗粒/Ⅳ	6	5	3	2	1	0.5

【汉方规格及用法用量】 2.5 g袋装颗粒剂;空腹(饭间),2.5 g(成人)/次,2~3次/日。

【汉方添加剂】(明细表/以津村为例)

13. 日本药典硬脂酸镁、乳糖。

【汉方不良反应】 发疹、发红、发痒、食欲不振、胃部不适、恶心、腹痛、腹泻。偶发干咳、发热、气喘、呼吸困难(间质性肺炎);少尿、脸及四肢肿、眼睑下垂、手僵(偶发假醛固酮增多症);体乏、手脚无力或痉挛或麻木(肌肉疾病);皮肤、白眼珠发黄(肝功能障碍)。

【解说】 乙字汤痔疾方,属湿热证,治则清热燥湿、润肠通便、升阳固脱[1]。宜湿阻中焦、湿热下注致症。用于肛门炎症出血、疼痛、脱出、水肿等痔疾[2-3],及大便燥结,妇人阴部痒痛。

汉方乙字汤用方以肛部疼痛、少量出血,肛门肌(直肠纵肌)松弛致直肠、痔核脱出和肛门括约肌痉挛引患部瘀血、肿胀或充血,苔黄腻、脉弦滑为目标,多用于症状不严重、不偏虚实的痔疮,如肛部疼痛、阴部疼痛、外阴瘙痒、湿疹、习惯性便秘。特别适宜饮酒、刺激性食物引起的内外痔疼痛、轻微出血。

【附注】 汉方乙字汤泻下作用弱,为轻度便秘、痔患者首选药。

【参考文献】

[1]徐成木,等. 基于网络药理学和分子对接法探讨乙字汤治疗痔病的作用机制[J]. 湖南中医杂志,2021,37(12):152-157,177

[2]潘学东,等. 中药内服外敷联合 PPH 术治疗直肠黏膜内脱垂型便秘临床研究[J]. 新中医,2021,53(19):110-113

[3]丁明,等. 补中益气汤结合乙字汤加减治疗肛肠疾病经验[J]. 河南中医,2018,38(6):896-898

13 葛根加术附汤

汉方组成明细见表 13-1。

表 13-1 汉方组成明细

序号及厂家名	制剂量($g \cdot 日^{-1}$)	浸膏量($g \cdot 日^{-1}$)	添加剂/g	剂型/适应证	生药组成/g									
					葛根	麻黄	桂皮	甘草	芍药	大枣	姜	苍术	加工附子	附子
1. 三和生药	7.5	4.8	2.7	细粒	4	3	2	2	2	3	1	3	0.5	—
2. 大杉制药	7.5	4.8	2.7	细粒	4	3	2	2	2	3	1	3	—	0.5

【方解】 汉方葛根加术附汤出自(汉)张仲景著《伤寒论》辨太阳病脉证并治第 31 条:“太阳病,项背强几几,无汗恶风,葛根汤主之。”葛根汤本属治太阳病的方证,如陷入表阴证(少阴病),则加附子温阳解表,加苍术祛风散寒,治葛根汤证变为治少阴证者。病因寒滞太阳经脉。葛根四两、麻黄(去节)三两、桂枝(去皮)二两、芍药二两、甘草(炙)二两、生姜三两、大枣十二枚、(苍术三两、附子三两)。葛根汤发汗解表、升津舒筋,苍术燥湿健脾、祛风散寒,附子补火助阳、散经络之寒而止痛。

【功能主治】 温阳解表,散寒祛湿。寒湿痹。

【临床应用】 葛根 12 g、麻黄 9 g、桂枝 6 g、生姜 9 g、白芍 6 g、炙甘草 6 g、大枣 4 牧、苍(白)术 9 g、炮附子 9 g,慢性关节炎(胡希恕);葛根 12 g、麻黄 10 g、桂枝 10 g、白芍 10 g、炙甘草 6 g、生姜 3 片、大枣 4 枚、苍(白)术 15 g、炮附子 15 g,慢性关节炎(冯世纶);葛根 12 g、麻黄 10 g、桂枝 10 g、生姜 10 g、白芍 10 g、大枣 4 枚、茯苓 10 g、苍术 10 g、川附子 10 g(先煎)、炙甘草 6 g,治胸椎骨质增生(冯世纶)。

【经方换算量】 葛根 12 g、麻黄 9 g、桂枝 6 g、生姜 3 g、白芍 6 g、炙甘草 6 g、大枣 9 g、苍(白)术 9 g、炮附子 6 g。

【汉方适应证】 恶寒发热型头痛,颈、肩、背板结者肩凝、肩甲神经痛、上身关节风湿。

【汉方规格及用法用量】 2.5 g 袋装颗粒剂;空腹(饭间),2.5 g(成人)/次,2～3 次/日。

【汉方添加剂】(明细表/序号)

1～2. 乳糖、玉米淀粉、结晶纤维素、预胶化淀粉、轻质无水硅酸。

【汉方不良反应】 发疹、发红、发痒,恶心、食欲不振、胃部不适,心悸、上火、发热、口舌麻木。偶发四肢无力、麻木、痉挛、发僵(假醛固酮增多症);身无力、肌肉痛并增强(肌肉疾病)。

【解说】 葛根加术附汤寒湿痹方,属(以少阴病为主兼太阴病)痹证,见恶寒脉沉紧者,发热无汗、恶寒甚、身重、项背强痛。治则温肾阳燥脾湿。宜经络不畅、痰浊内聚、瘀血内停之风寒湿阻型寒湿痹或葛根汤适应证伴寒湿致症。用于慢性关节炎、腓神经痛、腰腿痛等。

汉方葛根加术附汤收于(日)江户时代吉益为则著《方机》,为葛根汤加苍术、附子组成。汉方葛根加术附汤用方以葛根汤适应证伴寒湿,虚、实证皆宜,用于三叉神经痛伴颈肩强痛、颈肩凝结症、肩关节周围炎(五十肩)、感冒、流感、浮肿等[1]。

【附注】 本方亦相当于在"桂枝加术附汤"中加入葛根、麻黄。

【参考文献】

[1]伊藤良,等. 中医汉方解说[M]. 医牙药出版株式会社,1982,10. 373

14 葛根汤

【异名】 葛根麻黄汤(三因卷七)、麻黄葛根汤(杏苑卷七)、干葛解肌汤(症因脉治卷二)、麻黄加葛根汤(伤寒大白卷一)。

【商品名】 葛根汤片、葛根汤颗粒、葛根汤合剂、葛根汤口服液。汉方组成明细见表 14-1。

【方解】 汉方葛根汤出自(汉)张仲景著《伤寒论》辨太阳病脉证并治第 31 条:"太阳病,项背强几几,无汗,恶风,葛根汤主之。"《伤寒论》辨太阳病脉证并治第 32 条:"太阳与阳明合病者,必自下利,葛根汤主之。"《金匮要略》痉湿暍病脉证并治第二:"太阳病,无汗而小便反少,气上冲胸,口噤不得语,欲作刚痉,葛根汤主之。"病因风挟寒湿,寒湿内陷,津失输布。葛根四两、麻黄三两(去节)、桂枝二两(去皮)、生姜三两(切)、甘草二两(炙)、芍药二两、大枣十二枚(擘)。以水一斗,先煮麻黄、葛根减二升,去白沫,纳诸药,煮取三升,去滓,温服一升。覆衣被,取微似汗,余如桂枝法将息。葛根解肌生津,麻黄、桂枝、生姜散寒解表,芍药、大枣补血舒筋,甘草调和诸药。

【功能主治】 开表逐邪,调和表里。外感风寒表实,项背强,无汗恶风,或自下利,或血衄;痉病,气上冲胸,口噤不语,无汗少小便,或卒倒僵仆。

表 14-1 汉方组成明细

序号及厂家名	制剂量(g·日$^{-1}$)	浸膏量(g·日$^{-1}$)	添加剂/g	剂型/适应证	生药组成/g								
					葛根	麻黄	大枣	桂皮	桂枝	芍药	甘草	姜	生姜
1. 大杉制药	7.5	3.3	4.2	颗粒/Ⅰ	4	3	3	2	—	2	2	1	—
2. 高砂制药	4.65(15 片)	3.3	1.35	薄膜包衣片/Ⅰ	4	3	3	2	—	2	2	1	—
3. 大杉制药	4.65(15 片)	3.3	1.35	薄膜包衣片/Ⅰ	4	3	3	2	—	2	2	1	—
4. 客乐谐制药	7.5	5.2	2.3	细粒/Ⅰ	8	4	4	3	—	3	2	1	—
5. 客乐谐药品	7.5	5.2	2.3	细粒/Ⅰ	8	4	4	3	—	3	2	1	—
6. 大峰堂药品	5.94(18 片)	3.2	2.74	片剂/Ⅰ	4	3	3	2	—	2	2	1	—
7. 客乐谐药品	5.94(18 片)	3.2	2.74	片剂/Ⅰ	4	3	3	2	—	2	2	1	—
8. JPS 制药	7.5	5	2.5	颗粒/Ⅰ	8	4	4	3	—	3	2	1	—
9. 康和药通	6	3.5	2.5	细粒/Ⅰ	8	4	4	3	—	3	2	1	—
10. 大杉制药	6	3.5	2.5	细粒/Ⅰ	8	4	4	3	—	3	2	1	—
11. 太虎精堂制药	7.5	4.15	3.35	颗粒/Ⅰ	8	4	4	3	—	3	2	1	—
12. 帝国汉方制药	7.5	3.19	4.31	颗粒/Ⅰ	4	3	3	2	—	2	2	1	—
13. 帝国制药	7.5	3.19	4.31	颗粒/Ⅰ	4	3	3	2	—	2	2	1	—
14. 东洋药行	6	3.6	2.4	细粒/Ⅰ	4	3	3	—	2	2	2	—	3
15. 本草制药	7.5	4.3	3.2	颗粒/Ⅰ	8	4	4	3	—	3	2	1	—
16. 松浦制药	6	3.3	2.7	颗粒/Ⅰ	4	3	3	2	—	2	2	1	—
17. 小太郎汉方制药	7.5	4.8	2.7	细粒/Ⅱ	4	4	3	2	—	2	2	1	—
18. 三和生药	7.5	4.1	3.4	细粒/Ⅲ	4	3	3	2	—	2	2	1	—
19. 津村	7.5	3.75	3.75	颗粒/Ⅳ	4	3	3	2	—	2	2	2	—

【临床应用】 葛根 60 g、白芍 30 g、生姜 45 g、甘草 30 g、桂枝 30 g、麻黄 30 g、大枣 30 g(先煎葛根、麻黄,去浮沫),早中晚饭后服 150 ml,治颈型颈椎病 60 例(喻林);葛根 15 g、麻黄 9 g、桂枝 9 g、生姜 10 g、甘草片 6 g、白芍 6 g、大枣 5 枚,五剂,治头晕(唐医易)。

葛根 12 g、大枣 12 枚、麻黄 9 g、芍药 6 g、桂枝 6 g、生姜 6 g、炙甘草 6 g,连服二周,治椎动脉型颈椎病 40 例(黄建国)。

【经方换算量】 葛根 12 g、麻黄 9 g、桂枝 6 g、生姜 9 g、甘草 6 g、芍药 6 g、大枣十二枚。

【汉方适应证】(明细表/剂型)

Ⅰ感冒、鼻塞、鼻涕、头痛、肩凝、肌肉及手肩痛。

Ⅱ头痛、发热、恶寒、排汗受阻,颈、肩、背酸,下痢者感冒、鼻塞、鼻涕、蓄脓症、扁桃腺炎、结膜炎、乳腺炎、湿疹、荨麻疹、肩凝、神经痛、偏头痛。

Ⅲ体健头痛、发热、恶寒、排汗受阻,肩、背酸者感冒、鼻塞、鼻涕、扁桃腺炎、中耳炎、蓄脓症、结膜炎、乳腺炎、肩凝、腕神经痛。

Ⅳ排汗受阻、头痛、发热、恶寒、肩凝等体健者感冒、鼻塞、鼻涕、热症初期、炎症（结膜炎、角膜炎、中耳炎、扁桃腺炎、乳腺炎、淋巴腺炎）、肩凝、上身神经痛、荨麻疹。

【汉方规格及用法用量】 2.5 g袋装颗粒剂；空腹（饭间），2.5 g（成人）/次，2~3次/日。

【汉方添加剂】（明细表/以津村等为例）

1. 乳糖、玉米淀粉、硬脂酸镁。

19. 日本药典硬脂酸镁、乳糖、蔗糖脂肪酸酯。

【汉方不良反应】 发疹、发红、发痒、失眠、多汗、心动过速、心悸、亢奋、食欲不振、胃部不适、恶心、呕吐、排尿困难。偶发少尿、脸及四肢肿、眼睑下垂、手僵（假醛固酮增多症）；体乏、手脚无力或痉挛或麻木（肌肉疾病）；体乏、中耳炎、扁桃腺炎、乳腺炎、淋巴腺炎）、肩酸、上身神经痛、荨麻疹。皮肤、白眼珠发黄（肝功能损伤）。

【解说】 葛根汤外感风寒表证方（颈项部疼痛方），属太阳伤寒表实证[1]，见恶寒发热、头痛、项背强几几、身痛无汗、腹微痛，或下利，或干呕，或微喘、舌淡苔白、脉浮紧。治则发汗解表、升津舒筋。宜太阳病兼输经不利、风寒湿阻、经络不畅致症，表现为太阳病、阳明病，有伤津之象，项背拘急不舒、表实[2-3]。用于颈型颈椎病、神经根型颈椎病、交感型颈椎病、风寒袭表证颈型颈椎病、风寒闭阻型神经根型颈椎病、糖尿病合并椎动脉型颈椎病、颈椎间盘突出症、落枕、风寒湿型肩周炎、颈肩背部肌筋膜疼痛综合征、项背肌筋膜炎、风寒阻络型非创伤性儿童寰枢关节半脱位、颈源性眩晕、颈源性头痛头晕、频发紧张型头痛、紧张型头痛寒凝血瘀证、血管神经性头痛、颅内静脉窦血栓、中风后遗症期痉挛性偏瘫、糖尿病合并高血压、寒凝经脉型高血压、急性额窦炎、慢性鼻窦炎、春季结膜炎、周围性面瘫、流行性肌张力障碍综合征、反复上呼吸道感染、上呼吸道感染、上呼吸道感染全身酸痛症、胃肠型感冒、风寒感冒、小儿发热、婴幼儿秋季腹泻、春季小儿病毒性肠炎、寒证型（阳虚型）多囊卵巢综合征、子痫前期、寒湿凝滞型原发性痛经、寒凝血瘀型原发性痛经、坐骨神经痛、软组织损伤、梨状肌综合征、局限性硬皮病。

汉方葛根汤用方以项痛紧张、体表局部紧张、无汗、发热可有可无为目标，用于感冒初期、流感、头痛、紧张性头痛、发热症（太阳病期）、肩凝症、颈肩酸痛、肩周炎、扁桃腺炎、结膜炎、乳汁积滞、肥胖症。

【附注】 太阳病，项背强几几，反汗出恶风者，桂枝加葛根汤主之。同属太阳病项背强几几，无汗用葛根汤，有汗用桂枝加葛根汤[4]。颈肩型病症结合针灸、牵引、推拿治疗效果更佳。

【参考文献】

[1]郭文煊，等. 葛根汤源流与应用探析[J]. 中医研究，2021，34（12）：4-8

[2]许诺，等.《经方实验录》葛根汤与太阳温病之关联[J]. 中医文献杂志，2021，2：12-13

[3]黎崇裕，等. 唐医易运用葛根汤验案赏析[J]. 中国民间疗法，2018，26（6）：106-107

[4]冯世纶，著. 胡希恕讲伤寒杂病论（精要版）[M]. 北京：中国中医药出版社，2018

15 葛根汤加川芎辛夷

汉方组成明细见表 15-1。

表 15-1 汉方组成明细

序号及厂家名	制剂量 (g·日$^{-1}$)	浸膏量 (g·日$^{-1}$)	添加剂/g	剂型/适应证	生药组成/g								
					葛根	麻黄	大枣	桂皮	芍药	甘草	姜	川芎	辛夷
1. 大杉制药	7.5	4.2	3.3	颗粒/Ⅰ	4	4	3	2	2	2	1	3	3
2. 客乐谐制药	7.5	4.7	2.8	细粒/Ⅰ	4	4	3	2	2	2	1	3	3
3. 客乐谐药品	7.5	4.7	2.8	细粒/Ⅰ	4	4	3	2	2	2	1	3	3
4. 大峰堂药品工业	5.94	4	1.94	片剂/Ⅰ	4	4	3	2	2	2	1	3	3
5. 客乐谐药品	5.94	4	1.94	片剂/Ⅰ	4	4	3	2	2	2	1	3	3
6. JPS 制药	7.5	4.6	2.9	颗粒/Ⅰ	4	4	3	2	2	2	1	3	3
7. 津村	7.5	4	3.5	颗粒/Ⅰ	4	3	3	2	2	2	1	2	2
8. 帝国汉方制药	9	3.98	5.02	颗粒/Ⅰ	4	4	3	2	2	2	1	3	3
9. 帝国制药	9	3.98	5.02	颗粒/Ⅰ	4	4	3	2	2	2	1	3	3
10. 东洋药行	6	4	2	细粒/Ⅰ	4	3	3	2	2	2	3	3	3
11. 本草制药	7.5	4.2	3.3	颗粒/Ⅰ	4	4	3	2	2	2	1	3	3
12. 小太郎汉方制药	9	5.8	3.2	细粒/Ⅱ	4	4	3	2	2	2	1	3	3

【方解】 汉方葛根汤加川芎辛夷出自（汉）张仲景著《伤寒论》辨太阳病脉证并治第31条："太阳病，项背强几几，无汗恶风，葛根汤主之。"《伤寒论》辨太阳病脉证并治第32条："太阳与阳明合病者，必自下利，葛根汤主之。"葛根汤加川芎辛夷病因风挟寒湿上扰。葛根四两、麻黄三两（去节）、桂枝二两（去皮）、生姜三两（切）、甘草二两（炙）、芍药二两、大枣十二枚（擘）。以水一斗先煮麻黄、葛根减二升，去白沫，纳诸药，煮取三升，去滓，温服一升。复衣被，取微似汗，余如桂枝法将息。葛根汤解肌发汗、开表逐邪、调和表里，辛夷发散风寒、解表通窍，川芎行气开郁、排脓消瘀。

【功能主治】 解肌疏风、行气通窍。

【临床应用】 葛根 30 g、麻黄 6 g、桂枝 10 g、白芍 10 g、大枣 15 g、炙甘草 6 g、生姜 12 g、苍耳子 10 g、白芷 10 g、辛夷花 10 g、黄芪 30 g，一日一剂，水煎，取汁 400 ml，早晚服，十五天一疗程，联合贴穴治过敏性鼻炎 32 例（罗力）。

葛根 20 g、桂枝 10 g、白芍 10 g、炙甘草 6 g、生姜 9 g、大枣 3 枚、威灵仙 12 g、川芎 20 g，一日一剂，水煎取汁 400 ml，早晚服用一月，治紧张性头痛 30 例（魏丽）。

【经方换算量】 葛根 12 g、麻黄 9 g、桂枝 6 g、生姜 9 g、甘草 6 g、芍药 6 g、大枣十二枚、川芎 9 g、辛夷 9 g。

【汉方适应证】(明细表/剂型)

Ⅰ鼻塞、蓄脓症、慢性鼻炎。

Ⅱ蓄脓症、慢性鼻炎、鼻塞。

【汉方规格及用法用量】 2.5 g 袋装颗粒剂,片剂;空腹(饭间),2.5 g(成人)/次,2~3 次/日。

【汉方添加剂】(明细表/以津村等为例)

4~5. 日本药典月桂硫酸钠、硬脂酸镁、羧甲基纤维素钙、轻质无水硅酸、氢氧化铝镁。

7. 日本药典硬脂酸镁、乳糖。

【汉方不良反应】 发疹、发红、发痒、失眠、多汗、心动过速、心悸、体乏、亢奋、食欲不振、胃部不适、恶心、呕吐、软便、下痢、排尿困难。偶发少尿、脸及四肢肿、眼睑下垂、手僵(假醛固酮增多症);体乏、手脚无力或痉挛或麻木(肌肉疾病)。

【解说】 葛根汤加川芎辛夷为日本应用广泛的经验方。(日)原南阳著《丛桂亭医事小言》:"脑漏者,非鼻病也,是脓作于头脑中,由鼻漏下,其人当头痛隐隐,泪脓交出,若鼻渊亦与是病同因,证同而轻重异,病由风寒者为多,方用葛根汤加辛夷有效[1]。"辛夷有治鼻疾,解鼻塞、鼻涕作用,葛根汤配辛夷、川芎排脓去鼻腔、副鼻腔炎症。方中麻黄利尿,葛根促脑血流,桂枝扩血管,芍药清热凉血、散瘀止痛,甘草缓急止痛,大枣补脾和胃,姜温中散寒。汉方用方以有体力者头痛、头重、前额痛,肩凝、颈背强、鼻塞、鼻漏、后鼻漏等慢性症为目标,用于蓄脓症、慢性鼻炎、鼻窦炎、慢性鼻塞、鼻漏、鼻后滴漏,或鼻炎引起的头痛、头重、前额痛、肩凝、肩颈僵。方中含麻黄,肠胃弱者慎用。

【参考文献】

[1]陈芝高. 葛根汤治疗鼻渊. 四川中医,1984,2(2):11

16 加味归脾汤

【原名】 归脾汤(正体类要卷下)

【异名】 归脾散(古今医鉴卷八)、加味归脾汤(古今医鉴卷十一)、归脾饮(痘学真传卷七)、归脾营养汤(疡科心得集卷上)。汉方组成明细见表 16-1。

【方解】 汉方加味归脾汤出自(明)薛己著《正体类要》:"跌扑等症,气血损伤;或思虑伤脾,血虚火动,寤而不寐;或心脾作痛,怠惰嗜卧;怔忡惊悸,自汗,大便不调;或血上下妄行。"病因肝心脾损、气郁凝结。白术、当归、白茯苓、黄芪(炒)、龙眼肉、远志、酸枣仁(炒)各一钱,木香五分,甘草(炙)三分,人参一钱,加生姜、大枣,水煎服。人参、黄芪、白术、甘草、生姜、大枣甘温补脾益气,龙眼肉、酸枣仁、白茯苓甘平养心安神,远志定志宁心,当归补血活血,木香理气醒脾、运化脾胃。

【功能主治】 养血安神、补心益脾、调经。心脾气血两虚证、脾不统血证。

表 16-1 汉方组成明细

序号及厂家名	制剂量 (g·日$^{-1}$)	浸膏量 (g·日$^{-1}$)	添加剂/g	剂型/适应证	生药组成/g																
					人参	白术	苍术	茯苓	酸枣仁	龙眼肉	黄芪	当归	远志	柴胡	栀子	甘草	木香	大枣	姜	生姜	牡丹皮
1. 大杉制药	12	5.5	6.5	颗粒	3	—	3	3	3	3	2	2	1	3	2	1	1	1	1	—	—
2. 客乐谐制药	7.5	5.6	1.9	细粒	3	3	—	3	3	3	2	2	1.5	3	2	1	1	1.5	0.5	—	—
3. 客乐谐药品	7.5	5.6	1.9	细粒	3	3	—	3	3	3	2	2	1.5	3	2	1	1	1.5	0.5	—	—
4. 大峰堂制药	8.91(27片)	6	2.91	片剂	3	3	—	3	3	3	2	2	1.5	3	2	1	1	1.5	0.5	—	—
5. 客乐谐药品	8.91(27片)	6	2.91	片剂	3	3	—	3	3	3	2	2	1.5	3	2	1	1	1.5	0.5	—	—
6. 津村	7.5	5	2.5	颗粒	3	—	3	3	3	3	3	2	2	3	2	1	1	2	1	—	—
7. 太虎精堂制药	7.5	5.18	2.32	颗粒	3	3	—	3	3	3	3	2	2	3	2	1	1	2	0.5	—	2
8. 东洋药行	9	6	3	细粒	3	3	—	3	3	3	3	2	2	3	2	1	1	2	—	1.5	2

【临床应用】 柴胡 20 g、白术 10 g、黄芪 10 g、酸枣仁 10 g、木香 6 g、远志 6 g、炙甘草 6 g、五味子 10 g、茯苓 10 g、龙眼肉 12 g、人参 6 g、当归 10 g、白芍 10 g，一日一剂，日服二次，二周一疗程，连服二疗程，治肝郁血虚证失眠 44 例（周丽霞）。

黄芪 30 g、党参 20 g、白术 20 g、茯苓 10 g、龙眼肉 10 g、酸枣仁 10 g、木香 5 g、当归 10 g、远志 10 g、甘草 6 g，水煎，一日一剂，午餐后温服，七天一疗程，连续四个疗程，治心血不足型原发性耳鸣 30 例（蔡蔚然）。

【经方换算量】 人参 9 g、黄耆（炒）6 g、茯神（去木）9 g、甘草（炒）3 g、白术（炒）9 g、木香 3 g、远志（去心）6 g、酸枣仁 9 g、龙眼肉 9 g、当归 6 g、柴胡 6 g、山栀（炒）6 g。

【汉方适应证】 体弱体虚、面无色泽者贫血、精神不安、失眠、神经质、下血、吐血、尿血、鼻血、盗汗、乏力、食欲不振等。

【汉方规格及用法用量】 2.5 g 袋装颗粒剂；空腹（饭间），2.5 g（成人）/次，2～3 次/日。

【汉方添加剂】（明细表/以津村为例）

6. 日本药典轻质无水硅酸、硬脂酸镁、乳糖。

【汉方不良反应】 发疹、荨麻疹、食欲不振、胃部不适、恶心、腹痛、下痢。偶发少尿、脸及四肢肿、眼睑下垂、手僵（假醛固酮增多症）；体乏、手脚无力或痉挛或麻木（肌肉疾病）；反复性腹痛、便秘、下痢、腹胀（肠系膜静脉硬化症）。

【解说】 加味归脾汤补益心脾方，属心脾气血虚弱证，见眩晕、心悸、失眠多梦、腹胀、体倦食少、自汗盗汗、面色萎黄、月经过多、月经超前、崩漏、舌淡、脉细弱[1]。治则补益气血、调养心脾。宜气血虚弱、心脾郁结、心阴不足、热邪内生致症[2-3]。用于良性阵发性位置性眩晕、气血两虚型眩晕、血虚型经行眩晕、心悸、心脾两虚型心悸、气血两虚型冠心病、心脾两虚型慢性疲劳综合征、颈心综合征、感染性心内膜炎、冠心病稳定型心绞痛、气虚血瘀型慢性充血性心力衰竭、室性期前收缩症、产后室性早搏、心律失常、帕金森病失眠、心脾两虚型不寐、心脾两虚型亚健康失眠、心脾两虚型郁证、产后失眠、女性心脾两虚型失眠、肠易激综合征、更年期综合征、结肠慢传输型便秘、崩漏、功能性子宫出血、老年性紫癜、免疫性血小板减少症、艾滋病合并血小板减少、胃癌相关性轻中度贫血、慢性胃炎、气血两虚型晚期非小细胞肺癌、糖尿病阳痿、毒品戒断综合征。

汉方加味归脾汤用方以精神应急致胃肠、消化系统、机体功能低下，精神、神经系统失调致贫血、烦躁、失眠等为目标，用于咽鼓管异常开放症、脑血管障碍伴精神神经症、轻度抑郁症、更年期障碍、更年期不定愁诉症、慢性特发性血小板减少性紫癜、原发性血小板减少性紫癜、贫血、骨质疏松。可降低子宫内膜异位症药物副作用，可替代或减少服用抗精神失常类药物。

【附注】 归脾汤源于(宋)严用和著《济生方》，由白术、茯苓、黄芪、龙眼肉、炒酸枣仁各一两，人参、木香各半两，炙甘草二钱半，加生姜五片，大枣一枚组成，解郁、养脾阴，治思虑过度、劳伤心脾。薛己在《正体类要》归脾汤中，加疏肝解郁的柴胡、疏肝泄热的山栀成加味归脾汤，治妇人血虚、心脾郁结；在《校注妇人良方》加味归脾汤中加当归、远志、柴胡、牡丹皮、山栀，增强补血养心安神作用，因益气补血，健脾养心，多用于心脾气血两虚证及脾不统血证，且沿用至今[1-4]。

【参考文献】

[1]孙康，等. 马桂文教授运用归脾汤加味方治疗妇科疾病经验总结[J]. 现代中医药，2011，31(6)：5-7

[2]杨晓坤，等. 孙丰雷教授应用归脾汤异病同治验案举隅[J]. 中医临床研究，2021，13，(7)：60-62

[3]史俍元，等. 古代解郁剂应用规律探索[J]. 辽宁中医杂志，2015，42(6)：1223-1225

[4]张颗颗. 归脾汤出处探源[J]. 四川中医，2009，27(1)：125-126

17 加味逍遥散

【异名】 丹栀逍遥散(方剂学)、八味逍遥散(医学入门卷八)、加味逍遥饮(审视瑶函卷五)。

【商品名】 加味逍遥散、加味逍遥胶囊；加味逍遥散心理应激性失眠完成实验。汉方组成明细见表17-1。

【方解】 汉方加味逍遥散出自(明)薛立斋著《薛氏医案. 内科摘要》卷下加味逍遥散："肝脾血虚发热，或潮热晡热，或自汗盗汗，或头痛目涩，或怔忡不宁，或颊赤口干，或月经不调，或肚腹作痛，或小腹重坠，水道涩痛，或肿痛出脓，内热作渴。当归、芍药、茯苓、炒白术、柴胡各一钱，牡丹皮、炒山栀、炙甘草各五分。水煎服。"病因肝郁血虚脾弱。当归养血活血，芍药养血柔肝，柴胡疏肝解郁，白术、茯苓、甘草健脾益气，丹皮清热凉血、活血祛瘀，栀子清热泻火、凉血解毒。

【功能主治】 疏肝清热、解郁和营。肝脾血虚、内有郁热、自汗盗汗、腹胁作痛、头昏目暗、怔忡不宁、口燥咽干，妇人月经不调、阴门肿胀，小儿口舌生疮、胸乳膨胀，外证遍身瘙痒，或虚热生疮。

表 17-1 汉方组成明细

序号及厂家名	制剂量 ($g \cdot 日^{-1}$)	浸膏量 ($g \cdot 日^{-1}$)	添加剂/g	剂型/适应证	生药组成/g									
					当归	芍药	白术	茯苓	柴胡	丹皮	栀子	甘草	姜	薄荷
1. 大杉制药	7.5	3.8	3.7	颗粒/Ⅰ	3	3	3	3	3	2	2	1.5	0.5	1
2. 客乐谐制药	6	4.1	1.9	细粒/Ⅰ	3	3	3	3	3	2	2	1.5	0.5	1
3. 客乐谐药品	6	4.1	1.9	细粒/Ⅰ	3	3	3	3	3	2	2	1.5	0.5	1
4. JPS 制药	7.5	3.8	3.7	颗粒/Ⅰ	3	3	3	3	3	2	2	2	1	1
5. 康和药通	6	4.75	1.25	细粒/Ⅰ	3	3	3	3	3	2	2	2	1	1
6. 大杉制药	6	4.75	1.25	细粒/Ⅰ	3	3	3	3	3	2	2	2	1	1
7. 太虎精堂制药	6	4.15	1.85	颗粒/Ⅰ	3	3	3	3	3	2	2	1.5	1.5	1
8. 津村	7.5	4	3.5	颗粒/Ⅰ	3	3	3	3	3	2	2	1.5	1	1
9. 帝国汉方制药	9	4.41	4.59	颗粒/Ⅰ	3	3	3	3	3	2	2	2	1	1
10. 大木制药	9	4.41	4.59	颗粒/Ⅰ	3	3	3	3	3	2	2	2	1	1
11. 帝国制药	9	4.41	4.59	颗粒/Ⅰ	3	3	3	3	3	2	2	2	1	1
12. 东洋药行	7.5	4.5	3	细粒/Ⅰ	3	3	3	3	3	2	2	2	2	1
13. 本草制药	7.5	4.5	3	颗粒/Ⅰ	3	3	3	3	3	2	2	2	1	1
14. 松浦药业	7.5	软膏 8.4※		颗粒/Ⅰ	3	3	3	3	3	2	2	1.5	1	1
15. 小太郎汉方制药	7.5	5	2.5	细粒/Ⅱ	3	3	3	3	3	2	2	2	1	1

※等于干浸膏 4.6 g。

【临床应用】 牡丹皮 10 g、山栀子 10 g、白术 10 g、茯苓 10 g、薄荷 3 g、当归 10 g、白芍 6 g、柴胡 6 g、生姜 3 g、甘草 3 g，睡眠差加酸枣仁 6 g、夜交藤 6 g，痰黄加竹茹 9 g、胆南星 6 g，水煎至 250 ml，一天一剂，分二次服，疗程八周，治气郁化火型抑郁症 40 例（陈涛）。

术后第 1 天提供肠外营养和肠内营养支持，术后 3 天起柴胡 8 g、白芍药 15 g、当归 8 g、白术 12 g、茯苓 12 g、甘草 5 g、薄荷 3 g、生姜 5 g、牡丹皮 5 g、栀子 5 g，水煎取汁 300 ml，早晚服或鼻饲，30 天为 1 疗程，治术后疲劳综合征 56 例（秦竞开）。

【经方换算量】 柴胡 15 g、当归 15 g、白芍 15 g、白术 15 g、茯苓 15 g、炙甘草 9 g、丹皮 9 g、山栀 9 g。

【汉方适应证】（明细表/剂型）

Ⅰ体质虚弱女性肩酸、易疲乏、烦躁、时而便秘者寒症、体虚、月经不调、更年期障碍、血道症。

Ⅱ头痛、头重、上火、肩凝、疲乏、食欲减退、便秘者神经症、失眠、更年期障碍、月经不调、胃神经官能症、胃乏力、胃下垂、胃扩张、便秘、湿疹。

【汉方规格及用法用量】 2.5 g 袋装颗粒剂；空腹（饭间），2.5 g（成人）/次，2～3 次/日。

【汉方添加剂】（明细表/以津村等为例）

8. 日本药典硬脂酸镁、乳糖。

14. 羟丙基甲基纤维素、硬脂酸镁、乳糖、糊精、玉米淀粉。

【汉方不良反应】 发疹、发红、发痒、食欲不振、胃部不适、恶心、呕吐、腹痛、下痢。偶发少尿、脸及四肢肿、眼睑下垂、手僵(假醛固酮增多症);体乏、手脚无力或痉挛或麻木(肌肉疾病);体乏、肤色及眼珠发黄(肝功能障碍);反复性腹痛、便秘、下痢、腹胀(肠系膜静脉硬化症)。

【解说】 加味逍遥散和血调经方或疏肝养血健脾方,常因肝郁血虚日久,生热化火,逍遥散不能平降火热,而加丹皮、炒山栀。证属肝郁化火,见烦躁易怒、两胁作痛、头痛目眩、自汗盗汗、口燥咽干、神疲食少、月经不调、乳房作胀、少腹作痛、脉弦而虚。治则养血健脾、清肝泻火、解郁和营[1-2]。宜逍遥散证血虚偏火旺致症。用于抑郁症、中风后抑郁、轻中度抑郁症伴焦虑、高血压伴焦虑症、慢性乙肝、慢性乙型病毒性肝炎、肝郁脾虚型肝炎、肝癌化疗栓塞术后综合征、甲亢性心脏病、更年期女性不稳定型心绞痛、幽门螺杆菌阳性胃炎、肝胃不和型幽门螺杆菌阳性胃炎、梅核气、口腔溃疡、功能性痛经、经前期紧张综合征、月经周期性精神病、多囊性卵巢综合征、更年期功能性子宫出血、乳腺癌术后、围绝经期女性干眼症、干眼症、功能性低热失眠症、慢性疲劳综合征、减控体重儿童厌食症、小儿功能性再发性腹痛、肝郁气滞型痤疮、寻常型银屑病、痛风急性发作期、纤维肌痛综合征等肝郁脾虚血热。

汉方加味逍遥散为更年期基本方,用方以中年妇女更年期障碍及眩晕、头痛、心悸、烦躁、失眠、阵发性汗出、肩凝、四肢乏力、易疲劳、便秘等自律神经失调为目标,用于更年期综合征、更年期障碍、更年期抑郁、月经不调、月经困难、经前综合征、不定愁诉综合征、卵巢功能不全型不孕症、妊娠或产科术后、慢性疲劳综合征、植物神经失调症、中老年视力疲劳、难治性寻常性白斑、舌痛症、肝硬化,也用于味觉障碍、颞下颌关节紊乱、糖尿病神经功能障碍。

【附注】 加味逍遥散出自(宋)陈师文辑《太平惠民和剂局方》逍遥散,加牡丹皮、栀子。《局方》逍遥散:"血虚劳倦,五心烦热,肢体疼痛,头目昏重,心忪颊赤,口燥咽干,发热盗汗,减食嗜卧;血热相搏,月水不调,脐腹胀痛,寒热如疟;及室女血弱阴虚,荣卫不和,痰嗽潮热,肌体羸瘦,渐成骨蒸。甘草(微炙赤)半两,当归(去苗、锉,微炒)、茯苓(去皮,白者)、白芍、白术、柴胡(去苗)各一两。上为粗末。每服二钱,水一大盏,加烧生姜一块(切破),薄荷少许,同煎至七分,去滓热服,不拘时候。"逍遥散疏肝解郁、养血健脾,加清热凉血、活血祛瘀的丹皮,清热泻火、凉血解毒的栀子,而疏肝清热,解郁和营。(清)杨云峰:"凡舌见青色而干燥,肝脏血虚火旺者,逍遥散加丹皮、栀子主之。"薄荷助柴胡疏肝散郁热,薄荷用量不宜过10 g,过则解表。

【参考文献】

[1]段行武. 加味逍遥散在皮肤科临床中的应用[J]. 中国医学文摘皮肤科学,2017,34(2):151-156,2

[2]王艳,等. 丹栀逍遥散加减临证应用经验[J]. 世界中西医结合杂志,2018,13(6):862-865

18 甘草汤

【异名】 温液汤(千金翼方卷十五)、甘草散(医方类聚卷五十四引神巧万全方)。汉方组成明细见表18-1。

表18-1 汉方组成明细

序号及厂家名	制剂量(g·日$^{-1}$)	浸膏量(g·日$^{-1}$)	添加剂/g	剂型/适应证	生药组成/g 甘草
1. 客乐谐制药	6	1.9	4.1	细粒	8
2. 客乐谐药品	6	1.9	4.1	细粒	8

【方解】 汉方甘草汤出自(汉)张仲景著《伤寒论》辨少阴病脉证并治第311条:“少阴病,二三日,咽痛者,可与甘草汤;不瘥者,与桔梗汤。”(清)徐彬著《金匮要略论注》:“甘草一味单行,最能和阴而清冲任之热。每见生便痈者,骤煎四两顿服立愈,则其能清少阴客热可知,所以为咽痛专方也。”病因邪郁少阴经脉,致咽喉痹。甘草二两,上一味,以水三升,煮取一升半,去滓,温服七合,日二服。甘草补脾益气、清热解毒、祛痰止咳、缓急止痛。

【功能主治】 清少阴客热,涌吐痰涎。伤寒少阴病、咽喉干燥、疼痛灼热、肺痿涎唾、小儿撮口、痈疽热毒。

【临床应用】 甘草30 g,水煎服一日二次,解鱼蟹毒(刘秀艳);生甘草15 g、玄参9 g、牛蒡子6 g、蝉衣3 g,分三次,少少含饮,一剂燥痛缓,三剂痒除止痛,治少阴咽痛(谢强)。

【经方换算量】 甘草6 g(600 ml水,煮取300 ml,温服150 ml,一日二次)。

【汉方适应证】 咳嗽、咽喉痛、口腔炎、嗓音嘶哑。

【汉方规格及用法用量】 1.2 g袋装粉末;空腹(饭间),1.2 g(成人)/次,2~3次/日。

【汉方添加剂】(明细表/序号)

1~2. 日本药典硬脂酸镁、结晶纤维素、乳糖、含水二氧化硅。

【汉方不良反应】 偶发四肢无力、麻木、痉挛、发僵(假醛固酮增多症);体乏、肌肉痛(肌肉疾病)。

【解说】 甘草汤咽痛咳嗽方,属伤寒少阴证,见咽痛、热不甚、咽部轻微红肿、倦怠乏力、心悸气短、脘腹(四肢)挛急、咳嗽痰多、痈肿疮毒。治则和阴清热、消肿利咽。宜邪郁少阴经脉致咽痛、舌肿等症[1-2]。用于急性咽炎、咽喉炎、急性扁桃体炎、痰涎壅盛型肺痈肺痿、风热郁肺症。

汉方甘草汤由甘草单味组方,用方以咽喉、食道、胃肠、肛门、皮肤黏膜等出现急迫性疼痛、痉挛为目标,用于剧烈咳嗽、咽喉黏膜红肿痛及口腔炎。

【附注】（南朝）陶弘景："此草最为众药之王，经方少有不用者。"生甘草多用于热证、疔毒、疮疡、饮证，能缓解躁、急、痛等症状，解多种药物、食物之毒。治口腔黏膜糜烂、肺痿、羸瘦、产后虚证等。常与麻黄、桂枝、大黄、桔梗、芍药、干姜、小麦、大枣等配伍，少有使用单味方。《伤寒论》用炙甘草多见太阳病篇、少阳病篇及太阴病篇。《金匮要略》中含炙甘草方多用于中焦虚弱、脾胃虚寒、中气不足、营卫不和等证。咽痛轻则甘草汤，重则加桔梗[2]；因解毒、和中缓急，久服轻身延年、平衡身体阴阳。

【参考文献】

[1]王斑，等.王克穷运用经方治疗少阴咽痛证医案3则[J].新中医，2020，52(8)：33-35

[2]李泽明，等.浅析仲景论治少阴咽痛诸证[J].浙江中医杂志，2020，55(2)：149-150

19　甘麦大枣汤

【原名】甘草小麦大枣汤（金匮要略卷下）。

【异名】甘麦大枣汤（金匮要略卷下）、大枣汤（本事卷十）、麦甘大枣汤（本事卷十）、小麦汤（三因卷十八）、甘草汤（妇人良方卷十五引专治妇人方）、十枣汤（万氏女科卷二）、麦枣汤（杏苑卷八）、枣麦甘草汤（会约卷十四）、大枣甘草汤（一见知医卷四）。汉方组成明细见表19-1。

表19-1　汉方组成明细

序号及厂家名	制剂量（g·日$^{-1}$）	浸膏量（g·日$^{-1}$）	添加剂/g	剂型/适应证	生药组成/g			
					甘草	大枣	浮小麦	小麦
1.高砂制药	9	3.8	5.2	颗粒/Ⅰ	5	6	—	20
2.大杉制药	9	3.8	5.2	颗粒/Ⅰ	5	6	—	20
3.津村	7.5	3.25	4.25	颗粒/Ⅰ	5	6	20	—
4.小太郎汉方制药	9	6.3	2.7	细粒/Ⅱ	5	6	20	—

【方解】汉方甘麦大枣汤出自（汉）张仲景著《金匮要略》妇人杂病脉证并治第二十二："妇人脏躁，喜悲伤欲哭泣，象如神灵所作，数欠伸，甘麦大枣汤主之。"病因脏阴不足、心脾两虚、精血内亏。甘草三两、小麦一升、大枣十枚。上三味，以水六升，煮取三升，温分三服。小麦益气养心、安神除烦，大枣滋阴和脾、养血安神、除脏躁，甘草补益气血，调阴阳。

【功能主治】补益心脾、安神宁心。臟燥、精神恍惚、常悲伤欲哭、不能自主、睡眠不安、言行失常、呵欠频作、舌红少苔。

【临床应用】甘草15 g、小麦20 g、大枣10 g，失眠加五味子5 g，酸枣仁、夜交藤各

10 g,心悸加当归、白芍各 15 g,生地黄 10 g,一日一剂,水煎,连服八周,治考试焦虑症 49 例(杨拥军)。甘草 12 g、小麦 18 g、大枣 9 枚,水 600 ml,煮取 300 ml,分三次温服,配合心理行为矫正治儿童多动症 96 例(闫武杰)。

【经方换算量】 甘草 9 g、小麦 15 g、大枣 10 枚。

【汉方适应证】(明细表/剂型)

Ⅰ夜泣、痉挛。

Ⅱ小儿及女性神经质、失眠症。

【汉方规格及用法用量】 2.5 g 袋装颗粒剂;空腹(饭间),2.5 g(成人)/次,2~3 次/日。

【汉方添加剂】(明细表/序号)

1~2. 乳糖、玉米淀粉、硬脂酸镁。

3. 日本药典硬脂酸镁、乳糖。

4. 硬脂酸镁、玉米淀粉、乳糖、普鲁兰多糖、硅酸铝镁。

【汉方不良反应】 偶发少尿、脸及四肢肿、眼睑下垂、手僵(假醛固酮增多症);体乏、手脚无力或痉挛或麻木(肌肉疾病)。

【解说】 甘麦大枣汤臓躁方,属脏阴不足证,见神志失常、精神恍惚、常悲伤欲哭、不寐、烦、惊、悸、痉,舌淡红苔少、脉细微数。治则调和阴阳、养心安神[1-2]。宜心脾两虚、肝气郁结、心神失养、情志不遂致症。用于抑郁症、卒中后抑郁、脑血管病后焦虑抑郁、肿瘤抑郁、孕妇焦虑、产后抑郁、妇人脏躁、焦虑症、神经症、更年期综合征、女性更年期潮热汗出、自汗证、男性心脏神经官能症、癔病、歇斯底里、小儿盗汗、小儿夜行症、佝偻病、血液肿瘤治疗后白细胞减少症、妇科恶性肿瘤放化疗后白细胞减少症、肠易激综合征、亚健康。

汉方甘麦大枣汤用方以女性两侧尤右侧腹直肌挛急,神经质致烦躁、亢奋、入睡难、哈欠、夜泣、睡眠浅为目标,用于歇斯底里、神经衰弱、神经官能症、失眠、癔病、夜惊症、小儿不安、小儿情绪性惊厥、小儿强直性抽搐、小儿癫痫等。为小儿夜惊症、夜泣症首选药。

【参考文献】

[1]崔社通,等. 刘持年应用甘麦大枣汤临床经验[J]. 山东中医杂志,2018,37(2):138-141

[2]杜林柯,等.《金匮要略》从脏腑论治神志病学术思想探析[J]. 中医学报,2020,35(2):257-259

20 桔梗石膏

汉方组成明细见表 20-1。

【方解】 汉方桔梗石膏出自(汉)张仲景著《伤寒论》辨少阴病脉证并治第 311 条:“少阴病,二三日,咽痛者,可与甘草汤;不瘥者,与桔梗汤。”桔梗一两、甘草二两,上二味,以水三升,煮取一升,温分再服。病因本虚标实、痰瘀阻络。桔梗清热止咳化痰、利咽排脓宣肺,改甘草为石膏清热泻火、除烦止渴。

表20-1 汉方组成明细

序号及厂家名	制剂量（g·日⁻¹）	浸膏量（g·日⁻¹）	添加剂/g	剂型/适应证	生药组成/g	
					桔梗	石膏
小太郎汉方制药	6	1.4	4.6	细粒	3	10

【功能主治】 清热解毒、止咳化脓。肺热、喘咳、痰阻。

【临床应用】 桔梗石膏浸膏治特应性皮炎——湿性红皮症（薛晖）；桔梗石膏，日服6 g，治面部红斑、眼睑水肿（山上江美）。

【汉方适应证】 咳嗽、咳痰、咽痛、发热、口渴。

【汉方规格及用法用量】 2 g袋装颗粒剂；空腹（饭间），2 g（成人）/次，2～3次/日。

【汉方添加剂】 硬脂酸镁、玉米淀粉、乳糖、普鲁兰多糖、硅酸铝镁。

【汉方不良反应】 食欲不振、胃部不适、软便、下痢。

【解说】 桔梗石膏祛痰利咽方，属少阴表阴证[1]，见慢性咽炎伴表证、肺火壅盛、胸闷不畅、高热烦渴、喘咳、咽喉红肿疼痛。改生甘草为石膏，宣肺利咽，祛痰排脓，除烦止渴。治则清热降火、散结利咽。宜桔梗汤证见风热郁肺致症。用于风热感冒、咳嗽咯痰、咽痛嗓哑、咽喉肿痛、咽喉炎、气管炎、支气管扩张、扁桃体炎。

汉方桔梗石膏用方以口干、发热、皮肤干燥、皮肤发红等燥热症状为目标，用于燥热性疾病、呼吸道疾病、过敏症、风湿病、皮肤病，如难治性面部红斑、上眼皮肿、特应性皮炎（湿性红皮症）等。

【附注】 阳虚寒证，脾胃虚弱及血虚、阴虚发热者慎用。感冒重者，不可发汗[1]。

【参考文献】

[1]冯世纶，著. 胡希恕讲伤寒杂病论（精要版）[M]. 北京：中国中医药出版社，2018，12.

21 桔梗汤

【异名】 甘草桔梗汤（医方类聚卷五十四引通真子伤寒括要）、如圣汤（幼幼新书卷三十四引养生必用）、散毒汤（圣济总录卷一二二）、国老汤（普济方卷二十七引十便良方）、甘草汤（医籍卷八）、桔梗甘草汤（经方实验录卷下）。汉方组成明细见表21-1。

表21-1 汉方组成明细

序号及厂家名	制剂量（g·日⁻¹）	浸膏量（g·日⁻¹）	添加剂/g	剂型/适应证	生药组成/g	
					桔梗	甘草
津村	7.5	1.25	6.25	颗粒	2	3

【方解】 汉方桔梗汤出自（汉）张仲景著《伤寒论》辨少阴病脉证并治第311条：“少

阴病，二三日，咽痛者，可与甘草汤；不瘥者，与桔梗汤。”《金匮要略》肺痿肺痈咳嗽上气病脉证治第七：“咳而胸满，振寒，脉数，咽干不渴，时出浊唾腥臭，久久吐脓如米粥者，为肺痈，桔梗汤主之。”病因外感热邪犯少阴，经脉受阻。桔梗一两、甘草二两，上二味，以水三升，煮取一升，温分再服。桔梗利咽排脓宣肺，甘草清热解毒。

【功能主治】 宣肺祛痰、利咽宽胸、解毒排脓。风热客于少阴，咽喉肿痛；风热郁止肺经、致患肺痈。

【临床应用】 桔梗 50 g、甘草 25 g，一日一剂，早晚服，一个月后剂量减半，连服半年，治良性纵膈肿瘤 12 例(姚大利)。

桔梗 10 g、生甘草 20 g，疼痛较剧者加玄参 15 g、蚤休 10 g，山豆根、银花、射干各 10 g，吞咽甚难者加瓜蒌皮 18 g、浙贝 10 g、天门冬 15 g、竹茹 10 g、板蓝根 15 g，治放射性食管炎 128 例(沈国伟)。

【经方换算量】 桔梗 30 g、甘草 60 g。

【汉方适应证】 咽喉肿痛、扁桃炎、扁桃体周围炎、吞咽困难。

【汉方规格及用法用量】 2.5 g 袋装颗粒剂；空腹(饭间)，2.5 g(成人)/次，2～3 次/日。漱口式吞服。

【汉方添加剂】 日本药典硬脂酸镁、乳糖。

【汉方不良反应】 偶发少尿、脸及四肢肿、眼睑下垂、手僵(假醛固酮增多症)；体乏、手脚无力或痉挛或麻木(肌肉疾病)。

【解说】 桔梗汤咽喉肿痛方，属少阴表阴证，见咳嗽、胸满振寒、咽干不渴、时出浊沫、气息腥臭、久则吐脓，脉数。治则清凉解热、宣肺利咽[1-2]。宜风邪热毒客于少阴、风热郁肺致肺痈[3-4]。用于肺热咽痛、肺热咳嗽等，如少阴病慢性咽喉炎、少阴咽痛、慢性咳嗽、咽性咳、肺脓肿、大叶性肺炎、慢性支气管炎。

汉方桔梗汤用于不同体质者咽喉发炎、疼痛、红肿，多伴轻度发热、咳嗽、咯痰、吞咽困难，体弱者甚效。

【附注】 新型冠状病毒肺炎初期，病主在太阳，见恶寒发热、低热、身疼痛、喘息、兼咽痛者，桔梗汤施之清热宣肺。

客热于少阴经脉，热不甚且肾阴未虚，咽部轻微红肿疼痛，用生甘草一味，除客热止痛。服后咽痛未除，加桔梗一两，散结利咽[5]。清热解毒重用甘草，排脓祛痰重用桔梗。

【禁忌】 感冒重者，不可发汗。

【参考文献】

[1]赵小艳，等. 桔梗、甘草药对配伍与药效的相关性研究[J]. 中国民间疗法，2014，22(8)：58-59

[2]冯世纶. 胡希恕讲伤寒杂病论(精要版)[M]. 北京：中国中医药出版社，2018，12.

[3]杜娟，等. 蔡妙珊教授应用桔梗汤临床经验辨析[J]. 中国民族民间医药，2018，27(1)：85-88

[4]高向军. 桔梗汤用药临证分析[J]. 实用医技杂志，2020，27(3)：369-370

[5]李泽明，等. 浅析仲景论治少阴咽痛诸证[J]. 浙江中医杂志，2020，55(2)：149-150

22 归脾汤

【异名】 归脾散(古今医鉴卷八)、加味归脾汤(古今医鉴卷十一)、归脾饮(痘学真传卷七)、归脾营养汤(疡科心得集卷上)。汉方组成明细见表 22-1。

表 22-1 汉方组成明细

序号及厂家名	制剂量(g·日$^{-1}$)	浸膏量(g·日$^{-1}$)	添加剂/g	剂型/适应证	生药组成/g											
					人参	白术	茯苓	酸枣仁	龙眼肉	黄芪	当归	远志	甘草	木香	大枣	姜
1. 康和药通	7.5	5	2.5	细粒	3	3	3	3	3	2	2	1	1	1	1	1
2. 大杉制药	7.5	5	2.5	细粒	3	3	3	3	3	2	2	1	1	1	1	1
3. 津村	7.5	4.5	3	颗粒	3	3	3	3	3	3	2	2	1	1	2	1

【方解】 汉方归脾汤出自(明)薛己著《正体类要》卷下:"跌扑等症,气血损伤;或思虑伤脾,血虚火动,寤而不寐;或心脾作痛,怠惰嗜卧,怔忡惊悸,自汗,大便不调;或血上下妄行。"病因思虑过度,劳伤心脾,气血亏虚。白术、当归、白茯苓、黄芪(炒)、龙眼肉、远志、酸枣仁(炒)各一钱,木香五分,甘草(炙)三分,人参一钱。加生姜、大枣,水煎服。黄芪、人参、白术、甘草补脾益气生血,当归补血养心,茯苓、酸枣仁、远志宁心安神,木香理气醒脾,生姜、大枣调和脾胃。

【功能主治】 养血安神、补心益脾、调经。心脾气血两虚证、脾不统血证。

【临床应用】 黄芪 30 g、党参 20 g、白术 20 g、茯苓 10 g、龙眼肉 10 g、酸枣仁 10 g、木香 5 g、当归 10 g、远志 10 g、甘草 6 g,水煎,一日一剂,午餐后温服,七天一疗程,连服四个疗程,治心血不足型原发性耳鸣 30 例(蔡蔚然)。

党参 10 g、酸枣仁 30 g、黄芪 30 g、当归 10 g、白术 30 g、龙眼肉 15 g、远志 10 g、木香 10 g、茯神 30 g、甘草 10 g、生姜 5 g、大枣 2 枚,一日一剂,连服十剂,治心悸 270 例(吕劲松)。

黄芪 20 g,党参 15 g,白术、炙甘草、茯苓、龙眼肉各 12 g,当归 10 g、远志 9 g、酸枣仁 10 g、木香 8 g、生姜 8 g、大枣 10 g,血瘀加桃仁、益母草,恶心呕吐加半夏,身寒肢冷加桂枝,失眠多梦加合欢皮、夜交藤,一日一剂,水煎取汁 300 ml,分二次服,十五天一疗程,治血虚型经行眩晕 30 例(黄艳)。

【经方换算量】 白术、当归、白茯苓、黄芪、龙眼肉、远志、酸枣仁各 9 g,木香 4.5 g,甘草(炙)3 g,人参 9 g,加生姜、大枣。

【汉方适应证】 体弱、面无色泽者贫血、失眠。

【汉方规格及用法用量】 2.5 g 袋装颗粒剂;空腹(饭间),2.5 g(成人)/次,2~3 次/日。

【汉方添加剂】(明细表/序号)

1~2. 玉米淀粉、乳糖。

3. 日本药典硬脂酸镁、乳糖。

【汉方不良反应】 发疹、荨麻疹、食欲不振、胃部不适、恶心、腹痛、下痢。偶发少尿、脸及四肢肿、眼睑下垂、手僵(假醛固酮增多症);体乏、手脚无力或痉挛或麻木(肌肉疾病)。

【解说】 归脾汤调脾养血方,属气虚血瘀证[1],见心悸、怔忡、不寐、健忘、眩晕、食欲不振、疲乏、虚劳、头晕目眩、面色无华、出血症。治则养脾阳、滋心阴、补气血。宜心脾两虚、各类气血不足致症。用于心脾两虚型心脏神经官能症、频发性早搏、冠心病室性早搏(心脾两虚型)、心律失常、缓慢性心律失常、窦性心动过缓、冠心病稳定型心绞痛、室性期前收缩、感染性心内膜炎、气血两虚型眩晕、脑动脉粥样硬化性眩晕、心血不足型心悸、心脾两虚型老年心悸、老年心力衰竭、气虚血瘀型心力衰竭、心脾两虚型郁证、心脾两虚型抑郁症、伴自杀意念抑郁症、卒中后抑郁伴焦虑、心脾两虚型广泛性焦虑症、不寐合并焦虑抑郁、恶性肿瘤相关中重度抑郁症、气血两虚型类风湿关节炎伴抑郁症、功能性消化不良伴焦虑、气虚不足遗忘型轻度认知损害、心脾两虚型痴呆、脑卒中后认知功能障碍、非糜烂性反流病伴情绪障碍(心脾两虚证)、心脾两虚型乳腺癌致失眠、心脾两虚失眠、心脾两虚型帕金森病失眠、心脾两虚型亚健康失眠、血液透析失眠、肿瘤相关性贫血、胃癌相关性轻中度贫血、骨髓增生异常综合征难治性贫血、乳腺癌化疗后骨髓抑制(升白)、单侧全髋关节置换术围手术期隐性失血、老年性紫癜、过敏性紫癜、原发性血小板减少性紫癜、免疫性血小板减少症、妊娠期血小板减少症、艾滋病合并血小板减少、慢性特发性血小板减少性紫癜、成人复发性紫癜性肾炎、抗结核药致白细胞减少症、产后室性早搏、女性缺铁性贫血、崩漏、功能性子宫出血、心脾两虚型乳腺增生、女性更年期综合征、小儿心脾两虚型短暂性抽动障碍、小儿顽固性鼻出血、早产儿贫血、气血两虚型晚期非小细胞肺癌、晚期癌症恶病质(制膏服)、晚期胃癌(化疗)、老年原发性肺癌、心脾两虚型慢性疲劳综合征、视疲劳、急性球后视神经炎、视神经萎缩、多发性抽动症、糖尿病阳痿、久卧型便秘、慢性低血压症、毒品戒断综合征、急性轻度苯中毒。

汉方归脾汤用方以面色苍白、少气乏力、倦怠、略伴神经症、无充血炎症为目标,用于心脾两虚贫血、心悸、健忘、不眠及各种出血症。如慢性特发性血小板减少性紫癜、慢性肾功能不全肾性贫血、脑血管障碍伴精神神经症、轻度抑郁、咽鼓管异常开放症、骨质疏松。

【附注】 (宋)严用和撰《严氏济生方》归脾汤:"夫健忘者,常常喜忘是也。盖脾主意思,心亦主思。思虑过度,意舍不清,神官不职,使人健忘。治之之法,当理心脾,使神意宁静,思则得之矣。"白术、茯神、黄芪、龙眼肉、酸枣仁各一两,人参、木香各半两,甘草二钱半;薛己在《严氏济生方》中加当归、远志,养血宁神更甚,并沿用至今。(明)戴思恭著《秘传证治要诀及类方》卷之九. 虚损门. 惊季:"健忘者。所过之事。转盼遗忘。此乃思虑过度。病在心脾。宜归脾汤。"[2]上皆因思虑过度,劳伤心脾,气血亏虚致症。

【参考文献】

[1]吕美君,等. 归脾汤的文献分析研究[J]. 时珍国医国药,2018,29(1):243-246

[2]张颗颗. 归脾汤出处探源[J]. 四川中医,2009,27(1):125-126

23 芎归胶艾汤

【原名】 芎归胶艾汤(金匮卷下)。

【异名】 胶艾汤(金匮要略卷下)、当归散(普济方卷三四二)、胶艾四物汤(医学入门)卷八、阿胶蕲艾汤(明医指掌卷九)、艾叶地黄汤(产孕集卷上)。汉方组成明细见表23-1。

表23-1 汉方组成明细

序号及厂家名	制剂量(g·日$^{-1}$)	浸膏量(g·日$^{-1}$)	添加剂/g	剂型/适应证	生药组成/g							
					川芎	甘草	艾叶	当归	芍药	地黄	阿胶	明胶
1. 小太郎汉方制药	15	7※	8	细粒/Ⅰ	3	3	3	4.5	4.5	6	—	3
2. 康和药通	9	5.6	3.4	细粒/Ⅱ	3	3	3	4	4	5	—	3
3. 大杉制药	9	5.6	3.4	细粒/Ⅱ	3	3	3	4	4	5	—	3
4. 津村	9	6	3	颗粒/Ⅱ	3	3	3	4	4	5	3	—

※浸膏量不含明胶。

【方解】 汉方芎归胶艾汤出自(汉)张仲景著《金匮要略》妇人妊娠病脉证并治第二十:"妇人有漏下者,有半产后因续下血都不绝者,有妊娠下血者,假令妊娠腹中痛,为胞阻,胶艾汤主之。"病因冲任虚寒,经血不固。芎䓖、阿胶、甘草各二两,艾叶、当归各三两,芍药四两,干地黄四两,以水五升、清酒三升,合煮取三升,去滓,纳胶令消尽,温服一升,一日三服,不愈,更作。阿胶补血止血、滋阴安胎,艾叶温补肾阳、温经止血、暖宫安胎止痛,干地黄、芍药、当归养血和血、补养肾阴、调补冲任,川芎行气开郁、活血止痛,芍药缓急止痛,甘草健脾和中、调和诸药,清酒助行药力。

【功能主治】 保血安胎、补血调经、安胎止痛。妇人冲任虚损,崩中漏下,月水过多,淋沥不止,或半产后下血不绝,或妊娠下血,腹中疼痛。

【临床应用】 川芎6 g、阿胶(烊化)9 g、艾叶9 g、甘草6 g、当归9 g、白芍12 g、干地黄12 g,血热加牡丹皮、地骨皮、知母,气虚加黄芪、升麻,气滞加栀子、香附、枳壳,血瘀去白芍、加桃仁、红花、赤芍,血量过多加白茅根、莲房炭,一日一剂,水煎早晚温服,若出血量多,一日二剂频服,十五天一疗程,治功能性子宫出血100例(吴天宝)。

阿胶10 g(烊化)、艾叶10 g、当归12 g、川芎10 g、白芍15 g、熟地25 g、甘草10 g,气虚加黄芪、党参、白术,血淤加炒蒲黄、炒五灵脂、益母草,恶露臭秽加蒲公英、紫花地丁,流血量多加三七粉,腰痛加杜仲、枸杞子,一日一剂,水煎250 ml,早晚服,五天一疗程,治产后恶露不绝58例(杨名群)。

【经方换算量】 阿胶、艾叶各12 g,当归、芍药、地黄各9 g,川芎、甘草各6 g。

【汉方适应证】(明细表/剂型)

Ⅰ冷症、失血过多者贫血、痔疮出血、外伤内出血、产后出血。

Ⅱ痔疮出血。

【汉方规格及用法用量】 3 g袋装颗粒剂;空腹(饭间),9 g(成人)/2~3次/日。

【汉方添加剂】(明细表/序号)

1. 硬脂酸镁、玉米淀粉、乳糖、普鲁兰多糖、硅酸铝镁。

2~3. 玉米淀粉、乳糖。

4. 日本药典硬脂酸镁、乳糖。

【汉方不良反应】 食欲不振、胃部不适,恶心、呕吐、下痢。偶发少尿、脸及四肢肿、眼睑下垂、手僵(假醛固酮增多症);体乏、手脚无力或痉挛或麻木(肌肉疾病)。

【解说】 芎归胶艾汤妇科常用血证方,属冲任虚损下血证。见素体阳虚,崩漏不止、妊娠下血、半产后下血、产后下血、胞阻下血、胎动不安,月经不调,月水过多,淋沥不尽,痛经、孕后胞脉失温、小腹冷痛,形寒肢冷,面色白者[1-2]。治则固经养血、调补冲任[3]。宜冲任寒积、气血虚损致症。用于妇人血虚证、妇女下血证、异常子宫出血、青春期功能性子宫出血、崩漏、更年期崩漏、经期延长、黄体功能不全性经期延长、早期先兆流产、先兆流产、习惯性流产、月经失调、月经过多(肾虚证)胎动不安、子宫腺肌症痛经、青春期痛经、节育环放置并发症、过敏性紫癜。除妇科血虚型出血证外,也用于虚寒致吐血、血痢、痔漏等。

汉方芎归胶艾汤用方以左侧腹直肌挛急,腹部柔弱无力,下腹部感知迟钝麻木,下腹疼痛为目标,见虚寒性出血症或贫血兼瘀血证,伴出血期长,眩晕、四肢凉。用于子宫出血、功能性子宫出血、痔出血、血尿、外伤后内出血、习惯性流产、特发性血尿、紫斑病、特发性血小板减少性紫癜等各种出血症。

【附注】 胶艾汤去阿胶、艾叶、甘草,即四物汤(当归、芍药、地黄、芎䓖)。(明)王肯堂的奇效四物汤(本方去甘草,加黄芩、生姜)治热久患血崩者。金匮加味芎归饮(本方去干地黄、芍药,加人参、吴茱萸)治胞阻血中受寒少腹作痛。(日)吉益东洞:凡治吐血、下血诸血症,男女可用芎归胶艾汤;(日)尾台榕堂:孕妇颠踬,胎动冲心,腹痛引腰背或觉胎萎缩或下血不止可用[4]。

【禁忌】 妇女病理性妊娠,或血热妄行(血分有热)或癥瘕碍胎致胎动下血,禁用[2]。

【参考文献】

[1]靳晓亮. 血证要方胶艾汤[J]. 开卷有益,2014,1:51

[2]于杰,等. 从血证治法看胶艾汤的用药特点[J]. 北京中医药,2009,28(2):129-130,145

[3]张珞. 芎归胶艾汤配合脐灸治疗异常子宫出血临床体会[J]. 实用中医药杂志,2020,36(12):1657-1658

[4]汤本求真. 日医应用汉方释义[M]. 北京:学苑书版社,2008.

24 芎归调血饮

【异名】 芎归补血汤(万病回春卷六)、芎归补血饮(履霜集卷二)。

汉方组成明细见表 24-1。

表 24-1 汉方组成明细

序号及厂家名	制剂量 (g·日$^{-1}$)	浸膏量 (g·日$^{-1}$)	添加剂/g	剂型/适应证	生药组成/g													
					当归	地黄	川芎	白术	茯苓	陈皮	乌药	大枣	香附子	甘草	丹皮	益母草	姜
1. 太虎精堂制药	6	4.58	1.42	颗粒	2	2	2	2	2	2	2	1.5	2	1	2	1.5	1
2. 客乐谐药品	6	4.58	1.42	颗粒	2	2	2	2	2	2	2	1.5	2	1	2	1.5	1

【方解】 汉方芎归调血饮出自(明)龚信著《古今医鉴》卷十二:“产后一切诸病,气血虚损,脾胃怯弱,或恶露不行,或去血过多,或饮食失节,或怒气相冲,以致发热恶寒,自汗口干,心烦喘急,心腹疼痛,胁肋胀满,头晕眼花,耳鸣,口噤不语,昏愦等证;小产。”病因血虚郁滞。当归、川芎、白术(去芦)、白茯苓(去皮)、熟地黄、陈皮、乌药、香附(童便炒)、干姜(炒黑)、益母草、牡丹皮、甘草。上锉一剂,加生姜一片,大枣一个,水煎,温服。凡产后,即用童便和热酒,随意饮之,百病不生。丹皮、益母草、川芎活血化瘀、强子宫肌力、祛瘀排瘀,地黄、当归补血、滋养强壮,白术、茯苓、陈皮、乌药、香附子、姜、大枣、甘草理气健脾。

【功能主治】 补血顺血,理气健脾。产后虚弱、恶露停滞、月经不调、盆腔血肿血瘀、血瘀伴气血两虚。

【临床应用】 当归、川芍、熟地、白术、茯苓、陈皮、乌药、香附、牡丹皮各 2 g,益母草、大枣各 1.5 g,干生姜、甘草各 1 g 桃仁 2 g,红花 1 g,治月经痛(汉方临床)。

【经方换算量】 当归、川芍、茯苓、陈皮、乌药、香附、牡丹皮,益母草各 10 g、熟地 15 g、白术 12 g、大枣 6 g,干生姜 6 g、甘草 10 g。

【汉方适应证】 产后神经症、体力下降、月经不调。

【汉方规格及用法用量】 2 g 袋装颗粒剂;空腹(饭间),2 g(成人)/次,2 ~3 次/日。

【汉方添加剂】(明细表/序号)

1 ~2. 日本药典乳糖、硬脂酸镁。

【汉方不良反应】 发疹、发红、发痒,恶心、食欲不振、胃部不适。

【解说】 芎归调血饮补气血方,证属气血俱虚,见恶寒发热、头疼体痛、产后恶露不尽,胸腹饱闷,腹满疼痛,或腹中有块,脉大无力。治则调养气血、活血理气。宜产后诸症。

汉方芎归调血饮为血瘀致气血两虚产后补养方,用方以产后虚弱、恶露停滞、月经不调、盆腔瘀血(血肿),外伤后遗症,食欲不振、营养不良为目标,用于产后神经症、体虚乏力、月经不调、腹胀腹痛、消化吸收障碍、轻度浮肿、软便等脾虚气滞证。

【附注】 芎归调血饮重补益，其活血化瘀不及桃红四物汤，适于偏寒证的桃红四物汤证。

25 九味槟榔汤

汉方组成明细见表 25-1。

表 25-1 汉方组成明细

序号及厂家名	制剂量（$g\cdot 日^{-1}$）	浸膏量（$g\cdot 日^{-1}$）	添加剂/g	剂型/适应证	生药组成/g										
					槟榔子	厚朴	桂皮	橘皮	紫苏	甘草	大黄	姜	木香	吴茱萸	茯苓
小太郎汉方制药	6	3.7	2.3	细粒	4	3	3	3	1.5	1	1	1	1	1	3

【方解】 汉方九味槟榔汤出自(南宋)朱佐著《朱氏集验方》卷一鸡鸣散脚气门:“鸡鸣散,治脚第一支药,不问男女皆可服。如人感风湿,流注脚足,痛不可忍,用索悬吊,叫声不绝,筋脉肿大。槟榔七枚,陈皮、木瓜各一两,吴茱萸二钱,桔梗半两,生姜和皮半两,紫苏茎叶三钱。上为粗末,分作八服。隔宿用水三大碗,慢火煎,留一碗半,去滓;用水二碗,煎滓取一小碗,两次以煎相和,安顿床头,次日五更分二三服,只是冷服,冬月略温亦得,服了用饼饵压下。如服不尽,留次日渐渐吃亦可。服此药至天明,大便当下一碗许黑粪水,即是肾家感寒湿毒气下来也。至早饭前后,痛住肿消,但只是放迟吃物,俟药力过。”病因寒湿内蕴、宣通失司。槟榔行气逐湿,木瓜舒筋活络化湿,陈皮健脾燥湿理气,紫苏叶、桔梗宣通气机、外散表邪、内开郁结,吴茱萸、生姜温化寒湿、降逆止呕。

【功能主治】 行气降浊、宣化寒湿。脚气。

【临床应用】 九味槟榔汤加吴茱萸、茯苓,治充血性心衰、浮肿、水肿、淋巴郁滞、除关节腔积液、健胃(山本岩)。九味槟榔汤浸膏片治水肿病和水肿病样综合征 20 例,每次 5 片,每日三次,饭后服用(田中茂)。

【汉方适应证】 心动过速、肩凝、倦怠、便秘者脚气、高血压、动脉硬化,或由此引发的头痛。

【汉方规格及用法用量】 2 g 袋装颗粒剂;空腹(饭间),2 g(成人)/次,2～3 次/日。

【汉方添加剂】 硬脂酸镁、玉米淀粉、乳糖、普鲁兰多糖、硅酸铝镁。

【汉方不良反应】 发疹、发挥、发痒,腹痛或腹痛型下痢。

【解说】 鸡鸣散脚气肿满方,证属寒湿下注,见足肿胫重无力,麻木冷痛,恶寒发热,或挛急上冲,胸闷泛恶。治则祛湿化浊、宣通散邪、温散寒湿、行气开壅[1]。用于瘀血心衰肿、脚气浮肿、突发性浮肿、关节水肿等。

汉方九味槟榔汤用方以寒湿气滞为主,水湿过盛、恶心、心悸短气、心下胀满、全身倦怠、脚软无力、四肢关节及腰背颈僵直、双脚对称性浮肿、脚气、麻木,可闻股动脉音、腓肠肌紧张压痛、知觉减退、舌苔白、脉弦滑为目标，用于脚气（浮肿、动悸、呼吸困难）、心脏神经官能症、心肌炎、甲状腺功能亢进、肺结核、胃肠炎、慢性肾炎、高血压、巴塞多氏病、多发性神经炎、癫痫、风湿、贫血、女性特发性水肿、更年期综合征、疲劳症等。

【附注】 汉方九味槟榔汤脚气方（气滞水停方），属寒湿证，出自（日）浅田宗伯著《勿误药室方函》，有宣通理气行滞、健脾降浊祛水毒之功[2-4]，其功能主治与适于湿脚气偏寒者的鸡鸣散相似，亦谓鸡鸣散变方。槟榔行气逐湿，橘皮理气导滞燥湿，厚朴祛湿化滞散满，吴茱萸温化寒湿、降逆止呕，木香开郁降气，桂枝通血脉，苏叶散邪开郁，茯苓渗湿利水，大黄泻下，生姜通阳温经，甘草补脾润肺。全方温阳散寒、理气解郁、健脾利湿。

【参考文献】

[1]于福江，等．鸡鸣散溯源考[J]．中成药，2001，23(7)：525-526

[2]李锦毅．九味槟榔汤的现代研究与临床应用[J]．日本医学介绍，2000，21(2)：93

[3]刘菊妍，等．九味槟榔汤的理论研究和临床应用[J]．中医药研究 1995，1：53-54

[4]伊藤良，等．中医处方解说[J]．医齿药出版株式会社，昭和57年，126

26 荆芥连翘汤

汉方组成明细见表26-1。

表26-1 汉方组成明细

序号及厂家名	制剂量(g·日$^{-1}$)	浸膏量(g·日$^{-1}$)	添加剂/g	剂型/适应证	生药组成/g																	
					当归	芍药	川芎	地黄	黄连	黄芩	黄柏	栀子	连翘	荆芥	防风	滨防风	薄荷	枳实	甘草	白芷	桔梗	柴胡
1. 大杉制药	12	5.4	6.6	颗粒	1.5	1.5	1.5	1.5	1.5	1.5	1.5	1.5	1.5	1.5	—	1.5	1.5	1.5	1	1.5	1.5	1.5
2. 太虎精堂制药	7.5	5.7	1.8	颗粒	1.5	1.5	1.5	1.5	1.5	1.5	1.5	1.5	1.5	1.5	1.5	—	1.5	1.5	1	1.5	1.5	1.5
3. 津村	7.5	4.5	3	颗粒	1.5	1.5	1.5	1.5	1.5	1.5	1.5	1.5	1.5	1.5	1.5	—	1.5	1.5	1	1.5	1.5	1.5
4. 帝国汉方制药	9	4.34	4.66	颗粒	1.5	1.5	1.5	1.5	1.5	1.5	1.5	1.5	1.5	1.5	1.5	—	1.5	1.5	1	1.5	1.5	1.5
5. 帝国制药	9	4.34	4.66	颗粒	1.5	1.5	1.5	1.5	1.5	1.5	1.5	1.5	1.5	1.5	1.5	—	1.5	1.5	1	1.5	1.5	1.5

【方解】 汉方荆芥连翘汤出自（明）龚廷贤著《万病回春》："两耳出脓者，肾经亦风热也。""鼻赤者，热血入肺，成酒糟鼻也。"方分耳、鼻病两剂，耳病方荆芥、连翘、防风、当归、川芎、白芍、柴胡、枳壳、黄芩、山栀、白芷、桔梗各等分，甘草减半。上锉一剂，水煎，食后服，治肾经风热之两耳肿痛。鼻病方荆芥、柴胡、川芎、当归、生地黄、芍药、白芷、防风、薄荷、山栀、黄芩、桔梗、连翘各等分，甘草减半。上锉散，水煎，食远服。治胆移热于脑之鼻渊。病因瘀毒内蕴、风热上扰。荆芥、防风疏风散邪，连翘、黄芩、山栀清热解毒，当归、川芎、白芷、白芍活血止痛，桔梗、甘草利咽，桔梗、白芷亦排脓排痰，生地黄清热凉血，薄荷发散风热，柴胡、枳壳疏肝理气通窍，益耳肿痛。

【功能主治】 疏风散邪、清热泻火、利咽排脓、养血和血。肾经风热，两耳肿痛，或胆移热于脑之鼻渊。

【临床应用】 荆芥10 g、连翘20 g、黄连10 g、黄芩15 g、黄柏15 g、栀子15 g、柴胡15 g、枳壳10 g、当归12 g、生地15 g、白芍15 g、川芎10 g、防风10 g、薄荷10 g(后下)、桔梗10 g、甘草10 g,将药煎取1500mL,温度为40℃浸泡患足,每次泡45 min,足浴治糖尿病足43例(黄平)。

当归10 g、白芍20 g、荆芥10 g、连翘10 g、防风10 g、川芎12 g、柴胡10 g、枳壳10 g、黄芩10 g、山栀10 g、白芷10 g、桔梗10 g、甘草10 g、黄连10 g、地黄10 g、薄荷3 g、黄柏10 g,一个月一疗程,煎服,治消化道黏膜疾病168例(蒋庚太)。

【经方换算量】 柴胡15 g、荆芥15 g、防风15 g、连翘30 g、桔梗10 g、薄荷5 g、白芷10 g、枳壳10 g、生甘草5 g、黄连5 g、黄芩10 g、黄柏10 g、山栀子10 g、生地黄15 g、当归10 g、川芎10 g、白芍10 g。

【汉方适应证】 蓄脓症、慢性鼻炎、慢性扁桃炎、粉刺。

【汉方规格及用法用量】 2.5 g袋装颗粒剂;空腹(饭间),2.5 g(成人)/次,2~3次/日。

【汉方添加剂】(明细表/序号)

1. 乳糖、玉米淀粉、硬脂酸镁。

2. 日本药典乳糖、硬脂酸镁。

3. 日本药典硬脂酸镁、乳糖。

4~5. 乳糖、结晶纤维素、硬脂酸镁。

【汉方不良反应】 发疹、发痒、食欲不振、胃部不适、恶心、呕吐、下痢。偶发干咳、发热、气喘、呼吸困难(间质性肺炎);少尿、脸及四肢肿、眼帘下垂、手僵(假醛固酮增多症);体乏、手脚无力或痉挛或麻木(肌肉疾病);体乏、肤色及白眼珠发黄(肝功能障碍);反复性腹痛、便秘、下痢、腹胀等(肠系膜静脉硬化症)。

【解说】 荆芥连翘汤腺病体质方(汗腺、性腺、扁桃腺、淋巴腺分泌活跃或炎症),属风热阻窍证,见面色潮红或白里透红、易发毛囊炎、目睛充血或多眵、鼻塞流浊涕、耳聋耳鸣、扁桃体肿大、口腔溃疡、淋巴结肿大、头痛头晕、皮肤瘙痒、唇红舌红、咽红咽痛、口干口渴、大便干、苔薄黄腻、脉弦滑。治则清热解毒、疏风通窍、活血化瘀[1]。宜外感风热、风热上扰、壅塞阻窍以及头面部红肿热痛和热性体质致症[2]。用于持续性耳刺痛、耳内疼痛伴肿胀、中耳炎耳痛,外耳道耳痛、神经性耳痛、耳痛并颌下淋巴结肿痛、耳痛并咽痛,眼底病、咽喉红肿疼痛、舌痛、口腔溃疡、寻常性痤疮、青春期后湿热型痤疮、糖尿病足(足浴)、亚急性湿疹湿热型、亚急性型系统性红斑狼疮、溃疡性结肠炎。

汉方荆芥连翘汤腺病体质方,(日)森道伯以《万病回春(耳病门、鼻病门)》荆芥连翘汤耳、鼻方为基础加地黄、薄荷、黄连、黄柏组成,清热解毒作用更强。用方以结核、呼吸道炎、耳鼻咽喉慢性感染与易感炎症体质、青年期解毒证体质、腺病体质、皮肤浅黑、手心脚趾多汗、腹直肌紧张、拘挛、体力中等为目标,用于鼻炎(慢性鼻炎、肥厚性鼻炎、恶臭性萎缩性鼻炎)、鼻窦炎(上额窦炎、慢性副鼻窦炎、蓄脓症)、鼻衄、中耳炎、外耳炎、内耳炎、扁桃体炎、扁桃体肿大、咽喉炎、慢性复发性口腔溃疡、面部毛囊炎、寻常性痤疮、疱疹、皮炎、放射性(溃疡性)皮炎、粉刺、荨麻疹、脱发、早期肺结核、肺脓肿、病毒性心肌炎、急性肝炎、肝脓肿、化脓性胆管炎、肾炎、慢性肾盂肾炎、盆腔炎、附件炎、炎症出血性疾病、衄血、齿衄。

【附注】 荆芥连翘汤分耳鼻两剂，多用耳病方。鼻病方以耳病方减枳壳，加地黄、薄荷而成。（清）孙伟撰《良朋汇集经验神方》："治两耳肿痛神效"，"治耳聋耳鸣"。

抗生素适应证效微时也常用汉方荆芥连翘汤。脉象弱慎用。

【参考文献】

[1]蒋健. 荆芥连翘汤治疗耳痛验案6则[J]. 江苏中医药，2014，46(11)：47-49

[2]钱丽超，等. 黄煌教授治疗痤疮验案解析[J]. 四川中医，2014，32(7)：145-147

27 桂枝加黄芪汤

【异名】 桂枝加黄芪五两汤（三因卷十）。其汉方组成明细见表27-1。

表27-1 汉方组成明细

序号及厂家名	制剂量(g·日$^{-1}$)	浸膏量(g·日$^{-1}$)	添加剂/g	剂型/适应证	生药组成/g					
					桂枝	芍药	大枣	生姜	甘草	黄芪
东洋药行	6	3.6	2.4	细粒	4	4	4	4	2	2

【方解】 汉方桂枝加黄芪汤出自（汉）张仲景著《金匮要略》黄疸病脉证并治第十五："诸病黄家，但利其小便。假令脉浮，当以汗解之，宜桂枝加黄芪汤主之。"《金匮要略》水气病脉证并治第十四："黄汗之病，两胫自冷；假令发热，此属历节。食已汗出，又身常暮卧盗汗出者，此劳气也。若汗出已，反发热者，久久其身必甲错。发热不止者，必生恶疮。若身重，汗出已辄轻者，久久必身瞤，瞤即胸中痛，又从腰以上必汗出，下无汗，腰髋弛痛，如有物在皮中状，剧者不能食，身疼重，烦躁，小便不利，此为黄汗，桂枝加黄芪汤主之"。病因水邪阻遏、营卫失和。桂枝、芍药各三两，甘草二两，生姜三两，大枣十二枚，黄芪二两。以水八升，煮取三升，温服一升。须臾饮热稀粥一升余，以助药力，温覆取微汗；若不汗，更服。桂枝发汗解表、散寒止痛、和气营卫，黄芪补气固表，生姜解表散寒，芍药柔肝止痛、敛阴止汗，大枣补脾和胃、益气生津，甘草补脾益气、清热解毒。桂枝汤调和营卫，发汗解表，加黄芪扶正祛邪，清热利湿，发汗退黄。

【功能主治】 助阳散邪、以发郁阻之湿。

【临床应用】 桂枝15 g、白芍15 g、炙甘草10 g、生姜15 g、大枣6枚、黄芪30 g、柴胡30 g、陈皮15 g，一日一剂，每剂煎加水1500 ml，取汁400 ml分两次间隔2小时服完，治气虚感冒78例（刘理琴）。

【经方换算量】 桂枝、芍药、甘草各6 g，生姜9 g，大枣12枚，黄芪6 g。

【汉方适应证】 体弱虚汗、痱子、盗汗、皮炎、化脓性湿疹。

【汉方规格及用法用量】 2 g袋装颗粒剂；空腹2 g(成人)/次，2～3次/日。

【汉方添加剂】 玉米淀粉。

【汉方不良反应】 发疹、发红、发痒。偶发手脚无力或麻木、肌肉酸胀或板结，或渐行性肌肉痛。

【解说】 桂枝加黄芪汤黄汗证方，由桂枝汤加黄芪组成，证属表虚湿郁，见发热恶寒、身肿痛、黄汗、多汗、口渴、烦躁、脉浮无力，治则调和营卫，行阳散邪[1-3]。宜水湿于里、湿邪留滞、营卫失调致症。用于黄汗病、反复呼吸道感染、冠心病心律失常、黄疸、糖尿病泌汗异常等。

汉方桂枝加黄芪汤用方以动则汗出、畏寒、易感冒等表寒表虚为目标，用于寒冷性荨麻疹、皮肤瘙痒、湿疹、神经痛、肌肉痛、感冒、流行性感冒及其感染症。

【附注】 桂枝加黄芪汤与桂枝汤（头痛发热，汗出恶风，苔白不渴，脉浮缓、表虚寒）表象较一致[1]，但脉象以虚细为主，有别于桂枝汤的浮缓。与桂枝汤证不同在于水邪结于皮下，水邪日久化热，易痈疽。故炙甘草换为生甘草，加黄芪补营卫行气治痈疽。（南宋）陈言著《三因极-病证方论》桂枝加黄芪五两汤：桂枝（去皮）、芍药各三两，甘草二两（炙），黄芪五两。为散，每服四钱，水一盏半，加生姜五片，大枣三枚，煎七分去滓温服。治黄汗、黄疸。

【参考文献】

[1]张清苓. 桂枝汤类方剂临床运用的统计分析（二）[J]. 北京中医药大学学报 1994，17（5）：16-19

[2]冯世纶. 胡希恕讲伤寒杂病论[M]. 北京：中国中医药出版社，2018，12.

[3]陶汉华. 论《金匮》黄汗病[J]. 山东中医学院学报，1994，18（1）：10-11

28 桂枝加葛根汤

【异名】 桂枝汤（外台卷十四引深师方）、桂枝加干葛汤（保婴撮要卷四）。汉方组成明细见表 28-1。

表 28-1 汉方组成明细

序号及厂家名	制剂量（g·日$^{-1}$）	浸膏量（g·日$^{-1}$）	添加剂/g	剂型/适应证	生药组成/g					
					桂枝	芍药	大枣	生姜	甘草	葛根
东洋药行	6	4	2	细粒	4	4	4	4	2	6

【方解】 汉方桂枝加葛根汤出自（汉）张仲景著《伤寒论》辨太阳病脉证并治第 14 条："太阳病，项背强几几，反汗出恶风者，桂枝加葛根汤主之。"病因风寒湿邪客太阳经腧，经输不利，气血不畅，津液受阻。葛根四两、桂枝（去皮）二两、芍药二两、生姜（切）三两、甘草（炙）二两、大枣十二枚（擘）、麻黄（去节）三两。上七味，以水一斗，先煮麻黄、葛根减二升，去上沫，内诸药，煮取三升，去滓，温服一升。覆取微似汗，不需啜粥，余如桂枝法将息及禁忌。葛根升津液、舒筋脉、解经拘急，桂枝温通经脉、助阳化气，白芍养血敛

阴、柔肝止痛，大枣补中益气、养血安神，生姜解表散寒、温中止呕，甘草缓中和胃、调和诸药，姜草枣合用调和气血。

【功能主治】 解肌祛风，升津舒筋。外感风寒、背项强、汗出恶风、寒疟，寒伤阳明，寒多热少。

【临床应用】 桂枝10 g、白芍10 g、葛根10 g、生姜4片、大枣30 g、炙甘草10 g、干姜10 g、陈皮9 g，煎取300 ml，服三剂，以热粥食用，得微汗，若不见微汗，1小时后再服，治项背强、呕、利三证（薛伯涛）。

桂枝6 g、葛根12 g、生姜9 g、白芍6 g、炙甘草6 g、大枣3枚，一日一剂，水煎取汁400 ml，早晚温服，连服三周，合调脊通督针法治神经根型颈椎病132例（董炜）。

桂枝10 g、白芍10 g、生姜10 g、大枣15 g、甘草5 g、葛根30 g，一日一剂，水煎400 ml，早晚服，八天一疗程，合手法推拿治急性腰扭伤100例（林东）。

【经方换算量】 葛根12 g、桂枝9 g、芍药9 g、生姜9 g、甘草（炙）6 g、大枣3枚。

【汉方适应证】 体虚感冒初期肩凝、头痛。

【汉方规格及用法用量】 2 g袋装颗粒剂；空腹（饭间），2 g（成人）/次，2～3次/日。

【汉方添加剂】 玉米淀粉。

【汉方不良反应】 发疹、发红、发痒。偶发四肢无力、麻木、痉挛、发僵（假醛固酮增多症）；体乏、肌肉痛（肌肉疾病）。

【解说】 桂枝加葛根汤解肌方，证属太阳中风兼经输不利，见表虚、发热、恶风、有汗，项背强痛、拘急僵硬、紧束不舒、俯仰不能，脉浮缓[1]。治则解肌散邪、疏经通络。宜风邪在经，太阳经气不利，表虚津伤致症[2-3]。用于颈椎病、神经根型颈椎病、气滞血瘀型神经根型颈椎病、颈型颈椎病、椎动脉型颈椎病（针刺）、痉挛性斜颈、颈部肌筋膜炎、肩周炎、强直性脊柱炎、前臂正中神经损伤术后、寒湿痹阻型腰椎间盘突出症（合电针）、急性腰扭伤（合推拿）、药物性皮疹、药物性肝损害、产后手颤、颈源性眩晕（合针刺）、颈源性头痛（合针刀）。

汉方桂枝加葛根汤用方以恶寒、恶风、发热、头痛、自汗、体痛、气上冲、干呕、心下闷为目标，用于体质虚弱、感冒、体痛、头痛、神经痛、风湿痛等。

【附注】 桂枝加葛根汤为桂枝汤（解肌祛风、调和营卫）加减化裁而成。太阳病，汗出恶风，头项强痛，为桂枝汤证，宜桂枝汤；项背强几几（背部拘急）宜桂枝汤加葛根。（明）贾所学著《药品化义》：桂枝“专行于上臂，领药至痛处”，故为上臂引经要药。

【参考文献】

[1]苏志涛，等. 桂枝加葛根汤治疗颈型颈椎病的研究进展[J]. 中医药信息，2020，37(6)：124-127

[2]戎毅，等. 从“项背强几几”探讨葛根汤及桂枝加葛根汤在颈肩疾病中的应用[J]. 湖北中医杂志，2020，42(8)：48-51

[3]董杰. 桂枝加葛根汤方证[J]. 中国社区医师，2009(02)：17

29 桂枝加厚朴杏仁汤

【原名】 桂枝加厚朴杏子汤(伤寒论)

【异名】 桂枝加厚朴杏仁汤(医学纲目卷三十二)、桂枝加朴杏汤(医学入门卷四)。汉方组成明细见表29-1。

表 29-1 汉方组成明细

序号及厂家名	制剂量(g·日$^{-1}$)	浸膏量(g·日$^{-1}$)	添加剂/g	剂型/适应证	生药组成/g						
					桂枝	芍药	大枣	生姜	甘草	厚朴	杏仁
东洋药行	7.5	4.8	2.7	细粒	4	4	4	4	2	4	4

【方解】 汉方桂枝加厚朴杏仁汤出自(汉)张仲景著《伤寒论》辨太阳病脉证并治第18条:"喘家作,桂枝汤加厚朴杏子佳。"《伤寒论》辨太阳病脉证并治第43条:"太阳病,下之,微喘者,表未解故也,宜桂枝加厚朴杏子汤。"病因风邪犯表、营卫不和、肺失宣降。桂枝(去皮)三两、甘草(炙)二两、生姜(切)三两、芍药三两、大枣(擘)十二枚、厚朴(炙,去皮)二两、杏仁(去皮尖)五十枚。以水七升,微火煮取三升,去滓,温服一升,覆取微似汗。桂枝温通卫阳、解肌祛风,厚朴下肺气、消痰平喘,杏仁降气止咳平喘,芍药养阴和营,姜、草、枣补益中气、散邪解表。

【功能主治】 解肌祛风、降气定喘。风寒,太阳病表未解,下之微喘。

【临床应用】 桂枝 15 g、白芍 15 g、生姜 15 g、大枣 10 g、炙甘草 10 g、厚朴 10 g、杏仁 10 g,夜咳甚加地龙 10 g、茜草炭 10 g,鼻塞流涕加白芷 10 g、辛夷 10 g,痰黏难咯加川贝 10 g、陈皮 10 g,痰多加桔梗 10 g、苇茎 10 g,久咳加白术 10 g、山茱萸 10 g,分三次服,服后温覆取微汗,连服三周,治慢性咳嗽 278 例(谢木军)。

甘草、生姜、大枣各 6 g,桂枝、白芍各 10 g,厚朴、杏仁各 12 g,咳嗽严重加蝉衣(前胡)6 g、百部 10 g,咳嗽白黏痰多加苏子、白芥子、炒莱菔子各 10 g,咯黄脓痰加制黄芩、桑白皮、鱼腥草各 15 g,胸闷气促加地龙、薤白(枳壳)各 10 g,水煎,一日一剂,早晚服,连服14 天,治慢阻肺急性加重期 52 例(王燕)。

【经方换算量】 桂枝 9 g、甘草 6 g、生姜 9 g、芍药 9 g、大枣 3 枚、厚朴 6 g、杏仁 6 g。

【汉方适应证】 体虚咳嗽。

【汉方规格及用法用量】 2.5 g 袋装颗粒剂;空腹,2.5 g(成人)/次,2～3 次/日。

【汉方添加剂】 玉米淀粉。

【汉方不良反应】 发疹、发红、瘙痒。偶发少尿、脸及四肢肿、眼睑下垂、手僵(假醛固酮增多症);休乏、手脚无力或痉挛或麻木(肌肉疾病)。

【解说】 桂枝加厚朴杏子汤喘证方,由《伤寒论》桂枝汤加厚朴、杏仁组成,属喘证,见表虚自汗,肢痛、发热、恶风、喘息。治则发散风寒、解表和营。宜符合桂枝汤证兼有喘息者或外感风寒致宿疾喘息[1-2]。用于风寒咳嗽、感冒后咳嗽、急性支气管炎、小儿感冒咳嗽、小儿肺炎、小儿支气管肺炎、婴幼儿喘息性支气管炎、儿童咳嗽变异型哮喘、咳嗽变异性哮喘、支气管哮喘、老年慢性支气管炎、寒饮停肺型慢阻肺、慢性阻塞性肺病急性发作、慢性肺源性心脏病、急性心力衰竭、肺癌发热。

汉方桂枝加厚朴杏仁汤用方以表虚寒、咳甚为目标。表热忌用。

【附注】 伤寒论太阳病第 18 条，外感风寒致宿疾喘息，为素患喘证，新感外邪引发旧疾，表里同病；伤寒论太阳病第 43 条，太阳病误下，致表邪未解兼肺气上逆作喘。为太阳病误下，外邪内迫于肺，表里同病。就喘息，新旧有别，故分条论之[3]。两证的病机、证候、治法、用方相同，唯两证病史不同。

【参考文献】

[1]范金华，等. 桂枝加厚朴杏子汤之临床应用[J]. 中国民间疗法，2018，26(14)：67-68

[2]连新宝，等. 桂枝加厚朴杏子汤的临床应用浅析[J]. 湖南中医杂志，2019，35(3)：107-108

[3]贾太谊. 对《伤寒论》桂枝加厚朴杏仁汤的探析[J]. 河南中医 1996，16(2)：11-12

30 桂枝加芍药大黄汤

【原名】 桂枝加大黄汤(伤寒论)。

【异名】 桂枝大黄汤(伤寒图歌活人指掌卷四)、桂枝芍药大黄汤(伤寒大白卷三)、桂枝加芍药大黄汤(皇汉医学)。汉方组成明细见表 30-1。

表 30-1 汉方组成明细

序号及厂家名	制剂量(g·日$^{-1}$)	浸膏量(g·日$^{-1}$)	添加剂/g	剂型/适应证	生药组成/g					
					桂皮	芍药	大枣	姜	甘草	大黄
津村	7.5	4	3.5	颗粒	4	6	4	1	2	2

【方解】 汉方桂枝加芍药大黄汤出自(汉)张仲景著《伤寒论》辨太阴病脉证并治第 279 条："本太阳病，医反下之，因而腹满时痛者，属太阴也，桂枝加芍药汤主之；大实痛者，桂枝加大黄主之。"病因脾阴亏损、气滞血瘀，积滞内停、运化失健。桂枝三两(去皮)、大黄二两、芍药六两、生姜三两、甘草二两(炙)、大枣十二枚(擘)。以水七升，煮取三升，每服一升，去滓温服，一日三次。桂枝散寒止痛、通阳化气，芍药倍量散瘀通络止痛，大黄温和下泄、活血祛瘀、通下导滞，甘草缓中和胃，生姜解表散寒，温中止呕。

【功能主治】 发表梳里，外解太阳之表，内攻太阴之里实。太阳表证未解，内有湿热积滞，腹满实痛、大便不通。

【临床应用】 桂枝6 g、白芍6 g、生姜6 g、炙甘草3 g、大枣6 g、大黄3 g,治小儿外感发热(葛国岚)。

桂枝9~12 g、白芍18~30 g、大枣12~15枚、炙甘草6~12 g、生姜9~22 g、生大黄4.5~6 g、田三七2~4 g、山楂9~12 g、鸡内金6~9 g,水煎,日服二次,治慢性溃疡性结肠炎24例(林家坤)。

【经方换算量】 桂枝9 g、大黄6 g、芍药18 g、生姜9 g、甘草6 g、大枣3枚。

【汉方适应证】 腹胀、肠道积滞、腹痛者急性肠炎、大肠炎、习惯性便秘、宿便、里急后重。

【汉方规格及用法用量】 2.5 g袋装颗粒剂;空腹(饭间),2.5 g(成人)/次,2~3次/日。

【方添加剂】 日本药典硬脂酸镁、乳糖。

【汉方不良反应】 发疹、发红、发痒、食欲不振、腹痛、下痢。偶发少尿、脸及四肢肿、眼睑下垂、手僵(假醛固酮增多症);体乏、手脚无力或痉挛或麻木(肌肉疾病)。

【解说】 桂枝加芍药大黄汤活血化瘀止痛方,属太阴脾实证[1],见脾虚不运,腑气不利,气滞血瘀,腹满痛,实痛等[2-3]。治则温运脾阳,调和太阴,化瘀导滞。宜太阴脾经郁滞、太阴脾虚不运、气滞血瘀大实痛[4-5],用于腹痛、小儿腹痛(外感发热、湿疹、便秘)、原发性肝癌等。

汉方桂枝加芍药大黄汤,用方以体力差、腹胀腹痛、伴里急后重之下痢或便秘为目标,用于习惯性便秘、肠易激综合征、里急后重、腹痛腹胀。为肠易激综合征便秘首选药。

【附注】 桂枝加芍药汤与桂枝加大黄汤均为虚中夹实、脾阴亏损,病证、病机相同,唯证候轻重不同。见脾虚气滞不运、传导不利、腹满时痛、气机时通时滞、腹痛时痛时缓等轻症,用桂枝加芍药汤;见气滞血瘀、脾虚不运、有形实邪(食滞、燥屎、结石等)阻滞致大实痛重症用桂枝加大黄汤。太阴病本里虚寒胃气弱,"时腹自痛",苦寒药易下利不止,应慎用大黄、芍药。

【参考文献】

[1]钱彦方. 桂枝加大黄汤证即太阴脾实证[J]. 陕西中医,1987,8(4):169

[2]葛国岚.《伤寒论》桂枝加大黄汤方加减治疗儿科疾病验案[J]. 浙江中医药大学学报 2017,41(12):990-992

[3]宋俊生,等. 桂枝加大黄汤的临床证据研究[J]. 辽宁中医杂志,2012,39(6):961-962

[4]徐姗姗,等. 从《伤寒论》第279条谈谈脾虚便秘的治疗[J]. 四川中医,2011,29(3):61-62

[5]《伤寒论》桂枝加大黄汤方证浅析. 陈玉书等. 国医论坛,2002,17(4):6-7

31 桂枝加芍药汤

汉方组成明细见表31-1。

表31-1 汉方组成明细

序号及厂家名	制剂量（g·日⁻¹）	浸膏量（g·日⁻¹）	添加剂/g	剂型/适应证	生药组成/g				
					桂皮	芍药	大枣	姜	甘草
1. 大杉制药	7.5	4	3.5	颗粒	4	6	4	1	2
2. 客乐谐制药	6	3.2	2.8	细粒	4	6	4	1	2
3. 客乐谐药品	6	3.2	2.8	细粒	4	6	4	1	2
4. 大峰堂药品工业	5.94	3.2	2.74	片剂	4	6	4	1	2
5. 客乐谐药品	5.94	3.2	2.74	片剂	4	6	4	1	2
6. 小太郎汉方制药	7.5	4.5	3	细粒	4	6	4	1	2
7. 康和药通	6	3.85	2.15	细粒	4	6	4	1	2
8. 大杉制药	6	3.85	2.15	细粒	4	6	4	1	2
9. 津村	7.5	3.75	3.75	颗粒	4	6	4	1	2
10. 帝国汉方制药	7.5	3	4.5	颗粒	4	6	4	1	2
11. 帝国制药	7.5	3	4.5	颗粒	4	6	4	1	2
12. 东洋药行	6	3.6	2.4	细粒	4桂枝	6	4	4生姜	2
13. 本草制药	7.5	3.6	3.9	颗粒	4	6	4	1	2

【方解】 汉方桂枝加芍药汤出自（汉）张仲景著《伤寒论》辨太阴病脉证并治第279条：“本太阳病，医反下之，因尔腹满时痛者，属太阴也，桂枝加芍药汤主之。”《伤寒论》辨太阴病脉证并治第273条：“太阴之为病，腹满而吐，食不下，自利益甚，时腹自痛。若下之，必胸下结硬。”病因脾脏虚寒、湿邪中阻、升降失常。桂枝（去皮）三两、芍药六两、甘草（炙）二两、生姜三两、大枣十二枚（擘）。上五味，以水七升，煮取三升，去滓，温分三服。倍用芍药缓急止痛、调和气血，桂枝发汗解肌、温通经脉，生姜发表散寒、温中止痛，大枣调营卫、生津液，甘草补脾益气、调和诸药。

【功能主治】 调和营卫，缓急止痛。烦，脉复数，无硬满状者；腹满寒下，脉浮，或恶寒，或腹时痛者。

【临床应用】 白芍30 g、桂枝15 g、甘草10 g、生姜15 g、大枣12枚，伴失眠加酸枣仁10 g、夜交藤、首乌藤各15 g，伴血瘀加桃仁、红花各10 g，伴局部肿胀加茯苓、苍术各15 g，每日一剂，早晚服，连服15剂，治肌筋膜炎30例（李小童）。

桂枝20 g、甘草炙15 g、生姜15 g、芍药40 g、大枣6枚，一日一剂，早晚两次连服六周，治胃肠神经官能症45例（邓辉）。

【经方换算量】 桂枝9 g、芍药18 g、甘草6 g、生姜9 g、大枣3枚。

【汉方适应证】 体力差者腹胀、腹痛、里急后重下痢或便秘；泻药致腹痛、腹部术后排便不畅。

【汉方规格及用法用量】 2.5 g袋装颗粒、片剂；空腹（饭间），2.5 g（成人）/次，2～3次/日。

【汉方添加剂】（明细表/以津村等为例）

6. 硬脂酸镁、玉米淀粉、乳糖、普鲁兰多糖、硅酸铝镁。

7～8. 玉米淀粉、乳糖。

9. 日本药典硬脂酸镁、乳糖。

【汉方不良反应】 发疹、发红、发痒。偶发少尿、脸及四肢肿、眼睑下垂、手僵（假醛固酮增多症）；体乏、手脚无力或痉挛或麻木（肌肉疾病）。

【解说】 桂枝加芍药汤温里方，属太阴脾阴不足证（脾瘀血轻证），见脾阴亏损、腹痛、便溏、手足凉等[1]。治则温脾和中，缓急止痛。宜脾虚不运、清阳不升，浊阴不降致症[2-3]。用于脾阴虚腹痛、小儿腹痛（中寒证）、腹部术后腹胀痛、肺炎愈后致腹满时痛、胃肠神经官能症、非溃疡性消化不良、十二指肠球部溃疡、粘连性肠梗阻、小儿腹痛（中寒证）、肌筋膜疼痛综合征（针刺）、筋痹病（针刺）、寒湿型筋痹、不安腿综合征。

汉方桂枝加芍药汤适于桂枝汤证见腹痛、下痢，用方以虚证体力差者腹胀腹痛、伴里急后重下痢（便秘），抑郁倾向女性为目标，用于痛经、肠梗阻术后肠狭窄、妇科腹部不定愁诉、阑尾炎术后腹痛、肠粘连腹痛、服用泻药后腹痛、腹股沟疝、肠癌、肠绞痛，慢性胃肠炎、过敏性肠易激综合征。其疗效温和，适于忌大黄剂的便秘者。合小柴胡汤治癫痫。

【附注】 脾阴虚致“腹满时痛”多用桂枝加芍药汤；脾阴不足兼挟有形实邪（食滞、燥屎、结石等）阻滞致“大实痛”用桂枝加大黄汤。白芍为宜。

【参考文献】

［1］危美红，等. 张喜奎教授运用桂枝加芍药汤治疗脾阴虚腹痛的经验［J］. 国医论坛，2015，30（6）：17-19

［2］顾武军. 调太阴气血阴阳《伤寒论太阴病篇评述》［J］. 南京中医药大学学报，2004，20（3）：129-132

［3］徐姗姗，等. 从《伤寒论》第279条谈谈脾虚便秘的治疗［J］. 四川中医，2011，29（3）：61-62

32 桂枝加术附汤

【商品名】 桂枝合剂。汉方组成明细见表32-1。

【方解】 《伤寒论》辨太阳病脉证并治第174条及《金匮要略》痉湿暍病脉证治第二：“伤寒八九日，风湿相搏，身体疼烦不能自转侧，不呕不渴，脉浮虚而涩者，桂枝附子汤主之。若其人大便硬、小便自利者，去桂加白术汤主之。”桂枝四两（去皮）、附子三枚（炮、去皮）、生姜三两（切）、大枣十二枚（擘）、甘草二两（炙）。以水六升，煮取二升，去滓，分温三服。《伤寒论》辨太阳病脉证并治175条：“风湿相搏，骨节疼烦，掣痛不得屈伸，近之则痛剧，汗出短气，小便不利，恶风不欲去衣，或身微肿者，甘草附子汤主之。”甘草二两（炙）、附子两枚（炮、去皮、破）、白术二两、桂枝四两（去皮）。以水六升，煮取三升，去滓，温服一升，一日三次。初服得微汗则解，能食；汗出复烦者，将服五合；恐一升多者，宜服六七合为妙。两方合一成桂枝加术附汤，即桂枝汤（桂枝、芍药、甘草、生姜、大枣）加苍术、附子。病因体虚、风寒湿瘀，寒湿邪侵。桂枝汤解肌发表、调和营卫，痹症要药附子通行十二经、驱寒除湿、通痹止痛，苍术健脾燥湿、主风寒湿痹。

表32-1 汉方组成明细

序号及厂家名	制剂量（g·日$^{-1}$）	浸膏量（g·日$^{-1}$）	添加剂/g	剂型/适应证	生药组成/g									
					桂皮	芍药	大枣	姜	甘草	苍术	加工附子	附子	附子粉	炮附子粉
1. JPS制药	7.5	5	2.5	颗粒/Ⅰ	4	4	4	1	2	4	—	—	1	—
2. 津村	7.5	3.75	3.75	颗粒/Ⅰ	4	4	4	1	2	4	—	—	0.5	—
3. 帝国汉方制药	7.5	2.54	4.96	颗粒/Ⅰ	4	4	4	1	2	4	—	—	0.5	—
4. 帝国制药	7.5	2.54	4.96	颗粒/Ⅰ	4	4	4	1	2	4	—	—	0.5	—
5. 松浦药业	6	4	2	颗粒/Ⅰ	4	4	4	1	2	4	—	1	—	—
6. 小太郎汉方制药	9	5.3	3.7	细粒/Ⅱ	4	4	4	1	2	4	—	—	—	1
7. 三和生药	9	5.1	3.9	细粒/Ⅲ	4	4	4	1	2	4	1	—	—	—

【功能主治】 解肌发表，祛风除湿、通络止痛。寒湿痹。

【临床应用】 桂枝10 g、白芍18 g、炙甘草6 g、苍术15 g、茯苓12 g、川附子20 g、大黄3 g、生姜3片、大枣4枚，七剂，水煎服，一日一剂，治痹证（胡希恕）。桂枝12 g、白芍10 g、苍术10 g、桃仁12 g、制附子9 g（先煎）、生姜10 g、大枣4枚、甘草6 g，气虚加黄芪20 g，血虚加当归12 g，偏侧痛加大黄3～5 g，痛甚加延胡索10 g、土鳖虫10 g，一日一剂，早晚二次温服，每次250 ml，治膝关节骨性关节炎40例（沈贤发）。治风湿、骨刺、骨质增生，辨证属少阴证者：桂枝9 g、白芍9 g、炙甘草6 g、生姜9 g、大枣4枚、苍（白）术9 g、炮附子9 g、茯苓9 g、黄芪9 g、大黄6 g（胡希恕）；桂枝10 g、白芍10 g、炙甘草6 g、生姜3片、大枣4枚、苍（白）术15 g、炮附子15 g、茯苓12 g、黄芪15 g、大黄3 g（冯世纶）。

【经方换算量】 桂枝10 g、芍药10 g、甘草6 g、生姜9 g、大枣4枚、苍术10 g、附子9 g。

【汉方适应证】（明细表/剂型）

Ⅰ关节痛、神经痛。

Ⅱ冷症疼痛、四肢麻木、屈伸受限者神经痛、关节痛、风湿病。

Ⅲ自觉恶寒，尿阻，四肢屈伸受限者急慢性关节炎、风湿性关节、神经痛、偏头痛。

【汉方规格及用法用量】 2.5 g袋装颗粒剂；空腹（饭间），2.5 g（成人）/次，2～3次/日。

【汉方添加剂】（明细表/以津村等为例）

1. 硬脂酸镁、蔗糖脂肪酸酯、乳糖。

2. 日本药典硬脂酸镁、乳糖。

【汉方不良反应】 发疹、发红、发痒、心悸、上火、舌麻、恶心。偶发少尿、脸及四肢肿、眼睑下垂、手僵（假醛固酮增多症）；体乏、手脚无力或痉挛或麻木（肌肉疾病）。

【解说】 桂枝加术附汤辛温解表散寒方，属少阴兼太阴痹证，见表虚寒，关节疼痛、汗出恶风、小便不利者。治则解表散寒、祛湿止痉。宜风湿、骨刺、骨质增生之辨证属少阴证者[1],用于风湿性关节炎、类风湿性关节炎、骨质增生、风寒湿型神经根型颈椎病、神经痛、痛痹。

汉方桂枝加术附汤为(日)江户时代吉益东洞经验方,以《伤寒论》《金匮要略》桂枝汤加白术、附子,或《金匮要略》白术附子汤加桂枝、芍药而成散寒祛湿方。用于寒湿之邪致麻木及疼痛的寒湿痹,宜桂枝汤表寒、表虚伴寒湿[2]。用方以体力差,胃肠虚弱、四肢发冷(发僵)、关节麻木、坐骨神经痛,遇寒加重四肢关节疼痛、肿胀、肌肉痛、四肢运动障碍,得温则轻,伴微热、盗汗、手晨僵、浮肿、少尿为目标。原用于湿家骨节疼痛,或半身不遂、口眼㖞斜,或头痛而重,或身体麻痹,或头痛剧烈者。现用于关节痛、风湿性关节炎、类风湿关节炎、神经痛,糖尿病型神经障碍、迁延型肋间神经痛、上臂神经痛、三叉神经痛、肩关节周围炎。也作消炎镇痛剂用于胃肠疾病。

【附注】 胡希恕以祛风温经、助阳化湿的桂枝附子汤和暖肌补中、益精气的甘草附子汤,结合临床经验创立了治痹症的桂枝加术附汤(桂枝、芍药、甘草、生姜、大枣、苍术、附子),“术”多用“苍术”,“附子”不用“生附子”用“炮附子”,恶风加黄芪、心悸加茯苓、疼痛偏于一侧加大黄。

【参考文献】

[1]左黎黎. 胡希恕经方医学痹证证治规律探讨[J]. 北京中医药大学,硕士论文,2017,5

[2]神户中医学研究会编. 中医处方解说[M]. 医齿药出版株式会社,昭和57年12月

33 桂枝加龙骨牡蛎汤

【异名】 桂枝龙骨牡蛎汤(金匮要略)、龙骨汤(外台卷十六引小品方)、桂枝牡蛎汤(圣济总录卷九十一)、龙骨牡蛎汤(广嗣纪要卷二)。桂枝加龙骨牡蛎汤治变应性鼻炎(未实验)。汉方组成明细见表33-1。

表33-1 汉方组成明细

序号及厂家名	制剂量(g·日⁻¹)	浸膏量(g·日⁻¹)	添加剂/g	剂型/适应证	生药组成/g						
					桂皮	芍药	大枣	姜	甘草	龙骨	牡蛎
1. 大杉制药	7.5	3.5	4	颗粒/Ⅰ	4	4	4	1	2	3	3
2. 客乐谐制药	6	3.2	2.8	细粒/Ⅰ	4	4	4	1	2	3	3
3. 客乐谐药品	6	3.2	2.8	细粒/Ⅰ	4	4	4	1	2	3	3
4. 帝国汉方制药	7.5	3.14	4.36	颗粒/Ⅰ	4	4	4	1.5	2	3	3
5. 帝国制药	7.5	3.14	4.36	颗粒/Ⅰ	4	4	4	1.5	2	3	3
6. 小太郎汉方制药	7.5	4.7	2.8	细粒/Ⅱ	4	4	4	1	2	3	3
7. 津村	7.5	3.25	4.25	颗粒/Ⅲ	4	4	4	1.5	2	3	3

【方解】 汉方桂枝加龙骨牡蛎汤出自(汉)张仲景著《金匮要略》血痹虚劳病脉证并治第六:“夫失精家,少腹弦急,阴头寒,目眩,发落,脉极虚芤迟,为清谷、亡血、失精。脉得诸芤、动、微、紧,男子失精,女子梦交,桂枝加龙骨牡蛎主之。”病因阴阳两虚,阴阳失调,肝肾不足。桂枝、芍药、生姜各三两,甘草二两,大枣十二枚,龙骨、牡蛎各三两,上七味,以水七升,煮取三升,分三次温服。桂枝汤(桂枝、芍药、甘草、大枣、生姜)调和营卫,龙骨、牡蛎潜镇固涩、宁心安神、调阴阳。

【功能主治】 燮理阴阳、调和营卫、交通心肾、固精止遗。男子失精、女子梦交、自汗盗汗、遗尿、心悸多梦,舌淡苔薄,脉来无力者。

【临床应用】 桂枝、芍药各 15 g,生姜 3 片,甘草 6 g,大枣 5 枚,龙骨(先煎)、牡蛎(先煎)各 30 g,水煎服,每日一剂,联合“靳三针”治中风后睡眠障碍 30 例(罗彩容)。

生甘草 6 g、干姜 10 g、白芍 10 g、牡蛎 30 g(先煎)、龙骨 30 g(先煎)、桂枝 10 g、炒酸枣仁 15 g、淮小麦 30 g、大枣 30 g,月经量稀少、气血亏虚加川芎、当归、黄芪各 10 g,头痛甚加延胡索 10 g,阴虚火旺加生地 10 g、去桂枝,一日一剂,水煎,日服二次,四周一疗程,治更年期综合征 60 例(张波)。

桂枝 15 g、生龙骨 20 g、生牡蛎 20 g、芍药 15 g、生姜 9 g、甘草 20 g、大枣 4 枚,水煎,一日一剂,日服二次,二个月一疗程,治 2 型糖尿病并焦虑 60 例(叶木彬)。

【经方换算量】 桂枝 10 g、芍药 10 g、生姜 10 g,甘草 6 g,大枣 3 枚,龙骨 18 g、牡蛎 18 g。

【汉方适应证】(明细表/剂型)

Ⅰ体虚疲乏、易兴奋者神经质、失眠、小儿夜泣、夜尿症、眼疲劳。

Ⅱ神经质伴头痛、上火、耳鸣,易疲劳、自觉脐部跳动、尿频及尿多者神经衰弱、心动过速、性神经衰弱、阳痿、小儿夜尿症、夜惊症、脱发症。

Ⅲ小腹紧、体力弱者神经衰弱、性神经衰弱、遗精、阳痿、小儿夜尿症。

【汉方规格及用法用量】 2.5 g 袋装颗粒剂;空腹(饭间),2.5 g(成人)/次,2~3 次/日。

【汉方添加剂】(明细表/以津村为例)

7. 日本药典硬脂酸镁、乳糖。

【汉方不良反应】 发疹、发红、发痒。偶发少尿、脸及四肢肿、眼睑下垂、手僵(假醛固酮增多症);体乏、手脚无力或痉挛或麻木(肌肉疾病)。

【解说】 桂枝加龙骨牡蛎汤虚劳诸症方,证属精血亏虚、阴阳两虚,见目眩发落、自汗、失精,梦交,失眠、心悸、遗尿、不育、阳痿、阳强、脏躁、脉虚大芤迟[1]。治则调和营卫、调补阴阳、养心安神。宜阴阳两虚、心神失养致症[2-4]。用于原发性早泄、遗精、男性不育症、阳痿、多梦、盗汗、自汗、心衰汗证、顽固性失眠、中风后睡眠障碍(针灸)、神经衰弱、奔豚气、心律失常、窦性心动过缓、围绝经期烘热汗出心悸心烦失眠、妇人失血证、产后多汗症、妇女更年期综合征、慢性宫颈炎、小儿咳嗽、小儿多汗症、小儿药物性汗证、肠易激综合征、膀胱过度活动症、脂溢性脱发。

汉方桂枝加龙骨牡蛎汤用方以面色无华、体弱纤瘦者神经过敏、烦躁、悸动、四肢冷、疲劳倦怠、夜尿频多、阳痿、脱发为目标,用于神经过敏、心神不安、忧郁、失眠(睡眠浅、易梦)、脱发、男性不育、小儿夜泣、小儿夜尿症、高眼压症、放疗皮损,各年龄段见症均可用。

【附注】 不宜单纯阳盛或阴虚热象偏甚者。阴虚火盛多用生龙牡滋阴潜阳,卫表不固用煅龙牡收涩固脱。

【参考文献】

[1]程双丽,等.桂枝加龙骨牡蛎汤在汗证治疗中的应用[J].亚太传统医药,2017,13(17):128-129.

[2]崔文臣.桂枝加龙骨牡蛎汤组方探析及运用[J].江西中医药,2015,(02):9-10

[3]江育仁.桂枝加龙骨牡蛎汤——古方今用[J].浙江中医学院学报,1984,2:29-30

[4]王町囡,等."损其心者,调其营卫"——《金匮要略》桂枝加龙骨牡蛎汤方证解析[J].中华中医药杂志,2020,35(8):3929-3931

34 桂枝加苓术附汤

汉方组成明细见表34-1。

【方解】 汉方桂枝加苓术附汤出自(汉)张仲景著《伤寒论》辨太阳病脉证并治第13条:"太阳病,头痛,发热,汗出,恶风,桂枝汤主之。"桂枝三两(去皮)、芍药三两、炙甘草二两、生姜三两(切)、大枣十二枚(擘)。上㕮咀三味,以水七升,微火煮取三升,去滓,适寒温,服一升。服已须臾,啜热稀粥一升余,以助药力。桂枝加苓术附汤由桂枝汤加茯苓、白术、附子组成,病因营卫虚弱、水邪寒湿闭阻。[1] 桂枝汤解表,茯苓渗湿利水,白术健脾利水,苍术祛风湿,附子温阳散寒,大枣补脾和胃、调营卫,甘草调节诸药。

【功能主治】 辛温解肌、调和营卫、散寒祛湿。解表寒表虚兼寒湿,祛浮肿。

表34-1　汉方组成明细

序号及厂家名	制剂量(g·日⁻¹)	浸膏量(g·日⁻¹)	添加剂/g	剂型/适应证	生药组成/g									
					桂皮	芍药	大枣	姜	甘草	苍术	白术	加工附子粉	附子粉	茯苓
1.大杉制药	9	4.6	4.4	颗粒	4	4	4	1	2	4	—	1	—	4
2.客乐谐制药	7.5	4.4	3.1	细粒	4	4	4	1	2	—	4	—	0.5	4
3.客乐谐药品	7.5	4.4	3.1	细粒	4	4	4	1	2	—	4	—	0.5	4
4.大峰堂药品	5.94(18片)	4.8	1.14	片剂	4	4	4	1	2	—	4	—	0.5	4
5.客乐谐药品	5.94(18片)	4.8	1.14	片剂	4	4	4	1	2	—	4	—	0.5	4

【临床应用】 桂枝9 g、白芍9 g、炙甘草9 g、生姜9 g、大枣4枚、苍术9 g、茯苓9 g、炮附子9 g,治腰、膝、肘关节痛,头项强痛,胃脘痛,心悸,汗出恶风,四肢常冷(胡希恕)。

桂枝18 g、白芍18 g、制附子10 g、茯苓20 g、泽泻15 g、白术10 g、甘草6 g、生姜9 g、大枣9 g,一日一剂,水煎取液100 ml,早晚服,疗程八周,治慢性心力衰竭心脏自主神经功能失衡(阳虚水泛证型)33例(王永成)。

【经方换算量】 桂枝27 g、芍药27 g、大枣36 g、姜27 g、甘草18 g、白术18 g、附子15 g、茯苓36 g。

【汉方适应证】 关节痛、神经痛。

【汉方规格及用法用量】 5.94～9 g袋装颗粒剂，片剂；空腹1.98～3 g（成人）/次，2～3次/日。

【汉方添加剂】（明细表/序号）

1. 乳糖、玉米淀粉、硬脂酸镁。

2～3. 日本药典硬脂酸镁、结晶纤维素、轻质无水硅酸、乳糖、含水二氧化硅。

4～5. 日本药典月桂硫酸钠、硬脂酸镁、轻质无水硅酸、结晶纤维素、羧甲基纤维素钠。

【汉方不良反应】 发疹、发红、发痒，心悸、上火、发热、口舌麻木。偶发手脚无力或麻木或痉挛或僵硬，出现进行性乏力、肌肉痛（假醛固酮增多症、肌肉疾病）。

【解说】 桂枝加茯苓白术附子汤痹症方，属表虚寒的少阴证兼里虚寒的太阴证，见腰、膝、肘关节痛，头项强痛，或心悸，或胃脘痛，汗出恶风，四肢常冷，舌苔白，脉弦。治则调营和卫，祛风散湿。宜风寒在表、水湿内滞、外寒里饮致痹症。用于风湿关节痛。

汉方桂枝加苓术附汤为（日）吉益东洞经验方，由《伤寒论》桂枝汤加茯苓、白术、附子，或《金匮要略》白术附子汤加茯苓、桂枝、芍药组成[2]。收于汤本求真著《日医应用汉方释义》，属表寒表虚兼寒湿之寒湿痹，方有暖身、促血液循环及体内水分代谢、镇痛作用[3]。用方以体力差、胃肠虚弱、时发心悸、眩晕、肌肉抖动、畏冷、四肢冷，以及微热、盗汗、晨僵、浮肿、少尿为目标，遇冷关节疼痛、肿胀、肌肉痛、四肢运动障碍加剧，以寒湿痹兼浮肿为主，用于神经痛、肩周炎神经痛、上臂神经痛、迁延性肋骨神经痛、三叉神经痛、坐骨神经痛、关节痛麻、风湿关节炎、类风湿性关节炎、变形性膝关节病、肩凝、五十肩、失枕、手脚僵、糖尿病性神经障碍。

【附注】 胡希恕在临床实践中将桂枝附子汤、白术附子汤、甘草附子汤合方，创立的桂枝加茯苓白术附子汤（桂枝三钱、白芍三钱、生姜三钱、大枣三枚、苍术三钱、茯苓四钱、附子二钱、炙甘草二钱），治风湿痹病。

【参考文献】

[1]桂枝汤加减方应用. 张伟杰等，河南中医，2021，41（12）：1787-1789

[2]ISO/TC249项目中药方剂与日方汉方方剂的比较研究. 徐美渠. 广州中医药大学，2015，硕士论文

[3]中医处方解说，伊藤良等，医齿药出版株式会社，昭和57年12月

35 桂枝汤

【异名】 阳旦汤（金匮要略卷下）。

【商品名】 桂枝合剂、桂枝颗粒。汉方组成明细见表35-1。

表 35-1 汉方组成明细

序号及厂家名	制剂量（g·日$^{-1}$）	浸膏量（g·日$^{-1}$）	添加剂/g	剂型/适应证	生药组成/g					
					桂皮	芍药	大枣	姜	甘草	序号
1. 大杉制药	7.5	3.5	4	颗粒/Ⅰ	4	4	4	1	2	1
2. JPS 制药	7.5	3.8	3.7	颗粒/Ⅰ	4	4	4	1	2	2
3. 津村	7.5	3	4.5	颗粒/Ⅰ	4	4	4	1.5	2	3
4. 帝国汉方制药	7.5	2.21	5.29	颗粒/Ⅰ	4	4	4	1.5	2	4
5. 帝国制药	7.5	2.21	5.29	颗粒/Ⅰ	4	4	4	1.5	2	5
6. 本草制药	7.5	2.2	5.3	颗粒/Ⅰ	4	4	4	1.5	2	6
7. 松浦药业	4.5	2.2	2.3	颗粒/Ⅰ	4	4	4	1	2	7
8. 小太郎汉方制药	6	4	2	细粒/Ⅱ	4	4	4	1	2	8

【方解】 汉方桂枝汤出自（汉）张仲景著《伤寒论》辨太阳病脉证并治第 12 条："太阳中风，阳浮而阴弱，阳浮者，热自发，阴弱者，汗自出。啬啬恶寒，淅淅恶风，翕翕发热，鼻鸣干呕者，桂枝汤主之。"《伤寒论》辨太阳病脉证并治第 13 条："太阳病，头痛，发热，汗出，恶风，桂枝汤主之。"《伤寒论》辨太阳病脉证并治第 95 条："太阳病，发热、汗出者，此为荣弱卫强，故使汗出，欲救邪风者，宜桂枝汤。"等。病因营卫不和、阴阳失调。桂枝三两（去皮）、芍药三两、炙甘草二两、生姜三两（切）、大枣十二枚（擘）。上五味，吹咀三味，以水七升，微火煮取三升，去滓，适寒温，服一升。服已须臾，啜热稀粥一升余，以助药力，温服令一时许，遍身漐漐微似有汗者益佳，不可令如水流漓，病必不除。若一服汗出病瘥，停服后，不必尽剂。若不汗，更服依前法。又不汗，后服小促其间，半日许令三服尽。若病重者，一日一夜服，周时观之。服一剂尽，病证尤在者，更作服。若不汗者，乃服至二三剂。禁生冷、黏滑、肉面、五辛、酒酪、臭恶等物。桂枝解肌发表、温通经脉，芍药益阴养血、敛阴止汗、补阴液固腠理，大枣补脾，生姜和胃止呕、降大枣之滋腻、助桂枝解肌，甘草清热解毒。

【功能主治】 解肌发表、调和营卫。外感风寒、汗出恶风、头痛发热、鼻鸣干呕、苔白不渴、脉浮缓。

【临床应用】 桂枝 10 g、白芍 10 g、甘草 5 g、生姜 3 g、大枣 10 个，水煎，一日一剂，日服两次，连服六剂，治气血双虚型疲劳综合征 24 例（苏梅）。

桂枝（去皮）15 g、芍药 12 g、生姜 15 g、大枣（切）3 枚、甘草 10 g，七剂，一日一剂，水煎取 250 ml，分三次服，治外感风寒表虚证 40 例（姚瑞东）。

桂枝 10 g、白芍 16 g、炙甘草 6 g、生姜 3 片、大枣 5 枚，一日一剂，水煎，日服二次，服药后随进稀饭 1 碗，卧床覆被，待以微汗后起床退汗，避风，汗退后方可外出，治椎动脉型颈椎病 186 例（张向阳）。

【经方换算量】 桂枝 9 g、芍药 9 g、炙甘草 6 g、生姜 9 g、大枣 3 枚。

【汉方适应证】（明细表/剂型）

Ⅰ体虚、感冒初期。

Ⅱ自汗、发热、恶寒，感冒、头痛、神经痛、关节炎、肌肉风湿病、神经衰弱。

【汉方规格及用法用量】 2.5 g 袋装颗粒剂；空腹（饭间），2.5 g（成人）/次，2～3 次/日。

【汉方添加剂】（明细表/以津村等为例）

3. 日本药典硬脂酸镁、乳糖。

8. 硬脂酸镁、玉米淀粉、乳糖、普鲁兰多糖、硅酸铝镁。

【汉方不良反应】 发疹、发红、瘙痒。偶发少尿、脸及四肢肿、眼睑下垂、手僵（假醛固酮增多症）；体乏、手脚无力或痉挛或麻木（肌肉疾病）。

【解说】《伤寒论》第一方桂枝汤，调营卫、气血、阴阳方，也为表寒、表虚基本方及疑难杂症方，属中风表虚证，见汗出恶风、头痛发热、头项强痛、清鼻涕或喷嚏、干呕、口不渴、脉浮缓或浮弱。治则调阴阳，外解肌发表，内调营和卫。宜外感风寒表虚，阴阳失调，营卫不足及各种杂症致症[1-2]。用于血虚发热、汗证、自汗症、脑瘫患儿汗证（合针灸）、营卫不和型手足多汗症、鼻汗症、气郁阴亏证、虚劳综合征、感冒、风寒表虚证、寒冷性荨麻疹、慢性特发性荨麻疹、胆碱能性荨麻疹、慢性湿疹、类风湿关节炎、坐骨神经痛、原发性坐骨神经痛、腰部疼痛、软组织损伤、慢性心衰、慢性心肌炎、心悸、胃脘痛、慢性肾衰竭、慢性肾衰竭皮肤病变、更年期汗出症、围绝经期自汗（合针灸）、经行风疹块、更年期烘热症、更年期综合征、产后类风湿性关节炎、产后体虚中风、产后痹、妊娠恶阻、痛经、小儿营虚卫弱型厌食症、小儿咳嗽变异性哮喘、小儿风寒感冒（涂搽项背）、小儿多动症、小儿地图舌、阴暑（空调病）、颈椎病、不安腿综合征、排尿性晕厥、脑卒中后肩手综合征、面神经麻痹、带状疱疹后遗神经痛、过敏性鼻炎、肺脾气虚型过敏性鼻炎（热敏灸）、过敏性紫癜、多发性动脉炎、肠易激综合征、细菌性痢疾、冻疮、艾滋病无症状期。

桂枝汤为汉方基本方，用方以感冒症候群初期、高龄者、体弱者、长期感冒者恶寒、恶风、发热、头痛、头重、自汗、身痛、腹痛、气上冲、干呕、心下闷为目标，用于感冒等热性急症，头痛、神经痛、风湿痛、寒冷腹痛、神经衰弱、阳痿、遗精、肠黏膜炎初期、产后下利、产褥热、虚汗、恶阻。也用于植物神经紊乱等慢性病。

【附注】 桂枝汤外证用解肌和营卫，内证用化气调阴阳，用方后宜啜热稀粥，资谷气补脾胃。桂枝、芍药等量配用，具阴、阳、散、收，成调营和卫之本。

【参考文献】

[1]赵童颖，等. 基于《经方例释》探讨莫枚士对桂枝汤的认识[J]. 环球中医药，2021，14(4)：643-645

[2]宋奇，等. 再探桂枝汤功效[J]. 国医论坛，2021，36(2)：3-6

36 桂枝人参汤

【异名】 桂枝加人参汤（云岐子保命集卷上）。汉方组成明细见表 36-1。

【方解】 汉方桂枝人参汤出自（汉）张仲景著《伤寒论》辨太阳病脉证并治第 163 条："太阳病，外证未除，而数下之，遂协热而利，利下不止，心下痞硬，表里不解者，桂枝人参汤主之。"病因脾虚寒湿、兼表邪不解。桂枝四两去皮、甘草四两、炙白术三两、人参三两、干姜三两，上五味，以水九升，先煮四味，取五升，内桂更煮，取三升，温服一升，日再服，夜服一次。”桂枝解表温中，干姜温中散寒，人参益气和中，白术健脾益气，甘草补脾益气、缓急止痛。

表 36-1 汉方组成明细

序号及厂家名	制剂量（g·日$^{-1}$）	浸膏量（g·日$^{-1}$）	添加剂/g	剂型/适应证	生药组成/g					
					桂皮	甘草	人参	姜	白术	苍术
1. 客乐谐制药	6	2.7	3.3	细粒	4	3	3	2	3	—
2. 客乐谐药品	6	2.7	3.3	细粒	4	3	3	2	3	—
3. 津村	7.5	2.5	5	颗粒	4	3	3	2	—	3

【功能主治】 和解表里、温中散寒、健脾益气。

【临床应用】 桂枝 12 g、人参 10 g、白术 10 g、干姜 10 g、炙甘草 12 g，治胃寒证慢性胃炎。（王付）

桂枝 20 g、党参 15 g、生白术 15 g、干姜 15 g、甘草 20 g，湿邪重加茯苓 15 g、疼痛显加白芍 15 g、寒邪重加黑附子 15 g（先煎），取汁 400 ml，一日一剂，早晚温服，连服十四天，治寒湿痹阻型腰椎间盘突出症 33 例（张忠）。

桂枝 12 g、甘草 12 g、白术 12 g、人参 9 g、干姜 9 g，伴呕恶泛酸加半夏 12 g、白豆蔻仁 12 g，手足欠温加制附子 1 g，纳差甚加焦三仙各 10 g，水煎，一日一剂，早晚饭后服，治虚寒型慢性非萎缩性胃炎 34 例（王艳菊）。

【经方换算量】 桂枝 9 g、芍药 9 g、甘草（炙）6 g、生姜（切）9 g，大枣十二枚。

【汉方适应证】 胃肠弱者头痛、心悸、慢性胃肠炎、胃乏力。

【汉方规格及用法用量】 2.5 g 袋装颗粒剂；空腹（饭间），2.5 g（成人）/次，2～3 次/日。

【汉方添加剂】（明细表/序号）

1～2. 日本药典硬脂酸镁、结晶纤维素、乳糖、含水二氧化硅。

3. 日本药典硬脂酸镁、乳糖。

【汉方不良反应】 发疹、发红、瘙痒、荨麻疹。偶发少尿、脸及四肢肿、眼帘下垂、手僵（假醛固酮增多症）；体乏、手脚无力或痉挛或麻木（肌肉疾病）。

【解说】 桂枝人参汤表里兼证方，由理中汤加桂枝组成，属心脾虚兼表证，见发热恶寒、下利、胃脘痞闷、口淡无味、时泛清水、脉迟弱、舌质淡白、苔薄白。治则温中解表、运脾补脾[1-2]。宜脾失运化致症[3]。用于胃寒证慢性胃炎、虚寒型胃炎、慢性萎缩性胃炎、虚寒型胃食管反流病、脾胃虚寒型胃痛、中风（脑卒中）、月经失调、寒湿困脾泄泻。

汉方桂枝人参汤用方以脾胃虚寒型感冒，恶寒、头痛、头重、发热、心悸、下痢、腹痛、呕吐、关节痛、脉弱、腹软、受凉症状加剧等表寒证为目标，治以暖腹、调胃肠，用于腹部受凉下泻、食欲不振、恶心呕吐、胃积食、慢性胃肠炎、胃乏力。四肢冷甚用桂枝；腹痛甚且内有寒邪用肉桂；休克去桂枝、肉桂。

【附注】 桂枝人参汤中的桂为肉桂，止上冲。《金匮要略》：“胸痹心中痞气，气结在胸，胸满，胁下逆抢心，枳实薤白桂枝汤主之。人参汤亦主之。”《局方》：“脾胃不和，中寒上冲，胸胁逆满，心腹疗痛，痰逆恶心，或时呕吐，心下虚痞，隔塞不通，饮食减少，短气羸困，温中逐水，止汗去湿。”此为气上逆（冲）症，桂枝人参汤证有气上冲表现，肉桂温补脾肾，平冲降逆。理中汤（胃气虚、心下痞硬）加桂枝，胃虚衰以人参汤理中而止利；外未解，以桂枝辛温，先煮四味后入桂枝，桂枝煎煮时间折半，短煎取其气、解其外。

【参考文献】

[1]李文辉，等.《伤寒论》协热利探讨[J]. 中医研究，2019，32(11)：4-6

[2]张广.《伤寒论》“心下痞”论治方法臆度[J]. 环球中医药，2021，14(11)：2037-2039

[3]张妙兴，等. 从桂枝人参汤证治谈脾失运化的治疗[J]. 新中医，2013，45(3)：188-189

37 桂枝茯苓丸

【异名】 夺命丸（妇人良方卷十二），牡丹丸、夺命丹（普济方卷三五七），仙传保命丹、安禳丸（胎产心法卷中）。

【商品名】 桂枝茯苓丸、桂枝茯苓片、桂枝茯苓胶囊。汉方组成明细见表37-1。

表37-1 汉方组成明细

序号及厂家名	制剂量（g·日$^{-1}$）	浸膏量（g·日$^{-1}$）	添加剂/g	剂型/适应证	生药组成/g					
					桂皮	桂枝	茯苓	牡丹皮	桃仁	芍药
1. 大杉制药	4.5	2	2.5	颗粒/Ⅰ	4	—	4	4	4	4
2. 客乐谐制药	6	2.3	3.7	细粒/Ⅰ	4	—	4	4	4	4
3. 客乐谐药品	6	2.3	3.7	细粒/Ⅰ	4	—	4	4	4	4
4. 大峰堂药品工业	5.94(18片)	2.2	3.74	片剂/Ⅰ	4	—	4	4	4	4
5. 客乐谐药品	5.94(18片)	2.2	3.74	片剂/Ⅰ	4	—	4	4	4	4
6. 小太郎汉方制药	6	2.8	3.2	细粒/Ⅰ	4	—	4	4	4	4
7. JPS制药	7.5	2.6	4.9	颗粒/Ⅰ	4	—	4	4	4	4
8. 康和药通	4.5	2.25	2.25	细粒/Ⅰ	4	—	4	4	4	4
9. 大杉制药	4.5	2.25	2.25	细粒/Ⅰ	4	—	4	4	4	4
10. 太虎精堂制药	7.5	2.15	5.35	颗粒/Ⅰ	4	—	4	4	4	4
11. 帝国汉方制药	7.5	2.03	5.47	颗粒/Ⅰ	4	—	4	4	4	4
12. 帝国制药	7.5	2.03	5.47	颗粒/Ⅰ	4	—	4	4	4	4
13. 大木制药	7.5	2.03	5.47	颗粒/Ⅰ	4	—	4	4	4	4
14. 东洋药行	6	3.6	2.4	细粒/Ⅰ	—	4	4	4	4	4
15. 本草制药	7.5	2.5	5	颗粒/Ⅰ	4	—	4	4	4	4
16. 松浦药业	4.5	5.1※		颗粒/Ⅰ	4	—	4	4	4	4
17. 三和生药	4.5	2.6	1.9	细粒/Ⅱ	4	—	4	4	4	4
18. 津村	7.5	1.75	5.75	颗粒/Ⅲ	3	—	3	3	3	3

※等于2.3 g干燥浸膏。

【方解】 汉方桂枝茯苓丸出自(汉)张仲景著《金匮要略》妇人妊娠病脉证并治第二十:"妇人宿有症病,经断未及三月,而得漏下不止,胎动在脐之上者,为症痼害。妊娠六月动者,前三月经水利时,胎下血者,后断三月衃也。所以血不止者,其症不去故也。当下其症,桂枝茯苓丸主之。"病因瘀阻胞宫,冲任失调。桂枝、茯苓、牡丹(去心)、桃仁、芍药各等分。上五味,末之,炼蜜为丸,如兔屎大,每日食前服一丸。不知,加至三丸。桂枝温通血脉消瘀血,桃仁活血祛瘀、消症,茯苓健脾扶正、渗湿祛痰,牡丹皮散血行瘀、清血热,芍药除血痹、利小便。

【功能主治】 化瘀生新、调和气血。消症、下焦血瘀。

【临床应用】 桂枝茯苓丸,一天一次,晚餐后服六丸,连服3~6个月,治慢性脑血管功能不全致轻度认知功能障碍69例(蒋显成)。

桂枝、茯苓、赤芍、牡丹皮、桃仁各15 g,入1000 ml水,煮取300 ml,二次温服,14天1疗程,连服4个疗程,治慢性结肠炎56例(朱子奇)。

桂枝、茯苓、赤芍、丹皮、桃仁按4:5:4:4:4比例混合,炼蜜为丸,每丸3 g,每次服3~6 g,一日三次,饭前服,8周为一疗程,治无症状性心肌缺血32例(李承功)。

【经方换算量】 桂枝、茯苓、桃仁去皮尖、芍药、牡丹皮各9 g。

【汉方适应证】(明细表/剂型)

Ⅰ小腹痛、肩凝、头重(沉)、眩晕、上火、脚冷者月经不调、月经异常、痛经、更年期障碍、血道症、肩凝、眩晕、头沉、跌打伤、冻伤、老年斑。

Ⅱ上火、充血、头痛、肩凝、眩晕、心动过速等伴冷、小腹痛者月经困难、子宫内膜炎、子宫实质炎、卵巢炎、子宫周围炎、月经过多、痔疮出血、湿疹、荨麻疹、粉刺、老年斑、皮炎、冻伤、跌打伤、皮下出血。

Ⅲ身强面润、腹部结实、小腹有力者子宫炎、子宫内膜炎、月经不调、月经困难、带下、更年期障碍(头痛、眩晕、上火、肩凝等)、畏冷、腹膜炎、跌打伤、痔疮、睾丸炎。

【汉方规格及用法用量】 2.5 g袋装颗粒剂,片剂;空腹,2.5 g(成人)/次,2~3次/日。

【汉方添加剂】(明细表/以津村等为例)

4~5. 日本药典硬脂酸镁、滑石、羧甲基纤维素钙、轻质无水硅酸、乳糖、结晶纤维素、氢氧化镁铝。

18. 日本药典轻质无水硅酸、硬脂酸镁、乳糖。

【汉方不良反应】 发疹、发红、瘙痒、食欲不振、胃部不适、恶心、下痢。偶现体乏、肤色及眼珠发黄(肝功能障碍)。

【解说】 桂枝茯苓丸石瘕证方,证属血瘀气滞。妇人宿有症块,按压痛,或血瘀经闭,行经腹痛,漏下不止,或难产,胞衣不下,死胎不下,产后恶露不尽,舌紫暗,脉涩者[1-4]。治则温经通络、理气行滞、缓消症块[5]。宜瘀血阻滞,湿邪留滞致各种血瘀症。用于多囊卵巢综合征、多囊卵巢综合征不孕、卵巢囊肿不孕、子宫肌瘤不孕、子宫内膜异位症不孕、输卵管阻塞不孕、月经不调不孕、人工流产后不孕、慢性盆腔炎继发不孕症、盆腔炎不孕、慢性盆腔炎、气滞血瘀型慢性盆、盆腔囊肿、盆腔肿块、宫颈癌术后放化疗、肾虚督寒型宫颈癌、子宫内膜癌、子宫腺肌病、药物流产后出血、宫环出血、流产后阴道出血、崩漏、瘀血内阻型崩漏、附件炎性包块、卵巢囊肿、子宫肌瘤、子宫肌瘤并发乳腺增生、子宫内膜异位症、痰瘀互结型子宫内膜异位性痛经、原发性痛经、肝郁肾虚型乳腺增生症、乳腺囊性增生、乳房结块、痰瘀阻络型急性缺血性脑卒中、缺血性中风、脑组织缺血损伤、冠心病不稳定性心绞痛、房颤栓塞、高脂血症、瘀血闭阻型胸痹、包裹性胸腔积液、慢阻肺急性加重期瘀水互结证、硅肺并发间质性肺病、肺癌根治术、慢性肾炎、慢性结肠炎、老年性良性前列腺增生、输尿管结石、闭合性胫腓骨双骨折术后肿胀、血管神经性水肿、皮肤变应性结节性血管炎、肝硬化、椎基底动脉供血不足性眩晕、非增殖期糖尿病视网膜病变、糖尿病白内障术后黄斑水肿、糖尿病周围神经病变。

汉方桂枝茯苓丸女性更年期障碍方，又名"催生汤"用于促分娩。用方以上火、头痛、肩凝、眩晕、汗出、心悸、足冷、经难、下腹胀痛、腹部充实，尤以左侧下腹有抵抗与压痛为目标，适用于女性、日久迁延不愈、咽干少痰、下腹部有抵抗性压痛的咳嗽，子宫内膜炎、子宫肌瘤、痔疮、睾丸炎、高血压、慢性肝炎、不孕、卵巢功能不全不孕、盆腔炎、老年斑、黄褐斑、湿疹、荨麻疹、粉刺、跌打伤、骨折术后肿胀、骨质疏松合类风湿性关节炎、无症状性脑梗死、多发陈旧性腔隙性脑梗死、糖尿病性血管障碍，及瘀血致症。

【附注】（日）汤本求真："本方产前产后皆效，苟见腹证，不论男女老少，不问何病证，未尝无效也。"（明）武之望《济阴纲目》改丸为汤，名"催生汤"，用于妇人临产见腹痛、腰痛而胞浆已下时。作为子宫肌瘤古今用方，历代多用于经、胎、产病致妊娠症瘕、胎死不下、催生、瘀血崩漏等。妊娠症痼慎用，祛瘀活血不宜胎。

【参考文献】

[1]刘佳，等. 桂枝茯苓丸加减治疗血瘀型肾衰竭的临证体会[J]. 四川中医，202038(6):61-62

[2]许爱英，等. 基于血瘀湿阻探讨桂枝茯苓丸临床应用[J]. 现代中医药，2013，33(5):51-52

[3]王学军，等. 桂枝茯苓丸方证考证[J]. 中医药学报，2018，46(6):91-94

[4]吴修红，等. 桂枝茯苓丸治疗血瘀证研究进展[J]. 中医药信息，2014，31(5):133-135

[5]王学军，等. 桂枝茯苓丸方证考证[J]. 中医药学报，2018，46(6):91-94

38 桂枝茯苓丸加薏苡仁

汉方组成明细见表38-1。

表38-1 汉方组成明细

序号及厂家名	制剂量（g·日$^{-1}$）	浸膏量（g·日$^{-1}$）	添加剂/g	剂型/适应证	生药组成/g					
					桂皮	茯苓	牡丹皮	桃仁	芍药	薏苡仁
津村	7.5	3.75	3.75	颗粒	4	4	4	4	4	10

【方解】 汉方桂枝茯苓丸加薏苡仁出自(汉)张仲景著《金匮要略》妇人妊娠病脉证并治第二十:"妇人宿有症病,经断未及三月,而得漏下不止,胎动在脐之上者,为症痼害。妊娠六月动者,前三月经水利时,胎下血者,后断三月衃也。所以血不止者,其症不去故也。当下其症,桂枝茯苓丸主之"。活血、化瘀、消症的桂枝茯苓丸,加除痹、排脓的薏苡仁组成祛瘀、消肿、散结方。病因阳虚寒凝,湿热血瘀。牡丹皮、桃仁、芍药活血化瘀,桂枝温通血脉、茯苓利水渗湿,薏苡仁利湿清热、排脓散结。

【功能主治】 活血化瘀、消症、排脓。

【临床应用】 桂皮4 g、茯苓4 g、牡丹皮4 g、桃仁4 g、芍药4 g、薏苡仁6 g,治子宫肌瘤(矢数道明)。

丹皮、桂皮、薏苡仁、赤芍、乌药各10 g,茯苓12 g,桃仁6 g,红藤、败酱、丹参各15 g,水煎,一日一剂,经期停服,月为疗程,连服二疗程,治慢性盆腔炎60例(金季玲)。

【经方换算量】 桂皮12 g、茯苓12 g、牡丹皮12 g、桃仁12 g、芍药12 g、薏苡仁20 g。

【汉方适应证】 有体力,小腹偶痛、肩凝、头重、眩晕、上火、腿寒者月经不调、血道症、粉刺、老年斑、手脚皴裂。

【汉方规格及用法用量】 2.5 g袋装颗粒剂;空腹(饭间),2.5 g(成人)/次,2~3次/日。

【汉方添加剂】 日本药典轻质无水硅酸、硬脂酸镁、乳糖。

【汉方不良反应】 发疹、发红、瘙痒、胃部不适、下痢。

【解说】 桂枝茯苓丸加薏苡仁妇人症病方,证属血瘀气滞,见妇人小腹包块疼痛拒按,下血色晦暗有瘀块,身重疲乏、心慌胸闷、恶心、水肿,白带增多、色黄、异味,舌紫暗,脉沉涩。治则健脾除湿、清利下焦,通达气血。宜湿热瘀结、瘀血内阻致症[1-2]。用于慢性盆腔炎、卵巢囊肿、子宫肌瘤、子宫内膜息肉术后、子宫内膜异位症、阑尾周围脓肿、骨科术后下肢静脉栓塞等。

汉方桂枝茯苓丸加薏苡仁为(日)江户时代原南阳创祛瘀血方,除保持桂枝茯苓丸的用途外,更具解毒、排毒、镇痛、利水、免疫激活、活血化瘀作用,用于皮肤粗糙、黄褐斑、痤疮、疣等皮肤病,以及头痛、肩凝、眩晕、上火、无月经、月经困难、痛经、腰椎间盘突出等。

【参考文献】

[1]赵秀,等.基于临床验案报道的桂枝茯苓丸的方证规律探讨[J].时珍国医国药,2021,32(1):215-217

[2]张越,等.《金匮要略》妇人腹痛学术思想初探[J].河南中医,2020,40(1):1-4

39 桂芍知母汤

【原名】 桂枝芍药知母汤(金匮要略卷上)。

【异名】 桂芍知母汤(沈著金匮要略卷五)。汉方组成明细见表39-1。

【方解】 汉方桂芍知母汤出自(汉)张仲景著《金匮要略》中风历节病脉症并治第五:"诸肢节疼痛,身体魁羸,脚肿如脱,头眩短气、温温欲吐,桂枝芍药知母汤主之。"病因风湿日久,肝肾虚衰、营卫俱微。桂枝四两、芍药三两、甘草二两、麻黄二两、生姜五两、白术五两、知母四两、防风四两、附子二枚(炮)。上九味,以水七升,煮取二升,温服七合,日三服。桂枝、麻黄祛风通阳、解表邪,附子通阳除痹、温经止痛,芍药解肌通脉、调畅营卫,防风祛风胜湿,白术燥湿利水,知母利水散肿、滋阴,生姜温散水湿、和胃降逆,甘草益气缓急、调和诸药。

【功能主治】 通阳行痹,祛风逐湿,和营止痛。

表 39-1 汉方组成明细

序号及厂家名	制剂量(g·日$^{-1}$)	浸膏量(g·日$^{-1}$)	添加剂/g	剂型/适应证	生药组成/g									
					桂皮	知母	滨防风	姜	芍药	麻黄	白术	甘草	加工附子	附子
1. 三和生药	9	5.1	3.9	细粒	3	3	3	1	3	3	4	1.5	1	—
2. 三和生药	9	5.1	3.9	细粒	3	3	3	1	3	3	4	1.5	—	1
3. 客乐谐药品	9	5.1	3.9	细粒	3	3	3	1	3	3	4	1.5	—	1

【临床应用】 桂枝 12 g、白芍 9 g、炙甘草 6 g、麻黄 6 g、生姜 15 g、白术 15 g、知母 12 g、防风 12 g、炮附子 6 g,治慢性类风湿(胡希恕);桂枝 10 g、白芍 10 g、炙甘草 6 g、麻黄 10 g、炮附子 15 g、苍术 15 g、知母 15 g、生姜 3 片、大枣 4 枚,治慢性类风湿(冯世纶)。

芍药 20 g,知母、防风、白术、桂枝各 10 g,生姜、制附片、麻黄、甘草各 6 g,偏寒者制附片加至 10 g,偏热加土茯苓、秦艽各 10 g,偏湿加苍术、黄柏各 10 g,薏苡仁 30 g,偏痛加地龙 6 g,制没药、制乳香各 10 g,水煎,一日一剂、温服,治强直性脊柱炎 76 例(陈倩倩)。

白术 20 g、知母 15 g、芍药 15 g、防风 15 g、桂枝 10 g、附子 6 g、生麻黄 6 g、甘草 6 g、生姜 3 片,热证加石膏、生地或木通,寒湿、疼痛甚加川乌,一日一剂,早晚各服 150 ml,治膝关节腔积液患者 70 例(林亮)。

【经方换算量】 桂枝 12 g、芍药 9 g、甘草 6 g、麻黄 6 g、生姜 15 g、白术 15 g、知母 12 g、防风 12 g、附子(炮)10 g。

【汉方适应证】 体瘦力差、皮肤干燥、关节痛、脚肿、眩晕、恶心者关节(肿)痛、关节炎、风湿关节炎、神经痛。

【汉方规格及用法用量】 3 g 袋装颗粒剂;空腹(饭间),3 g(成人)/次,2~3 次/日。

【汉方添加剂】(明细表/序号)

1. 乳糖、玉米淀粉、结晶纤维素、预胶化淀粉、轻质无水硅酸。

2~3. 日本药典乳糖、玉米淀粉、结晶纤维素、轻质无水硅酸、预胶化淀粉。

【汉方不良反应】 发疹、发红、发痒、恶心、食欲不振、胃部不适、心悸、上火、发热、口舌麻木。偶发四肢无力、麻木、痉挛、发僵、肌肉痛(肌肉疾病)。

【解说】 桂枝芍药知母汤痹证方[1],属少阴病为主兼阳明太阴病之痹证,见肢节疼痛、肿大或变形,遇冷加重,气冲呕逆,身体消瘦。治则解表散寒、温中通阳、祛风除湿、和营止痛[2-3]。宜风寒湿邪、痹阻关节,化热伤阴,寒热虚实夹杂致症[4-5]。用于寒热错杂型类风湿关节炎、风寒湿痹型类风湿性关节炎、类风湿关节炎活动期、急性痛风性关节炎

(关节肿胀)、风寒湿痹型膝骨关节炎、膝关节退行性关节炎、痛风性关节炎、寒湿痹阻型痛风急性期、痛风、膝关节腔积液、慢性膝关节滑膜炎、强直性脊柱炎、肩周炎(针灸)、颈肩腰腿痛、慢性腰腿痛(针灸)、慢性风湿热性腰腿痛、慢性椎间盘源性腰腿痛(针刀)、风湿性多肌痛、纤维肌痛综合征、坐骨神经痛、寒热错杂型糖尿病足、寒湿瘀阻型糖尿病周围神经病变、阳虚型干燥综合征。

汉方桂芍知母汤用方以体力差、寒热症状互见、虚实并存、关节肿胀发热、得凉则舒、形寒肢冷、口干、苔白黄、病变日久、关节变形、肌肉萎缩、气血两虚为目标,治以养阴清热,化湿通络。用于类风湿性关节炎、多发性关节炎、关节炎、变形性关节炎等。

【附注】 本方除痹止痛、抑制复发、阻止病程,预防关节畸形,多用于风湿历节反复发作,治阳虚热郁型肢体疼痛(痹症)甚效[6]。

【参考文献】

[1]辛小红,等.中华中医药杂志,2015,30(8):2725-2727

[2]吴丰,等.桂枝芍药知母汤治疗痹证的临床应用与研究进展[J].中西医结合研究,2021,13(4):260-263,266

[3]曹正同,等.桂枝芍药知母汤病机演变探微[J].亚太传统医药,2017,13(5):49-50

[4]丁红平.冯世纶教授应用桂枝芍药知母汤经验[J].中医药学报,2016,44(2):131-133

[5]高亚男,等.桂枝芍药知母汤临床新用[J].中西医结合肝病杂志,2021,31(5):460-462

[6]王付.桂枝芍药知母汤方证探索与实践[J].中医药通报,2015,14(3):18-19

40 啓脾汤

【原名】 启脾丸(增补内经拾遗方论卷一引经验良方)。

【异名】 小儿启脾丸(摄生众妙方卷十)。

【商品名】 启脾口服液、启脾丸。汉方组成明细见表40-1。

表40-1 汉方组成明细

序号及厂家名	制剂量(g·日$^{-1}$)	浸膏量(g·日$^{-1}$)	添加剂/g	剂型/适应证	生药组成/g									
					人参	白术	苍术	茯苓	莲子	山药	山楂	陈皮	泽泻	甘草
1.津村	7.5	4.75	2.75	颗粒	3	—	4	4	3	3	2	2	2	1
2.东洋药行	7.5	4.8	2.7	细粒	3	4	—	4	3	3	2	2	2	1

【方解】 汉方啓脾汤出自(明)刘浴德等著《增补内经拾遗方论》卷一引《经验良方》启脾丸:"启脾者,开通脾气也。经曰:形不足者,温之以气,此类之谓也。"(明)张时彻著

《摄生众妙方》:"治小儿食伤诸病。"(明)李梴著《医学入门》:"治大人、小儿脾积,五更泻。"(清)凌奂著《饲鹤亭集方》:"治小儿诸病之后,脾虚胃弱,面黄肌瘦,身热神倦。"病因脾胃气虚、升降失常。人参(去芦)、白术(土炒)、白茯苓(去皮)、干山药、莲肉各一两,山楂(蒸、去核)、甘草(蜜炙)、陈皮、泽泻各五钱。上为细末,荷叶煮汤炊饭为丸,如梧桐子大,每服七、八十丸,食后米饮送下。人参健脾养胃,白术健脾燥湿,茯苓健脾渗湿,炙甘草益气和中,山楂消食和胃,陈皮、泽泻理气疏导、山药、莲子健脾培中,米饮健脾和胃、扶正固本。

【功能主治】 开通脾气,补气健脾、理气化湿。脾胃气虚、饮食积滞、五更泄泻、面黄肌瘦、身热神倦。

【临床应用】 人参3~9 g,炒白术5~12 g,茯苓、山药、陈皮、炙甘草、泽泻各6~12 g,莲子3~10 g,肉豆蔻2~6 g,药量依年龄增减,水煎2次,取液40~80 ml,每次服15 ml,日服3~6次,一日一剂,伴轻度脱水、中度脱水服糖盐水(糖2份、盐1份),治小儿久泻65例(乔淑兰)。

人参10 g、白术6 g、青皮3 g、陈皮3 g、神曲10 g、麦芽6 g、砂仁3 g、厚朴3 g、干姜1.5 g、甘草3 g,水煎取100 ml,每隔二小时喂服,伴喂米饮汤数匙,连服四剂,治小儿泄泻168例(杨玉岫)。

【经方换算量】 人参(去芦)、白术(土炒)、白茯苓(去皮)、干山药、莲肉各30 g,山楂(蒸、去核)、甘草(蜜炙)、陈皮、泽泻各15 g。

【汉方适应证】 瘦弱、面色无华、无食欲、下痢者胃肠虚弱、慢性胃肠炎、消化不良、下痢。

【汉方规格及用法用量】 2.5 g袋装颗粒剂;空腹(饭间),2.5 g(成人)/次,2~3次/日。

【汉方添加剂】(明细表/序号)

1. 日本药典硬脂酸镁、乳糖、蔗糖脂肪酸酯。

2. 玉米淀粉。

【汉方不良反应】 发疹、荨麻疹。偶发少尿、脸及四肢肿、眼睑下垂、手僵(假醛固酮增多症);体乏、手脚无力或痉挛或麻木(肌肉疾病)。

【解说】 启脾丸消导化积方,证属湿阻中焦,见面色白、身形瘦、纳差、厌食、乏力、大便稀、舌淡苔薄白、脉细[1]。治则健脾益气、消食止泻[2-3]。宜脾胃虚弱,湿阻气滞,消化不良致症。用于厌食、脘腹痞满、恶心、呕吐、大便溏泄、积食、脾虚腹泻、小儿厌食症、小儿脾虚腹泻、小儿地图舌。

汉方启脾汤用方以脉象和腹诊软弱无力、体弱羸瘦、食欲不振、腹泻水样便、不伴里急后重之下痢、时时腹痛、呕吐、疏导(排泄)胃肠积食为目标,用于小儿消化不良、胃肠虚弱、慢性胃肠炎、下痢、下痢感冒,以及成人慢性胃肠炎、肠结核。可用于病后胃肠调养。

【附注】 启脾丸载于(宋)骆龙杰著《内经拾遗》,(明)刘浴德等收于加以订补的《增补内经拾遗方论》。

【参考文献】

[1]唐兴荣教授运用启脾丸治疗儿科常见病经验撷要. 钟小文等. 中医药导报,2018,24(3):123-124

[2]启脾丸治疗小儿地图舌40例. 付兰等. 宁夏医学院学报,2003,25(5):378
[3]中西医结合治疗小儿腹泻30例临床分析. 马海燕等. 时珍国医国药,2000,11(11):1035

41 桂麻各半汤

【原名】 桂枝麻黄各半汤(伤寒论)。

【异名】 麻黄芍药汤(内台方议卷一)、桂麻各半汤(医学入门卷四)、麻黄桂枝合半汤(伤寒来苏集卷一)。

【商品名】 感冒疏风颗粒(胶囊、片)。汉方组成明细见表41-1。

表41-1 汉方组成明细

序号及厂家名	制剂量(g·日⁻¹)	浸膏量(g·日⁻¹)	添加剂/g	剂型/适应证	生药组成/g						
					桂枝	芍药	生姜	甘草	麻黄	大枣	杏仁
东洋药行	4.5	3	1.5	细粒	3.5	2	2	2	2	2	2.5

【方解】 汉方桂麻各半汤出自(汉)张仲景著《伤寒论》辨太阳病脉证并治第23条"太阳病,得之八九日,如疟状,发热恶寒,热多寒少,其人不呕,清便欲自可,一日二三度发,脉微缓者,为欲愈也。脉微而恶寒者,此阴阳俱虚,不可更发汗、更下、更吐也。面色反有热色者,未欲解也,以其不能得小汗出,身必痒,宜桂枝麻黄各半汤。"病因邪郁肌表,表邪不解,阳气拂郁不伸、营卫不和。桂枝一两十六铢(去皮),芍药、生姜(切)、甘草(炙)、麻黄(去节)各一两,大枣四枚(擘)、杏仁二十四枚(汤浸、去皮尖及两仁者)。以水五升先煮麻黄一二沸,去上沫,纳诸药,煮取一升八合,去滓,温服六合,本云:桂枝汤三合,麻黄汤三合,并为六合,顿服,将息如上法。桂枝解肌祛风,白芍敛阴和营,生姜解表散寒,大枣补脾和胃、益气生津、调营卫,甘草调和诸药,麻黄发汗解表,杏仁宣降肺气。

【功能主治】 小发期汗,以解表邪。

【临床应用】 桂枝、炙甘草、杏仁、大枣各10 g,麻黄、赤芍、生姜各5 g,寒湿郁久化热加连翘、栀子各10 g,瘙痒剧烈加丹参、川芎各10 g、地肤子15 g,咽喉疼痛、咳嗽加桔梗、牛蒡子各10 g,一日一剂,早晚饭后服,结合熏蒸治血瘀型寻常型银屑病25例(郝倩雯)。

炙麻黄、桂枝、杏仁、炒白芍各12 g,生姜10 g,大枣6枚,炙甘草6 g,水煎,一日一剂,日服三次,饭后服,共十剂,治风寒恋肺感染后咳嗽46例(王春林)。

【经方换算量】 桂枝19 g、芍药9 g、生姜9 g、甘草9 g、麻黄9 g,大枣12 g、杏仁7 g。

【汉方适应证】 感冒、咳嗽、发痒。

【汉方规格及用法用量】 1.5 g袋装颗粒;空腹,1.5 g(成人)/次,2~3次/日。

【汉方添加剂】 玉米淀粉。

【汉方不良反应】 发疹、发红、发痒、失眠、多汗、心动过速、心悸、体乏、亢奋、食欲不振、胃部不适、恶心、呕吐、排尿困难。偶发少尿、脸及四肢肿、眼睑下垂、手僵(假醛固酮增多症);体乏、手脚无力或痉挛或麻木(肌肉疾病)。

【解说】 桂枝麻黄各半汤解表方,为麻黄汤、桂枝汤各减半量而成,属麻黄汤证兼桂枝汤证表郁轻证。风寒邪郁肌表,见汗热未尽解,或不出汗,恶寒发热,热多寒少,面有热色,身痒等迁延型症状。治则辛温轻散,小汗解表[1-2]。宜太阳病发热恶寒,表邪将去未去的表郁轻证。用于荨麻疹、风寒型荨麻疹、急性荨麻疹、寻常型银屑病、皮肤瘙痒症、尿毒症性瘙痒、糖尿病合并皮肤瘙痒、老年性皮肤瘙痒症、慢性肾功能衰竭皮肤瘙痒症。

汉方桂麻各半汤用方以面红、皮肤干、易疲劳、手脚冷、无汗、不渴、腹力弱为目标,根据恶寒轻重、出汗程度在表实和表虚间的不同阶段使用。用于异位性皮炎、银屑病、风寒性荨麻疹(皮疹发白不热)。

【附注】 麻黄桂枝各半汤为太阳病日久迁延未愈之表郁轻证方,病在太阳,其位在表,宜汗出散之。麻黄汤发汗解表,疏达皮毛,治表实无汗,但因病延已久,邪势已减,不宜单用麻黄汤猛发其汗,合调营卫的桂枝汤,轻散外邪,小发其汗,以解表邪。

【参考文献】

[1]仲景应用麻黄治疗外感发热配伍浅析.王怀茂等.河南中医,2015,35(11):2585-2586

[2]桂麻各半汤加味治疗风瘙痒验案2则.韩洁茹等.江苏中医药,2018,50(6):51-52

42 香酥散

【原名】 香苏散(和济局方卷二绍兴续添方)。

【异名】 神授香苏散(保命歌括卷六)。汉方组成明细见表42-1。

表42-1 汉方组成明细

序号及厂家名	制剂量(g·日$^{-1}$)	浸膏量(g·日$^{-1}$)	添加剂/g	剂型/适应证	生药组成/g				
					香附子	紫苏	陈皮	甘草	姜
1.小太郎汉方制药	6	2.2	3.8	细粒/Ⅰ	4	1	2.5	1	0.8
2.津村	7.5	2	5.5	颗粒/Ⅱ	4	2	2	1.5	1
3.帝国汉方制药	7.5	1.3	6.2	颗粒/Ⅱ	4	2	2	1.5	2
4.帝国制药	7.5	1.3	6.2	颗粒/Ⅱ	4	2	2	1.5	2

【方解】 汉方香酥散出自(宋)陈师文等辑《太平惠民和剂局方》:"治四时瘟疫、伤寒。"(清)汪昂著《医方集解》:"四时感冒,头痛发热,或兼内伤,胸膈满闷,嗳气恶食。"(清)叶桂著《叶氏女科证治》:"妊娠霍乱,或邪在上胃脘,则当心痛而吐多;邪在下胃脘,

则当脐痛而利多;邪在中胃脘,则腹中痛而吐利俱多。宜香苏散。”病因外感风寒,气机壅滞,气郁不舒。香附(炒、去毛)四两,紫苏叶四两,炙甘草一两,陈皮(不去白)二两。上为粗末,每服三钱,水一盏,煎七分,去滓热服,不拘时,日三服。若作细末,只服二钱,入盐点服。香附疏肝理气止痛,紫苏叶解表散寒、行气和胃,陈皮行气健脾、燥湿和中,甘草补脾益气、缓急止痛、调和诸药,加姜祛风表汗。

【功能主治】 散寒解表、理气消滞。外感风寒、内伤气滞、恶寒发热。

【临床应用】 香附 10 g、苏梗 12 g、陈皮 10 g、甘草 6 g,治胃脘痛(王德敏)。

苏叶 12 g,香附 10 g,陈皮 6 g,甘草 5 g,风寒甚加防风、羌活各 10 g,风寒夹内热加蒲公英、板蓝根各 20 g,风热加银花 15 g、芦根 30 g、板蓝根 20 g、牛蒡子、桔梗、连翘各 10 g,夹湿加藿香、佩兰(后下)各 10 g,夹燥加浙贝、沙参各 15 g,芦根 30 g、梨皮 10 g,夹暑加青蒿 10 g、滑石 24 g,伴咳嗽加杏仁 10 g,水煎服,一日一剂,治四时感冒 168 例(麦镇荣)。

【经方换算量】 香附 90 g、紫苏叶 90 g、炙甘草 30 g、陈皮 60 g,每服 9 g。

【汉方适应证】(明细表/剂型)

Ⅰ神经质头痛、情绪不佳、食欲不振者头重、眩晕、耳鸣。

Ⅱ胃肠虚弱、神经质者感冒初期。

【规格及用法用量】 2.5 g 袋装颗粒剂;空腹(饭间),2.5 g(成人)/次,2 ~3 次/日。

【汉方添加剂】(明细表/序号)

1. 硬脂酸镁、玉米淀粉、乳糖、普鲁兰多糖、硅酸铝镁。

2. 日本药典硬脂酸镁、乳糖。

3 ~4. 乳糖、结晶纤维素、硬脂酸镁。

【汉方不良反应】 偶发少尿、脸及四肢肿、眼睑下垂、手僵(假醛固酮增多症);体乏、手脚无力或痉挛或麻木(肌肉疾病)。

【解说】 香苏散理气解表方,属外感风寒表实兼气滞证[1],见形寒身热、头身疼痛、无汗、胃脘胀满、纳呆呕恶、不思饮食、苔白腻、脉浮紧。治则散寒解表、理气消滞[2]。宜内有气滞、外感风寒、气机壅滞致症[3]。用于慢性浅表性胃炎、气滞型慢性胃炎及消化性溃疡、气滞型胃脘痛、胃脘胀痛、腹痛、消化不良、四时感冒、风寒感冒兼气滞。

汉方香酥散为胃肠感冒方和行气方,用方以轻度恶寒、头痛、头重、眩晕、发热、气郁、气虚、声微、食欲不振、胃部不适、心下痞、呕恶、肩凝、耳鸣、脉沉为目标,常用于肠胃虚弱症、抑郁症者感冒初期、妊娠感冒、更年期气滞型虚寒感冒、剑突下有慢性堵塞感心身症候,以及失眠、焦虑、抑郁、疲劳、腹泻、肠易激综合征、荨麻疹等。

【附注】 香苏散多用于风寒感冒兼气滞证者,其感邪轻浅,不需峻发,可替麻黄汤、桂枝汤,治表寒轻证。现今香苏散由解表方转为理气和胃方,治脾胃气滞,故多以理气宽中、和胃止痛的苏梗替解表的苏叶[3]。气虚甚加人参、白术;伴热潮红、心悸者不宜。

【参考文献】

[1]刘果,等. 从香苏散主治演变谈降气法的应用[J]. 上海中医药杂志,2011,45(6):19-20

[2]马卫国,等. 田德禄教授化裁运用香苏散临床经验[J]. 现代中医临床,2017,24(1):53-55

[3]李峰,等.谢春娥运用香苏散加减从郁论治胃食管反流病经验[J].辽宁中医杂志,2020,47(5):59-61

43 五虎汤

【原名】 麻黄杏仁甘草石膏汤(伤寒论)。

【异名】 麻黄杏子甘草石膏汤(伤寒论)、麻黄杏仁汤(普济方卷三六九)、麻黄杏子草膏汤(赤水玄珠卷二十九)、麻杏甘石汤(张氏医通卷十六)、四物甘草汤(千金方衍义卷九)、麻杏石甘汤(金鉴卷五十九)。汉方组成明细见表43-1。

表43-1 汉方组成明细

序号及厂家名	制剂量(g·日$^{-1}$)	浸膏量(g·日$^{-1}$)	添加剂/g	剂型/适应证	生药组成/g				
					麻黄	杏仁	甘草	石膏	桑白皮
1.大杉制药	2.79(9片)	1.8	0.99	薄膜包衣片	4	4	2	10	3
2.客乐谐制药	6	2.1	3.9	细粒	4	4	2	10	3
3.客乐谐药品	6	2.1	3.9	细粒	4	4	2	10	3
4.津村	7.5	2.25	5.25	颗粒	4	4	2	10	3

【方解】 汉方五虎汤出自张仲景著《伤寒论》辨太阳病脉证并治第63条:"发汗后,不可更行桂枝汤。汗出而喘,无大热者,可与麻黄杏仁甘草石膏汤"。病因邪热壅肺、肺失宣降。麻黄四两(去节)、杏仁五十个(去皮尖)、甘草二两(炙)、石膏半斤(碎,绵裹)。以水七升,煮麻黄,减二升,去上沫,纳诸药,煮取二升,去滓,温服一升。麻杏甘石汤(麻黄、杏仁、甘草、石膏)润肺清热、平咳止喘,加清肺泄热、降气平喘、退热镇咳的桑白皮,增强组方清热宣肺、平喘止咳作用。

【功能主治】 清宣肺热。邪热壅肺、发热喘急、烦渴、汗出、苔黄、脉数。

【临床应用】 炙麻黄3~6 g、杏仁4~8 g、甘草3~5 g、生石膏10~15 g、桑白皮6~10 g、细辛2 g,痰多加竹茹、瓜蒌,哮甚加白芥子,咳甚加紫菀、冬花,寒热往来加黄芩、鱼腥草,一日一剂,水煎服,七天一疗效,治小儿哮喘90例(吴冬芳)。

麻黄9 g、杏仁4.5 g、甘草6 g、嫩茶3 g、生石膏30 g、生姜3 g,浓缩提取制备为颗粒冲剂,治非典(杨巨奎)。

【经方换算量】 麻黄15 g、杏仁15 g、甘草10 g、石膏30 g、桑白皮10 g。

【汉方适应证】 剧咳、支气管哮喘。

【汉方规格及用法用量】 2.5 g袋装颗粒剂,片剂;空腹(饭间),2.5 g(成人)/次,2~3次/日。

【汉方添加剂】(明细表/剂型)

1.乳糖、玉米淀粉、结晶纤维素、硅酸铝镁、羧甲基纤维素钙、硬脂酸镁、甲基纤维素、二氧化钛、铝色淀。

2～3. 日本药典硬脂酸镁、结晶纤维素、乳糖、含水二氧化硅。

4. 日本药典轻质无水硅酸、硬脂酸镁、乳糖。

【汉方不良反应】 失眠、多汗、心动过速、心悸、体乏、亢奋、食欲不振、胃部不适、恶心、呕吐、软便、下痢、排尿困难。偶发少尿、脸及四肢肿、眼睑下垂、手僵(假醛固酮增多症);体乏、手脚无力或痉挛或麻木(肌肉疾病)。

【解说】 五虎汤(婴幼儿)哮喘方,证属肺热壅盛、肺气上逆[1],见身热不解、有汗或无汗、咳逆气急、汗出而喘、心烦、口干口渴、小便短赤、甚或鼻扇、舌红苔黄、脉浮滑而数。治则清散肺热、平喘。宜肺中热盛、哮喘实证[2-4]。用于婴幼儿咳喘、小儿肺炎喘嗽(风热闭肺症)、小儿热性哮喘、小儿支气管肺炎(风热闭肺症)、小儿暑热症、支气管哮喘、急性肺损伤、发热咳嗽、外感发热。

汉方五虎汤由麻杏甘石汤加桑白皮组成,加强了原方的解热作用,用方以有体力,咳嗽甚、发热、干咳喘鸣、汗出口渴、呼吸困难、脉滑数为目标,用于支气管喘息、急性支气管炎、慢性支气管炎、老龄支气管哮喘、小儿支气管哮喘。

【附注】 五虎汤方出自(南宋)杨士瀛著《仁斋直指方论》卷八,《仁斋直指方论·附遗》:"痰气喘急。麻黄七分,杏仁(去皮尖)一钱,甘草四分,细茶(炒)八分,石膏一钱五分。上㕮咀,水煎。治外感风寒、内蕴痰热、痰气喘急、咳嗽。"

【参考文献】

[1]陈明.《伤寒论》麻杏甘石汤证再认识[J]. 中医杂志,2016,57(20):1785-1787

[2]李子明,等. 陈慧教授麻杏甘石汤儿科临床应用举隅[J]. 河北中医,2020,42(12):1880-1883

[3]孙清桥,等. 麻杏甘石汤加减联合抗生素治疗支气管肺炎临床观察[J]. 河北中医,2019,41(9):1380-1383

[4]杨力强. 麻杏甘石汤病证析疑[J]. 广西中医学院学报,2008,11(2)1-2

44 五积散

【原名】 五积散(理伤续断方)。

【异名】 催生汤(医方类聚卷二二九引简易方)、异功五积散(医方类聚卷五十六引管见大全良方)、熟料五积散(医方类聚)、百病无忧散、调中健胃汤(郑氏家传女科万金方卷一)。

【商品名】 五积散酒,五积散免煎颗粒。汉方组成明细见表44-1。

【方解】 汉方五积散出自(宋)陈师文等辑《太平惠民和剂局方》伤寒门·五积散:"调中顺气,除风冷,化痰饮。治脾胃宿冷,胁腹胀痛,胸膈停痰,呕逆恶心;外感风寒,内伤生冷,心腹痞闷,头目昏痛,肩背拘急,肢体怠惰,寒热往来,饮食不进;妇人气血不调,心腹撮痛,经候不匀,或经闭不通,难产及胎死腹中,并宜服之。"病因伏寒于络,寒邪凝滞。白芷、川芎、甘草(炙)、茯苓(去皮)、当归(去芦)、肉桂(去粗皮)、芍药、半夏(汤洗七次）各三两，陈皮（去白）、枳壳（去瓤炒）、麻黄（去根、结）各六两，苍术（米泔浸、去皮）二十四两，桔梗（去芦头）十二两，干姜、厚朴（去粗皮）各四两。除肉桂、枳壳别为粗末外，余十三味共为粗末，慢火炒令色转，摊冷，次入桂、枳壳末令均，每服三钱，水一盏半，入生姜三片，煎至一中盏，去滓，稍热服。麻黄、桂枝解表散寒，甘草和中止痛，苍术、厚朴祛湿，陈皮、半夏降逆气、除痰，川芎、当归、姜、白芷入血祛寒湿，枳壳、桔梗开散气机、利胸膈，茯苓健脾宁心。

表44-1 汉方组成明细

序号及厂家名	制剂量（g·日$^{-1}$）	浸膏量（g·日$^{-1}$）	添加剂/g	剂型/适应证	生药组成/g																		
					茯苓	苍术	白术	陈皮	半夏	当归	芍药	川芎	厚朴	白芷	枳壳	枳实	桔梗	干姜	姜	桂皮	麻黄	大枣	甘草
1.津村	7.5	4	3.5	颗粒/Ⅰ	2	3	—	2	2	2	1	1	1	1	—	1	1	—	1	1	1	1	1
2.帝国汉方制药	7.5	3.12	4.38	颗粒/Ⅰ	2	—	3	2	2	2	1	1	1	1	—	1	1	1	0.3	1	1	1	1
3.帝国制药	7.5	3.12	4.38	颗粒/Ⅰ	2	—	3	2	2	2	1	1	1	1	—	1	1	1	0.3	1	1	1	1
4.小太郎汉方制药	9	5.5	3.5	细粒/Ⅱ	2	2	2	2	2	2	1	1	1	1	1	—	1	1	0.3	1	1	1	1

【功能主治】 散寒祛湿、理气活血、化痰消积。

【临床应用】 苍术、枳壳、陈皮、半夏、桔梗、川芎、白芍、白芷、川朴、桂枝各6 g，茯苓、当归各9 g，麻黄、淡干姜、甘草各3 g，二剂，治腰痛（潘梅月）。

白芷、川芎、炙甘草、茯苓、当归、肉桂、芍药、半夏各3 g，麻黄、陈皮、枳壳各6 g，苍术24 g，桔梗12 g，干姜、生姜、厚朴各5 g，煎法如方解，连服三个月，一日一剂，晚餐三十分钟后服，预防寒湿体质结直肠息肉术后复发50例（刘智勇）。

炒苍术40 g、桔梗18 g、麻黄15 g、炒枳壳15 g、厚朴12 g、干姜12 g、半夏9 g、茯苓15 g、炙甘草9 g、白芷9 g、当归9 g、白芍9 g、川芎9 g、肉桂9 g，免煎颗粒每日一剂，水冲服，疗程二个月，治寒湿郁滞、脾胃湿热型寻常性痤疮30例（马玉美）。

【经方换算用量】 白芷、川芎、甘草（炙）、茯苓（去皮）、当归（去芦）、肉桂（去粗皮）、芍药、半夏（汤泡）各90 g，陈皮（去白）、枳壳（去瓤炒）、麻黄（去根、节）各180 g，苍术720 g，桔梗360 g，干姜、厚朴各120 g。用法同【方解】。

【汉方适应证】（明细表/剂型）

Ⅰ慢性、症状不明显者慢性胃肠炎、腰痛、神经痛、关节痛、经痛、头痛、冷症、更年期障碍、感冒。

Ⅱ寒症、易疲劳型肠胃弱者胃炎、胃乏力、胃下垂、坐骨神经痛、风湿、妇科功能障碍、脚气。

【汉方规格及用法用量】 2.5 g袋装颗粒剂；空腹（饭间），2.5 g（成人）/次，2～3次/日。

【汉方添加剂】（明细表/序号）

1.日本药典硬脂酸镁、乳糖。

2～3.乳糖、结晶纤维素、硬脂酸镁。

4. 硬脂酸镁、玉米淀粉、乳糖、普鲁兰多糖、硅酸铝镁。

【汉方不良反应】 发疹、发红、发痒、失眠、多汗、心动过速、悸动、体乏、亢奋、食欲不振、胃部不适、恶心、呕吐、下痢、排尿困难。偶发少尿、脸及四肢肿、眼睑下垂、手僵(假醛固酮增多症);体乏、手脚无力或痉挛或麻木(肌肉疾病)。

【解说】 五积散解表温里方,证属寒凝气滞,见脾胃宿冷,腹胁胀痛,胸膈停痰,呕逆恶心,或外感风寒,内伤生冷,心腹痞闷,头目昏痛,肩背拘急,肢体怠惰,及妇人血气不调,月经不调或闭经不通,舌苔白腻而滑,脉象弦紧[1-3]。治则辛散宣通、温里散寒、健脾化痰、行气导滞、养血活血。宜寒、湿、气、血、痰瘀积致症,亦宜辨证属寒湿之相应病症[3-5]。用于类风湿关节炎、类风湿性关节炎活动期、肩周炎(冻结肩)、强直性脊柱炎(针灸)、坐骨神经痛、风寒型感冒、顽固性呃逆、慢性肠炎、慢性腹痛、功能性消化不良上腹痛综合征寒凝气滞证、寒湿体质结直肠息肉复发、痰湿内阻型非酒精性脂肪性肝炎、痰瘀互结型2型糖尿病合并甲状腺结节、脾虚痰湿型多囊卵巢综合征、痰湿型多囊卵巢综合征不孕症、多囊卵巢综合征合并不孕症、抗精神病药物致痰湿型闭经。

汉方五积散用方以体力中等者腰冷痛、腰股挛急、上热下寒、小腹痛、下肢痛、贫血、更年期障碍、恶寒、恶心呕吐为目标,适于脾胃虚损、寒湿所伤的各种病症,用于急慢性胃肠炎、神经痛、风湿、脚气、半身不遂、头痛上火、颈肩凝、关节痛、寒湿型腰痛、小腹痛、下肢冷(痛)、坐骨神经痛、重症肌无力、顽固性呃逆、月经不调(困难)等。

【附注】 五积散源自(唐)蔺道人著《仙授理伤续断秘方》医治整理补接次第口诀五积散。五积形成以寒为首,治寒积为主的食积、气积、血积、痰积,(清)凌奂著《本草害利》:"伤寒者,伤于寒也,是为阴伤阳,当助其阳,治以辛温。"本方证表实者重用麻黄、白芷;表虚自汗勿用;里寒者重用干姜、桂枝;血分病者重用当归、赤芍、川芎[3]。

【参考文献】

[1]娄卫海. 从寒湿论治掌跖脓疱病及五积散在其治疗中的应用[J]. 北京中医药,2019,38(5):459-462

[2]曹彦,等.《局方》五积散在青藏高原临床应用举隅[J]. 现代中医药. 2021,41(6):53-56

[3]郑浩迪,等.《局方》五积散新论[J]. 浙江中医药大学学报,2013,37(4):383-384,387

[4]华科虎. 五积散临床实证[J]. 中国社区医师,2020,36(10):98,100

[5]张晋冀,等. 基于伏寒理论探析五积散方证[J]. 四川中医,2018,36(8):11-13

45 牛车肾气丸

【异名】 金匮加减肾气丸(保婴撮要卷五)、加味八味丸(医学入门卷七)、肾气丸(医方集解. 补养之剂)、金匮肾气丸(冯氏锦囊秘录卷十一)、济生肾气丸(张氏医通卷十六)、资生肾气丸(金鉴卷二十七)。

【商品名】 济生肾气丸、金贵肾气丸。汉方组成明细见表45-1。

表45-1 汉方组成明细

序号及厂家名	制剂量（g·日⁻¹）	浸膏量（g·日⁻¹）	添加剂/g	剂型/适应证	生药组成/g									
					地黄	山茱萸	山药	泽泻	茯苓	牡丹皮	桂皮	附子粉	牛膝	车前子
津村	7.5	4.5	3	颗粒	5	3	3	3	3	3	1	1	3	3

【方解】 汉方牛车肾气丸出自（南宋）严用和著《济生方》水肿门加味肾气丸："治肾虚腰重脚肿，小便不利。"（清）张璐著《张氏医通》卷十六："此本《金匮》肾气方中诸药，各减过半，惟桂、苓二味仍照原方，为宣布五阳，开发阴邪之专药。更加牛膝、车前，为太阳、厥阴之向导，以肝为风木之脏，凡走是经之药，性皆上升，独牛膝通津利窍，下走至阴；车前虽行津液之府，而不伤犯正气，故《剂生方》用之。"病因肾阳不足、水湿内停。附子（炮）二个，白茯苓、泽泻、山茱萸（取肉）、山药（炒）、车前子（酒蒸）、牡丹皮（去木）各一两，官桂（不见火）、川牛膝（去芦、酒浸）、熟地黄各半两。上为细末，炼蜜为丸，如梧桐子大。每服七十丸，空心米饮送下。附子温补肾阳，官桂温肾助膀胱气化，泽泻、车前子利水渗湿，茯苓、山药益气健脾，熟地黄滋补肾阴，山茱萸补精助阳，牛膝滋补肾阴，丹皮寒凉清泄。

【功能主治】 温肾化气，利水消肿。肾阳虚水肿、下肢浮肿、腰重、乏尿。

【临床应用】 济生肾气丸（小蜜丸）口服，3～6岁，每次6 g；7～11岁，每次9 g，1日2次，治小儿神经性尿频脾肾气虚型40例（王凯莉）。

肉桂3 g、附片3 g、熟地黄10 g、山萸肉10 g、炒山药30 g、泽泻10 g、茯苓30 g、牡丹皮10 g、车前子20 g、川牛膝20 g，七付，水煎服，治特发性水肿（卢跃卿）。

附子5 g、桂枝5 g、熟地黄30 g、茯苓15 g、泽泻15 g、山药20 g、山茱萸20 g、牡丹皮15 g、牛膝15 g、车前子20 g，一日一剂，水煎取汁300 ml，早晚服，二周一疗程，服四疗程，治中心性浆液性脉络膜视网膜病变158例（王跃进）。

【经方换算量】 附子（炮）15 g，白茯苓、泽泻、山茱萸（取肉）、山药（炒）、车前子（酒蒸）、牡丹皮（去木）各30 g，官桂（不见火）、川牛膝（去芦、酒浸）、熟地黄各15 g。

【汉方适应证】 易疲劳、四肢冷、少尿、尿频、口渴者腰痛、下肢痛、麻木、翳子、瘙痒、排尿困难、尿频、浮肿。

【汉方规格及用法用量】 2.5 g袋装颗粒剂；空腹（饭间），2.5 g（成人）/次，2～3次/日。

【汉方添加剂】 日本药典硬脂酸镁、乳糖、蔗糖脂肪酸酯。

【汉方不良反应】 发疹、发红、瘙痒、食欲不振、胃部不适、恶心、呕吐、腹胀、腹痛、下痢、便秘、心悸、上火、舌木。偶现干咳发热、气喘、呼吸困难（间质性肺炎）；体乏、肤色及眼珠发黄（肝功能障碍）。

【解说】 加味肾气丸肾阳虚水肿方，证属肾虚水肿，见脾肾大虚、肚腹胀大、痰饮咳喘、畏寒肢冷、腰膝酸重、四肢浮肿，小便不利，大便溏黄，治则温肾化气，健脾利湿[1-2]。宜肾阳不足、精不化气、水湿内停致症。用于慢性肾衰竭、老年急性肾衰竭、儿童肾病综合征、脾肾阳虚性慢性肾小球肾炎、心肾综合征、阴阳两虚型2型糖尿病、阴阳两虚糖尿病肾病、脾肾两虚型糖尿病视网膜病变、糖尿病神经源性膀胱、糖尿病周围神经病变、肾虚湿热瘀阻型前列腺增生、肾虚血瘀证前列腺增生、阳虚质良性前列腺增生、肾阳亏虚型良性前列腺增生症、老年前列腺肥大、老年前列腺肥大尿潴留(肾虚型)、尿感后尿频症、尿毒症、水肿、肾阳虚型产后压力性尿失禁、绝经后骨质疏松症、老年痴呆、抑郁症肾虚肝郁型、狼疮性肾炎、创伤后应激障碍、特发性矮小症、甲状腺功能减退、肾阳虚型腰椎间盘突出症、大疱性类天疱疮、肾气不足型肾结石。

汉方牛车肾气丸用方以体力差者或老龄者疲劳倦怠、腰膝酸痛、腰及下肢冷、四肢乏力、口渴、阳痿、麻木、耳鸣、浮肿、尿少、夜尿频多为目标,用于老龄尿频、老龄轻度浮肿,老年隐形心功能低下、脑血管病伴偏瘫、老年白内障、耳鸣、皮肤干燥发痒、糖尿病性肾病、糖尿病性神经损害、糖尿病神经功能障碍、糖尿病性末梢神经障碍、糖尿病性视网膜病变、糖尿病性角膜损害、男性原发性不育、原发性生精功能障碍、少精症、阳痿、性功能障碍、腰部椎管狭窄性腰痛、下肢痛、肝硬化疼痛性肌痉挛、更年期骨质疏松。可改善老人体力、肌力下降,减轻膀胱充盈感。胃肠弱者慎用。

【附注】 严用和创加味肾气丸出自《金匮》肾气丸,习称济生肾气丸。《金匮》肾气丸由"干地黄八两、薯蓣四两、山茱萸四两、泽泻三两、茯苓三两、牡丹皮三两、桂枝一两、附子(炮)一两"组成,用于肾气虚弱证;肾气丸与加味肾气丸均可用于肾阳不足的水肿证,而加味肾气丸温阳利水更专于水湿内停之水肿证(水湿泛溢、阴盛阳微)。

【参考文献】

[1]季原,等.解读成药金匮肾气丸与济生肾气丸[J].中华中医药杂志,2011,26(8):1714-1716

[2]李安祥,等.解读金匮肾气丸及其成药的演变与应用[J].中医药通报,2020,19(2):18-20,23

46 吴茱萸汤

【异名】 茱萸汤(金匮要略卷中)、茱萸人参汤(三因卷十一)、三味参萸汤(医学入门卷四)、参萸汤(医学入门卷七)、四神煎(仙拈集卷一)、吴萸汤(方症会要卷三)。

实验中吴茱萸汤治偏头痛。汉方组成明细见表46-1。

表46-1 汉方组成明细

序号及厂家名	制剂量($g \cdot 日^{-1}$)	浸膏量($g \cdot 日^{-1}$)	添加剂/g	剂型/适应证	生药组成/g			
					吴茱萸	大枣	人参	姜
1.康和制药	6	2.8	3.2	细粒/Ⅰ	4	3	3	1.5
2.大杉制药	6	2.8	3.2	细粒/Ⅰ	4	3	3	1.5
3.太虎精堂制药	7.5	3.55	3.95	颗粒/Ⅰ	3	4	2	1.5
4.小太郎汉方制药	7.5	4.5	3	细粒/Ⅱ	3	4	2	1
5.津村	7.5	2.25	5.25	颗粒/Ⅲ	3	4	2	1.5

【方解】 汉方吴茱萸汤出自(汉)张仲景著《伤寒论》辨阳明病脉证并治第243条:“食谷欲呕者,属阳明也,吴茱萸汤主之。”《伤寒论》辨少阴病脉证并治第309条:“少阴病,吐利,手足逆冷,烦躁欲死者,吴茱萸汤主之。”《伤寒论》辨厥阴病脉证并治第378条:“干呕,吐涎沫,头痛者,吴茱萸汤主之。”病因肝寒犯胃、浊阴上逆。吴茱萸一升(洗),人参三两,生姜六两(切),大枣十二枚(擘)。上四味,以水七升,煮取二升,去滓,温服七合,日三服。吴茱萸祛胃寒湿、温暖肝肾、降逆止呕,生姜温胃祛寒、降逆止呕,人参、大枣补脾胃、益气生津。

【功能主治】 温里助阳散寒。肝胃虚寒,浊阴上逆。

【经方换算量】 吴茱萸9 g、人参9 g、生姜18 g、大枣16 g。

【临床应用】 吴茱萸12 g、人参12 g、大枣12 g、生姜24 g,一日一剂,水煎取300 ml,日服三次,每次100 ml,八周一疗程,治寒凝血瘀型无先兆偏头痛40例(李枝锦)。

吴茱萸9 g、党参12 g、生姜15 g、大枣10 g,水煎,一日一剂,温服三次,苔白腻湿盛加藿香、佩兰,伴胸胁胀加沉香曲、青皮,舌红、心烦热加川连、竹茹,久吐伤胃阴见口干加沙参、麦冬,治神经性呕吐68例(廖久兴)。

吴茱萸10 g、红参(另炖兑服)10 g、生姜30 g、大枣12 g,水煎,一日一剂,日服二次,六剂一疗程,治上消化道癌并发泛吐清涎证168例(牛占海)。

【汉方适应证】(明细表/剂型)

Ⅰ胸腹胀、四肢冷者头痛、头痛伴呕吐、打嗝。

Ⅱ头痛发冷、胃堵胃胀、恶心呕吐者打嗝、偏头痛、阵发性头痛、呕吐。

Ⅲ四肢发冷、体力中等者习惯性偏头痛、习惯性头痛、呕吐、脚气性心脏病。

【汉方规格及用法用量】 2.5 g袋装颗粒剂;空腹(饭间),2.5 g(成人)/次,2~3次/日。

【汉方添加剂】(明细表/序号)

1~2. 玉米淀粉、乳糖。

3. 日本药典乳糖、硬脂酸镁。

4. 硬脂酸镁、玉米淀粉、乳糖、普鲁兰多糖、硅酸铝镁。

5. 日本药典硬脂酸镁、乳糖。

【汉方不良反应】 发疹、荨麻疹、体乏。

【解说】 吴茱萸汤温里方,证属肝胃虚寒、浊阴上逆[1],见不能食、食后欲吐、呕吐吞酸,或干呕、胃冷腹痛、头痛胁胀、畏寒、手足逆冷、胸满下利、烦躁不宁、舌淡苔白滑、脉沉弦或迟[2]。治则温胃祛饮[3]。宜肝胃虚寒、寒邪犯胃、浊阴上逆致症。用于脾胃虚寒型胃痛、糖尿病性胃轻瘫、头顶痛、偏头痛、血管痉挛性头痛、厥阴肝寒型顽固性头痛、眩晕症、耳源性眩晕、闪辉性暗点、美尼尔氏症、化疗致迟发性呕吐、晚期胃癌呕吐、神经官能症、高血压。

汉方吴茱萸汤用方以胸胁逆满、呕吐、恶心、打嗝、胃痛、头痛、烦躁、胃部重压感、或心下部胀满、胃部拍水音、脉沉细迟为目标,用于头痛、偏头痛、反复性头痛、血管性头痛、凉寒头痛、肩颈酸痛、神经痛、腹痛、经痛、易倦。可取代治头痛而刺激胃肠的西药,可预防头痛反复发作,治偏头痛甚效。

【附注】 本方主症为头痛、眩晕伴呕吐、烦躁或脘腹疼痛(腹痛腹泻、呕吐),应用时多在原方上随症加用祛湿温里、行气活血药。

【参考文献】

[1]路琼琼,等.吴茱萸汤方证初探[J].辽宁中医杂志,2021,48(8):81-83

[2]徐凤凯,等.吴茱萸汤证治探析[J].浙江中医药大学学报,2020,44(11):1140-1142

[3]冯世纶.胡希恕讲伤寒杂病论[M].北京:中国中医药出版社,2018.12

47　五淋散

【商品名】 五淋散胶囊。汉方组成明细见表47-1。

表47-1　汉方组成明细

序号及厂家名	制剂量（g·日$^{-1}$）	浸膏量（g·日$^{-1}$）	添加剂/g	剂型/适应证	生药组成/g										
					茯苓	当归	黄芩	甘草	芍药	栀子	地黄	泽泻	木通	滑石	车前子
1.津村	7.5	5	2.5	颗粒	6	3	3	3	2	2	3	3	3	3	3
2.东洋药行	6	3.6	2.4	细粒	6	3	3	3	2	2	—	—	—	—	—

【方解】 汉方五淋散出自(清)孙伟著《良朋汇集》卷二,(清)陈修园著《医学实在易》:"五淋者,小便短数,淋沥不断,茎中痛,皆膀胱之气不化,三焦之决渎不行所致,宜五淋散主之。"(清)吴谦著《医宗金鉴》:"血淋者,盖因心热伤于血分,热气传入于胞,日久则尿血同出,遂成血淋,茎中不时作痛,须以小蓟饮子治之,若茎中痛甚者,五淋散主之。"病因湿热蕴结,肝郁气滞,脾虚气陷。赤茯苓六钱,当归五钱,生地、泽泻、条芩各一钱,生甘草、木通各五钱,赤芍药、车前子、滑石、山栀各一两。锉散,作五剂。水二钟,煎八分,空腹服。滓再煎服。栀子清三焦郁热,当归、赤芍养血行血通络,赤茯苓渗湿,生地滋肾养阴、解下焦阴虚热盛,木通、车前子、滑石、牛膝清热利水通淋,黄芩清热燥湿、泻火解毒,甘草泻火解毒、缓急止痛、调和诸药。

【功能主治】 清热利湿、泻火通淋,淋证。肺气不足、膀胱有热、水道不通、淋沥不出,或尿如豆汁,或如砂石,或冷淋如膏,或热淋尿血。

【临床应用】 栀子、赤苓、当归、赤芍、黄芩各12 g,生地15 g,泽泻12 g,车前子、滑石各15 g,木通12 g,甘草3 g,热淋热甚倍生地,便秘加大黄,血淋合小蓟饮子,石淋加金钱草、海金砂,治热淋30例(韩景荣)。

当归12 g、赤芍15 g、葶苈子12 g、黄芩12 g、川木通6 g、炒栀子9 g、车前子15 g、竹叶9 g、滑石15 g、冬葵子15 g、炙甘草9 g、茯苓15 g,血尿重加大、小蓟各6 g,小便涩痛甚加白花蛇舌草15 g、石苇15 g、土茯苓15 g,腰酸加女贞子15 g、旱莲草15 g,心烦加百合15 g,梦多加牡丹皮12 g、丹参15 g,胃寒加生姜12 g,水煎服,一日一剂,早晚服,三天一疗程,治急性尿路感染60例(段传皓)。

【经方换算量】 赤茯苓18 g、当归15 g，生地、泽泻、条芩各3 g，生甘草、木通各15 g，赤芍药、车前子、滑石、山栀各15 g。

【汉方适应证】 尿频、尿痛、尿不尽。

【汉方规格及用法用量】 2.5 g袋装颗粒剂；空腹（饭间），2.5 g（成人）/次，2～3次/日。

【汉方添加剂】（明细表/序号）

1. 日本药典硬脂酸镁、乳糖。

2. 玉米淀粉。

【汉方不良反应】 食欲不振、胃部不适、恶心、呕吐、下痢。偶发干咳、发热、气喘、呼吸困难（间质性肺炎）；少尿、脸及四肢肿、眼睑下垂、手僵（假醛固酮增多症）；体乏、手脚无力或痉挛或麻木（肌肉疾病）；反复性腹痛、便秘、下痢、腹胀（肠系膜静脉硬化症）。

【解说】 丹溪曰："淋虽有五，皆属于热。"五淋散淋证方，属湿热淋证，见水道不通，淋沥不尽、尿少次频，脐腹急痛，作止有时，劳倦即发，或尿如豆汁，或尿有砂石，或尿淋如膏，或热淋尿血、尿涩痛。治则宣通清利。宜肾气不足，热结膀胱致症[1-2]。用于泌尿系感染、尿道综合征、热淋、前列腺术后并发症、（下焦瘀热尿血日久）肾性尿血，对尿道炎甚效。

汉方五淋散用方以体力中等或偏下者四肢冷、排尿困难，因罹患慢性尿道炎致尿频、尿不尽、尿痛等为目标，用于淋症及慢性膀胱炎、前列腺炎、频尿、急（慢）性尿道炎、尿路结石、肾盂肾炎。

【附注】 五淋散（赤茯苓、当归、生甘草、赤芍、栀子仁）出自《局方》，治五淋。与《良朋汇集》五淋散方几乎相同的加味五淋散出自《医宗金鉴》卷四十六，是在《局方》五淋散基础上合导赤散（木通、生地黄、生甘草梢、竹叶）加黄芩、泽泻、车前子、滑石而成，重在清热利水。栀、芩通上焦之气，甘草调中焦之气，归、芍安下焦之气。

【参考文献】

[1]韩景荣.应用加味五淋散治疗琳证[J].河南中医，1981，5:40-41

[2]黄建源.试谈"五淋"及"五淋散"[J].中医杂志，1957，12:628-630，627

48 五苓散

【异名】 猪苓散（太平圣惠方卷九）、五苓汤（宣明论卷五）、生料五苓散（直指卷五）、五苓饮子（朱氏集验方卷二）。

【商品名】 五苓散。汉方组成明细见表48-1。

【方解】 汉方五苓散出自（汉）张仲景著《伤寒论》辨太阳病脉证并治第71条："太阳病，发汗后，大汗出，胃中干，烦躁不得眠，欲得饮水者，少少与饮之，令胃气和则愈。若脉浮，小便不利，微热消渴者，五苓散主之。"《伤寒论》辨太阳病脉证并治第74条："中风发热，六七日不解而烦，有表里证，渴欲饮水，水入则吐者，名曰水逆，五苓散主之。"病因脾肺失司，三焦不利。猪苓（去皮）十八铢、泽泻一两六铢、茯苓十八铢、白术十八铢、桂枝（去皮）半两。捣为散，以白饮和服方寸匕，日三服，多饮暖水，汗出愈。茯苓、猪苓、泽泻导水下行、通利小便，白术、茯苓健脾利湿，桂枝辛温、通阳化气、行水解表。

表48-1 汉方组成明细

序号及厂家名	制剂量(g·日$^{-1}$)	浸膏量(g·日$^{-1}$)	添加剂/g	剂型/适应证	生药组成/g				
					泽泻	猪苓	茯苓	白术	桂皮
1. 客乐谐制药	6	2	4	细粒/Ⅰ	5	3	3	3	2
2. 客乐谐药品	6	2	4	细粒/Ⅰ	5	3	3	3	2
3. 大峰堂药品工业	5.94(18片)	2.3	3.64	片剂/Ⅰ	5	3	3	3	2
4. 客乐谐药品	5.94(18片)	2.3	3.64	片剂/Ⅰ	5	3	3	3	2
5. JPS制药	7.5	2.4	5.1	颗粒/Ⅰ	6	4.5	4.5	4.5苍术	3
6. 大杉制药	7.5	2.4	5.1	颗粒/Ⅰ	6	4.5	4.5	4.5苍术	3
7. 康和药通	4.5	2.25	2.25	细粒/Ⅰ	6	4.5	4.5	4.5	3
8. 大杉制药	4.5	2.25	2.25	细粒/Ⅰ	6	4.5	4.5	4.5	3
9. 太虎经堂制药	6	3.14	2.86	颗粒/Ⅰ	6	4.5	4.5	4.5	3
10. 帝国汉方制药	7.5	1.69	5.81	颗粒/Ⅰ	5	3	3	3	2
11. 帝国制药	7.5	1.69	5.81	颗粒/Ⅰ	5	3	3	3	2
12. 东洋药行	6	3	3	细粒/Ⅰ	5	3	3	3	2桂枝
13. 本草制药	5	0※		颗粒/Ⅰ	0.8 泽泻粉	0.6 猪苓粉	0.6 茯苓粉	0.6 苍术粉	0.4 桂皮粉
14. 松浦药业	4.5	2.4	2.1	颗粒/Ⅰ	5	3	3	3	2
15. 小太郎汉方制药	6	3.2	2.8	细粒/Ⅱ	6	4.5	4.5	4.5	2.5
16. 三和生药	7.5	3.8	3.7	细粒/Ⅲ	6	4.5	4.5	4.5	3
17. 津村	7.5	2	5.5	颗粒/Ⅳ	4	3	3	3苍术	1.5

※非浸膏制剂，生药粉剂(3 g/日)。

【功能主治】 开结利水、化气回津。外有表证、内停水湿、头痛发热、烦渴欲饮、水如即吐、小便不利、苔白脉浮者。

【临床应用】 茯苓20 g，猪苓、泽泻各15 g，白术12 g，桂枝9 g，呕吐甚加姜半夏9 g、竹茹10 g，耳堵耳鸣加远志9 g、石菖蒲10 g，烦躁加煅龙骨、煅牡蛎各30 g，一日一剂，水煎取300 ml，早晚温服，疗程七天，治梅尼埃病63例(林书阳)。

茯苓12 g、泽泻15 g、猪苓10 g、白术12 g、桂枝6 g，水煎，分二次饭后一小时服，一日一剂，连服七天，治膝关节镜术后关节肿胀60例(陈建敏)。

茯苓18 g、泽泻30 g、猪苓18 g、白术18 g、桂枝12 g，水煎取汁300 ml，早晚二次服，连服一个月，治水湿内停证肾病综合征34例(冯波)。

【经方换算量】 猪苓9 g，泽泻15 g，茯苓9 g，桂枝6 g，白术9 g，面汤和服方药6 g。

【汉方适应证】(明细表/剂型)

Ⅰ口渴、少尿、恶心、呕吐、腹痛、头痛、浮肿者水泻、急性胃肠炎(里急后重勿用)、中暑、头痛、浮肿。

Ⅱ口干、补水尿少,头痛、头重、头汗、恶心、呕吐、浮肿者急性胃肠炎、婴幼儿下痢、宿醉、中暑、黄疸、肾炎、肾病变、膀胱炎。

Ⅲ口渴、眩晕、头痛、浮肿者急性胃肠炎、恶心、肾病变。

Ⅳ口渴、少尿者浮肿、肾病变、宿醉、急性胃肠炎、下痢、恶心、呕吐、眩晕、胃积水、头痛、尿毒症、中暑、糖尿病。

【汉方规格及用法用量】 2.5 g袋装颗粒剂,片剂;空腹,2.5 g(成人)/次,2~3次/日。

【汉方添加剂】(明细表/以津村等为例)

16. 乳糖、玉米淀粉、结晶纤维素、预胶化淀粉、轻质无水硅酸。

17. 日本药典硬脂酸镁、乳糖。

【汉方不良反应】 发疹、发红、发痒、体乏。

【解说】 五苓散治水方,属太阳蓄水证[1],见小便不利、烦渴、发热、食欲减退、水肿、腹胀、恶心呕吐、泄泻、恶寒、头晕、神疲,苔白舌淡,脉浮或数。治则温阳化气、通里达表、逐内外水饮。宜水饮内停、气化不利、输布失常致症[1-7]。治疗不同程度水肿、风湿病、关节炎、肾病以及肝硬化腹水等与水液代谢异常相关的疾病。如慢性心力衰竭、充血性心力衰竭、肾病综合征、肺肾气虚证慢性肾小球肾炎、系膜增生性肾小球肾炎、肾绞痛、早期肾功能不全、慢性肾小球肾炎蛋白尿、对比剂肾病、肾性水肿、早期糖尿病肾病水肿、脑水肿、脑外伤中度脑水肿、重症颅脑损伤脑水肿、基底核区出血后脑水肿、脑转移瘤脑水肿、特发性正常颅压脑积水(脑室腹腔分流术)、胸腔积液、钙离子拮抗剂致踝部水肿、创伤性皮下积液、功能性水肿、特发性水肿、晚期癌性腹水(化疗)、肝硬化腹水、肝硬化门脉高压、中风后尿潴留(针刺)、肛肠术后尿潴留、脊髓损伤后尿潴留(腹部推拿)、宫颈癌根治术后尿潴留、混合痔术后尿潴留(热敏灸)、糖尿病性尿潴留尿失禁、神经源性膀胱(针刺)、脊髓损伤后神经源性膀胱功能障碍(电针)、膀胱过度活动症(尿急)、良性前列腺增生症术后、老年性前列腺炎、腰椎间盘突出症(推拿)、类风湿关节炎、脾阳亏虚型痛风(五苓散研末贴敷)、膝关节创伤性滑膜炎、高血压、高脂血症、痰湿内阻型高脂血症、眩晕、水湿内停型眩晕、血管扩张性头痛、梅尼埃综合征、美尼尔氏病、突发性耳聋、中心性浆液性脉络膜视网膜病变、脱水症、脱水型妊娠剧吐、慢性功能性腹泻、脾虚型泄泻(针灸)、小儿秋季腹泻、小儿迁延性腹泻、小儿病毒性肠炎、婴幼儿轮状病毒肠炎、小儿神经性尿频、儿童自闭症谱系障碍(穴位贴敷)、痰湿内阻型非酒精性脂肪性肝、抗精神病药物致痰湿型肥胖、脾虚痰湿型单纯性肥胖症、痰浊内阻证老年肥胖代谢综合征、尿结石(加味)、血尿。

汉方五苓散用方以头痛、恶心呕吐、眩晕、腹痛、下痢、浮肿、多伴胸腹振水音、脉浮或脉数者之口渴、小便不利为目标,用于口腔干燥症、消化系统、神经系统、循环系统病症。如三叉神经痛、长期顽固性头痛、偏头痛、美尼尔症、头重肩凝、心功能不全、慢性肾炎、肾病综合征、胃炎、肝炎、肝硬化、肠炎、尿频夜尿痛痒、关节痛、粟起症、小儿呕吐(灌肠)、特应性皮炎、汗腺瘤、水痘、慢性葡萄膜炎、滤泡性结膜炎、慢性青光眼眼压高。

【附注】 五苓散利尿作用强于噻嗪类、呋塞米、乙酰唑胺等。

【参考文献】

[1]李亚欢,等.《伤寒论》五苓散证病位及病机探析[J].环球中医药,2017,10(9):1093-1094

[2]崔姗姗,等.陈明对《伤寒论》五苓散证的解读及运用.中医学报,2018,33(12):2333-2336

[3]程锴,等.《伤寒论》五苓散证的再辨析.中医药导报,2021,27(11):158-161

[4]胡霞,等.五苓散在神经重症并发水液代谢障碍治疗中的应用进展[J].陕西中医,2021,42(11):1648-1651

[5]杨新栎,等.从病机探讨五苓散的适用病症[J].河北中医药学报,2021,26(5):10-12

[6]王玉兰,等.基于数据挖掘分析五苓散方证[J].河南中医,2021,41(9):1297-1300

[7]孙沐炎.五苓散临证思考[J].新中医,2021,53(11):12-14

49 柴陷汤

【原名】 柴陷汤(医学入门卷四)。

【异名】 柴胡陷胸汤(寒温条辨卷四)。汉方组成明细见表49-1。

表49-1 汉方组成明细

序号及厂家名	制剂量(g·日$^{-1}$)	浸膏量(g·日$^{-1}$)	添加剂/g	剂型/适应证	生药组成/g								
					柴胡	半夏	黄芩	大枣	人参	甘草	姜	栝楼子	黄连
1. 太虎精堂制药	7.5	4.86	2.64	颗粒/Ⅰ	7	5	3	3	3	2	1	3	1.5
2. 津村	7.5	5	2.5	颗粒/Ⅰ	5	5	3	3	2	1.5	1	3	1.5
3. 小太郎汉方制药	7.5	5	2.5	细粒/Ⅱ	5	5	3	3	2	1.5	0.8	3	1.5

【方解】 汉方柴陷汤出自(汉)张仲景著《伤寒论》小柴胡汤与小陷胸汤,(明)陶节庵著《伤寒六书》伤寒家秘的本卷之二:“伤寒结胸者,今人不分曾下与未下,便呼为结胸,便与枳桔汤,反成真结胸者有之。殊不知乃因下早而成,未经下者,非结胸也。乃表邪传至胸中,未入于腑者,虽满闷,尚为在表,正属少阳部分,只消小柴胡加枳、桔以治其闷。如未效,则以本方对小陷胸汤,一服豁然,其妙如神。”(清)俞根初著《重订通俗伤寒论》卷二:“柴胡陷胸汤,少阳证,胸膈痞满。”病因少阳枢机不利,中焦湿热阻滞。柴胡一钱、姜半夏三钱、小川连八分、苦桔梗一钱、黄芩一钱半、栝蒌仁(杵)五钱、小枳实一钱半、生姜汁四滴(分冲)。柴胡疏肝解郁,黄芩沉降解郁,半夏、生姜和胃降逆止呕,黄连泻火,瓜蒌清热涤痰、散结,桔梗祛痰宣肺,枳实降气消积、化痰散痞。

【功能主治】 疏表和中,结胸痞气初起有表,及水结、痰结、热结。寒热往来,胸膈痞满，按之疼痛，呕恶不食，口苦且黏，目眩，咳嗽痰稠。

【临床应用】 柴胡 18 g，黄芩 12 g，姜半夏、人参、生姜、大枣、炙甘草各 10 g，黄连 5 g，栝楼实 15 g，一日一剂，日服二次，开水冲服免煎颗粒，治痰热互结型非酒精性脂肪性肝炎 31 例（王晓丽）。

柴胡 10 g、姜半夏 9 g、黄芩 10 g、黄连 9 g、瓜蒌 15 g、桔梗 10 g、生姜 6 g、枳实 10 g，水煎服，一日一剂，早晚服，治肝胃郁热证慢性非萎缩性胃炎 50 例（和彪）。

柴胡 10 g、法半夏 10 g、黄连 3 g、黄芩 10 g、瓜蒌 10 g、丹参 15 g、生姜 3 g、甘草 6 g，一日一剂，水煎取汁 300 ml，早晚饭后服 150 ml，连服一月，治痰浊瘀阻型胸痹 66 例（周朝辉）。

【经方换算量】 柴胡 15 g、姜半夏 9 g、川连 6 g、苦桔梗 9 g、黄芩 9 g、括篓仁 15 g、枳实 9 g、生姜 10 g。

【汉方适应证】（明细表/剂型）

Ⅰ咳嗽、咳嗽胸痛。

Ⅱ胸痛、背痛、胸积水、胸胃堵胀、少尿、咳嗽、咳痰黏稠者支气管炎、支气管哮喘、肋膜炎胸痛。

【汉方规格及用法用量】 2.5 g 袋装颗粒剂；空腹，2.5 g（成人）/次，2～3 次/日。

【汉方添加剂】（明细表/序号）

1. 日本药典乳糖、硬脂酸镁。

2. 日本药典硬脂酸镁、乳糖、蔗糖脂肪酸酯。

3. 硬脂酸镁、玉米淀粉、乳糖、普鲁兰多糖、硅酸铝镁。

【汉方不良反应】 发疹、荨麻疹。偶发少尿、脸及四肢肿、眼睑下垂、手僵（假醛固酮增多症）；体乏、手脚无力或痉挛或麻木（肌肉疾病）。

【解说】 《重订通俗伤寒论》柴胡陷胸汤清热方，属少阳（气郁）痰热证，见少阳证具、胸膈痞满、按之痛、口苦咽干、舌红、苔黄腻，脉或弦或滑[1]。治则和解开降、疏肝理气、宽胸散结。宜痰热互结、气机不畅致症[2]。用于冠心病不稳定型心绞痛、冠心病心绞痛伴失眠（痰热瘀阻证）、冠状动脉粥样硬化心脏病、新型冠状病毒性肺炎、快速性室上性心律失常、小儿痰热闭肺型肺炎喘嗽（灌肠）、胃脘痛、胃食管反流病、功能性消化不良、肝胃郁热夹痰证肥胖 2 型糖尿病。

汉方用方以体力中等、咳甚、痰咳不尽、咳痰胸痛、胸胁苦闷、食欲不振、微热、脉眩滑数为目标，用于咳嗽、咳痰不尽、咳喘、胸痛有压迫感、支气管炎、肺炎、肋膜炎、咽炎、流感、感冒。

【附注】 俞根初等著、徐荣斋整理的《重订通俗伤寒论》柴胡陷胸汤（柴胡一钱、姜半夏三钱、川连八分、苦桔梗一钱、黄芩一钱半、栝蒌仁五分、小枳实一钱半、生姜汁四滴分冲），为小柴胡汤去人参、大枣、炙甘草，与小陷胸汤（黄连、半夏、瓜蒌）加枳实、桔梗组成，有疏肝理气、和解少阳、宽胸散结、清热化痰之功[2-3]。

【参考文献】

[1]刘慧慧，等. 程丑夫从少阳论治胸痹经验[J]. 中医杂志，2021，62(14)：1214-1217

[2]曾兰，等. 成肇仁教授运用柴胡陷胸汤经验[J]. 四川中医，2013，31(4)：12-13

[3]陈任跃,等.加减柴陷汤治疗冠心病心绞痛伴失眠30例临床观察[J].湖南中医杂志,2019,35(5):4-7

50 柴胡加龙骨牡蛎汤

【异名】 柴胡龙骨牡蛎汤(伤寒总病论卷三)。

实验中柴胡加龙骨牡蛎汤治抑郁症。汉方组成明细见表50-1。

表50-1 汉方组成明细

序号及厂家名	制剂量(g·日$^{-1}$)	浸膏量(g·日$^{-1}$)	添加剂/g	剂型/适应证	生药组成/g										
					柴胡	半夏	茯苓	桂皮	大枣	人参	龙骨	牡蛎	姜	大黄	黄芩
1. 大杉制药	7.5	3.4	4.1	颗粒/Ⅰ	5	4	3	3	2.5	2.5	2.5	2.5	1	1	2.5
2. 客乐谐制药	6	3.9	2.1	细粒/Ⅰ	5	4	3	3	2.5	2.5	2.5	2.5	0.8	1	2.5
3. 客乐谐药品	6	3.9	2.1	细粒/Ⅰ	5	4	3	3	2.5	2.5	2.5	2.5	0.8	1	2.5
4. 大峰堂药品	5.94(18片)	4.2	1.74	片剂/Ⅰ	5	4	3	3	2.5	2.5	2.5	2.5	0.8	1	2.5
5. 客乐谐药品	5.94(18片)	4.2	1.74	片剂/Ⅰ	5	4	3	3	2.5	2.5	2.5	2.5	0.8	1	2.5
6. JPS 制药	7.5	4.1	3.4	颗粒/Ⅰ	5	4	3	3	2.5	2.5	2.5	2.5	0.8	1	2.5
7. 康和药通	6	4	2	细粒/Ⅰ	5	4	3	3	2.5	2.5	2.5	2.5	1	1	2.5
8. 太虎精堂制药	6	4.47	1.53	颗粒/Ⅰ	5	4	3	3	2.5	2.5	2.5	2.5	0.8	1	2.5
9. 帝国汉方制药	9	4.33	4.67	颗粒/Ⅰ	5	4	3	3	2.5	2.5	2.5	2.5	1	1	2.5
10. 帝国制药	9	4.33	4.67	颗粒/Ⅰ	5	4	3	3	2.5	2.5	2.5	2.5	1	1	2.5
11. 本草制药	7.5	4	3.5	颗粒/Ⅰ	5	4	3	3	2.5	2.5	2.5	2.5	1	1	2.5
12. 松浦药业	6	2.9	3.1	颗粒/Ⅰ	5	4	3	3	2.5	2.5	2.5	2.5	0.8	1	2.5
13. 小太郎汉方制药	7.5	5	2.5	细粒/Ⅱ	5	4	3	3	2.5	2.5	2.5	2.5	0.7		2.5
14. 津村	7.5	4.5	3	颗粒/Ⅲ	5	4	3	3	2.5	2.5	2.5	2.5	1	—	2.5

【方解】 汉方柴胡加龙骨牡蛎汤出自(汉)张仲景著《伤寒论》辨太阳病脉证并治第107条:“伤寒八九日,下之,胸满烦惊,小便不利,谵语,一身尽重,不可转侧者,柴胡加龙骨牡蛎汤主之。”病因少阳气郁、热扰心神。柴胡四两,龙骨、黄芩、生姜(切)、铅丹、人参、桂枝(去皮)、茯苓各一两半,半夏(洗)二合半,大黄二两,牡蛎一两半(熬),大枣六枚(擘)。上十二味,以水八升,煮取四升,内大黄,切如碁子,更煮一两沸,去滓,温服一升。小柴胡汤和解少阳,去甘草,加桂枝降冲,茯苓利水,大黄泻下,龙骨、牡蛎、铅丹镇静安神,柴胡疏肝解郁、和解表里,黄芩清热燥湿、泻火解毒,半夏和胃降逆,人参、生姜、大枣健运脾胃。

【功能主治】 下肝胆之惊痰,疏解泄热,重镇安神。心肝火旺、脾气虚、痰湿、少阳兼烦惊证、癫痫。

【临床应用】 柴胡15 g、黄芩10 g、法半夏10 g、茯苓10 g、制大黄6 g、党参15 g、煅龙骨30 g(先煎)、煅牡蛎30 g(先煎)、生姜10 g、大枣6枚,肝气郁滞加郁金、佛手、香附各15 g,肝胆湿热加薏苡仁30 g、黄柏6 g、茵陈9 g,气滞血瘀加川芎15 g、红花12 g、泽兰12 g,肝肾不足去大黄,加枸杞15 g、醋白芍15 g、巴戟天10 g、仙灵脾10 g,脾肾阳虚去大黄加淫羊藿、覆盆子各15 g,水煎,取液400 ml,早晚温服200 ml,连服四周,治阳痿40例(王淼)。

柴胡12 g、龙骨15 g、牡蛎15 g、锻磁石15 g、茯苓9 g、黄芩6 g、生姜6 g、党参6 g、大黄3 g、桂枝6 g、半夏9 g、大枣6枚,日服二次,连服六周,治广泛性焦虑症93例(孙沐炎)。

【经方换算量】 柴胡10 g、龙骨30 g、黄芩10 g、生姜15 g、人参10 g、桂枝9 g、茯苓15 g、生半夏10 g、大黄3 g、牡蛎30 g、大枣10 g。

【汉方适应证】(明细表/剂型)

Ⅰ精神不安、心悸、失眠者高血压、神经症、更年期神经症、小儿夜泣。

Ⅱ精神不安、易惊、心动过速、胸内苦闷、眩晕、上火、失眠等或脐部悸动、胸堵、便秘、少尿者动脉硬化、高血压、肾病、失眠、神经性心动过速、心无力、癫痫、小儿夜泣、更年期神经症、阳痿、神经症。

Ⅲ有体力、心动过速、失眠、烦躁等精神症状者高血压、动脉硬化症、慢性肾病、神经衰弱症、神经性心动过速症、癫痫、歇斯底里、小儿夜泣、阳痿。

【汉方规格及用法用量】 2.5 g袋装颗粒剂,片剂;空腹(饭间),2.5 g(成人)/次,2~3次/日。

【汉方添加剂】(明细表/以津村等为例)

13. 硬脂酸镁、玉米淀粉、乳糖、普鲁兰多糖、硅酸铝镁。

14. 日本药典硬脂酸镁、乳糖、蔗糖脂肪酸酯。

【汉方不良反应】 发疹、发红、荨麻疹、瘙痒、胃部不适。偶发发热、干咳、气喘、呼吸困难(间质性肺炎);体乏、肤色及眼珠发黄(肝功能障碍)。

【解说】 柴胡加龙骨牡蛎汤解郁方,由小柴胡汤(柴胡、半夏、人参、甘草、黄芩、生姜、大枣)加减化裁而成,证属少阳枢机不利、虚实夹杂[1]。见胸满烦惊、一身尽重、纳呆呕恶、口苦咽干、头晕目眩、夜卧不宁、神疲、心悸、多梦、语无伦次、神志不清、易怒、抑郁、小便不利、便秘,舌红苔白腻、黄腻,脉弦滑或弦细[2]。治则调和阴阳、疏肝解郁、通利三焦[3]。宜少阳郁热,邪气内陷,扰动心神致症[4-5]。用于少阳郁火型消渴郁证、少阳郁火型2型糖尿病合并抑郁、冠心病合并焦虑抑郁、肝气郁结型帕金森病伴发抑郁、冠心病稳定型心绞痛伴焦虑(气滞血瘀证)、脑卒中后抑郁、老年抑郁症、卒中后焦虑、广泛性焦虑症、帕金森、卒中后癫痫(风痰内闭证)、继发性癫痫、失眠症、脑梗死后失眠、中风后失眠、胆腑郁热型失眠、肝郁气滞型失眠、肿瘤相关性失眠、气郁型失眠症、痰热内扰型失眠、痰火扰心型原发性快速眼动睡眠行为障碍、原发性高血压、顽固性偏头痛、慢性主观性头晕、轻微型肝性脑病、情志病、慢性肾脏病伴情志异常、胆心综合征、肝郁气滞型心悸、心律失常、心脏神经官能症、心血管神经症、肝胆郁热型功能性室性早搏、肝胃郁热型胃食管反流病、非糜烂性胃食管反流病、产后抑郁、更年期综合征、女性尿道综合征、肝郁气滞型经前期综合征、更年期失眠原发性不宁腿综合征、儿童多发性抽动症、小儿癫痫、纤维肌痛综合征、精神分裂症、狂症、强迫症神经症、男性高泌乳素血症、肝郁脾虚型慢性疲劳综合征。

汉方柴胡加龙骨牡蛎汤用方以实证、腹部充实、胸胁苦满、脐上心下动气甚、胸中扑扑不安、感冒久不愈、轻度恶寒、恶心、口苦口黏、胸肋苦满、心悸亢进、心神不安、焦躁易怒、易惊、梦多、神经过敏、失眠、脉有力为目标，伴头痛、头重、肩凝、烦闷、悸动、抑郁、紧张，用于神经衰弱、失眠、抑郁症、癔病、神经质、精神分裂症、轻度精神症状型癫痫、脑溢血、脑卒中后遗症、高血压、非胰岛素依赖型糖尿病伴高脂血症、慢性肾炎、慢性肾炎肾病、萎缩肾、尿毒症、心脏瓣膜病、冠心病、心脏肥大、小儿夜啼症、老人慢性关节风湿病、阳痿、男性咽部异感症、骨质疏松、精力减退。对神经性咳嗽及改善高血压病患紧张情绪甚效。

【附注】 铅丹毒性较强，已禁用。现以安神之性的珍珠母、代赭石、灵磁石等代替原方中安神的铅丹。

【参考文献】

[1]李茹，等. 柴胡加龙骨牡蛎汤的临床运用[J]. 中医研究，2018，31(5)：42–44

[2]张友堂，等. 柴胡加龙骨牡蛎汤证的脉证研究[J]. 河南中医，2013，33(11)：1825–1826

[3]张晓倩，等. 应用柴胡加龙骨牡蛎汤加减治疗慢性肾脏病伴情志异常理论探讨[J]. 北京中医药，2021，40(8)：870–871

[4]陈明. 柴胡加龙骨牡蛎汤证解读及运用[J]. 中华中医药杂志，2015，30(10)：3420–3422

[5]赵永烈，等. 王琦教授应用柴胡加龙骨牡蛎汤治疗失眠经验[J]. 世界中西医结合杂志，2019，14(4)：493–495

51 柴胡桂枝干姜汤

【异名】 柴胡桂姜汤（金匮卷上附方引外台）、姜桂汤（全生指迷方卷二）、桂姜汤（三因卷六）、姜桂饮子（普济方卷一九七）、柴胡姜桂汤（玉机微义卷九）、柴胡桂枝汤（伤寒全生集卷三）、柴桂干姜汤（医原卷下）。汉方组成明细见表51–1。

【方解】 汉方柴胡桂枝干姜汤出自（汉）张仲景著《伤寒论》辨太阳病脉证并治第147条："伤寒五六日，已发汗而复下之，胸胁满微结，小便不利，渴而不呕，但头汗出，往来寒热，心烦者，此为未解也，柴胡桂枝干姜汤主之。"病因少阳失枢，胆火内郁，肝热脾寒。柴胡半斤、桂枝（去皮）三两、干姜二两、栝蒌根四两、黄芩三两、牡蛎（熬）二两、甘草（炙）二两。以水一斗二升，煮取六升，去滓，再煎取三升，温服一升，每日三次。初服微烦，复服，汗出便愈。柴胡疏肝解郁、和解表里，黄芩清热燥湿、解郁热，栝楼根清热泻火、生津止渴，牡蛎化饮散结、除胁下痞结，干姜回阳散寒、通脉温肺，桂枝通阳化气、发汗解肌，炙甘草益气复脉、和胃补脾。

表51-1 汉方组成明细

序号及厂家名	制剂量（g·日$^{-1}$）	浸膏量（g·日$^{-1}$）	添加剂/g	剂型/适应证	生药组成/g						
					柴胡	桂皮	栝楼根	黄芩	牡蛎	姜	甘草
1. 太虎精堂制药	7.5	3.58	3.92	颗粒/Ⅰ	6	3	3	3	3	2	2
2. 客乐谐药品	7.5	3.58	3.92	颗粒/Ⅰ	6	3	3	3	3	2	2
3. 津村	7.5	3.5	4	颗粒/Ⅰ	6	3	3	3	3	2	2
4. 帝国汉方制药	7.5	2.96	4.54	颗粒/Ⅰ	6	3	4	3	3	2	2
5. 帝国制药	7.5	2.96	4.54	颗粒/Ⅰ	6	3	4	3	3	2	2
6. 本草制药	7.5	3	4.5	颗粒/Ⅰ	6	3	3	3	3	2	2
7. 小太郎汉方制药	6	3.5	2.5	细粒/Ⅱ	6	3	3	3	3	2	2

【功能主治】 和解少阳，兼化痰饮。

【临床应用】 柴胡24 g、栝楼根12 g、干姜9 g、桂枝9 g、黄芩9 g、牡蛎6 g、炙甘草6 g，水煎煮取汁300 ml，一日一剂，早晚服，连服四周，治慢性心力衰竭43例（衡旭丹）。

柴胡24 g、桂枝12 g、干姜9 g、花粉12 g、黄芩9 g、牡蛎15 g（先煎）、炙甘草6 g，水煎，取汁400 ml，早晚餐后温服，连服28天，治胆热脾虚型复发性口腔溃疡46例（李碧娥）。

柴胡15 g，天花粉25 g，干姜10 g，黄芩20 g，桂枝15 g，牡蛎25 g，炙甘草10 g，150 ml开水冲服药物颗粒，每次一包，每日二次，七天一疗程，服四个疗程，治腹泻型肠易激综合征肝郁脾虚证30例（何锦轶）。

【经方换算量】 柴胡15 g、桂枝12 g、干姜6 g、栝蒌根12 g、黄芩9 g、牡蛎20 g、甘草3 g。

【汉方适应证】（剂型）

Ⅰ体力差、冷症、贫血、心悸、气喘、神经过敏者更年期障碍、血道症、失眠症、神经症。

Ⅱ虚弱、气血不足、微热、头汗、盗汗、胸内苦闷、疲劳倦息、食欲不振，自觉心跳、脐部跳动感、神经衰弱、失眠、便软、少尿、口干、干咳者贫血、神经衰弱、失眠、更年期神经症。增强感冒、心无力、胸部疾病、肝病疾患者体力。

【汉方规格及用法用量】 2.5 g袋装颗粒剂；空腹（饭间），2.5 g（成人）/次，2~3次/日。

【汉方添加剂】（明细表/以津村为例）

3. 日本药典硬脂酸镁、乳糖。

【汉方不良反应】 发疹、发红、瘙痒。偶发发热、干咳、气喘、呼吸困难（间质性肺炎）；少尿、脸及四肢肿、眼睑下垂、手僵（假醛固酮增多症）；体乏、手脚无力或痉挛或麻木（肌肉疾病）；体乏、肤色及眼珠发黄（肝功能障碍）。

【解说】 柴胡桂枝干姜汤厥阴病方[1]，属半表半里阴证[2]，见口苦、咽干、目眩、往来寒热、胸胁苦满、心烦喜呕之少阳证，畏寒、纳呆、腹胀、便溏、舌质淡暗、淡紫、苔白腻水滑等太阴虚损之脾寒。治则寒热同调、清少阳郁滞、温脾阳虚寒[3]。宜少阳肝胆郁热、太阴脾虚寒，即胆热脾寒致症[4]。用于寒热错杂型胃脘痛、寒热错杂型慢性非萎缩性胃炎、慢性浅表性胃炎、少阳太阴证胃食管反流病、肝旺脾虚型胃食管反流病、功能性消化不良肝胃不和证、老年功能性消化不良、慢性心衰、频发室性期前收缩、肺结核、结核性胸膜炎、慢性肝炎、肝炎后综合征、慢性乙型肝炎、胆热脾寒型慢性胆囊炎、慢性结肠炎、寒热错杂型溃疡性结肠炎、腹泻型肠易激综合征（肝郁脾虚）、胆源性腹泻、寒热错杂型糖尿病腹泻、糖尿病肠病、糖尿病自主神经病、惊恐障碍、太阴少阳合病型慢性主观性头晕、抑郁症、肝郁脾虚型不寐、胆热脾寒型郁证、广泛性焦虑症、头部脂溢性湿疹、咳嗽变异性哮喘、围绝经期综合征、女性甲状腺功能减退、围绝经期综合征、慢性疲劳综合征。

汉方柴胡桂枝干姜汤用方以体虚体瘦、肤色暗、贫血、力薄、气喘、口渴、失眠、往来寒热、手足易冷、心悸亢进、胸肋压痛苦闷、腹软、腹部大动脉搏动亢进、神经症状为目标，用于风寒慢性咳喘、支气管炎、慢性鼻炎等呼吸系统急（慢）性炎症。常用于更年期障碍和植物神经紊乱。

【参考文献】

[1]廖立行，等. 柴胡桂枝干姜汤属少阳剂[J]. 光明中医，2017，32（17）：2463-2465

[2]冯世纶. 胡希恕研究柴桂干姜汤方证 30 年解读[J]. 中医药通报，2016，15（5）：5-9

[3]曾天玉，等. 刘清泉应用柴胡桂枝干姜汤临床经验[J]. 北京中医药，2021，40（11）：1207-1208

[4]黄文彬，等. 柴胡桂枝干姜汤方证之分析与运用[J]. 福建中医药，2019，50（1）：48-50

52　柴胡桂枝汤

【异名】 柴胡加桂汤（三因卷四）、柴胡加桂枝汤（医学纲目卷三十）、桂枝柴胡各半汤（痎疟论疏）。

【商品名】 桂芍镇痫片，柴胡桂枝汤颗粒剂。汉方组成明细见表 52-1。

【方解】 汉方柴胡桂枝汤出自（汉）张仲景著《伤寒论》辨太阳病脉证并治第 146 条："伤寒六七日，发热，微恶寒，支节烦痛，微呕，心下支结，外证未去者，柴胡桂枝汤主之。"病因太少经气不利、脏腑气机不和。桂枝（去皮）、黄芩、人参各一两半，甘草（炙）一两，半夏（洗）二合半，芍药一两半，大枣（擘）六枚，生姜（切）一两半，柴胡四两。以水七升，煮取三升，去滓，温服一升。柴胡和解表里、疏肝解郁，桂枝发汗解表、散寒止痛、通阳化气，黄芩清热燥湿、泻火解毒，人参大补元气，甘草补脾益气、清热解毒，半夏燥湿化痰、降逆止呕、消痞散结，大枣补脾和胃、益气生津，生姜解表散寒、温中止呕，桂枝温中散寒、助阳化气，芍药缓急止痛。

表 52-1 汉方组成明细

序号及厂家名	制剂量（g·日⁻¹）	浸膏量（g·日⁻¹）	添加剂/g	剂型/适应证	生药组成/g								
					柴胡	半夏	桂皮	芍药	黄芩	人参	大枣	甘草	姜
1. 大杉制药	7.5	3.3	4.2	颗粒/Ⅰ	5	4	2.5	2	2	2	2	1.5	1
2. 客乐谐制药	6	4	2	细粒/Ⅰ	5	4	2.5	2	2	2	2	1.5	0.5
3. 客乐谐药品	6	4	2	细粒/Ⅰ	5	4	2.5	2	2	2	2	1.5	0.5
4. 大峰堂药品工业	5.94(18片)	3.8	2.14	片剂/Ⅰ	5	4	2.5	2	2	2	2	1.5	0.5
5. 客乐谐药品	5.94(18片)	3.8	2.14	片剂/Ⅰ	5	4	2.5	2	2	2	2	1.5	0.5
6. JBS 制药	7.5	3.8	3.7	颗粒/Ⅰ	5	4	2.5	2	2	2	2	1.5	1
7. 康和药通	6	3.35	2.65	细粒/Ⅰ	5	4	2.5	2.5	2	2	2	1.5	1
8. 大杉制药	6	3.35	2.65	细粒/Ⅰ	5	4	2.5	2.5	2	2	2	1.5	1
9. 太虎精堂制药	7.5	4.7	2.8	颗粒/Ⅰ	5	4	2.5	2.5	2	2	2	1.5	1
10. 帝国汉方制药	9	4.42	4.58	颗粒/Ⅰ	5	4	2.5	2.5	2	2	2	1.5	1
11. 帝国制药	9	4.42	4.58	颗粒/Ⅰ	5	4	2.5	2.5	2	2	2	1.5	1
12. 松浦药业	6	6.6※		颗粒/Ⅰ	5	4	2.5	2	2	2	2	1.5	1
13. 小太郎汉方制药	6	4	2	细粒/Ⅱ	5	4	2.5	2	2	2	2	1.5	1
14. 三和生药	7.5	4.3	3.2	细粒/Ⅲ	5	4	2.5	2.5	2	2	2	1.5	1
15. 津村	7.5	4	3.5	颗粒/Ⅳ	5	4	2	2	2	2	2	2	1

※相当于干浸膏 3.3 g。

【功能主治】 和解少阳，调和营卫。外感风寒、发热自汗、微恶寒，或寒热往来、鼻鸣干呕、头痛项强、胸胁痛满、脉弦或浮大。

【临床应用】 柴胡 10 g、桂枝 10 g、法半夏 10 g、党参 10 g、甘草 5 g、黄芩 10 g、白芍 10 g、生姜 3 片、大枣 3 枚，治发热，服三剂后热退（伍炳彩）。

治急性风湿关节炎，感冒后关节痛：柴胡 12 g、半夏 10 g、黄芩 5 g、人参 5 g、桂枝 5 g、白芍 5 g、炙甘草 3 g、生姜 5 g、大枣 3 枚（胡希恕）；柴胡 12 g、黄芩 10 g、姜半夏 15 g、党参 10 g、桂枝 10 g、白芍 10 g、炙甘草 6 g、生姜 3 片、大枣 4 枚（冯世纶）。

炒柴胡 12 g，桂枝、党参、黄芩、制半夏、白芍、甘草各 9 g，生姜 6 g，大枣 6 枚，1 袋（12 g）/次，2 次/日，早晚饭后半小时开水冲服，柴胡桂枝汤颗粒剂治肝郁脾虚型慢性疲劳综合征 36 例（刘杰）。

柴胡 18 g、桂枝 12 g、党参 15 g、黄芩 12 g、白芍 9 g、法半夏 9 g、生姜 6 g、甘草 6 g、大枣 12 g，每日一剂，水煎二次，取汁 300 ml，分三次温服，治癌性发热 32 例（尚学彬）。

【经方换算量】 柴胡 12 g、桂枝去皮 4.5 g、芍药 4.5 g、半夏 7.5 g、人参 4.5 g、甘草炙 3 g、黄芩 4.5 g、生姜 4.5 g、大枣 6 枚。

【汉方适应证】（明细表/剂型）

Ⅰ腹痛型胃肠炎、微热、恶寒、头痛、恶心等感冒后期症状。

Ⅱ自汗、微热、恶寒、胸肋有压感，头痛、关节痛，或伴胃痛、胸痛、恶心、腹痛甚、食欲减退者感冒、肋膜炎。

Ⅲ自汗、微热、恶寒、胸肋有压感，伴头痛、关节痛、食欲不振、下痢、恶心者感冒、胃痛、腹痛、神经痛、胆囊痛、胃酸过多。

Ⅳ自汗、恶寒、身痛、头痛、恶心者感冒、流感、肺炎、肺结核等发热性疾病、胃溃疡、十二指肠胃溃疡、胆囊炎、胆结石、肝功能障碍、胰腺炎等心下部紧张疼痛。

【汉方规格及用法用量】 2.5 g 袋装颗粒剂；空腹，2.5 g（成人）/次，2～3 次/日。

【汉方添加剂】（明细表/以津村等为例）

13. 硬脂酸镁、玉米淀粉、乳糖、葡聚糖、甲胺铝酸镁。

15. 日本药典硬脂酸镁、乳糖、蔗糖脂肪酸酯。

【汉方不良反应】 发疹、发红、荨麻疹、发痒、下痢、消化不良、便秘、膀胱炎、尿频、尿痛、尿血、尿不尽等。偶发发热、干咳、气喘、呼吸困难（间质性肺炎）；少尿、脸及四肢肿、眼睑下垂、手僵（假醛固酮增多症）；体乏、手脚无力或痉挛或麻木（肌肉疾病）；体乏，皮肤、眼珠发黄（肝功能障碍）。

【解说】 柴胡桂枝汤和解方，由小柴胡汤与桂枝汤各半组成，治太阳表证又少阳失和太少合病[1]，属太阳少阳并病痹证，见恶寒发热、支节烦痛、呕逆、胸胁苦满，纳差、口苦、咽干、汗出、乏力、头身疼痛、脉浮缓等[2-4]。治则和解枢机，解表散寒，调和表里气血及脾胃阴阳[5-6]。宜太少并病、太阳营卫不和、少阳枢机不利、外感或内伤致症[2,7-9]。用于外感发热、太少并病、表里同病，如感冒后低热不解、呼吸道病毒感染（阴虚/气虚）、顽固性感冒、功能性消化不良、消化道肿瘤化疗后不良反应、克罗恩病、胃溃疡、胃肠神经官能症、胆汁反流性胃炎、慢性浅表性胃炎、胃脘痛、冠心病气滞心胸证、冠心病心阳不振痰气痹阻型、病毒性心肌炎、肝炎后综合征（肝郁脉证）、代偿期乙肝肝硬化（肝郁脾虚证）、慢性胆囊炎、植物神经功能紊乱症、颈 5 神经根型肩痛（合针刺）、神经根型颈椎病（合火针）、中期膝骨性关节炎、不安腿综合征、坐骨神经痛（合刺血法）、原发性纤维肌痛综合征、神经根型颈椎病、耳后神经痛、三叉神经痛、焦虑性神经症性头痛、抑郁症、气滞阳郁型卒中后抑郁、失眠症、肝胃不和型中风后呃逆（合六字诀养生法）、更年期综合征、妊娠期肝内胆汁淤积症、中老年女性肠易激综合征腹泻型肝郁脾虚证、经期感冒、小儿肠系膜淋巴结炎脾胃湿热证、小儿急性上呼吸道感染、小儿肠胃炎、肛门直肠手术术后汗证、痤疮、荨麻疹少阳证、肝郁气滞性肢体疼痛、癫痫、过敏性鼻炎、中晚期癌症、癌性发热、功能性发热、前列腺癌睾丸切除术后综合征、慢性疲劳综合征、肝郁脾虚型慢性疲劳综合征。

汉方柴胡桂枝汤用方以表热症状（头痛、头重、关节痛、发热、微恶寒、脉浮）和心下部紧张、恶风恶寒、体痛为目标，见发热数日，往来寒热的急性症状，伴出汗、头痛、关节痛、胸堵、恶心、呕吐、烧心、食欲不振症状；心窝至季肋区苦闷，抵抗、压痛（胸肋），两侧腹肌发紧的慢性症状，伴食欲不振、上火、腹痛、烦躁、失眠等精神神经症状。用于热性疾病、消化系统疾病、神经系统疾病等，如感冒、流感、肺炎、慢性耳鸣、胃溃疡、急性大肠炎、急性阑尾炎、慢性胰腺炎、肋间神经痛、失眠症、癫痫、起立性调节障碍、肩凝、颈椎扭伤、变形性颈椎病、胸（腰）椎压迫骨折、颈（腰）椎间盘突出、变形性椎关节强硬、三叉神经痛过敏性鼻炎、咽鼓管狭窄、盗汗、夜尿症等。可调体质和机能、治急性腹痛甚效、根绝癫痫发病。

【附注】 张仲景用此方治外感邪气犯太阳经表,邪气未解,传入里,罹患少阳症,呈太阳少阳合并病。因两经症状轻微,故两方各用半量。(清)柯琴著《伤寒来苏集》:“桂、芍、甘草,得桂枝之半;柴、参、芩、夏,得柴胡之半;姜、枣得二方之半,是二方合并非各半也。取桂枝之半,解太阳未尽之邪;取柴胡之半,解少阳之微结。”桂枝汤伤寒第一方,治外感风寒表虚证,(清)徐彬著《金匮要略论注》:“外证得之,解肌和营卫;内证得之,化气调阴阳。”小柴胡汤和解第一方,治少阳病方,和解少阳,疏利三焦,宣通内外,调畅气机。两方相合和解表里、调和营卫、补益气血、平衡阴阳。本方已不专属太阳少阳合病方,涉及各科病证。

【参考文献】

[1]万军,等.从和解少阳调和营卫论治原发性手汗症体会[J].环球中医药,2021,14(6):1131-1133

[2]吴晓玲,等.刘鑫运用柴胡桂枝汤验案举隅[J].中国中医药图书情报杂志,2021,45(3):60-62

[3]刘杰,等.柴胡桂枝汤现代应用研究[J].中医文献杂志,2019,1:62-65

[4]李岳芳,等.柴胡桂枝汤证探微[J].山西中医,2013,29(11):4-5,13

[5]尹湘君,等.王庆国教授应用柴胡桂枝汤治疗杂病五则[J].环球中医药,2019,12(7):1105-1107

[6]沈秋红,等.柴胡桂枝汤治疗杂病性汗出新用四则[J].中国中医基础医学杂志,2020,26(4):553-555

[7]丁玲,等.柴胡桂枝汤临床应用及研究概述.辽宁中医药大学学报,2018,20(10):212-216

[8]徐忠可.金匮要略论注[M].北京:人民卫生出版社,1993:140.

[9]袁书章,等.张金生教授运用柴胡桂枝汤治疗抑郁症经验探析[J].浙江中医药大学学报,2021,45(5):526-529

53 柴胡清肝汤

【原名】 解毒四物汤(丹溪心法附余卷二十妇人门崩漏)(医学入门通用古方诗括)。

【异名】 温清散(万病回春血崩门),温清饮(宋氏女科)。汉方组成明细见表53-1。

【方解】 汉方柴胡清肝汤出自(明)龚廷贤著《万病回春》卷六血崩门:“温清散,治妇人经脉不住,或如豆汁,五色相杂,面色萎黄,脐腹刺痛,寒热往来,崩漏不止。当归、白芍、熟地黄、川芎、黄连、黄芩、黄柏、栀子各一钱半,上锉一剂,水煎,空腹服。”病因虚实夹杂,血虚伴血热毒盛,风热郁滞,兼寒热。当归养血活血,黄连清热泻火,熟地黄、白芍养血柔阴,黄芩、黄柏清热养阴,川芎活血行气,栀子清火解毒。

表 53-1 汉方组成明细

序号及厂家名	制剂量(g·日$^{-1}$)	浸膏量(g·日$^{-1}$)	添加剂/g	剂型/适应证	生药组成/g														
					柴胡	当归	芍药	川芎	地黄	黄连	黄芩	黄柏	栀子	连翘	桔梗	牛蒡子	栝楼根	薄荷	甘草
1. 津村	7.5	4.75	2.75	颗粒/Ⅰ	2	1.5	1.5	1.5	1.5	1.5	1.5	1.5	1.5	1.5	1.5	1.5	1.5	1.5	1.5
2. 帝国汉方制药	9	4.48	4.52	颗粒/Ⅰ	2	1.5	1.5	1.5	1.5	1.5	1.5	1.5	1.5	1.5	1.5	1.5	1.5	1.5	1.5
3. 帝国制药	9	4.48	4.52	颗粒/Ⅰ	2	1.5	1.5	1.5	1.5	1.5	1.5	1.5	1.5	1.5	1.5	1.5	1.5	1.5	1.5
4. 小太郎汉方制药	9	5.7	3.3	细粒/Ⅱ	2	1.5	1.5	1.5	1.5	1.5	1.5	1.5	1.5	1.5	1.5	1.5	1.5	1.5	1.5

【功能主治】 养血清火,疏肝散结。血虚火动,肝气郁结,致患鬓疽,初起尚未成脓者,阴阳表里,俱可服之。

【临床应用】 柴胡、川芎、黄芩、栀子各 9 g,白芍、当归、牛蒡子、天花粉各 12 g,生地、连翘各 15 g,防风、甘草各 6 g,热毒重加双花、板蓝根各 15 g,湿重加苍术、黄柏 12 g,胆草 9 g,便秘加大黄 9 g,水煎,一日一剂,连服五剂,二次温服,治带状疱疹 36 例(王佩茂)。

熟地、白芍、当归、川芎各 5 g,黄连、黄芩、黄柏、栀子各 3 g,一日一剂,水煎,日服二次,一个月为一疗程,治异位性皮炎 50 例(秦长智)。

生地黄 20 g,白芍 15 g,当归 15 g,川芎 10 g,黄连 6 g,黄芩 10 g,黄柏 10 g,栀子 10 g,水煎服,一日一剂,早晚服,十天一疗程,连服二个疗程,治皮肤瘙痒症 36 例(许斌)。

【经方换算量】 川芎、当归、白芍、生地黄、柴胡、黄芩、山栀、天花粉、防风、牛蒡子、连翘、甘草节各 4.5 g。

【汉方适应证】(明细表/剂型)

Ⅰ小儿惊风者神经质、慢性扁桃腺炎、湿疹。

Ⅱ小儿体虚、腺病质者慢性胃肠病、贫血、颈淋巴腺炎、肺门淋巴腺炎、扁桃体肥大、神经质、湿疹。

【汉方规格及用法用量】 2.5 g 袋装颗粒剂;空腹(饭间),2.5 g(成人)/次,2 ~ 3 次/日;小儿减半。

【汉方添加剂】(明细表/以津村等为例)

1. 日本药典硬脂酸镁、乳糖。

2 ~ 3. 乳糖、结晶纤维素、硬脂酸镁。

4. 硬脂酸镁、玉米淀粉、乳糖、普鲁兰多糖、硅酸铝镁。

【汉方不良反应】 食欲不振、胃部不适、恶心、呕吐、下痢。偶发少尿、脸及四肢肿、眼睑下垂、手僵(假醛固酮增多症);体乏、手脚无力或痉挛或麻木(肌肉疾病);反复性腹痛、便秘、下痢、腹胀(肠系膜静脉硬化症)。

【解说】《万病回春》温清散血热崩漏方,证属血热蕴结[1],见面无色泽、口干渴、烦热、头晕眼花、心悸失眠、肢麻、月经量少或量多或崩漏、脓疮疖肿、皮疹色红,苔黄、脉细、脉数。治则温清兼顾、养血清火、调营解毒。宜血虚血瘀、血热湿热、厥阴血分、三焦火热盛之虚实夹杂致症[2-3]。用于瘀热型原发性痛经、血热型功能性子宫出血、血虚湿热型痤疮、带状疱疹、异位性皮炎、神经性皮炎、皮肌炎、寻常性银屑病、复发性口腔溃疡、红斑狼疮、白塞氏病、女阴白斑、糖尿病。

(日)明治末期、昭和初期一贯堂森道伯在《万病回春》温清散中加连翘、牛蒡子、薄荷、柴胡、桔梗、天花粉、炙甘草成益于小儿易感体质方[4]。用方以形体瘦、腺病体质型皮肤浅黑或青白、两腹直肌紧张、沿手少阳三焦经的咽喉、颈部、颚部淋巴肿痛及包块，脾气暴躁、神经质、怕痒为目标，用于慢性扁桃腺炎、颈颚部淋巴结炎症、肺门淋巴腺炎、颈部淋巴腺肥大、慢性扁桃体炎、咽喉炎、口腔念珠菌病、湿疹、胸膜炎、神经质、神经症。多用于小儿咽喉炎、慢性肺炎。

【附注】 《万病回春》温清散与同时代早期方广著《丹溪心法附余》卷二十解毒四物汤(黄连、黄柏、黄芩、山栀子、当归、川芎、白芍、熟地黄各一钱)的症候、组方、主治相同[5]，由调血养血补冲任的四物汤与清热凉血的黄连解毒汤合方而成，治热毒炽盛、阴血亏耗、虚火内扰、迫血妄行之崩漏，温清饮在清代前多用于治妇科虚热型崩漏下血。

【参考文献】

[1]陈荣，等. 古方温清饮研究概况[J]. 中国中医药信息杂志，1996，3(8)：9-10

[2]胡鑫才. 学习姚梅龄教授经验探讨温清饮的辨证运用[J]. 中医临床研究，2019，11(25)：94-95，98

[3]黎金凤. 古方今用温清饮[J]. 大众健康，2019，4：72

[4]董万银，等. 小儿腺病体质与柴胡清肝汤[J]. 上海中医药杂志，1996，12：22

[5]刘洋，等. 古方温清饮出处溯源[J]. 中医文献杂志，2014，2：59-61

54 柴朴汤

汉方组成明细见表54-1。

表54-1 汉方组成明细

序号及厂家名	制剂量(g·日$^{-1}$)	浸膏量(g·日$^{-1}$)	添加剂/g	剂型/适应证	生药组成/g									
					柴胡	半夏	姜	黄芩	大枣	人参	甘草	茯苓	厚朴	紫苏
1. 大峰堂药品工业	7.5	5.5	2	细粒	7	6	1	3	3	3	2	5	3	2
2. 客乐谐药品	7.5	5.5	2	细粒	7	6	1	3	3	3	2	5	3	2
3. 津村	7.5	5	2.5	颗粒	7	5	1	3	3	3	2	5	3	2

【方解】 汉方柴朴汤出自(汉)张仲景著《伤寒论》小柴胡汤与《金匮要略》半夏厚朴汤。《伤寒论》辨太阳病脉证并治第96条："伤寒五六日，中风，往来寒热，胸胁苦满，嘿嘿不欲饮食，心烦喜呕，或胸中烦而不呕，或渴，或腹中痛，或胁下痞硬，或心下悸，小便不利，或不渴，身有微热，或咳者，小柴胡汤主之"。病因邪在少阳，经气不利，郁而化热。柴胡半斤，黄芩、人参、甘草(炙)、生姜(切)各三两，半夏(洗)半升，大枣(擘)十二枚。上七

味，以水一斗二升，煮取六升，去滓，再煮取三升，温服一升，日三服。《金匮要略》妇人杂病脉证并治第二十二："妇人咽中如有炙脔，半夏厚朴汤主之。"半夏一升，厚朴三两，茯苓四两，生姜五两，干苏叶二两。上五味，以水七升，煮取四升，分温四服，日三夜一服。病因邪入少阳、气郁痰阻、肺失宣降。柴胡和解表里、行气解郁、疏肝升阳，半夏降逆止咳、祛痰燥湿，生姜解表散寒、温中止呕，黄芩清利肝胆，人参、甘草、大枣补中，厚朴下气除满，茯苓化饮止咳，紫苏叶宣肺发表、镇咳祛痰。

【功能主治】 疏利少阳、宣肺燥湿、解郁降逆、祛痰止咳。治咳、喘、顽固性咳嗽、哮喘。

【临床应用】 生姜 5 g、炙甘草 5 g、党参 10 g、大枣 10 g、紫苏叶 10 g、茯苓 15 g、姜半夏 15 g、厚朴 15 g、黄芩 20 g、柴胡 30 g，一日一剂，加水浸泡 30 分钟，煎，取汁 200 ml，分早晚温服十五天，治顽固性咳嗽 45 例(王伟)。

柴胡 12 g、黄芩 10 g、清半夏 15 g、生姜 15 g、厚朴 10 g、茯苓 12 g、炙甘草 6 g、苏子 10 g、党参 10 g、大枣 10 g，口渴加生石膏 30 g，咽痒咳嗽加桔梗 10 g，舌暗、夜间咳嗽加当归 10 g，康仁堂免煎颗粒，七天一疗程，治咳嗽 68 例(张立山)。

【经方换算量】 柴胡 20 g，半夏、黄芩、茯苓各 15 g，厚朴、党参、苏叶、大枣、姜各 10 g，甘草 5 g。

【汉方适应证】 气郁，咽喉(食管)异物感，时而悸动、眩晕、伴恶心、喘鸣、口苦、口黏者、小儿哮喘、支气管哮喘、支气管炎、咳嗽、焦虑症。

汉方规格用法用量:2.5 g 袋装颗粒剂;空腹(饭间)，2.5 g(成人)/次，2～3 次/日。

【汉方添加剂】(明细表/序号)

1～2. 日本药典硬脂酸镁、轻质无水硅酸、结晶纤维素、乳糖、含水二氧化硅。

3. 日本药典硬脂酸镁、乳糖、蔗糖脂肪酸酯。

【汉方不良反应】 发疹、荨麻疹、口渴、食欲不振、胃部不适、腹痛、下痢、便秘、尿频、尿痛、尿血、尿不尽、膀胱炎。偶发发热、干咳、气喘、呼吸困难(间质性肺炎);少尿、脸及四肢肿、眼睑下垂、手僵(假醛固酮增多症);体乏、手脚无力或痉挛或麻木(肌肉疾病);体乏，皮肤、眼珠发黄(肝功能障碍)。

【解说】 柴朴汤和解方(哮喘方)，属少阳太阴合病之里、实、热证，见口苦、咽干、目眩，寒热往来，胸胁苦满、腹胀，心烦喜呕，喘息、气短、夜咳，以及咽中不适，如有炙脔、吐不出、吞不下，心下坚，脉弦或脉弦细[1-2]。治则疏调气机、降气开痹。宜少阳太阴并病、气滞痰凝致症。用于儿童哮喘、支气管哮喘、气郁痰阻型咳嗽变异性哮喘。

汉方柴朴汤日本近代经验方，为小柴胡汤合半夏厚朴汤组成。用方以体力中等、轻度胸胁苦闷、胀满，咳嗽、喘鸣、心神不定、抑郁倾向、食欲不振、净嗓哼咳、傍晚发热、全身倦怠为目标，用于目眩、咳嗽、喘鸣、悸动、口苦口粘、咽喉食道异物感、支气管炎呼吸不畅、过敏性支气管哮喘、各种神经症、肠易激综合征、特应性皮炎、小儿支气管哮喘。可长期服用。

【附注】 柴朴汤由和解少阳的小柴胡汤(柴胡、半夏、人参、甘草、黄芩、生姜、大枣)和行气散结、降逆化痰的半夏厚朴汤(半夏、厚朴、茯苓、生姜、苏叶)组成。(明)王肯堂著《准绳.类方》卷一柴朴汤:"清热化湿，调和脾胃。治疟热多而脾气怯，暑湿及食滞致疟。柴胡、独活、前胡、黄芩、苍术、厚朴、陈皮、半夏曲、白茯苓、藿香各一钱(3 g),甘草三分(1 g),水二钟(400 ml),加生姜五片,煎一钟(200 ml),发日五更服。"

【参考文献】

[1]张立山,等. 柴朴汤与其减味方治疗咳嗽的对比研究[J]. 2016,14(16):72-74

[2]张立山,等. 柴朴汤治疗191例慢性咳嗽临床研究[J]. 中国中医药信息杂志,2017,24(4):29-31

55 柴苓汤

汉方组成明细见表55-1。

表55-1 汉方组成明细

序号及厂家名	制剂量 $(g \cdot 日^{-1})$	浸膏量 $(g \cdot 日^{-1})$	添加剂/g	剂型/适应证	生药组成/g												
					柴胡	半夏	姜	黄芩	大枣	人参	甘草	泽泻	猪苓	茯苓	白术	苍术	桂皮
1. 大峰堂药品工业	8.1	7	1.1	细粒	7	5	1	3	3	3	2	6	4.5	4.5	4.5	—	3
2. 客乐谐药品	8.1	7	1.1	细粒	7	5	1	3	3	3	2	6	4.5	4.5	4.5	—	3
3. 津村	9	6	3	颗粒	7	5	1	3	3	3	2	5	3	3	—	3	2

【方解】 汉方柴苓汤出自(元)危亦林著《世医得效方》:"小柴胡汤与五苓散合和,名柴苓汤,每服加生姜三片,麦门冬二十粒(去心),地骨皮少许,煎,温服。治伤风、伤暑、疟,大效。"(明)方广著《丹溪心法附余》卷一:"温热病发热泄泻里虚者,及邪传半表半里,内伤发热,杂病发热。"病因邪郁少阳,三焦气化失司。柴胡一钱六分、半夏(汤泡七次)七分、黄芩六分、人参六分、甘草六分、白术七分半、猪苓七分半、茯苓七分半、泽泻一钱二分半、桂五分、水二盏,生姜三片、煎至一盏,温服。柴胡疏散退热、疏肝解郁,黄芩清热燥湿、泻火解毒,人参复脉固脱、补脾益肺、安神益智,白术补气健脾、燥湿利水,泽泻、猪苓利水渗湿,茯苓利水健脾、宁心安神,半夏燥湿化痰、降逆止呕、消痞散结,生姜温中通脉,桂枝温通经脉,甘草补脾和胃、清热解毒、缓急止痛、调和诸药。

【功能主治】 分利阴阳、和解表里。伤寒、温热病、伤暑、疟疾、痢疾。

【临床应用】 柴胡、黄芩、制半夏、白术、泽泻各10 g,党参15 g,猪苓、茯苓各20 g,桂枝5 g,生姜3片,大枣5枚,一日一剂,加水500 ml,煎取汁300 ml,分二次服,六十天为一疗程,外感风寒加羌活、防风各10 g,气阴两虚加太子参、黄芪各15 g,瘀血加丹参、泽兰各10 g,治慢性肾小球肾炎53例(杨雪花)。

柴胡12.5 g、黄芩4.5 g、党参4.5 g、半夏6.5 g、甘草(炙)4.5 g、生姜4.5 g、大枣6 g、猪苓(去皮)9 g、茯苓9 g、白术各9 g、泽泻15 g、桂枝(去皮)6 g,颗粒剂,一天一剂,分二次冲服,连服十四天,治带状疱疹43例(戢丹菊)。

【经方换算量】 柴胡12 g、半夏10 g、黄芩10 g、党参15 g、甘草3 g、生姜6 g、白术

10 g、猪苓 10 g、茯苓 15 g、泽泻 10 g、桂枝 10 g。

【汉方适应证】 恶心、食欲不振、口干、少尿者水性腹泻、急性胃肠炎、中暑、浮肿。

【汉方规格及用法用量】 3 g 袋装颗粒剂;空腹(饭间),3 g(成人)/次,2～3 次/日

【汉方添加剂】(明细表/序号)

1～2. 日本药典硬脂酸镁、轻质无水硅酸、结晶纤维素、乳糖、含水二氧化硅。

3. 日本药典硬脂酸镁、乳糖、蔗糖脂肪酸酯。

【汉方不良反应】 发疹、发红、发痒、荨麻疹、口渴、食欲不振、胃部不适、恶心、呕吐、腹胀腹痛、下痢、便秘、尿频、尿痛、尿血、尿不尽、膀胱炎。偶发热、干咳、气喘、呼吸困难(间质性肺炎);少尿、脸及四肢肿、眼睑下垂、手僵(假醛固酮增多症);体乏、四肢无力或痉挛或麻木(肌肉疾病);体乏,皮肤、眼珠发黄(肝功能障碍)。

【解说】 柴苓汤和解方,证属伤寒泄泻身热,见身热、口渴、腹泻、小便不利,情绪低落或焦虑、食欲不振或呕吐、便溏、水肿腹胀、舌暗淡体胖大苔薄白。治则解表和理、温阳化气、利湿行水。宜邪在半表半里、三焦郁滞、气化不利、水湿内滞致症[1-3]。多用于肝肾疾病,如气滞水停证肝硬化腹水、肝癌腹水、肝郁脾虚型乙肝肝硬化代偿期伴门脉高压、慢性乙型病毒性肝炎、肝郁湿阻型非酒精性脂肪性肝炎、原发性免疫球蛋白 A 肾病、慢性肾小球肾炎、慢性肾病早期血尿反复发作、冠心病合并糖尿病、糖尿病黄斑水肿、渗出型老年性黄斑变性、缺血性脑卒中后吞咽障碍、高血压脑出血、化疗相关性腹泻、人工髋关节置换术后早期下肢肿胀、女性慢性尿路感染、女性围绝经期尿道综合征。

汉方柴苓汤用方以体力中等者胸胁苦满、压痛,口渴、口苦、少尿、水性下痢、浮肿、蛋白尿、呃逆、食欲不振、恶心呕吐为目标,用于肾病、糖尿病肾病、慢性肾炎、肾病综合征、蛋白尿、慢性肝炎、肝硬化、肝硬变腹水、慢性乙型肝炎病毒、多囊卵巢综合征、妊娠中毒症、妊娠期水肿、经前浮肿、更年期浮肿、宫颈癌并发下肢水肿、恶性子宫癌(直肠癌)放疗后腹泻、小儿腹泻、习惯性流产、不孕症、美尼尔综合征、迁延性面神经麻痹、渗出性中耳炎、耳聋、青光眼、高眼压症、带状疱疹、癌症晚期、慢性溃疡性结肠炎、原发性三叉神经痛、类风湿性关节炎、透析相关骨关节病、中暑、过敏症。

【附注】 柴苓汤首见(南宋)杨士瀛著《仁斋直指方论》:"柴苓汤治伤寒泄泻身热"。成方见危亦林著《世医得效方》,为和解少阳、调和肝胆、利通三焦方小柴胡汤与温阳化气、运脾燥湿方五苓散之合方(柴胡、黄芩、半夏、党参、甘草、生姜、大枣、白术、泽泻、猪苓、桂枝、茯苓)[4-5]。

【参考文献】

[1]郭秀春,等. 柴苓汤的药理作用及临床应用研究进展[J]. 中成药,2015,37(5):1075-1079

[2]何永明. 柴苓汤在肿瘤病人治疗中的应用[J]. 甘肃中医,2009,22(8):43-44

[3]吴丹,等. 基于异病同治运用柴苓汤辨治心脑系病证验案举隅[J]. 牡丹江医学院学报,2018,39(5):79-80,142

[4]朱子奇,等. 柴苓汤治疗化疗相关性腹泻临床观察[J]. 海峡药学,2017,29(11):90-91

[5]卢军锋,等. 阶梯降压治疗联合中药柴苓汤治疗高血压脑出血的临床效果观察

[J]. 中国现代医生,2020,58(16):4-7

56 三黄泻心汤

【原名】 泻心汤(金匮要略卷中)。

【异名】 大黄黄连泻心汤(活人书卷十四)、三黄汤(圣济总录卷三十、备急千金方)、三黄丸(太平惠民和剂局方)、三黄散(普济本事方)、三黄泻心汤(奇效良方卷六十三)。

【商品名】 一清片、一清胶囊、一清颗粒、一清滴丸(一清系列制剂)三黄片、三黄胶囊、血宁冲剂。汉方组成明细见表 56-1。

表 56-1 汉方组成明细

序号及厂家名	制剂量(g·日$^{-1}$)	浸膏量(g·日$^{-1}$)	添加剂/g	剂型/适应证	生药组成/g		
					大黄	黄芩	黄连
1. 大杉制药	3	1.4	1.6	颗粒/Ⅰ	3	3	3
2. 客乐谐制药	6	0.7	5.3	细粒/Ⅰ	2	1	1
3. 客乐谐药品	6	0.7	5.3	细粒/Ⅰ	2	1	1
4. JPS 制药	2.5	0.7	1.8	颗粒/Ⅰ	1	1	1
5. 太虎精堂制药	4.5	0.6	3.9	颗粒/Ⅰ	2	1	1
6. 津村	7.5	1.75	5.75	颗粒/Ⅰ	3	3	3
7. 帝国汉方制药	7.5	1.21	6.29	颗粒/Ⅰ	3	3	3
8. 帝国制药	7.5	1.21	6.29	颗粒/Ⅰ	3	3	3
9. 本草制药	7.5	0.7	6.8	颗粒/Ⅰ	2	1	1
10. 松浦药业	3	1	2	颗粒/Ⅰ	2	1	1
11. 小太郎汉方制药	0.84(3 粒)	0.6	0.24	胶囊/Ⅱ	1	1	1
12. 扶桑药品工业	0.84(3 粒)	0.6	0.24	胶囊/Ⅱ	1	1	1
13. 小太郎汉方制药	6	0.6	5.4	细粒/Ⅲ	1	1	1

【方解】 汉方三黄泻心汤出自(汉)张仲景著《金匮要略》惊悸吐衄下血胸满瘀血病脉证治第十六:"心气不足,吐血、衄血,泻心汤主之。"病因外感热毒,火邪炽盛。大黄二两,黄连、黄芩各一两,以水三升,煮取一升,顿服之。黄连泻心经实火、清胃、燥湿解毒,黄芩清上焦湿热、凉血止血、泻肺燥湿解毒,大黄泻下焦火、通肺泻毒、引火下行。

【功能主治】 泻火解毒,燥湿泻热。外证疮疡、心胸烦闷、胸中烦热痞满、舌苔黄腻、脉数实者。

【临床应用】 黄连、黄芩、大黄各 5 g,水煎成浓液,待温,用棉棒蘸药液涂搽患处,一日五次，涂搽五天，治黄水疮 36 例（田梅梅）。

生大黄 60 g、黄芩 30 g、黄连 30 g，水 1000 ml 煎，取汁 200 ml，一日三次，冷服或胃管注入，连用四周，结合针刺治消化性溃疡53 例（王阿娜）。

大黄 15 g、黄连 12 g、黄芩 15 g、炙甘草 10 g，肝胃气滞加柴胡、枳壳，肝胃郁热加柴胡、赤芍，脾胃湿热加半夏、陈皮，脾胃虚弱加党参、黄芪，胃阴不足加沙参、麦冬，胃络瘀阻加丹参、檀香，一日一剂，分二次服，三十日为一疗程，连续二疗程，治胃癌癌前病变 30 例（唐静雯）。

【经方换算量】 大黄 6 g、黄连 9 g、黄芩 9 g。

【汉方适应证】（明细表/剂型）

Ⅰ有体力，上火、面潮红、烦躁不安、便秘者高血压（上火、肩凝、耳鸣、头重、失眠、烦躁），鼻出血、痔出血、便秘、更年期障碍、血道症。

Ⅱ上火烦躁、胃胀便秘，或充血、出血者高血压、动脉硬化、脑溢血、便血、鼻出血、习惯性便秘。

Ⅲ上火烦躁、胃胀便秘，或充血出血呈鲜红色者高血压、动脉硬化、高血压致失明、脑溢血、吐血、便血、鼻出血、习惯性便秘。

【汉方规格及用法用量】 2.5 g 袋装颗粒剂，胶囊；空腹（饭间），2.5 g（成人）/次，2～3 次/日。

【汉方添加剂】（明细表/以津村等为例）

6. 日本药典羧甲基纤维素钙、硬脂酸镁、乳糖。

10. 羟丙基甲基纤维素、聚乙二醇 6000、乳糖、糊精、玉米淀粉。

13. 硬脂酸镁、玉米淀粉、乳糖、普鲁兰多糖、硅酸铝镁。

【汉方不良反应】 食欲不振、腹痛、下痢。偶发发热、干咳、气喘、呼吸困难（间质性肺炎）；体乏，皮肤、眼珠发黄（肝功能障碍）。

【解说】 三黄泻心汤泻火解毒方，源于商朝伊尹著《汤液经法》，属血分热盛证，见胃火炽、破火妄行、吐衄、三焦实热、高热烦躁、神昏便秘、面红目赤、口舌生疮、湿热黄疸、舌苔黄腻，脉数实者。治则泻火解毒、燥湿泄热、除痞止血。宜邪火内炽、瘀热内积、迫血妄行之实热致症[1-4]。用于咯血、肺结核顽固性痰血、动脉粥样硬化、肝性脑病（灌肠）、非门静脉曲张上消化道出血、消化性溃疡（针刺）、滴虫性肠炎、小儿急性细菌性痢疾（灌肠）、单纯性肥胖症、肥胖型 2 型糖尿病、糖尿病合并肥胖（针刺）、痰湿热结型 2 型糖尿病、痰湿热结型多囊卵巢综合征、自身免疫性大疱性皮肤病创面感染（外敷）、急性踝扭伤（外敷）。

汉方三黄泻心汤用方以体力充实者上火、面红、焦躁、易兴奋、心下痞塞、便秘、失眠、烧心、出血、脉浮大、脉数为目标，用于热证及出血证，如高血压症、高脂血症、动脉硬化症、动脉硬化型脑卒中、脑充血、神经衰弱、精神不安，吐血、咯血、眼底出血、脑出血、鼻出血、皮下出血、子宫出血、更年期障碍、血道症、血尿、痔血、齿痛、舌炎、口内炎、结膜炎、耳鸣、肩凝、便秘型高血压。治尿路感染作用不及黄连解毒汤，但泻下作用强。鼻出血宜冷服。

【参考文献】

[1]刘渡舟. 漫谈三黄泻心汤及其临床应用[J]. 中医杂志,1987,3:19-20

[2]宫庆东,等. 大黄黄连泻心汤历史源流及古今应用[J]. 山东中医药大学学报,2014,38(1):5-7

[3]苗婷婷. 三黄泻心汤研究进展[J]. 湖南中医杂志,2016,32(3):190-192

[4]李颜,等. 三黄泻心汤的现代药理研究进展[J]. 中国药房,2010,21(11):1048-1050

57 酸枣仁汤

【原名】 酸枣汤(金匮要略卷上)。

【异名】 酸枣仁汤(法律卷六)。

【商品名】 酸枣仁汤。汉方组成明细见表 57-1。

表 57-1 汉方组成明细

序号及厂家名	制剂量(g·日$^{-1}$)	浸膏量(g·日$^{-1}$)	添加剂/g	剂型/适应证	生药组成/g				
					酸枣仁	知母	川芎	茯苓	甘草
1. 大杉制药	6	2.8	3.2	颗粒	15	3	3	5	1
2. 津村	7.5	3.25	4.25	颗粒	10	3	3	5	1
3. 松浦药业	6	2.7	3.3	颗粒	10	3	3	5	1

【方解】 汉方酸枣仁汤出自(汉)张仲景著《金匮要略》血痹虚劳病脉证并治第六:"虚劳,虚烦不得眠者,酸枣仁汤主之。"病因肝血不足、虚热内扰、心肝肾不交。酸枣仁二升,甘草一两,知母二两,茯苓二两,芎劳二两。以水八升,煮酸枣仁得六升,内诸药,煮取三升,分温三服。酸枣仁养血补肝、宁心安神,茯苓宁心安神,知母滋阴润燥、清热泻火,川芎行气开郁,生甘草和中缓急、调和诸药。

【功能主治】 补血调肝、养心安神、清热除烦。虚劳、虚烦不得眠。

【临床应用】 酸枣仁 18 g、知母 9 g、川芎 9 g、茯苓 9 g、生甘草 6 g,多梦易惊加生龙骨、生牡蛎、珍珠母均先煎各 30 g,目赤口苦加黄芩、柴胡、焦栀子、车前子布包各 9 g,心烦恶食加半夏 9 g、黄连 3 g、竹茹 9 g,口淡纳呆加党参、白术、黄芪各 9 g,口干津少、五心烦热加黄连 3 g、阿胶烊、生地黄、柏子仁各 9 g,水煎,一日一剂,早晚餐后服,连服三十天,治虚实夹杂型老年人失眠症 61 例(李莉)。

酸枣仁 20 g,茯苓、川芎、知母各 12 g,炙甘草 5 g,煎煮前加水浸泡 30min,煎至 200 ml,一日一剂,早晚服,一周一疗程,连服四周,治肝血亏虚型失眠证 40 例(张倩倩)。

【经方换算量】 酸枣仁 15 g、茯苓 6 g、知母 6 g、川芎 6 g、甘草 3 g。

【汉方适应证】 心身疲乏难眠。

【汉方规格及用法用量】 2.5 g袋装颗粒剂;空腹(饭间),2.5 g(成人)/次,2~3次/日。

【汉方添加剂】(明细表/序号)

1. 乳糖、玉米淀粉、硬脂酸镁。

2. 日本药典硬脂酸镁、乳糖。

3. 羟丙基甲基纤维素、硬脂酸镁、乳糖、糊精、玉米淀粉。

【汉方不良反应】 食欲不振、胃部不适、恶心、腹痛、下泻,偶发少尿、脸及四肢肿、眼睑下垂、手僵(假醛固酮增多症);体乏、四肢无力或痉挛或麻木(肌肉疾病)。

【解说】 酸枣仁汤养血安神方,证属肝血不足[1],见虚烦失眠、心悸不安、头目眩晕、咽干口燥、舌红、脉弦细。治则养血安神,清热除烦[2-3]。宜肝血不足,心肝劳虚、阴虚阳亢、上扰心神致症。常用于失眠、情绪疾病、肝病、内分泌疾病、心血管疾病、妇科疾病等,如阴虚火旺型广泛性焦虑障碍、不稳定型心绞痛伴抑郁、阴虚火旺型失眠、肝郁血虚型失眠、肝血亏虚证失眠、顽固性失眠、肝癌术后血虚型失眠、冠心病合并失眠、卒中后认知障碍伴失眠、甲亢失眠、冠心病合并失眠、脑梗死后失眠(阴虚火旺型)、高血压合并睡眠障碍、女性更年期失眠、更年期综合征、持续性姿势-知觉性头晕、阿尔茨海默病、外伤性癫痫。

汉方酸枣仁汤用方以虚劳病、虚烦不得眠、体衰力弱、肤无色泽、腹及脉均虚、胸中苦闷为目标,用于身心疲惫不得眠、失眠、神经症、嗜睡、植物神经紊乱、老年者夜间兴奋难眠(烦躁、伴神经过敏)。常用于老年失眠、虚劳病嗜睡。

【附注】 先煮枣仁后纳诸药,致气味厚重,更效。

【参考文献】

[1]曹文聪,等.《金匮要略》经方酸枣仁汤治疗失眠中医辨治探究[J]. 辽宁中医药大学学报,2019,21(5):181-183

[2]王思宇,等. 酸枣仁汤方证探微[J]. 上海中医药杂志,2016,50(7):30-34

[3]欧阳广泽,等.《金匮要略方论》酸枣仁汤功效新议[J]. 天津中医药大学学报,2022,41(1):41-44

58 三物黄芩汤

【异名】 黄芩汤(伤寒活人指掌卷五)。

【商品名】 实验中三物黄芩汤治大肠腺瘤。汉方组成明细见表58-1。

表58-1 汉方组成明细

序号及厂家名	制剂量(g·日$^{-1}$)	浸膏量(g·日$^{-1}$)	添加剂/g	剂型/适应证	生药组成/g		
					黄芩	苦参	地黄
津村	7.5	3.75	3.75	颗粒	3	3	6

【方解】 汉方三物黄芩汤出自《金匮要略》妇人产后病脉证治第二十一附方引《千

金方》:“妇人在草蓐,自发露得风,四肢苦烦热,头痛者,与小柴胡汤。头不痛,但烦者,三物黄芩汤主之。”病因阴血亏虚,湿热瘀阻。黄芩一两,苦参二两,干地黄四两。上㕮咀,以水八升,煮取二升,去滓,适寒温,服一升,一日二次,多吐下虫。黄芩清热燥湿、泻火解毒、止血安胎,苦参清热燥湿泻火、退热泄降、杀虫利尿,干地黄凉血养阴、活血化瘀。

【功能主治】 清热凉血、解毒燥湿、养血滋阴。

【临床应用】 黄芩12 g、生地18 g、苦参15 g,可配葛根、黄精,水煎服,一日一剂,服一周至一月,治烦热症34例(吕奎)。黄芩6 g、苦参6 g、干地黄12 g,煎煮,一周一疗程,服二疗程,治白塞氏病30例(许玉波)。

【经方换算量】 黄芩6 g、苦参6 g、干地黄12 g。

【汉方适应证】 手足心热。

【汉方规格及用法用量】 2.5 g袋装颗粒剂;空腹(饭间),2.5 g(成人)/次,2~3次/日。

【汉方添加剂】 日本药典硬脂酸镁、乳糖。

【汉方不良反应】 发疹、发红、发痒、食欲不振、胃部不适、恶心、呕吐、下泻。偶发发热、干咳、气喘、呼吸困难(间质性肺炎);体乏、肤色及眼珠发黄(肝功能损伤)。

【解说】 三物黄芩汤烦热症方,属血虚郁热证,见心烦、失眠、口渴喜饮、盗汗,手足心热或手足心汗出,尤以妇人产后四肢烦热(湿热、血热、虚热)兼阴伤血不足者。治则清热除烦,滋阴凉血[1-3]。宜血虚有热、阴血亏虚、虚热内扰、风邪入里化热致症。用于皮肤、妇科、肿瘤、肝病、免疫等科。如烦热症、产后虚热、手足心热、癌性发热、红斑性肢痛症、直肠癌。

汉方三物黄芩汤用方以体力中等、四肢烦热(夜间更甚)不得眠、头痛、口渴口干、手掌脚趾发热(发红、瘙痒、干燥)为目标,用于产褥热、肺结核、神经官能症、失眠症、口腔炎、冻伤、烧伤、荨麻疹、干癣、更年期综合征。

【附注】 收于(唐)孙思邈著《备急千金要方》卷三妇人中风门的三物黄芩汤,除黄芩用量为二两外,其主治和用法与《金匮要略》所载相当。古代多用于妇人产后中风、邪客少阳不得和解而化热入里;对外邪已解、血虚有热、四肢烦热甚效。三药皆纯阴苦寒、体弱脉虚慎用。

【参考文献】

[1]徐银银,等.经方汗证治验[J].社区医学杂志,2021,19(1):48-50

[2]许玉波,等.三物黄芩汤治疗白塞氏病30例临床疗效观察[J].世界最新医学信息文摘,2016,16(102):143,148

[3]张兆洲,等.三物黄芩汤研究概述及其应用展望[J].辽宁中医杂志,2019,46(7):1551-1554

59 滋阴降火汤

汉方组成明细见表59-1。

表 59-1 汉方组成明细

序号及厂家名	制剂量（g·日$^{-1}$）	浸膏量（g·日$^{-1}$）	添加剂/g	剂型/适应证	生药组成/g									
					当归	芍药	地黄	天门冬	麦门冬	陈皮	苍术	知母	黄柏	甘草
津村	7.5	5.5	2	颗粒	2.5	2.5	2.5	2.5	2.5	2.5	3	1.5	1.5	1.5

【方解】 汉方滋阴降火汤出自（明）龚廷贤著《万病回春》卷四虚劳门："虚劳者，阴虚而相火动也（阴虚火动者难治；虚劳不受补者，难治）。"病因内热伤阴、虚火妄动。当归（酒洗）一钱二分，白芍（酒洗）二钱三分，生地黄八分，熟地黄（姜汁炒）、天门冬（去心）、麦门冬（去心）、白术（去芦）各一钱，陈皮七分，黄柏（去皮、蜜水炒）、知母、甘草（炙）各五分。上锉一剂。加生姜三片、大枣一枚，水煎，临服入竹沥、童便、姜汁少许同服。当归、芍药、生地润肝火，天冬、麦冬润肺，知母、黄柏、生地清肾中热，白术、陈皮、甘草，补脾胃助消化；陈皮理气，白术健脾，当归补血，芍药活血，生地清热凉血，熟地滋阴补血，天冬滋阴、清火止咳，麦门冬滋阴润肺、清心除烦，知母清热泻火、滋阴润燥，黄柏清热燥湿，甘草清热解毒、祛痰止咳、调和诸药。

【功能主治】 滋阴降火解毒、柔肝补脾益肾。阴虚火动、发热咳嗽、吐痰喘急、盗汗口干。

【临床应用】 滋阴降火汤提取剂 7.5 g/d，治支气管哮喘患者 11 例（关矢信康）。

【经方换算量】 当归 10 g、白芍 12 g、地黄 15 g、熟地 10 g、天冬 10 g、麦冬 10 g、白术 10 g、陈皮 10 g、知母 10 g、黄柏 10 g、甘草 3 g。

【汉方适应证】 咽喉干燥、咳痰不出。

【汉方规格及用法用量】 2.5 g 袋装颗粒剂；空腹（饭间），2.5 g（成人）/次，2～3 次/日。

【汉方添加剂】 日本药典轻质无水硅酸、硬脂酸镁、乳糖。

【汉方不良反应】 食欲不振、胃部不适、恶心、呕吐、下泻。偶发少尿、脸及四肢肿、眼睑下垂、手僵（假醛固酮增多症）；体乏、手脚无力或痉挛或麻木（肌肉疾病）。

【解说】 滋阴降火汤补阴降火方，证属肾经阴虚，见发热咳嗽血痰、面颊唇红、小便赤涩、脉数无力，治则滋阴降火、交通心肾。用于泌尿系统、呼吸系统、高烧伤津致疾。如肺结核、浸润性肺结核、干性胸膜炎、肾结核、急慢性支气管炎、急（慢）性肾盂肾炎、肾盂肾炎消耗性高烧、淋病、糖尿病。

汉方滋阴降火汤用方以老年体虚、皮肤干燥浅黑、面潮红、咳嗽、咳痰黏稠难咯、呼吸道慢病、呼吸音似干性哮鸣音、便秘或便硬为目标，因滋润肾水、清解胸热，宜泌尿系、呼吸系高热伤津致津液枯竭症。用于与肺阴虚有关的浸润性肺结核、急（慢）性肾盂肾炎等高热症，如增殖性肺结核、结核性胸膜炎、急慢性支气管炎、慢性支气管哮喘、口腔溃疡、糖尿病、肾结核、淋病、更年期障碍（肾阴虚）、红斑狼疮。《和汉医林新志》："阴虚火动之咳，由傍晚至入夜犹有咳出，其火动之咳多有咳声而少痰，面赤、身热、脉数者也。"亦为夜咳甚首选方。

【附注】《万病回春》滋阴降火汤重润燥以降火；与六味地黄丸相兼服，大补虚劳，甚效。汉方滋阴降火汤对皮肤苍白、有汗、咳嗽多痰、胃肠弱、浸润性肺结核禁用。

60 滋阴至宝汤

汉方组成明细见表60-1。

【方解】 汉方滋阴至宝汤出自(明)龚廷贤著《万病回春》卷六虚劳门:“妇人诸虚百损,五劳七伤,经脉不调、肢体羸瘦。”病因肾阴虚衰,肝血亏损。当归(酒洗)、白术(去芦)、白芍(酒炒)、白茯苓(去皮)、陈皮、知母、贝母(去心)、香附(童便炒)、地骨皮(去骨)、麦门冬(去心)各八分,柴胡(酒炒)、薄荷、甘草各三分。上锉一剂。加煨姜三片,水煎,温服。知母滋润肾水、清热泻火,地骨皮凉血除蒸、清降肺火,麦冬滋阴润肺、清心除烦,贝母润肺滋阴、清热化痰、开郁散结,当归补血活血、调经止痛,芍药散瘀止痛,香附疏肝理气、解郁调经,柴胡和解表里、疏肝解郁,薄荷发汗解热、疏肝理气,白术、陈皮、茯苓健脾和胃、燥湿利水,甘草清热解毒、祛痰止咳、调和诸药。

表60-1 汉方组成明细

序号及厂家名	制剂量(g·日$^{-1}$)	浸膏量(g·日$^{-1}$)	添加剂/g	剂型/适应证	生药组成/g												
					当归	芍药	白术	茯苓	陈皮	柴胡	知母	香附子	地骨皮	麦门冬	贝母	薄荷	甘草
津村	9	6	3	颗粒	3	3	3	3	3	3	3	3	3	3	2	1	1

【功能主治】 调经水、滋血脉、补虚劳、扶元气、健脾胃、养心神、润咽喉、清头目、定心慌、安神魄、退潮热、除骨蒸、止喘嗽、化痰涎、收盗汗、住泄泻、开郁气、利胸膈、疗腹痛、解烦渴、散寒热、祛体痛。妇人诸虚百损,五劳七伤,经脉不调、肢体羸瘦。

【临床应用】 津村滋阴至宝汤,治反复发作高热(汉方临床);同方治扁桃体肿大伴持续低热(矢数道明)。

【经方换算量】 当归、芍药、茯苓、陈皮、知母、贝母、地骨皮、麦门冬、柴胡各10 g,香附、白术各15 g,薄荷、甘草各6 g。

【汉方适应证】 虚症、慢性咳嗽、咳痰。

【汉方规格及用法用量】 3 g袋装颗粒;空腹(饭间),3 g(成人)/次,2~3次/日。

【汉方添加剂】 日本药典硬脂酸镁、乳糖。

【汉方不良反应】 食欲不振、胃部不适、恶心、下泻。偶发少尿、脸及四肢肿、眼睑下垂、手僵(假醛固酮增多症);体乏、手脚无力或痉挛或麻木(肌肉疾病)。

【解说】 滋阴至宝汤虚劳方,属肝肾阴虚证,见潮热汗出、头晕耳鸣、腰膝酸软、视物模糊、心烦易怒、倦怠乏力、皮肤瘙痒。治则补血调肝、清热降火、滋补肾阴。宜妇女肝肾阴虚之潮热汗出,腰膝酸软等虚损症。

汉方滋阴至宝汤原治妇人虚劳,及咳痰致身心耗损为目的。现用方以结核、肺炎、流感等发热后的高热或长期低热不退的体弱虚证咳痰、食欲不振、全身倦息、盗汗、口干为目标，用于外感后低热不退、咳痰易出而量少、迁延性咳痰、虚证妇人微热、发热，或虚证比小柴胡汤证甚，或加味逍遥散用之无效者。

61 紫云膏

汉方组成明细见表61-1。

【方解】 汉方紫云膏出自（明）陈实功著《外科正宗》卷四："润肌膏内用麻油，紫草当归一处投，能搽秃疮枯槁色，加之黄蜡效应收。"病因血虚风燥。麻油四两、当归五钱、紫草一钱。上同熬，药枯滤清，将油再熬，加黄蜡五钱，化尽，顷入碗内，顿冷，涂搽患处。当归养血润燥，紫草清热凉血、活血解毒、疗恶疮，麻油润燥解毒、生肌消肿，黄蜡生肌止痛、收涩敛疮。

表61-1 汉方组成明细

序号及厂家名	制剂量（g·日$^{-1}$）	浸膏量（g·日$^{-1}$）	添加剂/g	剂型/适应证	生药组成/g				
					芝麻油	晒蜜蜡（白蜡）	猪油	当归	紫草根
津村	适量	无记载	无	软膏	100	27	1.8	10	10

【功能主治】 养血、凉血、润燥。皮燥眉脱、白斑作痒、秃疮干枯，发脱。

【临床应用】 麻油120 ml、当归15 g、紫草2 g，炸熬，加黄蜡15 g融化，凝固冷却即可用，每日1～2次外敷患部，治血热肠燥型肛裂46例（游志华）。紫草30 g、当归30 g、胡麻油500 ml、黄蜡150 g，先溶油蜡，入当归熬枯去渣，再入紫草，熬至油呈紫红色，去渣冷却即成，涂患部治烧伤（谢海洲）。

当归15 g、紫草10 g、麻油30 g、黄蜡15 g，前二味与麻油同煎，药枯滤清，将油再熬，入黄蜡，化尽，入容器中备用，涂擦治慢性鼻前庭炎108例（黄强）。

紫云膏治疣消疤痕161例（汉方临床）。

【经方换算量】 胡麻油1000 ml、黄蜡380 g、豚脂35 g、当归100 g、紫草100 g。

【汉方适应证】 烫伤、痔疮致疼痛，肛裂。

【汉方规格及用法用量】 500 g装紫红色软膏。麻油、当归、紫草制得油性浸膏71.2 g与晒蜜蜡、猪油28.8 g混合，得100 g紫云膏。一日数次适量涂抹患处。

【汉方不良反应】 发疹、发痒。

【解说】 润肌膏干燥脱屑类皮肤病方，证属血虚风燥，见初起微痒，久生白屑，脱去又起，燥痒异常。治则清热润燥、消肿止痛、祛腐生肌[1]。宜燥邪伤肺、阴虚津亏、肌肤不润致症。涂治皮肤干燥作痒有裂纹者，如脂溢性皮炎、秃疮、皮肤皲裂、皮肤溃疡、漆性皮炎、白屑风、脱发、白斑秃疮、皮肤瘙痒、手足皮肤脱皮、足癣、冻疮、痱疮、痔疮、痔出血、脱肛、肛裂、慢性鼻前庭炎。

汉方紫云膏为（日）江户时代华冈青洲依《外科正宗》润肌膏加猪油（豚脂）改良而成

紫云膏(麻油、当归、紫草根、白蜡、猪油)。用方以皮肤干燥粗糙、溃疡及增殖性皮损和皮肤色素沉着为目标,用于滋润皮肤、去腐生肌、降皮层色素如湿疹、干癣、皮肤角化、脚癣、皲裂、冻裂,疣、胼胝、鸡眼、刀伤、擦伤、跌打伤、褥疮、烧伤、螫刺、溃疡、瘘孔、痔疮、脱肛、糜烂、面疮,白癜风、白癣、白斑、斑秃、色素沉积。可减轻皮肤纤维化,但对手掌角化、渗脓液兼瘙痒效果欠佳。

【附注】 紫云膏首见宋《太平惠民和剂局方》神效当归膏(胡麻油、黄蜡、当归),陈实功在神效当归膏中加紫草,名润肌膏[2]。

【参考文献】

[1]蒋岚,等.润肌膏的演变在中医古籍外用制剂中的规律研究.东南大学学报(医学版),2018,37(1):149-151

[2]白崇智,等.神效紫云膏的临床运用[J].陕西中医函授,1985,1:40-41

62 四逆散

【商品名】 加味四逆散颗粒。汉方组成明细见表 62-1。

表 62-1 汉方组成明细

序号及厂家名	制剂量(g·日$^{-1}$)	浸膏量(g·日$^{-1}$)	添加剂/g	剂型/适应证	生药组成/g			
					柴胡	芍药	枳实	甘草
津村	7.5	2.25	5.25	颗粒	5	4	2	1.5

【方解】 汉方四逆散出自(汉)张仲景著《伤寒论》辨少阴病脉证并治第 318 条:"少阴病,四逆,其人或咳,或悸,或小便不利,或腹中痛,或泄利下重,四逆散主之。"病因肝郁气滞、阳气郁阻。甘草(炙)、枳实(破、水渍、炙干)、柴胡、芍药各十分,上为末,每服方寸匕,白饮和服,一日三次。柴胡疏肝解郁、升发阳气,芍药养阴柔肝、调达肝气,枳实理气解郁、泄热破结、调中焦运化,炙甘草益气健脾、调和诸药。

【功能主治】 透解郁热,疏肝理脾。阳气内郁、手足厥逆、脘腹疼痛、泄利下重、小便不利、肝脾不和。

【临床应用】 柴胡、白芍、枳实各 9 g,炙甘草 6 g,气滞明显(精神抑郁、胸胁满痛)加厚朴 6 g、香附 6 g、佛手 9 g,血郁明显(肤色郁滞)加当归 6 g、鸡血藤 15 g、川芎 9 g,心烦、寐差加牡丹皮 9 g、栀子 9 g、远志 9 g、郁金 9 g,水煎服,一日一剂,十四天一疗程,治肝郁血滞型手足不温 38 例(陈小英)。

柴胡、枳实、芍药、甘草各 6 g,气滞明显加佛手、青皮 10 g,瘀血明显加乳香、没药各 10 g、延胡索 8 g,痰稠难咯加胆南星、川贝母各 10 g,胃气上逆加旋覆花(包煎)15 g,气血亏虚加黄芪 15 g、当归 12 g,肝阴不足加沙参 10 g、麦冬 15 g,胸阳不振加瓜蒌 15 g、薤白 10 g,脾胃虚寒加吴茱萸 5 g,一日一剂,水煎取 400 ml,日服二次,每次 200 ml,七天一疗程，连服二疗程，治肋间神经痛40例(陈瑜)。

【经方换算量】 甘草(炙)6 g、枳实(破、水渍、炙干)6 g、柴胡6 g、芍药9 g。

【汉方适应证】 有体力，大柴胡汤证与小柴胡汤证兼证者胆囊炎、胆结石、胃酸过多、胃溃疡、鼻炎、支气管炎、神经质、歇斯底里症。

【汉方规格用法用量】 2.5 g袋装颗粒剂；空腹(饭间)，2.5 g(成人)/次，2 ~3次/日。

【汉方添加剂】 日本药典硬脂酸镁、乳糖。

【汉方不良反应】 偶发少尿、脸及四肢肿、眼睑下垂、手僵(假醛固酮增多症)；体乏、四肢无力或痉挛或麻木(肌肉疾病)。

【解说】 四逆散疏肝理气解郁方，属肝郁气滞证[1]，见四肢厥冷，或腹痛，或泄利下重，胁肋胀闷、脘腹疼痛、脉弦。治则透邪解郁，调畅气机[1-3]。宜阳郁厥逆、肝脾气郁、布达不利致症。现多以此方为基本方加减治疗消化系统和肝胆疾病。用于慢性胃炎、胃脘痛、肝气犯胃型胃痛、肝胃不和型慢性胃炎、慢性浅表性胃炎、肝郁脾虚型慢性萎缩性胃炎、消化性溃疡、功能性消化不良、非糜烂性胃食管反流病、顽固性呃逆、肝硬变胃动力障碍、肠易激综合征、腹泻型肠易激综合征、菌群失调性肠炎、胃肠术后肠梗阻、肝切除术后汗症、胆结石术后肝功能异常、胆囊切除术后综合征、慢性胆囊炎、肝郁气滞型胆石症、肾结石、肝郁血瘀型胁痛、肝郁脾虚型早期肝硬化、肝癌、癌性腹痛、肝纤维化、肝郁脾虚血瘀型慢性乙型肝炎纤维化、2型糖尿病非酒精性脂肪性肝病、糖尿病合并血脂异常；小儿抽动障碍、小儿厌食症(肝旺脾虚型)、小儿呼吸暂停征、儿童叹息样呼吸、小儿外感发热肢厥；抑郁症、脑卒中后抑郁(合腹针)、失眠、慢性血管紧张性头痛、气滞血瘀型盆腔炎、不孕症、子宫内膜异位症致痛经、经期诸症、尿道综合征、更年期失眠、高催乳素血症；末梢神经炎、肋间神经痛、气滞血瘀型腰椎间盘突出症(合脊柱九宫穴电针)、肝郁型类风湿关节炎、单纯型急性阑尾炎、慢性胰腺炎、混合痔外剥内扎术后、慢性前列腺炎(直肠滴入)、肝脾不调型干眼症、肝郁型高脂血症、肝郁脾虚型慢性疲劳综合征(穴位贴敷)。

汉方四逆散用方以体力中等、胸胁苦闷、腹直肌拘急、烦躁、失眠、抑郁、肩颈背凝、支气管炎、腹痛、身体不适、四肢冷为目标，宜大柴胡汤证(胸胁苦满、呕吐、便秘、呈实证)、小柴胡汤证(胸胁苦满、上腹痛、腹部软、呈虚证)及两者兼证者。用于胆囊炎、胆石症、胃炎、胃酸过多、胃溃疡、胸膜炎、十二指肠溃疡、急(慢)性大肠炎、支气管哮喘、肺结核、肾炎、肾病、神经质、神经过敏症、心悸亢进、遗精、疟疾、肩凝症、血道症、牙龈炎、副鼻窦炎、鼻炎。也用于情感不得宣泄、积怨生郁致植物神经功能紊乱者。

【附注】 以四逆散为基础方的有柴胡疏肝散、逍遥散、枳实芍药散。

【参考文献】

[1]刘学文. 四逆散证病因病机之我见[J]. 中医函授通讯，1988，3：15-16

[2]吕丽容，等. 四逆散方证关系研究的进展[J]. 辽宁中医杂志，2020，47(11)：218-220

[3]邓贤，等. 四逆散方证争议浅析[J]. 新中医，2019，51(4)：83-85

63 四君子汤

【原名】 白术汤(圣济总录卷八十)。

【异名】 四君子汤(局方卷三新添诸局经验秘方)、白术散(朱氏集验方卷二)、四圣汤(活幼口议卷二十)、人参散(普济方卷三九四)、温中汤(医部全录卷四三六)、四君汤(文堂集验方卷四)。汉方组成明细见表 63-1。

【方解】 汉方四君子汤出自(宋)张锐著《鸡峰普济方》卷十二。(宋)陈师文等著《太平惠民和剂局方》卷三新添诸局经验秘方:"荣卫气虚,臟腑怯弱,心腹胀满,全不思食,肠鸣泄泻,呕哕吐逆,大宜服之。常服温和脾胃,进益饮食,辟寒邪雾瘴气。"病因中焦虚寒、脾胃气虚、运化之力。《鸡峰》:人参、白术、茯苓、甘草各一两。上为细末。每服二钱,水一盏,加生姜三片,大枣一枚,同煎至六分,去滓温服,不拘时候。人参大补元气,白术补脾燥湿,茯苓健脾燥湿,炙甘草益气补中、调和诸药,生姜解表散寒、温中止呕,大枣补脾和胃、益气生津。

表 63-1 汉方组成明细

序号及厂家名	制剂量(g·日$^{-1}$)	浸膏量(g·日$^{-1}$)	添加剂/g	剂型/适应证	生药组成/g							
					人参	白术	苍术	茯苓	甘草	姜	生姜	大枣
1. 大杉制药	5.58(18 片)	3.5	2.08	薄膜包衣片/Ⅰ	4	4	—	4	1.5	0.5	—	1.5
2. 津村	7.5	2.75	4.75	颗粒/Ⅰ	4	—	4	4	1	1	—	1
3. 东洋药行	6	3.3	2.7	细粒/Ⅱ	4	4	—	4	1.5	—	1.5	1.5

【功能主治】 益气补中、和胃健脾、进食。脾胃病,脾肺气虚、中土衰弱、体瘦神倦、面色萎黄、倦怠嗜睡、气短息微、声音低怯、心腹胀满、纳差腹泻、呕哕吐逆。

【临床应用】 白芍 15 g、党参 15 g、香附 10 g、茯苓 10 g、白术 10 g、炙甘草 10 g、丹参 20 g、黄芪 20 g、大枣 3 枚、生姜 6 g,熬煮取汁 200 ml,一日一剂,分 2 次服,治慢性胃炎 37 例(毛秀丽)。

【经方换算量】 人参 9 g、白术 9 g、茯苓 9 g、甘草 6 g、生姜 6 g、大枣 6 g。

【汉方适应证】(明细表/剂型)

Ⅰ瘦弱、脸色苍白、无食欲、易疲劳者肠胃虚弱、慢性胃炎、胃积食、呕吐、下泻。

Ⅱ瘦弱、脸色苍白、无食欲、易疲劳者肠胃虚弱、慢性胃炎、胃积食。

【汉方规格及用法用量】 2.5 g 袋装颗粒剂;空腹(饭间),2.5 g(成人)/次,2~3 次/日。

【汉方添加剂】(明细表/序号)

1. 乳糖、玉米淀粉、结晶纤维素、硅酸铝镁、羧甲基纤维素钙、硬脂酸镁、羟丙基甲基纤维素、二氧化钛、铝色淀。

2. 日本药典硬脂酸镁、乳糖。

3. 玉米淀粉。

【汉方不良反应】 发疹、荨麻疹。偶发少尿、脸及四肢肿、眼睑下垂、手僵(假醛固酮增多症);体乏、手脚无力或痉挛或麻木(肌肉疾病)。

【解说】 四君子汤补气方(益气健脾方),属脾胃气虚证[1],见中气虚、语声低微、少气懒言、四肢无力、不思饮食、口干、恶心、胸胁胀闷、肠鸣泄泻、腹痛、舌淡苔白、脉虚弱。治则益气健脾、渗利湿浊。宜脾胃气虚、中焦运化失常致症[2]。用于脾胃气虚型消化系慢性疾病、肺系迁延性疾病等。如脾胃气虚证胃溃疡、慢性胃炎、重症胃肠功能障碍、小儿贫血、慢性心衰气虚痰瘀证等。心气虚、肺气虚、肾气虚亦可用。

汉方四君子汤用方以脉弱、体力及胃肠功能差、食欲不振、胸部胀满、胃内停水、腹部无力、全身倦怠、元气衰弱为目标,见贫血、面色苍白、四肢倦怠、言语无力、脉无力。用于枯瘦型、面色无华、四肢凉、胸部振水声之腹鸣、腹泻、贫血、呕吐、痔疮、脱肛、半身不遂、遗尿以及消化吸收功能下降、老龄者萎缩性胃炎致食欲不振、胃积食。

【附注】 四君子汤首见宋《太平惠民和剂局方》卷三新添诸局经验秘方,《鸡峰》四君子汤加生姜、大枣益解脾胃气虚证之气滞、恶心呕吐、胸脘痞闷、痰湿等。以四君子汤为基础方的有异功散、归脾汤、六君子汤、香砂六君子汤、保元汤等。

【参考文献】

[1]梁华,等. 经典补益剂与其对应虚证在衰老过程中相关性探析[J]. 辽宁中医药大学学报,2020,22(4):1-4

[2]余洁茹,等. 四君子汤之"中气冲和"探析. 陕西中医药大学学报,2017,40(3):110-112

64 栀子柏皮汤

【异名】 柏皮汤(鸡峰普济方卷十)、柏皮散(永乐大典卷一〇三三引全婴子)。汉方组成明细见表 64-1。

表 64-1 汉方组成明细

序号及厂家名	制剂量(g·日⁻¹)	浸膏量(g·日⁻¹)	添加剂/g	剂型/适应证	生药组成/g		
					栀子	甘草	黄柏
小太郎汉方制药	6	1.2	4.8	细粒	3	1	2

【方解】 汉方栀子柏皮汤出自(汉)张仲景著《伤寒论》辨阳明病脉证并治第 261 条:"伤寒,身黄,发热者,栀子柏皮汤主之。"病因阳明里热炽盛、中焦失司。肥栀子(劈)十五个,甘草(炙)一两,黄檗二两。上三味,以水四升,煮取一升半,去滓,分二次温服。栀子清上焦、泻心火、清热利湿解毒,黄柏泻下焦火、清热燥湿、逐湿热邪毒,炙甘草引药入中焦、补脾和胃、清热导湿。

【功能主治】 清泄湿热、利胆退黄。阳黄证,身热心烦,吐衄,眼睛赤痛,皮肤发黄,小便不利。

【临床应用】 栀子9 g、黄柏9 g、炙甘草6 g,煎服6剂后,再合大甘露饮法(栀子、黄柏、黄芩、茵陈各3 g,枳壳、枇杷叶、丹皮、石斛、麦冬、赤芍各9 g),连服12剂,治亚急性肝坏死(刘渡舟)。

【经方换算量】 栀子9 g、黄柏9 g、甘草3 g。

【汉方适应证】 肝区压迫感者黄疸、皮肤瘙痒症、宿醉。

【汉方规格及用法用量】 2 g袋装细粒;空腹(饭间),2 g(成人)/次,2~3次/日。

【汉方添加剂】 硬脂酸镁、玉米淀粉、乳糖、普鲁兰多糖、硅酸铝镁。

【汉方不良反应】

【解说】 栀子柏皮汤泄热利湿退黄方,属阳明湿热证,见身目俱黄、发热、心烦、口苦,大便黄赤、小便不利、舌红苔黄腻、脉数。治则清泄湿热、退黄[1-3]。宜湿热郁滞三焦、热重湿轻的阳黄证。用于急性黄疸型肝炎、免疫性肝损伤、肝内胆汁淤积、肝脏纤维化、原发性肝癌、胆囊炎、胰腺炎、心衰、泄泻、恶性肿瘤、恐惧症、菌痢、胫骨疲劳性骨膜炎、皮肤瘙痒、痤疮、潮热及精神类疾病。

汉方栀子柏皮汤用方以肝胆湿热之热证为主,以皮肤发黄、发热、搔抓后易发红溃烂难愈为目标,常用于特应性皮炎、变应性皮炎瘙痒、老年性瘙痒症等。

【附注】 (清)黄元御著《长沙药解》:"治太阴伤寒,发热身黄者。湿在经络,郁而不泻,则身热身黄。栀子十五枚,甘草一两,黄柏皮一两。"黄疸之湿热在表,其本在胃,栀子入胃涤热下行以退黄,黄柏清下焦、泻相火,二药清利三焦湿热以退黄;炙甘草甘缓栀子、黄柏苦寒,护脾胃,引药入中焦,清热导湿。本方清胃与大肠湿热,亦清肌表,疗肌肤间热。

【参考文献】

[1]韩金润,等.栀子柏皮汤经方溯源及其剂量古今度量衡考证[J].中医药学报,2020,48(8):4-7

[2]李正富,等.《伤寒论》温病三焦辨治体系探析[J].中华中医药杂志,2020,35(6):2745-2750

[3]李德新,等.《中医辩证学》选载[J].辽宁中医杂志,1992,7:43-44

65 七物降下汤

汉方组成明细见表65-1。

【方解】 汉方七物降下汤出自(宋)陈师文等辑《太平惠民和剂局方》四物汤:"冲任虚损,月水不调,脐腹绞痛,崩中漏下,血瘕块硬,发歇疼痛;妊娠宿冷,将理失宜,胎动不安,血下不止;及产后乘虚,风寒内博,恶露不下,结生瘕聚,少腹坚痛,时作寒热。"病因营血虚滞,脏腑经络失养。白芍药、川当归、熟地黄、川芎各等分。每服三钱,水一盏半,煎至七分,空心热服。四物汤补血和血、调经化瘀,加益气利水的黄芪,清热平肝、息风降压的钩藤，滋阴降火的黄柏，而成七物降下汤。

表65-1 汉方组成明细

序号及厂家名	制剂量（g·日⁻¹）	浸膏量（g·日⁻¹）	添加剂/g	剂型/适应证	生药组成/g						
					地黄	当归	川芎	芍药	黄柏	钩藤	黄芪
1. 大杉制药	7.5	4.3	3.2	颗粒	3	3	3	3	2	4	3
2. 津村	7.5	4	3.5	颗粒	3	4	3	4	2	3	3
3. 东洋制药	7.5	4.5	3	细粒	4	4	4	4	2	3	2
4. 松浦药业	7.5	5	2.5	颗粒	3	3	3	3	2	4	3

【功能主治】 养血益气、滋阴降火、平肝熄风。血虚及血行不畅症，气血亏损、虚火上炎、肝风内动，眩晕失眠。

【临床应用】 熟地15 g、当归15 g、川芎15 g、黄柏10 g、钩藤30 g、黄芪30 g、水蛭15 g、泽泻15 g、羌活10 g、制乳香9 g，七剂，水煎服，治下肢静脉阻塞（张怀亮）；熟地黄15 g、当归15 g、川芎15 g、水蛭15 g、泽泻15 g、羌活10 g、黄柏10 g、钩藤30 g、乳香9 g，七付，水煎服，治中风后遗症（张怀亮）。

【经方换算量】 当归10 g、川芎8 g、熟地12 g、白芍12 g、黄柏6 g、钩藤12 g、黄芪9 g。

【汉方适应证】 体虚伴高血压症者上火、肩凝、耳鸣、头重。

【汉方规格及用法用量】 2.5 g袋装颗粒剂；空腹（饭间），2.5 g（成人）/次，2～3次/日。

【汉方添加剂】（明细表/序号）

1. 乳糖、玉米淀粉、硬脂酸镁。
2. 日本药典硬脂酸镁、乳糖。
3. 玉米淀粉。
4. 羟丙基甲基纤维素、硬脂酸镁、乳糖、糊精、玉米淀粉。

【汉方不良反应】 食欲不振、胃部不适、恶心、呕吐、下泻。

【解说】 四物汤补血调血方，证属营血虚滞，见心悸失眠，头晕目眩，面色无华，妇人月经不调，量少或经闭不行，脐腹作痛，舌淡、唇白、脉弦细或细涩。治则补血调经、和血化瘀[1-2]。宜血虚或瘀血内阻致症。用于营血亏虚，血行不畅，如原发性痛经、血虚证月经过少、月经不调等。

七物降下汤为（日）大冢敬节治高血压症经验方，由《局方》四物汤（当归、川芎、芍药、熟地黄）加黄柏、黄芪、钩藤，收于《修琴堂方》[3]。用方以虚证或虚实夹杂伴易疲劳、面色差、眼疲劳、耳鸣、头重、上火、肩凝、肢冷、手足心热、胃肠功能正常、中晚期高血压症为目标，用于（肾性）高血压、静脉阻塞、不寐，以及不宜柴胡剂、大黄剂、伴肾损伤虚证型高血压症。舒张压增高者效佳。

【附注】 七物降下汤证属瘀血内阻。治以降火熄风，养血益气。宜气血亏虚、虚火上炎、肝风内动致高血压症等[4]。

【参考文献】

[1]谢鸣.方剂学[M].北京:人民卫生出版社,2007:196.

[2]苗治国,等.四物汤方证探讨[J].中国民间疗法,2018,26(7):49-50

[3]张利萍,等.张怀亮教授运用七物降下汤治疗静脉血栓形成经验[J].中医药学报,2015,43(5):89-91

[4]石华英,等.张怀亮教授辨证运用七物降下汤验案举隅[J].中医临床研究,2015,7(31):25-27

66 四物汤

【异名】 地髓汤(圣济总录卷一六四)、大川芎汤(鸡峰普济方卷十六)。汉方组成明细见表66-1。

表66-1 汉方组成明细

序号及厂家名	制剂量(g·日$^{-1}$)	浸膏量(g·日$^{-1}$)	添加剂/g	剂型/适应证	生药组成/g				
					当归	芍药	川芎	地黄	熟地黄
1.客乐谐制药	6	3.6	2.4	细粒/Ⅰ	3	3	3	3	—
2.客乐谐药品	6	3.6	2.4	细粒/Ⅰ	3	3	3	3	—
3.大峰堂药品工业	5.94(18片)	3.3	2.65	片剂/Ⅰ	3	3	3	3	—
4.客乐谐药品	5.94(18片)	3.3	2.65	片剂/Ⅰ	3	3	3	3	—
5.康和药通	7.5	4.2	3.3	细粒/Ⅰ	4	4	4	4	—
6.大杉制药	7.5	4.2	3.3	细粒/Ⅰ	4	4	4	4	—
7.太虎精堂制药	7.5	5.04	2.46	颗粒/Ⅰ	4	4	4	4	—
8.津村	7.5	2.75	4.75	颗粒/Ⅰ	3	3	3	3	—
9.帝国汉方制药	7.5	3.03	4.47	颗粒/Ⅰ	3	3	3	3	—
10.帝国制药	7.5	3.03	4.47	颗粒/Ⅰ	3	3	3	3	—
11.本草制药	7.5	4.2	3.3	颗粒/Ⅰ	4	4	4	—	4
12.小太郎汉方制药	6	3.5	2.5	细粒/Ⅱ	3	3	3	3	—

【方解】 汉方四物汤出自(宋)陈师文等辑《太平惠民和剂局方》四物汤:"冲任虚损,月水不调,脐腹绞痛,崩中漏下,血瘕块硬,发歇疼痛;妊娠宿冷,将理失宜,胎动不安,血下不止;及产后乘虚,风寒内搏,恶露不下,结生瘕聚,少腹坚痛,时作寒热。"病因营血虚滞,脏腑经络失养。白芍药、川当归、熟地黄、川芎各等分。每服三钱,水一盏半,煎至七分,空心热服。熟地滋阴养血,当归、白芍补血养肝、和血调经,川芎活血行滞、使熟地、白芍补血而不滞血。

【功能主治】 调益营卫、滋养气血、活血。血虚、血瘀,面色萎黄,眩晕失眠,舌淡脉弱;妇女营血虚滞,月经不调、痛经、闭经,崩漏;妊娠胎动不安,产后恶露不下;血虚及血行不畅症。

【临床应用】 川芎6 g、当归10 g、白芍12 g、熟地15 g,水煎,一日一剂,早晚服,七天一疗程,连服5~8个疗程,随证加减治月经不调54例(孙国华)。

当归9 g、熟地黄12 g、白芍9 g、川芎9 g、香附12 g、益母草12 g,水煎,一日一剂,分两次服,经期停药,连服三个月经周期,加味治月经过少65例(张志谦)。

熟地15 g、白芍15 g、当归10 g、川芎10 g,水煎,每日一剂,日服二次,疗程四周,治血虚证29例(黄琪)。

【经方换算量】 当归10 g、川芎8 g、熟地黄12 g、白芍12 g。

【汉方适应证】(明细表/剂型)

Ⅰ皮肤枯燥、无泽,肠胃正常者月经不调、寒症、冻伤、老年斑、血道症,解产后(流产后)疲劳。

Ⅱ贫血、冷症腹部软而无力、胀满,便秘者高血压、贫血、更年期障碍、月经不调、痛经、月经过多、产前产后诸症。

【汉方规格及用法用量】 2.5 g袋装颗粒剂;空腹(饭间),2.5 g(成人)/次,2~3次/日。

【汉方添加剂】(明细表/以津村等为例)

8.日本药典硬脂酸镁、乳糖。

【汉方不良反应】 食欲不振、胃部不适、恶心、呕吐、下泻。

【解说】 四物汤补血调血方,属营血虚滞证,见心悸失眠,头晕目眩,面色无华,形瘦乏力,妇人月经不调,量少或经闭不行,脐腹作痛,舌淡、唇白,脉细弦或细涩。治则补血调经、和血化瘀。宜瘀血内阻、营血亏虚、血行不畅致症[1-4]。用于原发性痛经、血虚证月经过少、月经不调、子宫内膜异位症(子宫腺肌症)、习惯性流产、无痛人流术后疼痛、绝经后骨质疏松症、女性更年期综合征、急性脑梗死伴高同型半胱氨酸血症、头痛、癌症晚期贫血、肺癌合并癌性贫血、慢性再生障碍性贫血、失代偿期肝硬化、老年性股骨转子间骨折行PFNA术后隐性失血、恶性肿瘤放化疗后血虚证、化疗致白细胞减少症、习惯性便秘、妊娠期便秘(血虚阴亏)、骨折、腰椎间盘突出症、颈肩病、膝关节骨性关节炎(止痛)、顽固性转筋、胃癌术后机体调整(胃管滴注)、高度近视黄斑出血、胞轮振跳、过敏性鼻炎、小儿湿疹(血虚风燥症)、斑秃(皮肤病)、老年支气管扩张咯血。

汉方四物汤用方以体力差、面紫黑、贫血、皮肤枯燥、冷症、产后诸症、更年期障碍、腹软、脐上动悸为目标,用于贫血、血行不良、下肢麻痹、骨疡、皮肤病、月经不调、产后疲劳、不孕、老人斑、冻疮。也广泛用于慢性消耗性疾病、免疫性疾病、血压异常等。多与温清饮、十全大补汤、七物降下汤、柴胡清肝汤、疏经活血汤合用。虽治贫血,但清血热,不宜重度贫血和肠胃虚弱易泻者。

【附注】 四物汤出自(唐)蔺道人《仙授理伤续断秘方》:"伤重、肠内瘀血者,用之。"作为妇科第一方(妇科疾病专方)则出自《太平惠民和剂局方》。

【参考文献】

[1]谢鸣. 方剂学[M]. 北京:人民卫生出版社,2007:196.

[2]苗治国,等. 四物汤方证探讨[J]. 中国民间疗法,2018,26(7):49-50

[3]黄天骄,等. 四物汤源流钩沉[J]. 中医学报,2022,37(2):231-235

[4]富徐燕,等.四物汤补血调经作用的物质基础及分子机理的研究进展[J].时珍国医国药,2013,24(11):2771-2773

67 炙甘草汤

【异名】 复脉汤(伤寒论),甘草汤(普济方卷二十七)。汉方组成明细见表67-1。

表67-1 汉方组成明细

序号及厂家名	制剂量(g·日$^{-1}$)	浸膏量(g·日$^{-1}$)	添加剂/g	剂型/适应证	生药组成/g									
					炙甘草	生姜	桂皮	麻子仁	大枣	人参	地黄	麦门冬	阿胶	明胶
1.小太郎汉方制药	15	9※	6	细粒/Ⅰ	3	0.8	3	3	3	3	6	6	—	2
2.津村	9	7	2	颗粒/Ⅱ	3	1	3	3	3	3	6	6	2	—

※浸膏量不含明胶。

【方解】 汉方炙甘草汤出自(汉)张仲景著《伤寒论》辨太阳病脉证并治第177条:"伤寒,脉结代,心动悸,炙甘草汤主之。"病因心阴心阳两虚,气血不足。甘草四两(炙)、生姜三两(切)、人参二两、生地黄一斤、桂枝三两(去皮)、阿胶二两、麦门冬半升(去心)、麻仁半升、大枣三十枚(擘)。上以清酒七升,水八升,先煮八味,取三升,去滓,纳胶烊消尽,温服一升,一日三次。炙甘草补心气、定悸,生地黄养阴补血,人参、大枣补益心脾,阿胶、麦门冬、胡麻仁养血,桂枝、生姜温心阳、通血脉。

【功能主治】 补气血、复脉通心。气阴两虚、心悸、脉结代。

【临床应用】 干地黄30 g、炙甘草12 g、麦门冬10 g、大枣10枚、麻仁10 g、桂枝9 g、生姜9 g、人参6 g、阿胶6 g,水煎取200 ml,早中晚饭前服,连服六周,治气虚血瘀冠心病合并心律失常50例(范秀霞)。

炙甘草、党参、麦冬、地黄、阿胶各15 g,火麻仁、生姜、大枣各10 g,桂枝10 g,清酒800 ml,一日一剂,加水1200 ml,煎二次,早中晚服,治气阴两虚型心悸50例(李萍)。

【经方换算量】 甘草(炙)12 g、生姜(切)9 g、人参6 g、生地黄50 g、桂枝(去皮)9 g、阿胶6 g、麦门冬(去心)10 g、麻仁10 g、大枣10枚。

【汉方适应证】(明细表/剂型)

Ⅰ脸色苍白、贫血、不整脉、悸动喘急、便秘或发热者心神经症、心脏瓣膜症、咳痰伴血、巴塞多氏症呼吸困难。

Ⅱ体衰、疲倦者悸动、喘急。

【汉方规格及用法用量】 3 g袋装颗粒剂;空腹(饭间),3 g(成人)/次,2~3次/日。

【汉方添加剂】(明细表/序号)

1.硬脂酸镁、玉米淀粉、乳糖、普鲁兰多糖、硅酸铝镁。

2. 日本药典轻质无水硅酸、硬脂酸镁、乳糖。

【汉方不良反应】 发疹、发红、发痒、荨麻疹、食欲不振、胃部不适、恶心、呕吐、下泻。偶发少尿、脸及四肢肿、眼睑下垂、手僵(假醛固酮增多症);体乏、手脚无力或痉挛或麻木(肌肉疾病)。

【解说】 炙甘草汤补益方,证属气阴两虚,见阴血不足、阳气虚弱、脉结代、心动悸、舌光少苔,或干咳无痰、形瘦短气、虚烦不眠、自汗盗汗、咽干舌燥、大便干结、脉虚数。治则益气滋阴,通阳复脉。宜心脉失养、虚劳、气血阴阳俱虚致症[1-2]。用于心律失常、气血两虚型冠心病心律失常、阴阳两虚型冠心病室性心律失常、冠状动脉粥样硬化性心脏病心律失常、气阴两虚型心律失常、阵发性室上性心动过速、气阴两虚型室性期前收缩、快速性心律失常、缓慢性心律失常、频发性室性早搏、心悸、心悸失眠、心房颤动、高血压伴持续性房颤、原发性高血压并阵发性房颤、气阴两虚型胸痹 PCI 术后并发低血压、风湿性心脏病频发房早、慢快综合征、心肌缺血、病毒性心肌炎、糖尿病性心肌病、糖尿病性心功能不全、小儿支原体肺炎合并心肌损伤、扩张型心肌病、急性心肌梗死气阴两虚证、慢性心力衰竭恢复期、慢性心衰合并抑郁症、慢性心力衰竭气阴两亏型、气虚血瘀型冠心病心绞痛、不稳定性心绞痛、甲亢性心脏病、病态窦房结、窦性心动过缓、心肌炎心动过速、心脏神经官能症、气血两虚型失眠、脑梗死并房颤、脑梗死后遗症心率变异、结缔组织病致间质性肺疾、化疗胃肠道功能紊乱、腰椎间盘突出下肢麻木、颈椎病上肢麻木、不孕症。

汉方炙甘草汤为心律失常首选方,用方以体力差、心悸亢进、脉结滞、不整脉、呼吸迫促为目标,并伴皮肤干燥、易疲劳、口干、手足烦热、大便干燥。用于心律失常、斑疹、肺炎、感冒、咳嗽气喘、肺结核、口腔炎、交感神经紧张症、高血压、巴塞多氏病等。方中含地黄、麻仁,胃肠弱者慎用。

【参考文献】

[1]张涛,等. 诠释学文本内部循环下的炙甘草汤方义探讨[J]. 河南中医,2013,33(5):636-637

[2]刘岘,等. 炙甘草汤治疗心律失常研究进展[J]. 中国中药杂志,2007,32(23):2471-2473

68 芍药甘草汤

【异名】 戊己汤(症因脉治卷四)、芍药汤(蒿崖尊生卷七)、甲乙化土汤(血证论)、去杖汤(朱氏集验方)。

【商品名】 健肝乐颗粒;汉方组成明细见表 68-1。

【方解】 汉方芍药甘草汤出自(汉)张仲景著《伤寒论》辨太阳病脉证并治第 29 条:“伤寒脉浮,自汗出,小便数,心烦,微恶寒,脚挛急,反与桂枝,欲攻其表,此误也。得之便厥,咽中干,烦躁吐逆者,作甘草干姜汤与之,以复其阳;若厥愈、足温者,更作芍药甘草汤与之,其脚即伸。”病因津液耗损,阴血不足,筋脉失濡。白芍药四两(味酸,微寒炙),甘草四两(炙,甘平),以水三升,煮取一升半,去滓,分温服。白芍养血调经、敛阴止汗、柔肝止痛、平抑肝阳，甘草补脾益气、清热解毒、祛痰止咳、缓急止痛。

表68-1　汉方组成明细

序号及厂家名	制剂量（g·日$^{-1}$）	浸膏量（g·日$^{-1}$）	添加剂/g	剂型/适应证	生药组成/g	
					芍药	甘草
1. 客乐谐制药	6	2.9	3.1	细粒	6	6
2. 小太郎汉方制药	6	2.5	3.5	细粒	5	5
3. 大杉制药	4.5	2	2.5	细粒	6	6
4. 津村	7.5	2.5	5	颗粒	6	6
5. 帝国制药	7.5	2.65	4.85	颗粒	6	6
6. 东洋药行	4.5	2.4	2.1	细粒	6	6
7. 本草制药	7.5	2.4	5.1	颗粒	6	6
8. 松浦药业	6	6软膏※		颗粒	6	6
9. JPS制药	6	6软膏※		颗粒	6	6

※等于干燥浸膏3 g。

【功能主治】 酸甘化阴，缓急止痛。阴血不足、行血不畅，腿脚挛急、腹中疼痛。

【临床应用】 芍药15 g、甘草15 g，水煎，70 ml/次服，一日三次，餐后温服，忌食绿豆、萝卜、海鲜，连服21天，治老年脑卒中偏瘫肢体功能障碍47例（孙慧霞）。白芍20 g、甘草20 g，一日一剂，加水300 ml，水煎，早、晚服，连服四周，治脑卒中后肌痉挛41例（钟浩志）。

【经方换算量】 芍药12 g、甘草12。

【汉方适应证】 伴急发性肌肉痉挛疼痛，肌肉、关节痛、胃痛、腹痛。

【汉方规格及用法用量】 2.5 g袋装颗粒剂；空腹（饭间），2.5 g（成人）/次，2～3次/日。

【汉方添加剂】（明细表/以津村为例）

4. 日本药典硬脂酸镁、乳糖。

【汉方不良反应】 发疹、发红、发痒、恶心、呕吐、下泄。偶发干咳、气喘、发烧、呼吸困难（间质性肺炎）；少尿、脸及四肢肿、眼睑下垂、手僵（假醛固酮增多症）；心悸、气喘、体乏、眩晕（瘀血性心衰、心室纤颤、室性心动过速）；体乏、手脚无力或麻木或抽筋、肌肉痛（横纹肌溶解症）；体乏、皮肤及白眼珠发黄（肝功能损伤）。

【解说】 芍药甘草汤解痉镇痛方，证属厥阴肝胆阴血不足[1]，呈阴血不足、血行不畅而手足拘挛等，见心烦，微恶寒，腿脚挛急，脘腹疼痛，脉弦细。治则滋阴养血、缓急止痉[2-3]。宜血虚津伤致症。用于痉挛性、疼痛性、炎症性及妇产科疾病。如颈型颈椎病、腰椎间盘突出症腰腿痛、椎间盘源性腰痛、踝关节骨髓水肿综合征、慢性骨盆疼痛综合征、原发性三叉神经痛、延迟性肌肉酸痛、腓肠肌痉挛、脚跟痛（熏泡）、踝部扭伤、急性胃溃疡、急性运动性胃痉挛、顽固性呃逆、急腹症、儿童功能性腹痛、癌性疼痛、晚期癌症、中晚期结肠癌癌性疼痛、脊髓损伤后中枢性疼痛、原发性肝癌、慢性乙型肝炎、慢性重度乙型肝炎、急性胆管炎、Ⅱ型胆管括约肌功能障碍、胆囊炎、预防内镜下逆行胰胆管造影术后胰腺炎、脑卒中下肢运动功能障碍、缺血性脑卒中后痉挛性偏瘫、脑卒中后肌痉挛、脑卒中后丘脑痛、习惯性便秘、气血虚弱型习惯性便秘、盆底失弛缓综合征(贴敷长强穴)、肛裂疼痛、泌尿系结石、石淋绞痛、阴茎抽痛、子宫腺肌病痛经、视疲劳(贴敷)、葡萄膜炎、眼睑痉挛、干眼症、面肌痉挛、神经痛。

汉方芍药甘草汤用方以上下内外急迫性疼痛(拘急)为目标,腹证为两侧腹直肌紧张,横纹肌、平滑肌紧张且疼痛。用于腓长肌痉挛、急性胃炎、脘腹痛、胃及十二指肠溃疡、呃逆、胃扭转、慢性结肠炎、尿路结石、胆结石、腰痛、坐骨神经痛、运动及睡眠腿痉挛、剧烈痉挛性疼痛、脑血管性偏瘫、脑血管意外后遗症、黄体囊肿、糖尿病神经病变致四肢疼痛(麻木)、功能性痛经、自身抗体阳性不孕症。

【附注】 芍药和甘草用量相当时主伤寒伤阴、筋脉失濡、腿脚痉挛等病证。芍药、甘草1:1配伍缓解挛急;芍药用量多于甘草,主止痛;止痛多用赤芍,解痉多用白芍[3]。脾胃虚寒、湿盛中满慎用。

【参考文献】

[1]刘宾,等.对芍药甘草汤作用的认识[J].中国中医基础医学杂志,2019,25(6):812-813

[2]曲缘章,等.芍药甘草汤的历史沿革与现代研究[J].中国实验方剂学杂志,2020,26(6):216-225

[3]陈平,等.古代经典名方芍药甘草汤的处方及关键信息考证[J].中药药理与临床,2021,网络版

69 芍药甘草附子汤

【异名】 芍药附子甘草汤(医方类聚卷五十七引伤寒指掌图)。汉方组成明细见表69-1。

【方解】 汉方芍药甘草附子汤出自(汉)张仲景著《伤寒论》辨太阳病脉证并治第68条:“发汗,病不解,反恶寒者,虚故也。芍药甘草附子汤主之。”病因阴阳两虚,筋脉失养。芍药、甘草(炙)各三两,附子(炮、去皮、破八片)一枚。上三味,以水八升,煮取一升五合,去滓,分三次温服。芍药调肝脾和营血,甘草补脾益气、缓急止痛,附子温阳散寒、通痹止痛、解表固表。

表69-1 汉方组成明细

序号及厂家名	制剂量(g·日$^{-1}$)	浸膏量(g·日$^{-1}$)	添加剂/g	剂型/适应证	生药组成/g			
					芍药	甘草	制附子	附子
1.三和生药	4.5	2.6	1.9	细粒	5	5	1	—
2.三和生药	4.5	2.6	1.9	细粒	5	5	—	1
3.大杉制药	4.5	2.6	1.9	细粒	5	5	—	1

【功能主治】 扶阳益阴。伤寒发汗后阴阳俱虚，反恶寒；疮家发汗成痉；寒症疼痛，胸脘腹内脏寒性疼痛。

【临床应用】 白芍、鸡血藤、制附子、青风藤、牛膝各15 g，甘草10 g，一日一剂，水煎，早晚服，连服三个月，治类风湿关节炎50例（张静宇）。芍药30 g、甘草15 g、附子15 g，麻木重者加天麻10 g、蜈蚣4 g（冲服）、全蝎4 g（冲服），瘀血者加土鳖虫10 g（冲服），一日一剂，水煎早晚服，连服三周，治坐骨神经痛56例（姜德伟）。

【经方换算量】 芍药9 g、甘草（炙）9 g、附子（炮、去皮、破八片）3 g。

【汉方适应证】 寒症关节肌肉疼痛麻木、四肢难伸屈者慢性神经痛、慢性关节炎、风湿性关节炎、肌肉风湿病、五十肩、肩酸。

【汉方规格及用法用量】 1.5 g袋装颗粒剂；空腹（饭间），4.5 g（成人）/3次/日。

【汉方添加剂】（明细表/序号）

1～3.乳糖、玉米淀粉、结晶纤维素、预胶化淀粉、轻质无水硅酸。

【汉方不良反应】 发疹、发红、发痒、悸动、上火、发热、唇舌麻木。偶发四肢乏力、麻木、痉挛、僵，渐进性肌无力、肌肉痛。

【解说】 芍药甘草附子汤调阴阳和营卫方，证属阴阳并损，见恶寒肢冷、腹中拘急、手足挛急，或麻木，或腹痛，或关节疼痛，或筋脉僵硬、得热痛减、遇寒加剧、脉沉迟或沉细[1-2]。治则益阴助阳、调和营卫[3]。宜肝阴不足、肾阳亏虚、筋脉失养、虚实兼夹致症。用于血液透析者肌肉痉挛、中风痉挛性偏瘫、寒痹、血管神经性头痛、胃肠痉挛性绞痛、坐骨神经痛、面肌痉挛、腓肠肌痉挛、痛经、附件炎等。

汉方芍药甘草附子汤用方以上下内外急迫性疼痛（拘急）为目标，用于胃、肠、支气管、胆囊、输尿管痉挛，四肢肌肉挛急、腰身疼痛、小腿抽筋、胃痛、腹痛、腰痛。

【附注】 本方治芍药甘草汤证（伤寒伤阴，筋脉失濡，腿脚挛急，心烦，微恶寒）陷于阴证者。

【参考文献】

[1]刘定西.芍药甘草附子汤治疗寒痹[J].国医论坛，1991，5：17

[2]郭小舟，等.芍药甘草附子汤临证探讨[J].中国中医基础医学杂志，2021，27(3)：495-497

[3]张玉婷，等.芍药甘草附子汤初探[J].中国中医药现代远程教育，2015，13(5)：11-12

70 十全大补汤

【原名】 十全散（传信适用方卷二）。

【异名】 十补汤（易简方）、十全大补汤（局方卷五吴直阁增诸家名方）、十全饮（局方卷五续添诸局经验秘方）、大补十全散（元戎）、千斤散（丹溪心法附余卷二十一）、十全大补散（准绳类方卷一）、加味八珍汤（会约卷十四）。

【商品名】 十全大补丸。汉方组成明细见表70-1。

表 70–1 汉方组成明细

序号及厂家名	制剂量(g·日$^{-1}$)	浸膏量(g·日$^{-1}$)	添加剂/g	剂型/适应证	生药组成/g									
					人参	黄芪	白术	茯苓	当归	芍药	地黄	川芎	桂皮	甘草
1. 大杉制药	12	6.1	5.9	颗粒/Ⅰ	3	3	3	3	3	3	3	3	3	1.5
2. 大峰堂药品工业	7.5	6.2	1.3	细粒/Ⅰ	3	3	3	3	3	3	3	3	3	1.5
3. 客乐谐药品	7.5	6.2	1.3	细粒/Ⅰ	3	3	3	3	3	3	3	3	3	1.5
4. 康和药通	7.5	5.35	2.15	细粒/Ⅰ	3	3	3	3	3	3	3	3	3	1
5. 大杉制药	7.5	5.35	2.15	细粒/Ⅰ	3	3	3	3	3	3	3	3	3	1
6. 津村	7.5	5	2.5	颗粒/Ⅰ	3	3	3 苍术	3	3	3	3	3	3	1.5
7. 帝国汉方制药	9	4.36	4.64	颗粒/Ⅰ	3	3	3	3	3	3	3	3	3	1.5
8. 帝国制药	9	4.36	4.64	颗粒/Ⅰ	3	3	3	3	3	3	3	3	3	1.5
9. 东洋药行	9	5.7	3.3	细粒/Ⅰ	3	3	3	3	3	3	3	3	3	1.5
10. 本草制药	9	6.1	2.9	颗粒/Ⅰ	2.5	2.5	3.5	3.5	3.5	3	3.5	3	3	1
11. 三和生药	9	6.1	2.9	细粒/Ⅱ	3	3	3	3	3	3	3	3	3	1.5
12. JPS 制药	9	6.1	2.9	细粒/Ⅱ	3	3	3	3	3	3	3	3	3	1.5
13. 小太郎汉方制药	15	8.5	6.5	细粒/Ⅲ	2.5	2.5	3.5	3.5	3.5	3	3.5	3	3	1

【方解】 汉方十全大补汤出自(宋)陈师文等辑《太平惠民和剂局方》卷五:"男子、妇人诸虚不足,五劳七伤,不进饮食;久病虚损、时发潮热,气攻骨脊,拘急疼痛,夜梦遗精、面色萎黄,脚膝无力,一切病后气不如旧;忧愁思虑伤动血气,喘嗽中满,脾肾气弱,五心烦闷,十全大补汤主之。"病因气血亏虚。人参(去芦)、白术、白芍药、白茯苓、黄芪、川芎、干熟地黄、当归(去芦)、桂(去皮)、甘草(炒)各等分组成。上㕮咀,每服三钱,加生姜三片,大枣二个(擘破),水一盏半,熬至八分,去滓,温服不拘时候。黄芪补气升阳、固表、托疮,熟地黄补血,当归补血和营,人参大补元气,白术益气健脾,白芍养血敛阴,茯苓健脾利湿,川芎行气活血,肉桂温阳通脉,炙甘草补脾益气,调和诸药。

【功能主治】 温补气血。气血两虚、虚劳潮热、面色㿠白、气短心悸、头晕目眩、神疲体倦、心悸怔忡、自汗盗汗、四肢不温、崩漏、月经不调、疮疡不敛等。

【临床应用】 人参 6 g、肉桂(去粗皮、不见火)3 g、川芎 8 g、熟地 12 g、茯苓 12 g、白术(焙)10 g、炙甘草 8 g、黄芪(去芦)15 g、川当归(洗、去芦)10 g、白芍 8 g,以水 250 ml,加生姜 3 片、大枣 3 枚,熬至 100 ml,日服三次,治低血压 168 例(康永)。

黄芪、熟地各 30 g,人参 10 g,白术、茯苓、白芍药、鸡血藤各 20 g,肉桂、川芎、当归各 15 g,阿胶(烊化)12 g,炙甘草 6 g,一日一剂,水煎两次,早晚分服,治化疗后白细胞减少症 86 例(侯静霞)。

晒人参 30 g,茯苓、白术、白芍各 20 g,黄芪 50 g,川芎、木香各 15 g,当归、肉桂各 10 g,熟地 25 g,阿胶 6 g,水煎,一日一剂,日服三次,化疗前 5 天至化疗后 1 周,预防化疗致骨髓抑制症 53 例(耿亮)。

【经方换算量】 人参(去芦)6 g、白术、白芍药、白茯苓各9 g,黄芪12 g、川芎6 g、干熟地黄12 g、当归9 g、肉桂(去皮)、甘草(炒)各3 g。

【汉方适应证】(明细表/剂型)

Ⅰ病后、术后体弱者疲惫倦息、食欲不振、盗汗、四肢冷、贫血。

Ⅱ贫血、皮肤及黏膜苍白、营养不良、消瘦体虚、少食者产、术、大病后贫血症、低血压症、白血病、痔瘘、骨疡、消耗性疾病致虚弱、出血、脱肛。

Ⅲ肤苍白、黏膜发白、消瘦贫血、食欲不振者虚弱及消耗性疾病或术后虚弱、产后虚弱、虚弱型低血压症、贫血症、神经衰弱、疲劳倦息、胃肠虚弱、胃下垂。

【汉方规格及用法用量】 2.5 g袋装颗粒剂及空腹(饭间),2.5 g(成人)/次,2~3次/日。

【汉方添加剂】 (明细表/以津村等为例)

2~3.日本药典硬脂酸镁、轻质无水硅酸、结晶纤维素、乳糖、含水二氧化硅。

6.日本药典硬脂酸镁、乳糖。

【汉方不良反应】 发疹、发红、发痒、荨麻疹、食欲不振、胃部不适、恶心、呕吐、下泻。偶发少尿、脸及四肢肿、眼睑下垂、手僵(假醛固酮增多症);体乏、手脚无力或痉挛或麻木(肌肉疾病)。体乏、皮肤及眼珠黄(肝功能障碍)。

【解说】 十全大补汤补益方,属气血两虚证,见面色苍白或萎黄、时发潮热、夜梦遗精、脚膝无力、头晕眼花、精神不振、食欲差、多汗、心慌气短、五心烦闷、妇女崩漏。治则温肾阳,滋肾阴,补气血。宜诸虚不足、久病虚损、气血两虚偏阳虚寒象致症[1-3]。用于贫血、慢性胃肠病、月经病、术后、肿瘤等。如慢性疲劳综合征、阿尔茨海默病虚证、气血亏虚型眩晕、急性上消化道出血后期贫血、肾性贫血、老年股骨粗隆间骨折术后隐性失血、关节置换后隐性失血、心肌梗死后心力衰竭、骨髓炎、食管(胃肠)吻合口瘘、肛痈及肛瘘术后切口愈合、骨科创面感染气血亏虚证(冲洗)、轻中度膝骨关节炎气血虚弱证、胃癌术后气血两虚证(鼻饲管滴注)、食管癌术后(鼻饲管滴入)、肺癌切除术后、非小细胞肺癌化疗后癌因性疲乏、乳腺癌术后、结直肠癌术后化疗、晚期结直肠癌术后、卵巢癌术后化疗、白细胞减少症。

汉方十全大补汤用方以诸病后体衰、贫血、心衰、胃肠无力、消瘦、皮肤枯燥、盗汗、口干、手脚冷、微热、脉弱、腹软为目标,呈气血两虚证,用于各种贫血症、产后术后体虚、出血后体虚、脑肿瘤、视力减退、肺癌、肺癌化疗血小板减少、乳癌、宫颈癌、子宫癌放化疗、卵巢癌放化疗、外阴癌放化疗、原发性血小板增多症、口腔癌放疗后致口腔炎、食道癌放化疗致骨髓病、溃疡性结肠炎、丙型慢性肝炎、癌性腹膜炎、脱肛、小儿瘘管、男性不育症。减轻放(化)疗和抗癌药物的不良反应。

【附注】 十全大补汤由补气的四君子汤和补血的四物汤组成气血两补八珍汤,再加黄芪、肉桂而成温补气血的十全大补汤。此方药性偏温热,若有手脚心发热、夜汗多、口干舌燥、舌质偏红、舌苔少或无苔等阴虚症状慎用,感冒期不宜服用。

【参考文献】

[1]赵旭.气血两虚者可服用十全大补汤[J].求医问药,2009,5:29

[2]王雨,等.基于《里中医案》探究李中梓遗方用药特点[J].浙江中医药大学学报,

2020,44(6):591-595

[3]楼毅杰,等.《正体类要》治瘀法探析[J].中医文献杂志,2018,(4):15-17

71 十味败毒汤

【商品名】 荆防冲剂。汉方组成明细见表 71-1。

表 71-1 汉方组成明细

序号及厂家名	制剂量(g·日$^{-1}$)	浸膏量(g·日$^{-1}$)	添加剂/g	剂型/适应证	生药组成/g												
					柴胡	樱皮	朴樕	桔梗	川芎	茯苓	独活	防风	滨防风	甘草	姜	鲜姜	荆芥
1. 大杉制药	6	2.8	3.2	颗粒/Ⅰ	3	3	—	3	3	3	2	—	2	1	0.25	—	1
2. 客乐谐制药	6	3.9	2.1	细粒/Ⅰ	2.5	2.5	—	2.5	2.5	2.5	1.5	2.5	—	1.5	1	—	1.5
3. 客乐谐药品	6	3.9	2.1	细粒/Ⅰ	2.5	2.5	—	2.5	2.5	2.5	1.5	2.5	—	1.5	1	—	1.5
4. 大峰堂药品工业	5.94(18 片)	3.2	2.74	片剂/Ⅰ	2.5	2.5	—	2.5	2.5	2.5	1.5	2.5	—	1.5	1	—	1.5
5. 客乐谐药品	5.94(18 片)	3.2	2.74	片剂/Ⅰ	2.5	2.5	—	2.5	2.5	2.5	1.5	2.5	—	1.5	1	—	1.5
6. JPS 制药	7.5	2.6	4.9	颗粒/Ⅰ	2.5	2.5	—	2.5	2.5	2.5	1.5	2.5	—	1.5	1	—	1.5
7. 太虎精堂制药	7.5	4.04	3.46	颗粒/Ⅰ	3	3	—	3	3	3	1.5	1.5	—	1	1	—	1
8. 津村	7.5	3.5	4	颗粒/Ⅰ	3	—	3	3	3	3	1.5	1.5	—	1	1	—	1
9. 帝国汉方制药	9	4.4	4.6	颗粒/Ⅰ	3	3	—	3	3	4	3	3	—	1	1	—	1
10. 帝国制药	9	4.4	4.6	颗粒/Ⅰ	3	3	—	3	3	4	3	3	—	1	1	—	1
11. 东洋药行	6	4	2	细粒/Ⅰ	3	3	—	3	3	3	1.5	1.5	—	1	—	3	1
12. 本草制药	7.5	4	3.5	颗粒/Ⅰ	2.5	2.5	—	2.5	2.5	2.5	1.5	2.5	—	1.5	1	—	1.5
13. 松浦药业	7.5	4	3.5	颗粒/Ⅰ	2.5	2.5	—	2.5	2.5	2.5	1.5	2.5	—	1.5	1	—	1.5
14. 小太郎汉方制药	6	3.8	2.2	细粒/Ⅱ	3	3	—	3	3	3	2	—	2	1	0.3	—	1
15. 三和生药	7.5	3.7	3.8	细粒/Ⅲ	3	3	—	3	3	3	1.5	—	1.5	1	1	—	1

【方解】 汉方十味败毒汤出自(明)龚廷贤著《万病回春》荆防败毒散:“痈疽疔肿,发背乳痈,憎寒壮热,甚者头痛拘急,状以伤寒,一二日至四五日者。”病因风毒邪热郁肌表,气机郁滞。防风、荆芥、羌活、独活、柴胡、前胡、薄荷、连翘、桔梗、枳壳、川芎、茯苓、金银花、甘草。上锉,加生姜,水煎,疮在上,食后服;在下,食前服。防风辛温发散、祛风除湿止痒,荆芥疏风解表、宣通壅结、止痒消疮,羌活解表散寒、除湿止痛,独活通痹止痛、祛风除湿止痒,柴胡疏肝解郁,前胡疏风祛痰,薄荷疏散风热、疏肝行气、利咽透疹,连翘清热解毒、散结消肿,桔梗开宣肺气、祛痰利气,枳壳降气行痰,川芎活血化瘀、行气止痛,茯苓渗湿健脾化痰,金银花清热解毒、消炎退肿,甘草解毒、调和诸药。

【功能主治】 散毒,清热解毒、祛风除湿、散寒消脓。

【临床应用】 荆芥、羌活、柴胡、茯苓、独活、川芎、防风、炒枳壳、前胡各6 g,连翘、金银花、生甘草、桔梗各3 g,水煎,一天一剂,分二次服,连服七天,联合紫金锭仙人掌外用治儿童流行性腮腺炎54例(齐武强)。

羌活、独活、柴胡、前胡、枳壳、茯苓、荆芥、防风、桔梗、川芎各15 g,甘草3 g,水煎服,一日二次,治产后外感发热104例(李明亮)。

【经方换算量】 防风、荆芥、羌活、独活、柴胡、桔梗、川芎、薄荷各10 g,前胡、茯苓、枳壳、连翘、金银花各15 g,甘草6 g。

【汉方适应证】(明细表/剂型)

Ⅰ化脓性皮肤疾病,初期急性皮炎、荨麻疹、急性湿疹、脚气。

Ⅱ肿疮、湿疹、荨麻疹、粉刺。

Ⅲ神经质胸胁苦满,过敏性湿疹者皮炎、湿疹、荨麻疹、乳腺炎、肿疮、寻常型痤疮、水泡。

【汉方规格及用法用量】 2.5 g袋装颗粒剂;空腹(饭间),2.5 g(成人)/次,2~3次/日。

【汉方添加剂】(明细表/以津村等为例)

8. 日本药典硬脂酸镁、乳糖。

15. 乳糖、玉米淀粉、结晶纤维素、预胶化淀粉、轻质无水硅酸。

【汉方不良反应】 发疹、发红、发痒、荨麻疹、食欲不振、胃部不适、恶心、下泻。偶发少尿、脸及四肢肿、眼睑下垂、手僵(假醛固酮增多症);体乏、手脚无力或痉挛或麻木(肌肉疾病)。

【解说】 人参败毒散治疫方,证属风邪袭表,见正气不足,感冒风寒湿邪,寒壅咳嗽,鼻塞声重,风痰头痛,或疮疡、痢疾初起。治则益气解表,散寒祛湿、透邪疏利[1-3]。宜气虚外感风寒湿邪、疫病早期表证初起,或毒蕴肌表致疾。用于急性病毒性上呼吸道感染、气虚感冒、咳嗽变异性哮喘、甲型H1N1流感、新冠肺炎、急性病毒性肝炎、流行性腮腺炎、病毒感染急性发热、产后外感发热、风寒感冒、小儿风寒感冒、小儿长期发热风寒束表证、小儿夜咳、皮肤病、带状疱疹、麦粒肿、口腔颌面部炎症、口腔急性炎症、类风湿性关节炎。

汉方十味败毒汤为(日)江户时代华冈青洲去《万病回春》荆防败毒散[4]中前胡、薄荷、连翘、枳壳、金银花,加樱皮(或朴樕)而成(柴胡、樱皮、桔梗、生姜、川芎、茯苓各二钱,独活、防风各一钱半,甘草、荆芥各一钱),收于《疡科方筌》。宜过敏体质型皮肤过敏症及易化脓体质,用方以体力中等者皮肤病、患部呈弥漫性小丘疹、脓疱、少量渗液、反复化脓疖疮、肋骨下部抵抗压痛、胸胁苦闷为目标,用于疔、疖、痈等化脓性皮肤病初期,过敏性湿疹、急性湿疹、粉刺、荨麻疹、毛囊炎、乳腺炎、淋巴腺炎、上颌窦炎、中耳炎、麦粒肿、寻常痤疮等。体虚甚、腹软无力、胃内停水重者勿用。

【附注】《万病回春》荆防败毒散源于《局方》人参败毒散(柴胡、甘草、桔梗、人参、芎劳、茯苓、枳壳、前胡、羌活、独活各三十两),为末,每服二钱,水一盏,加生姜、薄荷各少许,同煎七分,去滓,不拘时候,寒多则热服,热多则温服。有外散肌表郁闭风毒,内除表里湿邪之力。

治外感风寒湿症:荆防败毒散祛风散寒除湿力较强、扶正力弱,用于正气不虚者;人参败毒散用于风寒挟湿、正气不足者。

【参考文献】

[1]赵琰,等.荆防败毒散的源流与应用[J].环球中医药2020(13)11:1996-2002

[2]魏岩,等.人参败毒散治疫探微[J].长春中医药大学学报,2021,37(5):949-952

[3]胡杰,等.辛平之剂荆防败毒散与疫病防治[J].中国处方药,2021,(07):21-22

[4]蹇强,等.大塚敬节先生治疗皮肤病验案撷菁[J].亚太传统医药,2020,16(7):81-83

72 润肠汤

汉方组成明细见表72-1。

表72-1 汉方组成明细

序号及厂家名	制剂量（g·日$^{-1}$）	浸膏量（g·日$^{-1}$）	添加剂/g	剂型/适应证	生药组成/g									
					当归	地黄	麻子仁	桃仁	杏仁	枳实	黄芩	厚朴	大黄	甘草
1.太虎精堂制药	7.5	5.38	2.12	颗粒	3	6	2	2	2	1	2	2	3	1.5
2.津村	7.5	5	2.5	颗粒	3	6	2	2	2	2	2	2	2	1.5

【方解】 汉方润肠汤出自(明)龚廷贤著《万病回春》卷四:“大便闭结不通,为实热燥闭者用之。”病因气血亏虚,津液枯竭。当归、熟地、生地、麻仁(去壳)、桃仁(去皮)、杏仁(去皮)、枳壳、厚朴(去粗皮)、黄芩、大黄各等分,甘草减半。上锉一剂。水煎,空心热服。大便通即止药,不能多服,如修合润肠丸,将药加减各为末,炼蜜为丸,如梧桐子大。每服五十丸,空心白汤吞下。当归补气和血、润燥滑肠,熟地黄滋阴补血、润肠通便,生地黄养阴生津、清热凉血、润肠通便,桃仁、麻子仁润肠、利气血,杏仁降气润肠,大黄泻下通便、利肠热,枳实、厚朴行气导滞,黄芩清热燥湿、泻火解毒润燥,甘草清热解毒。

【功能主治】 泻热散瘀开结、滋阴润肠通便。

【临床应用】 生地黄20 g、当归15 g、火麻仁30 g、桃仁15 g、枳壳12 g、麦门冬20 g、炙黄芪30 g、苦杏仁10 g、松子仁10 g、炙甘草6 g,水煎,早晚服,治疗功能性便秘90例(赵秋红)。麻子仁15 g、白芍9 g、枳实4.5 g、大黄9 g、厚朴4.5 g、杏仁4.5 g,一日一剂水煎,早晚服,七天一疗程,治便秘76例(杨红艳)。

【经方换算量】 当归、熟地、生地各15 g,麻仁、桃仁、杏仁、枳壳、厚朴、黄芩、大黄、甘草各10 g。

【汉方适应证】 便秘、习惯性便秘。

【汉方规格及用法用量】 2.5 g袋装颗粒剂;空腹(饭间),2.5 g(成人)/次,2~3次/日。

【汉方添加剂】(明细表/序号)

1.日本药典让他、硬脂酸镁。

2.日本药典轻质无水硅酸、硬脂酸镁、乳糖。

【汉方不良反应】 食欲不振、胃部不适、恶心、呕吐、腹痛、腹泻。偶发发热、干咳、气喘、呼吸困难(间质性肺炎);少尿、脸及四肢肿、眼睑下垂、手僵(假醛固酮增多症);体乏、手脚无力或痉挛或麻木(肌肉疾病);体乏、皮肤及眼珠黄(肝功能障碍)。

【解说】 润肠汤治便秘方,属虚证,治则补气养血、润肠通便[1-2]。宜气血枯燥,津液枯竭、肠燥失润,壅滞致症。用于大便秘结、高血压动脉硬化等。

汉方润肠汤用方以皮肤枯燥老年者迟缓性便秘、痉挛性便秘、腹肌松弛、触可感肠道积便为目标,多用于习惯性便秘、老年胃肠功能弱者兔便状便秘,也用于消耗性疾病久卧者便秘。

【附注】 便秘时久泻药伤正损津及阴阳,润肠汤通便不伤正气,忌人辛热药。

【参考文献】

[1]兰树华. 中医防治老年虚性便秘研究进展[J]. 实用中医药杂志,2017,33(5):598-600

[2]黄利民,等. 益气润肠汤治疗老年性便秘 50 例临床分析[J]. 中国当代医药 2013,20(31):113-114

73 小建中汤

【异名】 芍药汤(外台卷十七引古今录验)、桂心汤(圣济总录卷九十一)、建中汤(伤寒明理论卷四)、桂枝芍药汤(伤寒图歌活人指掌卷四)。

【商品名】 小建中合剂。汉方组成明细见表 73-1。

表 73-1 汉方组成明细

序号及厂家名	制剂量(g·日⁻¹)	浸膏量(g·日⁻¹)	添加剂/g	剂型/适应证	生药组成/g					
					桂皮	姜	大枣	芍药	甘草	胶饴
1. 大杉制药	25.2	4※	21.2	颗粒/Ⅰ	4	1	4	6	2	20
2. 津村	15	3.75※	11.25	颗粒/Ⅰ	4	1	4	6	2	10
3. 小太郎汉方制药	27	4.5※	22.5	细粒/Ⅱ	4	1	4	6	2	20

※浸膏量不含饴糖。

【方解】 汉方小建中汤出自(汉)张仲景著《伤寒论》辨太阳病脉证并治第 100 条:"伤寒,阳脉涩,阴脉弦,法当腹中急痛,先与小建中汤;不差者,小柴胡汤主之。"《伤寒论》辨太阳病脉证并治第 102 条:"伤寒二三日,心中悸而烦者,小建中汤主之。"《金匮要略》血痹虚劳病脉证并治第六:"虚劳里急,悸,衄,腹中痛,梦失精,四肢酸疼,手足烦热,咽干口燥,小建中汤主之。"《金匮要略》妇人杂病脉证并治第二十二:"妇人腹中痛,小建中汤主之。"病因中焦虚寒、肝阴虚损、营血不足。芍药(酒炒)六两、桂枝三两、炙甘草二两、生姜切三两、大枣 12 枚、胶饴一升。以水七升,先煮五味,取三升,去滓,内饴糖,更上微火消解，温服一升，日三服。芍药益阴和营、柔肝止痛，桂枝温养祛虚寒，饴糖温润补虚、缓急止痛，炙甘草补虚缓急，生姜、大枣调营卫、益脾胃、和诸药。

【功能主治】 温中补虚、和里缓急。中气虚寒、营卫不调、阴阳不和、虚劳里急腹痛、心悸虚烦、衄血吐血、面色萎黄、遗精、再生障碍性贫血、功能性低热。

【临床应用】 饴糖 30 g、白芍 12 g、桂枝、生姜各 9 g、炙草 3 g、大枣 6 枚，一日一剂，水煎去渣，加饴糖溶化，早晚温服，随症加减治胃脘痛 96 例（边广军）。

桂枝 10 g、肉桂 5 g、生白芍药 30 g、炙甘草 5 g、干姜 10 g、大枣 20 g、生麦芽 30 g、麦芽糖（冲）2 匙，共十五剂，一日一剂，水煎，早晚服，治便秘（黄煌）。

桂枝 30 g、白芍 60 g、炙甘草 20 g、生姜 30 g、大枣 10 枚、饴糖 30 g，水煎，日服三次，十五天一疗程，服二疗程，治室性早搏 60 例（刘涛）。

【经方换算量】 芍药 18 g、桂枝 9 g、炙甘草 6 g、生姜 10 g、大枣 4 枚、饴糖 30 g。

【汉方适应证】（明细表/剂型）

Ⅰ体虚易倦、面色无华、腹痛、心悸，手脚心热、恶寒、尿频尿多者小儿体虚、倦怠、神经质、慢性胃肠炎、小儿夜尿症、夜泣。

Ⅱ体虚倦怠、上火、腹痛、心悸、恶寒、手脚心热、尿频尿多者胃肠病、小儿腹泻或便秘、神经质、腺病质、贫血症、尿频、小儿夜泣症、小儿夜尿症。

【汉方规格及用法用量】 2.5 g 袋装颗粒剂；空腹（饭间），5 g（成人）/次，2 ~ 3 次/日。

【汉方添加剂】（明细表/序号）

1. 玉米淀粉、蔗糖脂肪酸酯。
2. 日本药典硬脂酸镁、乳糖。
3. 硬脂酸镁、玉米淀粉、普鲁兰多糖、硅酸铝镁。

【汉方不良反应】 发疹、发红、发痒。偶发少尿、脸及四肢肿、眼睑下垂、手僵（假醛固酮增多症）；体乏、手脚无力或痉挛或麻木（肌肉疾病）。

【解说】 小建中汤温里方，证属中焦虚寒（肝阴虚损）[1]，见虚损病后，身体瘦削，面萎疲乏，心悸心烦、腹部拘急，喜温喜按，腰背强痛，四肢沉冷，五心烦热，失精梦交，咽干口燥，舌淡苔白，脉细弦。治则平补阴阳、温中补虚、调和气血。宜脾胃虚弱、中气不足、虚劳致症[2-3]。多用于消化内科，如慢性胃炎、脾胃虚寒型消化性溃疡、疣状胃炎、慢性浅表性胃炎、胃痛，脾胃虚寒型胃痛、消化道溃疡、脾胃虚寒型慢性结肠炎、慢性腹泻、脾虚型肠易激综合征、心脾两虚证慢性疲劳综合征、不宁腿综合征、慢性心衰合并便秘、老年人体虚便秘、小儿肠系膜淋巴结肿大、慢性乙型肝炎阴黄证、小儿脾虚型疳积、小儿脘腹痛、小儿肠痉挛症、小儿夜半腹痛、痛经、透析性低血糖。

汉方小建中汤治虚弱体质方，用方以全身疲劳、精力虚乏、腹壁薄软无力、腹皮拘急、心悸亢进、衄血、盗汗、手足烦热、遗精、口内干燥、小便频数、便秘、下利，脉大或脉沉细迟为目标，用于紧张致腹痛、胃病、黄疸、肝炎、肠炎、直肠癌、支气管哮喘、肺气肿、肺结核、胸膜炎、心脏瓣膜症、慢性腹膜炎、疝、前列腺肥大、遗精、阳痿、关节炎，小儿腺病质、小儿消化不良、小儿遗尿症、结膜炎、眼底出血、扁桃肥大，也用于老年者消化功能下降、老年抑郁症。

【附注】 此方为仲景"建中法"代表方，以桂枝汤倍用白芍加饴糖而成。小建中汤与小柴胡汤均能改善虚弱体质，前者侧重消化系统功能衰弱者，后者侧重呼吸系统和消化系统功能均衰弱者。不宜呕吐、实热、阴虚火旺及痰湿内盛者。

【参考文献】

[1]王新，等. 小建中汤证病机新解[J]. 山东中医杂志，2019，38(8)：725-728

[2]刘签兴，等. 小建中汤证治辨析[J]. 中华中医药杂志，2020，35(10)：5006-5008

[3]郭彤彤，等.《伤寒杂病论》建中法解读[J]. 河南中医，2018，38(12)：1783-1786

74 小柴胡汤

【异名】 柴胡汤(金匮要略卷中)、黄龙汤(千金卷十)、三禁汤(此事难知)、人参汤(得效卷十一)、和解散(伤寒六书卷一)。

【商品名】 小柴胡颗粒、小柴胡片、小柴胡汤口服液、小柴胡汤丸(浓缩)。汉方组成明细见表 74-1。

表 74-1 汉方组成明细

序号及厂家名	制剂量(g·日$^{-1}$)	浸膏量(g·日$^{-1}$)	添加剂/g	剂型/适应证	生药组成/g						
					柴胡	半夏	干姜	黄芩	大枣	人参	甘草
1. 大杉制药	7.5	4	3.5	颗粒(袋)	7	5	1	3	3	3	2
2. 大杉制药	5.94(18 片)	4	1.94	薄膜包衣片	7	5	1	3	3	3	2
3. 客乐谐制药	6	5.4	0.6	细粒(袋)	7	5	1	3	3	3	2
4. 客乐谐药品	5.94(18 片)	4.8	1.14	片剂	7	5	1	3	3	3	2
5. 小太郎汉方制药	7.5	5	2.5	细粒(袋)	7	5	1	3	3	3	2
6. 三和生药	7.5	4.6	2.9	细粒(袋)	6	5	1	3	3	3	2
7. JPS 制药	7.5	4.3	3.2	颗粒(袋)	7	5	1	3	3	3	2
8. 康和药通	6	3.95	2.05	细粒(袋)	7	5	1	3	3	3	2
9. 太虎精堂制药	6	4.25	1.75	颗粒(袋)	7	5	1	3	3	3	2
10. 津村	7.5	4.5	3	颗粒(袋)	7	5	1	3	3	3	2
11. 帝国汉方制药	7.5	3.45	4.05	颗粒(袋)	7	5	1	3	3	3	2
12. 东洋药行	7.5	5	2.5	细粒(袋)	6	5	4(生姜)	3	3	3	2
13. 本草制药	7.5	4.2	3.3	颗粒(袋)	7	5	1	3	3	3	2
14. 松浦药业	6	7.6※(软膏)		颗粒(袋)	7	5	1	3	3	3	2

※等于 3.8 g 干燥浸膏。

【方解】 汉方小柴胡汤出自(汉)张仲景著《伤寒论》辨太阳病脉证并治第 96 条：

“伤寒五六日，中风，往来寒热，胸胁苦满，默默不欲饮食，心烦喜呕，或胸中烦而不呕，或渴，或腹中痛，或胁下痞硬，或心下悸，小便不利，或不渴，身有微热，或咳者，小柴胡汤主之。”《伤寒论》辨太阳病脉证并治第97条：“血弱气尽，腠理开，邪气因入，与正气相搏，结于胁下。正邪分争，往来寒热，休作有时，默默不欲饮食。藏府相连，其痛必下，邪高痛下，故使呕也，小柴胡汤主之。服柴胡汤已，渴者，属阳明，以法治之。”病因邪在少阳，经气不利，郁而化热。柴胡半斤、黄芩三两、人参三两、半夏半升（洗）、甘草（炙）、生姜各三两（切）、大枣十二枚。以水一斗二升，煮取六升，去滓，再煎取三升，温服一升，日三次。柴胡透解邪热、疏达经气，半夏和胃降逆，黄芩清泄邪热，人参、炙甘草扶正祛邪，生姜、大枣和胃生津。

【功能主治】 和解表里。伤寒少阳病，寒热往来，胸胁苦满，不思饮食，心烦喜呕，口苦咽干，目眩头痛，舌苔薄白，脉弦数。

或妇人伤寒，热入血室。

【临床应用】 柴胡6 g、黄芩3 g、干姜3 g、人参3 g、甘草3 g、大枣10枚、半夏5 g，一日一剂，水煎，早中晚温服，连服五天，治小儿感冒60例（朱霞）。黄芩10 g、党参10 g、柴胡15 g、制半夏10 g、红枣5枚、生姜3片，气血亏虚加黄芪30 g、当归6 g、葛根12 g，肝肾阴虚加菟丝子、枸杞、熟地黄、山茱萸肉各10 g，一日一剂，早晚服二周，治脑卒中后眩晕45例（刘晓红）。生姜、人参、黄芩、半夏各9 g，柴胡12 g，大枣4枚，炙甘草6 g，并发痰浊加陈皮、白术、茯苓各9 g，气血虚亏加葛根12 g、当归6 g、黄芪30 g，伴血瘀加桃仁、川芎、赤芍各9 g，一日一剂，水煎服，十天一疗程，治中风后眩晕46例（李雪尘）。

【经方换算量】 柴胡12 g、黄芩9 g、人参6 g、半夏9 g、甘草（炙）5 g、生姜9 g、大枣4枚。

【汉方适应证】 胸胁苦满、食欲不振、口涩舌麻、低热、恶心、舌苔厚者肺炎、支气管炎、支气管哮喘、淋巴腺炎、慢性胃肠炎、各种热症，产后恢复不良，慢性肝炎症肝损伤。

【汉方规格及用法用量】 2.5 g袋装颗粒剂；空腹（饭间），2.5 g（成人）/次，2～3次/日。

【汉方添加剂】（明细表/以津村等为例）

10. 硬脂酸镁、乳糖、蔗糖脂肪酸酯。

14. 羟丙基甲基纤维素、硬脂酸镁、乳糖、糊精、小麦淀粉。

【汉方不良反应】 发疹、发痒、荨麻疹、便秘、食欲不振、恶心、呕吐、腹痛、下泄、膀胱炎、尿不尽、血尿、尿频、尿痛。偶发发热、干咳、气喘、呼吸困难（间质性肺炎）；少尿、脸及四肢肿、眼睑小垂、手僵（假醛固酮增多症）；体乏、手脚无力或痉挛或麻木，肌肉痛（肌肉疾病、横纹肌溶解症）；皮肤、白眼珠发黄（肝功能障碍）。

【解说】 小柴胡汤和解表里方，证属少阳经病，见枢机不利邪气不得透发于外而往来寒热、胸胁苦满、不欲饮食，心烦喜呕、口苦咽干、目眩、舌苔薄白、脉弦[1]。治则和解少阳、清热透表、疏肝解郁、调畅枢机[2]。宜太阳、阳明、厥阴病，呈小柴胡汤证。用于消化、呼吸、循环、泌尿生殖、神经、内分泌系统及肿瘤等。如胃炎、消化性溃疡、胆汁反流性胃炎、慢性浅表性胃炎、十二指肠球部溃疡、乳腺浸润性小叶癌、非小细胞肺癌、晚期肺癌、新型冠状病毒性肺炎、非重症社区获得性肺炎、脂肪肝、原发性肝癌、乙型肝炎肝纤维化、慢性乙型肝炎、肝脓肿、肝癌肺转移、胆囊炎、慢性胆囊炎、晚期胰腺癌、慢性肾小球肾炎、外感后慢性肾炎蛋白尿、发热性疾病(气虚感冒)、上呼吸道感染发热、癌性发热、肛肠术后非感染性发热、不明原因发热、晚期乳腺癌、产后发热、产后发热多汗、小儿感冒、小儿流行性感冒、代谢综合征、亚急性甲状腺炎、颈淋巴结结核、慢性荨麻疹、系统性红斑狼疮、淋证、中风后眩晕、中枢性眩晕、颈性眩晕、美尼尔氏综合征型眩晕、后循环缺血、抑郁症、脑卒中后抑郁、椎动脉型颈椎病、少阳证型高血压、肝郁化火型失眠症、偏头痛、变应性鼻炎、冠心病、糖尿病、特发性血小板减少性紫癜。

汉方小柴胡汤用方以胸胁苦满、食欲不振、呕逆为目标,用于慢性肝炎、胸及上腹部炎症、自身免疫性疾病、感染性疾病、肿瘤、神经、消化、心血管疾病,也用于感冒及流感中后期反复性有规律的发热或恶寒。

【附注】 少阳万病此方宗,《伤寒论》辨太阳病脉证并治101条:"伤寒中风,有柴胡证,但见一证便是,不必悉具。"调理气机升降,治即效。小柴胡汤加减用于新型冠状病毒性肺炎中期,病主在少阳,症见往来寒热、咽干、胸闷。

【禁忌】 少阳经病症为三焦经、胆经病证,邪不在表、里,忌汗、吐、下法,宜和解,禁利小便[3];干扰素使用者、肝硬化、肝癌、肝功能障碍勿用此方[4]。

【参考文献】

[1]亓润智,等.小柴胡汤"和解少阳"临证体悟[J].中华中医药杂志,2019,34(5):2223-2225.

[2]刘凯利,等.小柴胡汤和解少阳枢机不利防治代谢综合征组分疾病[J].现代中西医结合杂志,2021,30(22):2496-2499

[3]马佳维,等.小柴胡汤及禁忌证的思考[J].中国中医急症,2016,25(2):265-267

[4]郑贤月,等.日本汉方制剂小柴胡汤的应用调查[J].中医药学报,2008,36(2):23-26

75 小柴胡汤加桔梗石膏

汉方组成明细见表75-1。

表75-1 汉方组成明细

序号及厂家名	制剂量(g·日$^{-1}$)	浸膏量(g·日$^{-1}$)	添加剂/g	剂型/适应证	生药组成/g								
					柴胡	半夏	姜	黄芩	大枣	人参	甘草	桔梗	石膏
津村	7.5	5	2.5	颗粒	7	5	1	3	3	3	2	3	10

【方解】 汉方小柴胡汤加桔梗石膏出自(汉)张仲景著《伤寒论》辨太阳病脉证并治第96条:"伤寒五六日,中风,往来寒热,胸胁苦满,默默不欲饮食,心烦喜呕,或胸中烦而不呕,或渴,或腹中痛,或胁下痞硬,或心下悸,小便不利,或不渴,身有微热,或咳者,小柴胡汤主之。"病因邪在少阳,经气不利,郁而化热。柴胡半斤、黄芩三两、人参三两、半夏半

升(洗)、甘草(炙)、生姜各三两(切)、大枣十二枚。以水一斗二升,煮取六升,去滓,再煎取三升,温服一升,一日三次。柴胡透解邪热、疏达经气,半夏和胃降逆,黄芩清泄邪热,人参、炙甘草扶正祛邪,生姜、大枣和胃生津。和解少阳、表里的小柴胡汤,加宣肺、利咽、祛痰、排脓的桔梗和清热泻火、除烦止渴的石膏而解表散热、平喘祛痰。

【功能主治】 和解少阳表里,宣肺止咳化痰。

【临床应用】 柴胡 12 g、黄芩 10 g、人参 6 ~ 10 g、半夏 10 g、甘草 6 g、生姜 6 g、大枣 5 g,流行性感冒、呼吸系统感染、腮腺炎加金银花 15 ~ 30 g、连翘 15 g、荆芥、防风、桔梗各 10 g,高热(39.5℃以上)加石膏 30 ~ 60 g,水煎,一日一剂,早晚服,每次 150 ml,四天一疗程,治发热性疾病 200 例(黄清旭)。

小柴胡汤加桔梗石膏颗粒剂,空腹,一天 7.5 g,一日三次,治外阴阴道念珠菌症高危中老年妇女急性咽扁桃体炎 12 例(清水正彦)。

【经方换算量】 柴胡 12 g、黄芩 9 g、人参 6 g、半夏 9 g、甘草(炙)5 g、生姜 9 g、大枣 4 枚、桔梗 9 g、石膏 20 g。

【汉方适应证】 咽喉肿痛、扁桃体炎、扁桃体周围炎。

【汉方规格及用法用量】 2.5 g 袋装颗粒剂;空腹(饭间),2.5 g(成人)/次,2 ~ 3 次/日。

【汉方添加剂】 日本药典硬脂酸镁、乳糖、蔗糖脂肪酸酯。

【汉方不良反应】 发疹、荨麻疹、食欲不振、胃部不适、便溏、腹泻。偶发少尿、脸及四肢肿、眼睑下垂、手僵(假醛固酮增多症);体乏、手脚无力或痉挛或麻木(肌肉疾病);体乏、皮肤及眼珠黄(肝功能障碍)。

【解说】 小柴胡汤和解方,高热不退加生石膏、咳嗽有痰加桔梗,证属少阳阳明合病,见胸胁苦满、不欲饮食、热盛口渴、咽干、咳嗽、烦躁、局部红肿热痛、舌红、少苔、脉虚数者。治则解表散热、宣肺平喘、止咳化痰。宜邪热内结、痰热瘀闭、肺脾虚弱致症[1-4],用于发热性疾病(急性腮腺炎、呼吸系统感染、流行性感冒、急性泌尿系感染)、小儿支原体肺炎、急性化脓性扁桃体炎、癌性发热、呼吸道感染后咳嗽等。

汉方小柴胡汤加桔梗石膏为(日)江户时代创制的经验方,由小柴胡汤加止咳、祛痰、排脓的桔梗和清热的石膏组成,用方以体力中等、胸肋苦满、压迫感、胃肠虚弱、食欲不振、咽喉痛、口苦口粘、口渴、微热(高热)等热证为目标。常用于迁延不愈或反复发作型扁桃体炎、扁桃周围炎、咽喉发热、喉头痛、吞咽痛、支气管炎、肺炎。为小儿扁桃体炎的首选方。

【附注】 小柴胡汤加桔梗石膏,可替代抗生素用于咽喉病症。

【参考文献】

[1]姜庆荣.胡希恕应用石膏经验介绍[J].中医临床研究,2012,4(7):68-69

[2]王刚,等.史锁芳六经辨证治疗外感发热的经验[J].江苏中医药,2014,46(10):22-23

[3]郭明凯,等.小柴胡汤治疗咳嗽的应用思路与体会[J].中国中医急症,2020,29(8):1489-1491

[4]王定坤,等.小柴胡汤临证应用举隅[J].中医药临床杂志,2019,31(11):2077-2079

76 小青龙汤

【异名】 青龙汤(外台卷八引千金)、细辛五味汤(御药院方卷五)。汉方组成明细见表 76-1。

【方解】 汉方小青龙汤出自(汉)张仲景著《伤寒论》辨太阳病脉证并治第 40 条:“伤寒表不解,心下有水气,干呕发热而咳,或渴,或利,或噎,或小便不利,少腹满,或喘者,小青龙汤主之。”《伤寒论》辨太阳病脉证并治第 41 条:“伤寒心下有水气,咳而微喘,发热不渴;服汤已,渴者,此寒去欲解也;小青龙汤主之。”病因外感风寒、内停水饮。麻黄(去节)、芍药、细辛、干姜、甘草(炙)、桂枝(去皮)土各三两、半夏(洗)、五味子半升。上八味,以水一斗,先煮麻黄,减二升,去沫,内诸药,煮取三升,去滓,温服一升。麻黄、桂枝发汗解表、宣肺平喘,白芍温阳祛湿、健脾补虚,干姜、细辛温肺化饮、辛散风寒,五味子收敛固涩、益气生津,半夏燥湿化痰、蠲饮降浊,炙甘草调和诸药。

表 76-1 汉方组成明细

序号及厂家名	制剂量(g·日$^{-1}$)	浸膏量(g·日$^{-1}$)	添加剂/g	剂型/适应证	生药组成/g								
					麻黄	芍药	干姜	姜	甘草	桂皮	细辛	五味子	半夏
1. 大杉制药	7.5	4.1	3.4	颗粒	3	3	3	—	3	3	3	3	6
2. 高砂制药	5.94(18 片)	4.1	1.84	薄膜包衣片	3	3	3	—	3	3	3	3	6
3. 大杉制药	5.94(18 片)	4.1	1.84	薄膜包衣片	3	3	3	—	3	3	3	3	6
4. 客乐谐制药	6	5.2	0.8	细粒	3	3	3	—	3	3	3	3	6
5. 客乐谐药品	6	5.2	0.8	细粒	3	3	3	—	3	3	3	3	6
6. 大峰堂药品工业	5.94(18 片)	3.9	2.04	片剂	3	3	3	—	3	3	3	3	6
7. 客乐谐药品	5.94(18 片)	3.9	2.04	片剂	3	3	3	—	3	3	3	3	6
8. 小太郎汉方制药	7.5	5	2.5	细粒	3	3	3	—	3	3	3	3	6
9. 三和生药	9	5.6	3.4	细粒	3	3	3	—	3	3	3	3	6
10. JPS 制药	7.5	5	2.5	颗粒	3	3	—	3	3	3	3	3	6
11. 太虎精堂制药	7.5	4	3.5	颗粒	3	3	—	3	3	3	3	3	6
12. 津村	9	5	4	颗粒	3	3	3	—	3	3	3	3	6
13. 帝国汉方制药	9	4.22	4.78	颗粒	3	3	3	—	3	3	3	3	6
14. 帝国制药	9	4.22	4.78	颗粒	3	3	3	—	3	3	3	3	6
15. 本草制药	7.5	4.5	3	颗粒	3	3	3	—	3	3	3	3	3

【功能主治】 解表散寒、温肺化饮。外感风寒、内停水饮、恶寒发热、无汗、咳嗽喘促、痰多而稀、不渴饮,或身体疼重、肢而浮肿、舌苔白、脉浮或脉滑。

【临床应用】 炙麻黄9 g、桂枝12 g、白芍12 g、细辛6 g、干姜10 g、五味子10 g、法半夏12 g、炙甘草6 g,水煎服,一日一剂,水煎400 ml,早晚服,治风寒感冒60例(李晶洁)。

麻黄(去节)9 g、芍药9 g、细辛9 g、干姜9 g、五味子6 g、炙甘草6 g、桂枝(去皮)9 g、半夏(洗)9 g,水煎、一日一剂,早晚服,治慢性支气管炎、支气管哮喘、肺心病100例(李卫东)。

白芍10 g、干姜15 g、麻黄15 g、细辛6 g、法半夏15 g、五味子6 g、甘草10 g,外感风邪加防风12 g、荆芥12 g,虚瘀加红花6 g、桃仁6 g、川芎10 g,血虚加当归9 g,水煎,一日一剂,早晚服,连服二周,治分泌性中耳炎41例(陈雷)。

【经方换算量】 麻黄9 g、芍药9 g、细辛6 g、干姜6 g、炙甘草6 g、桂枝9 g、半夏9 g、五味子6 g。

【汉方适应证】 清痰、清鼻涕、鼻塞、喷嚏、喘鸣、咳嗽、泪下者支气管炎、支气管哮喘、鼻炎、过敏性鼻炎、感冒。

【汉方规格及用法用量】 3 g袋装颗粒剂;空腹(饭间),3 g(成人)/次,2~3次/日。

【汉方添加剂】(明细表/以津村等为例)

2~3. 结晶纤维素、硅酸铝镁、羧甲基纤维素钙、硬脂酸镁、羟丙基甲基纤维素、二氧化钛、铝色淀。

12. 日本药典硬脂酸镁、乳糖、蔗糖脂肪酸酯。

【汉方不良反应】 发疹、发红、发痒、失眠、发汗过多、心动过速、心悸、亢奋、食欲不振、胃部不适、恶心、呕吐、腹痛、腹泻、排尿困难。偶发发热、干咳、气喘、呼吸困难(间质性肺炎);少尿、脸及四肢肿、眼睑下垂、手僵(假醛固酮增多症);体乏、手脚无力或痉挛或麻木(肌肉疾病);体乏、皮肤及眼珠黄(肝功能障碍)。

【解说】 小青龙汤治"饮"方,属外寒内饮证,见恶寒发热、头身疼痛、咳喘、咯痰色白清稀,或量多,或呈黏液泡沫状、无汗、不渴饮、干呕、头面四肢浮肿、舌淡苔白。治则散寒温肺、化饮降逆[1-2]。宜寒饮伏肺、心下有水气致症[3]。用于呼吸系统疾患,如感染后咳嗽、风寒咳嗽、外感痰喘、支气管哮喘、寒性哮喘、咳嗽变异性哮喘、慢性阻塞性肺疾病、呼吸道感染诱发慢性心衰、肺胀(肺气肿、肺心病)、慢性肺源性心脏病、急性呼吸窘迫综合征、肺间质纤维化、支原体肺炎、新冠肺炎、老年喘息型慢性支气管炎、老年外寒内饮型支气管哮喘、老年肝硬变合并慢性喘息型支气管炎、小儿咳嗽、儿童过敏性咳嗽、小儿咳嗽变异性哮喘、小儿喘咳(寒性/喘而无汗)、小儿急性支气管炎、小儿肺炎、小儿毛细支气管炎外寒内饮证、小儿肺气虚寒型变应性鼻炎、小儿大叶性肺炎、小儿呼吸道合胞病、过敏性结膜炎。

汉方小青龙汤用方以体力中等、喘鸣、咳嗽、呼吸困难、鼻炎、微热、发热而喘咳或无热而喘咳,支气管炎、支气管哮喘、浮肿,涎沫分泌过多、泡沫水样痰、水样鼻涕、打喷嚏、鼻塞为目标,用于感冒、流感、支气管炎、肺炎、湿性胸膜炎、急慢性肾炎、浮肿、胃酸过多、湿疹、过敏性结膜炎、泪囊炎、鼻炎等。有暖体、利水,改善各种症状之效。为花粉症等过敏性鼻炎首选方。

【附注】 小青龙汤首见《汤液经法》(轶失),原名大青龙汤,《伤寒论》更名小青龙。多以桂枝、白芍组方。

【参考文献】

[1]吴朦,等.小青龙汤古今应用与方证探析[J].世界中医药,2019,14(1):109-114

[2]刘燕,等.刘娟主任应用小青龙汤经验总结[J].深圳中西医结合杂志,2020,30(8):49-50

[3]冯世纶.胡希恕讲伤寒杂病论[M].北京:中国中医药出版社,2018,12.29 页

77 小半夏加茯苓汤

【异名】 大半夏汤(活人书卷十八)、半夏茯苓汤(鸡峰卷十八)、茯苓半夏汤(宣明论卷六)、小半夏汤(伤寒心要)、小半夏茯苓汤(直指卷七)、小茯苓半夏汤(普济方卷一三八)、茯苓散(普济方卷一六六)。汉方组成明细见表 77-1。

表 77-1 汉方组成明细

序号及厂家名	制剂量(g·日⁻¹)	浸膏量(g·日⁻¹)	添加剂/g	剂型/适应证	生药组成/g		
					半夏	生姜	茯苓
1. 大杉制药	3	0.9	2.1	颗粒/Ⅰ	8	2	8
2. 客乐谐制药	6	1.7	4.3	细粒/Ⅰ	6	2	5
3. 客乐谐药品	6	1.7	4.3	细粒/Ⅰ	6	2	5
4. 帝国汉方制药	7.5	1.73	5.77	颗粒/Ⅰ	8	1.5	5
5. 帝国制药	7.5	1.73	5.77	颗粒/Ⅰ	8	1.5	5
6. 本草制药	7.5	1.4	6.1	颗粒/Ⅰ	6	1.5	5
7. 小太郎汉方制药	6	1.2	4.8	细粒/Ⅱ	5	1.3	5
8. 津村	7.5	2.25	5.25	颗粒/Ⅲ	6	1.5	5
9. 三和生药	6	1.4		细粒/Ⅳ	8	1.5	5

【方解】 汉方小半夏加茯苓汤出自(汉)张仲景著《金匮要略》痰饮咳嗽病脉证并治第十二:"卒呕吐,心下痞,膈间有水,眩悸者,小半夏加茯苓汤主之。"《金匮要略》痰饮咳嗽病脉证并治第十二:"先渴后呕,为水停心下,此属饮家,小半夏茯苓汤主之。"病因水邪内停中焦、阻滞气机、胃气上逆。半夏一升、生姜半斤、茯苓三两。以水七升,煮取一升五合,分二次温服。半夏燥湿化痰、降逆止呕,生姜散寒行水、温中止呕,茯苓利水渗湿。

【功能主治】 和胃止呕,引水下行。

【临床应用】 姜制半夏 20 g、茯苓 20 g、生姜 15 g,脾胃虚弱、面色萎黄、体疲者加党参 20 g、甘草 3 g、白术 15 g,体偏胖、呕吐痰涎较多者加陈皮 5 g,口干口苦、舌红苔黄者加黄连 10 g、竹茹 10 g、紫苏叶 5 g。冷水 400 ml 浸泡 1 h,水煎 40 min,煎取 150 ml,口服 3 次,治妊娠恶阻 80 例(冉晓刚)。

法半夏 20 g、生姜 15 g、茯苓 30 g,一日一剂,以水 600 ml,中火煎取 200 ml,早晚温

服,治中晚期肺癌化疗呕吐23例(张明利)。

半夏10 g、生姜20 g、茯苓12 g,一日一剂,水煎,饭后,日服2次,连服三天,治化疗迟发性呕吐46例(陈娟)。

【经方换算量】 半夏18 g、生姜15 g、茯苓9 g。

【汉方适应证】(明细表/剂型)

Ⅰ恶阻、呕吐、恶心。

Ⅱ胃部水停、呕吐者恶阻、呕吐症。

Ⅲ体力中等者妊娠呕吐(恶阻)、急性胃肠炎呕吐、湿性胸膜炎呕吐、湿性脚气呕吐、蓄脓症呕吐、吐后仍恶心。

Ⅳ恶阻、呕吐、恶心、胃炎。

【汉方规格及用法用量】 2.5 g袋装颗粒剂;空腹(饭间),2.5 g(成人)/次,2~3次/日。

【汉方添加剂】(明细表/以津村等为例)

7. 硬脂酸镁、玉米淀粉、乳糖、普鲁兰多糖、硅酸铝镁。

8. 日本药典硬脂酸镁、乳糖。

【汉方不良反应】 发疹、发红、发痒。

【解说】 小半夏加茯苓汤治呕吐方,由小半夏汤加茯苓组成,证属水饮内停,见心下痞满、胃气上逆,呕吐、眩晕、心悸。治则散饮降逆、和胃止呕。宜饮停气滞,胃失和降,上逆致症。[1-4]。用于各种原因引起的呕吐,如高血压眩晕呕吐、妊娠剧吐、妊娠恶阻、放疗(化疗)恶心呕吐、化疗迟发性呕吐、小儿再发性呕吐、眩晕、病毒性心肌炎、右心衰竭、肺心病心衰、胃切除术后胃轻瘫、艾滋病HAART致消化道不良反应、夜间阵发性咳嗽、前庭神经元炎。

汉方小半夏加茯苓汤用方以体力中等、胃内停水呕吐、恶心呕吐、反复呕吐、吐后仍恶心、伴轻度口渴、少尿、胸闷、眩晕、心悸、心下有振水声为目标,用于反复恶心呕吐、妊娠呕吐、鼻窦炎呕吐、急性胃肠炎、湿性胸膜炎、湿性脚气。

【附注】 小半夏加茯苓汤广泛用于妊娠呕吐和化疗相关呕吐,加泽泻治各类中枢性眩晕和周围性眩晕。

【参考文献】

[1]冯泳,等. 小半夏加茯苓汤的研究概况[J]. 江苏中医药,2008,2:84-86

[2]张辉,等. 小半夏加茯苓汤治疗化疗相关性恶心呕吐的分析及体会[J]. 中国中医急症,2017,26(6):1124-1125,1128

[3]冯泳,等. 小半夏加茯苓汤止吐作用的文献研究[J]. 贵阳中医学院学报,1998,20(1):52-54

[4]陈帅杰,等.《伤寒杂病论》眩晕证治探析[J]. 国医论坛,2021,36(6):1-4

78 消风散

【异名】 凉血消风散(外科大成卷四)。汉方组成明细见表78-1。

【方解】 汉方消风散出自(明)陈实功著《外科正宗》疥疮论第七十三:“风湿浸淫血脉,致生疮疥,瘙痒不绝,及大人、小儿风热瘾疹,遍身云片斑点,乍有乍无。”病因湿浊内盛、阴血亏虚、血燥生风。当归、生地、防风、蝉蜕、知母、苦参、胡麻、荆芥、苍术、牛蒡子、石膏各一钱,甘草、木通各五分。水二盅,煎至八分,食远服。荆芥、防风、蝉蜕、牛蒡子开腠理、透达在表郁邪、疏风止痒,苦参清热燥湿,苍术健脾除湿,木通渗利湿热,石膏、知母清热泻火、解肌,胡麻仁、当归、生地滋阴养血润燥,甘草解毒、调和诸药。

表 78-1 汉方组成明细

序号及厂家名	制剂量(g·日$^{-1}$)	浸膏量(g·日$^{-1}$)	添加剂/g	剂型/适应证	生药组成/g													
					当归	知母	地黄	胡麻	石膏	蝉蜕	防风	滨防风	苦参	苍术	荆芥	木通	甘草	牛蒡子
1. 大杉制药	7.5	4	3.5	颗粒/Ⅰ	3	1.5	3	1.5	3	1	2	—	1	2	1	2	1	2
2. 小太郎汉方制药	9	6	3	细粒/Ⅱ	3	1.5	3	1.5	3	1	—	2	1	2	1	2	1	2
3. 津村	7.5	4	3.5	颗粒/Ⅲ	3	1.5	3	1.5	3	1	2	—	1	2	1	2	1	2

【功能主治】 疏风清热、除湿止痒。风湿热毒侵袭肌肤,致患瘾疹、湿疹、风疹。

【临床应用】 荆芥、防风各15 g,苦参、苍术各12 g,牛蒡子、石膏、知母、生地黄各10 g,蝉蜕、木通、当归、胡麻仁、甘草各6 g,刺痒较重加地肤子12 g、白鲜皮12 g,流泪、畏光较重加白芷10 g、重用蝉蜕,鼻痒、皮肤过敏可重用荆芥、防风、苦参、蝉蜕,一天一剂,早晚温服,七天一疗程,连服二疗程,治风热挟湿型过敏性结膜炎35例(陈垂海)。

荆芥12 g、防风10 g、蝉蜕5 g、胡麻仁10 g、苦参5 g、苍术12 g、石膏20 g(先煎)、知母10 g、牛蒡子10 g、通草6 g、当归10 g、生地10 g、炙甘草6 g,血虚甚加川芎6 g、何首乌10 g,风热甚加桑叶10 g、银花12 g、连翘12 g,一日一剂,水煎至200 ml,早晚温服,七天一疗程,治风热型妊娠身痒41例(黎燕玲)。

荆芥、防风、苦参、苍术、知母各6 g,麻仁、当归、牛蒡子、生地黄各9 g,蝉蜕、甘草、木通各4.5 g,生石膏(先煎)12 g,一日一剂,水煎服一周,治婴幼儿湿疹64例(闫燕)。

【经方换算量】 当归、生地、防风、蝉蜕、知母、苦参、胡麻、荆芥、苍术、牛蒡子、石膏各6 g,甘草、木通各3 g。

【汉方适应证】(明细表/剂型)

Ⅰ慢性湿疹(多分泌物)。

Ⅱ顽固性皮炎,患部干燥或渗稀淡分泌物,夏季或温暖时节易恶化型湿疹、荨麻疹。

Ⅲ奇痒型多分泌物慢性皮肤病(湿疹、荨麻疹、脚气、痱子、皮肤瘙痒症)。

【汉方规格及用法用量】 2.5 g袋装颗粒剂;空腹(饭间),2.5 g(成人)/次,2~3次/日。

【汉方添加剂】(明细表/序号)

1. 乳糖、玉米淀粉、硬脂酸镁。

2. 硬脂酸镁、玉米淀粉、乳糖、普鲁兰多糖、硅酸铝镁。

3. 日本药典轻质无水硅酸、硬脂酸镁、乳糖。

【汉方不良反应】 发疹、发红、发痒、荨麻疹、食欲不振、胃部不适、恶心、呕吐、便溏、腹泻。偶发少尿、脸及四肢肿、眼睑下垂、手僵(假醛固酮增多症);体乏、手脚无力或痉挛或麻木(肌肉疾病)。

【解说】 消风散祛风止痒方,证属风湿热内蕴,见皮肤瘙痒、疹出色红,或遍身云片斑点、抓破后渗液、苔白或黄、脉浮数。治则疏风祛湿、滋阴凉血、清热止痒[1-2]。宜风湿热邪(风湿化热)侵扰、内热郁滞、肤失濡养致症,用于急(慢)性荨麻疹、湿疹、玫瑰糠疹、面部激素依赖性皮炎、脂溢性皮炎、神经性皮炎、过敏性皮炎、变应性接触性皮炎、结节性痒疹、痤疮、风湿热型浸淫疮、风热型瘙痒性皮肤病、过敏性紫癜、小儿过敏性紫癜性肾炎、小儿过敏性紫癜、儿童手足口病、霉菌性外耳道炎、慢性鼻咽炎、系统性红斑狼疮、腹泻型肠易激综合征。

汉方消风散用方以有体力、慢性皮肤病、分泌物多且剧痒、肤色红、夏季易恶化、结痂、口渴、痱子、荨麻疹等内热郁滞型顽固性湿疹为目标,用于风湿侵淫血脉致疮疥瘙痒,如皮肤病、迁延日久型毒深血燥皮肤枯燥、慢性荨麻疹、湿疹、特应性皮炎伴渗出(瘙痒)、小儿先天过敏性皮炎、水泡疹、皮肤瘙痒症。

【附注】 消风散皮肤病常用方,出自(唐)《蔡敏修方》,亦有出自《太平惠民和剂局方》一说,以(明)陈实功著《外科正宗》方应用最广,然有损脾阳,老人、儿童慎用。

【参考文献】

[1]乌峰,等. 樊旭教授治疗风湿热型浸淫疮经验[J]. 辽宁中医药大学学报,2020,22(9):188-190

[2]马东雪,等. 杨志波运用消风散治疗瘙痒性皮肤病经验[J]. 湖南中医杂志 2019,35(5):41-42

79 升麻葛根汤

汉方组成明细见表 79-1。

表 79-1 汉方组成明细

序号及厂家名	制剂量(g · 日⁻¹)	浸膏量(g · 日⁻¹)	添加剂/g	剂型/适应证	生药组成/g				
					葛根	升麻	生姜	芍药	甘草
津村	7.5	2.25	5.25	颗粒	5	2	0.5	3	1.5

【方解】 汉方升麻葛根汤出自(明)龚廷贤著《万病回春》卷二伤寒:"治伤寒头痛时疫,憎寒壮热,肢体痛,发热恶寒,鼻干不得眠,兼治寒暄不时,人多疾疫,乍暖脱衣及疮疹已发未发疑似之间宜用。"病因热淫于内,肺胃蕴热,腠理郁阻。升麻三钱、葛根三钱、白芍药二钱、甘草二钱。上锉一剂,生姜三片,水煎服。头痛加葱白三根,同煎热服,咳嗽加桑白皮,上膈热加黄芩、薄荷;无汗加麻黄,咽痛加桔梗、甘草;发黄、丹毒加玄参。升麻解肌、透疹、解毒,葛根解肌透疹、生津除热,芍药凉血活血、解血络热毒,生姜散寒解表,甘

草清热解毒、调和诸药。

【功能主治】 解肌透疹。麻疹初期，疹发不出。

【临床应用】 葛根 90 g、升麻 10 g、白芍 10 g、甘草 6 g、黄芪 10 g、青蒿 10 g、玄参 30 g，随症加减治带状疱疹(巫鑫辉)。

升麻 10 g、葛根 30 g、芍药 10 g、甘草 3 g、当归 10 g、黄芪 30 g、水蛭 10 g、地龙 10 g，一日一剂，水煎，早晚温服，治后循环缺血 37 例(温红伟)。

葛根 12 g，升麻、赤芍各 9 g，甘草 5 g，热重者加黄连 9 g、银花 20 g，湿重者加广藿香 15 g、苍术 9 g，腹痛剧者加木香 9 g，纳谷不香者加焦楂 30 g，水煎服，一日一剂，治急性细菌性痢疾 50 例(杨景山)。

【经方换算量】 升麻、芍药、炙甘草各 6 g，葛根 9 g。

【汉方适应证】 头痛、发热、恶寒、麻疹者感冒初期、皮炎。

【汉方规格及用法用量】 2.5 g 袋装颗粒剂；空腹(饭间)，2.5 g(成人)/次，2~3 次/日。

【汉方添加剂】 日本药典硬脂酸镁、乳糖。

【汉方不良反应】 偶发少尿、脸及四肢肿、眼睑下垂、手僵(假醛固酮增多症)；体乏、手脚无力或痉挛或麻木(肌肉疾病)。

【解说】 升麻葛根汤解表方，属肺热脾寒证，见麻疹初起、疹发不出、身热头痛、咳嗽、目赤流泪、口渴、舌红、苔薄而干、脉浮数。治则散表透热，调节肺气。宜肺气不利，腠理闭阻，邪郁肌表致症[1-3]。用于麻疹、带状疱疹、水痘、慢性肝炎、急性菌痢、后循环缺血、鼻窦炎等。

汉方升麻葛根汤用方与体力、体质无关，以上呼吸道、喉头、皮肤等急性症状初期的头痛、发热、恶寒、瘙痒为目标，用于感冒初期、皮炎、麻疹。

【附注】 汉方升麻葛根汤与(南宋)张锐著《鸡峰普济方》卷二十四升麻葛根汤(干姜、升麻、芍药、甘草、葛根各等分，治伤寒、瘟疫、风热头痛、肢体痛、疮疹已发未发)用姜有别。《局方》升麻葛根汤清凉解肌、透疹解毒("大人、小儿时气温疫，头痛发热，肢体烦疼，及疮疹已发及未发。升麻、芍药、甘草炙各十两，葛根十五两。上为粗末，每服三钱，用水一盏半，煎取一中盏，去滓，稍热服，不拘时，一日二三次，以病气去，身清凉为度。")与《回春》升麻葛根汤的药物组成相同，证亦相似。麻疹初起或出而不透时，芍药用清热凉血的赤芍为宜；妊娠麻疹，或素禀气怯或阴虚血弱麻疹用养血调经，柔肝止痛的白芍为宜[4]。

【参考文献】

[1]肖相如. 辛凉解表剂升麻葛根汤辨析[J]. 中医杂志，2015，56(17)：1522-1523

[2]马林，等. 从黄芩汤的演变规律探析升麻葛根汤的用药逻辑[J]. 中国现代医生，2021，2021，59(28)：188-192

[3]巫鑫辉，等. 王国斌教授运用升麻葛根汤加减治疗带状疱疹经验[J]. 中医研究，2015，28(6)：45-47

[4]冯石强，等. 升麻葛根汤中赤芍与白芍辨析[J]. 浙江中医药大学学报，2010，43(1)：76-77

80 四苓汤

【原名】 四苓散(丹溪心法卷二)。

汉方组成明细见表 80-1。

表 80-1 汉方组成明细

序号及厂家名	制剂量(g·日$^{-1}$)	浸膏量(g·日$^{-1}$)	添加剂/g	剂型/适应证	生药组成/g			
					泽泻粉	茯苓粉	苍术粉	猪苓粉
大杉制药	3	0※	0	细粒	0.75	0.75	0.75	0.75

※一日剂量 3 g 为生药粉末剂,非浸膏制剂。

【方解】 汉方四苓汤出自(清)吴谦辑《医宗金鉴》卷五泻证门火泻:"火泻内热或伤暑,暴注下迫腹痛疼,烦渴泻黄小便赤,玉露四苓可收功(玉露散清热、四苓汤利水)。"病因脾虚水停,湿邪困阻。白术、猪苓、茯苓各一两半,泽泻二两半。水煎服。白术健脾益气、燥湿利水,茯苓、猪苓、泽泻利水渗湿。

【功能主治】 健脾渗湿。脾虚湿胜、水泻、小便不利,小儿阴囊肿痛。

【临床应用】 白术 12 g、茯苓 15 g、猪苓 15 g、泽泻 15 g,水煎,一日一剂,日服二次,治急性中心性浆液性脉络膜视网膜病变 24 例(罗虎林)。

白术 15 g,泽泻、茯苓、猪苓各 30 g,水煎服,六剂一疗程,呕吐甚者加制半夏、生姜,眩晕甚者加天麻、牡蛎、僵蚕、南星,脘闷不适者加砂仁、柴胡、陈皮、枳壳,耳鸣甚加石菖蒲、磁石,治美尼尔氏病 48 例(刘成美)。

白术 4 g、茯苓 4 g、猪苓 2 g、泽泻 2 g、车前子 3 g,水煎,日服四次,治小儿秋季腹泻 60 例(吴敏)。

【经方换算量】 白术、茯苓、猪苓各 5 g、泽泻 9 g。

【汉方适应证】 中暑、急性胃肠炎、浮肿。

【汉方规格及用法用量】 1 g 袋装细粒剂;空腹(饭间),1 g(成人)/次,3 次/日。

【汉方不良反应】 发疹、发红、发痒。

【解说】 四苓散利水消肿方,证属脾虚湿阻,见气滞、水停、湿热痰浊、泄泻,小便不利等本虚标实。治则健脾止泻,利水除湿。宜脾气虚、脾肾阳虚,脾失健运,水湿内停致症[1-2]。用于腹泻、肝硬化腹泻、脾虚型小儿泄泻、小儿秋季腹泻、肝硬变腹水、急性肾小球肾炎、特发型水肿、糖尿病黄斑水肿、中心性浆液性脉络膜视网膜病变、混合痔外剥内套术后排尿障碍、前列腺肥大、美尼尔氏症、女性尿路感染。

汉方四苓汤淡渗利水,用方以无恶风、微热、口渴、喜饮少尿、恶心、呕吐、腹痛等表证为目标,用于浮肿、水样呕吐、下利等。

【附注】 四苓汤出自(南宋)朱丹溪著《丹溪心法》卷二:"治泄泻,湿不利小便,非其治也。"(明)吴昆著《医方考》:"湿胜则濡泄。故湿生于内者,令人水泻;湿并于大肠,故小便不利。”湿重于热，重用四苓散；加味时慎用攻下逐水药。

【参考文献】

[1]罗虎林. 四苓散治疗急性中心性浆液性脉络膜视网膜病变的疗效[J]. 国际眼科杂志，2017，17(9)：1773-1776

[2]魏天贵，等. 党中勤从脾论治肝硬变腹水经验[J]. 河南中医，2020，40(3)：372-375

81 辛夷清肺汤

【原名】 辛夷清肺饮(外科正宗卷四)。

【异名】 辛夷清肺散(观聚方要补卷七)，辛夷清肺汤(喉症指南卷四)。汉方组成明细见表81-1。

表81-1 汉方组成明细

序号及厂家名	制剂量(g·日⁻¹)	浸膏量(g·日⁻¹)	添加剂/g	剂型/适应证	生药组成/g								
					细辛	知母	百合	黄芩	栀子	麦门冬	石膏	升麻	枇杷叶
1. 大杉制药	12	6.3	5.7	颗粒/Ⅰ	2	3	3	3	3	5	5	1	2
2. 大峰堂药品工业	7.5	4.3	3.2	细粒/Ⅰ	3	3	3	3	1.5	6	6	1.5	1
3. 客乐谐药品	7.5	4.3	3.2	细粒/Ⅰ	3	3	3	3	1.5	6	6	1.5	1
4. 津村	7.5	4.5	3	颗粒/Ⅰ	2	3	3	3	3	5	5	1	2
5. 小太郎汉方制药	12	7.5	4.5	细粒/Ⅱ	2	3	3	3	3	5	5	1	2

【方解】 汉方辛夷清肺汤出自(明)陈实功著《外科正宗》卷四：“鼻痔者，由肺气不清、风湿郁滞而成，鼻内息肉结如榴子，渐大下垂，闭塞孔窍，使气不得宣通。内服辛夷清肺饮，外以砂散逐日点之，渐化为水乃愈。”病因风邪伏肺，肺失宣肃。辛夷六分，黄芩、山栀、麦门冬、百合、石膏、知母各一钱，甘草五分，枇杷叶三片(去毛)，升麻三分。水二钟，煎八分，食后服。黄芩、栀子、石膏、知母、枇杷叶清肺热、泻肺火、解邪毒、除郁滞，辛夷、升麻清疏肺气、宣通鼻窍，麦冬、百合清肺润肺、清心除烦郁，甘草调和诸药。

【功能主治】 清肺通窍。风热郁滞肺经，生鼻痔，肺热鼻内息肉，初如榴子，日后渐大，闭塞孔窍，气不宣通。

【临床应用】 辛夷15 g(包煎)、黄芩12 g、栀子10 g、知母6 g、石膏20 g(先煎)、桑白皮15 g、升麻8 g、炙枇杷叶10 g、甘草6 g，头痛加白芷15 g、蔓荆子10 g，痰多加贝母4 g、僵蚕8 g、枳实15 g、丝瓜络20 g，息肉呈暗红色加桃仁15 g、红花10 g、川芎15 g、牡丹皮10 g，湿邪偏重去百合、麦冬，一日一剂，水煎服，二周一疗程，治鼻息肉术后症50例(刘敬颇)。

石膏20 g，山栀子、枇杷叶各15 g，辛夷、知母、麦冬、百合各10 g，黄芩9 g，升麻6 g，生甘草5 g，粉刺加桑白皮、白芷各10 g，丘疹脓疱加白花蛇舌草、银花各20 g，囊肿结节加皂刺 10 g、桔核 20 g、玄参 10 g，色素瘢痕加桃仁、红花、鸡血藤各 10 g，水煎服 150 ml，一日二次，治痤疮 58 例(曾小平)。

【经方换算量】 辛夷 6 g，黄芩、山栀、麦门冬、百合、石膏、知母各 9 g，甘草 6 g，枇杷叶三片、升麻 3 g。

【汉方适应证】(明细表/剂型)

Ⅰ鼻塞、慢性鼻炎、蓄脓症。

Ⅱ蓄脓症、慢性鼻炎、鼻塞。

【汉方规格及用法用量】 2.5 g 袋装颗粒剂；空腹(饭间)，2.5 g(成人)/次，2～3 次/日。

【汉方添加剂】(明细表/序号)

1. 乳糖、玉米淀粉、硬脂酸镁。

2～3. 日本药典硬脂酸镁、结晶纤维素、乳糖、含水二氧化硅。

4. 日本药典硬脂酸镁、乳糖。

5. 硬脂酸镁、玉米淀粉、乳糖、硅酸铝镁。

【汉方不良反应】 发疹、发红、发痒、荨麻疹、食欲不振、胃部不适、便溏、腹泻。偶发发热、干咳、气喘、呼吸困难(间质性肺炎)；体乏、皮肤及眼珠黄(肝功能障碍)；反复性腹痛、便秘、腹泻、腹胀(肠系膜静脉硬化症)。

【解说】 辛夷清肺饮解热祛瘀方，证属风热郁肺，见鼻塞、闭塞性鼻音、鼻溢黏液性或脓性涕、嗅觉减退或丧失等。治则清肺热、除郁滞、通鼻窍。宜肺经风湿、热郁凝滞致症[1-3]。用于鼻炎、过敏性鼻炎、鼻塞、小儿肺经伏热型变应性鼻炎、变态反应性鼻炎、慢性鼻窦炎鼻息肉术后、粉刺、小儿上气道咳嗽综合征、肺经郁热型变应性鼻炎、鼻息肉、鼻窦炎、慢性副鼻腔炎、肥厚性鼻炎、慢性咽喉炎、慢性支气管炎、支气管扩张等肺热证。

汉方辛夷清肺汤用方以体力中等者脓性鼻涕、鼻后滴漏等鼻疾为目标，用于患部发热、疼痛型鼻塞、鼻塞、息肉型鼻窦炎、慢性鼻炎、慢性鼻窦炎、头痛、蓄脓症、小儿喘鸣。

【参考文献】

[1]刘敬颇.辛夷清肺饮对鼻息肉术后患者相关症状体征及复发率的影响[J].中医药导报，2015，21(16)：84-86

[2]吴飞虎.辛夷清肺饮加减治疗粉刺 40 例临床观察[J].内蒙古中医药 2010，2：11-12

[3]徐丽凤，等.辛夷清肺饮治疗鼻塞鼻过敏 250 例[J].吉林中医药，2011，31(2)：147-148

82 参苏饮

汉方组成明细见表 82-1。

表 82-1 汉方组成明细

序号及厂家名	制剂量(g·日$^{-1}$)	浸膏量(g·日$^{-1}$)	添加剂/g	剂型/适应证	生药组成/g												
					苏叶	枳实	桔梗	陈皮	葛根	前胡	半夏	茯苓	人参	大枣	姜	木香	甘草
1. 太虎精堂制药	7.5	4.93	2.57	颗粒	1	1	2	2	2	2	3	3	1.5	1.5	0.5	1	1
2. 津村	7.5	4	3.5	颗粒	1	1	2	2	2	2	3	3	1.5	1.5	0.5	—	1

【方解】 汉方参苏饮出自(宋)陈师文等辑《太平惠民和剂局方》:“感冒发热头痛,或因痰饮凝结,兼以为热,中脘痞闷,呕逆恶心,并宜服之。”病因脾肺气虚、外感风寒、内有痰阻气滞。木香半两,紫苏叶、干葛(洗)、半夏(汤洗七次.姜汁制.炒)、前胡(去苗)、人参、茯苓(去皮)各三分,枳壳(去瓤.麸炒)、桔梗(去芦)、甘草(炙)、陈皮(去白)各半两。㕮咀。每服四钱,水一盏半,姜七片,枣一个,煎六分,去滓,微热服,不拘时。紫苏叶发散表邪,葛根解肌发汗,前胡、半夏、桔梗止咳化痰、宣降肺气,陈皮、枳壳理气宽胸,人参益气健脾,茯苓健脾、渗湿消痰,木香行气、醒脾畅中,大枣补脾和胃、益气生津,生姜解表散寒、温肺止咳,炙甘草补气和中、调和诸药。

【功能主治】 益气解表、理气化痰。气虚外感风寒,内有痰湿证。

【临床应用】 苏叶 10 g、半夏 10 g、陈皮 10 g、前胡 12 g、枳壳 10 g、茯苓 20 g、甘草 5 g、川芎 10 g、生姜 10 g、木香 10 g、人参 5 g,水煎,一日温服二次,治感冒后咳嗽风寒夹湿型 35 例(孟俊峰)。

党参 15 g、苏叶 12 g、葛根 9 g、橘皮 12 g、前胡 9 g、半夏 9 g、茯苓 12 g、桔梗 9 g、枳壳 9 g、木香 9 g、生甘草 3 g,一日一剂,水煎,日服二次,头痛加白芷、川芎各 9 g,恶寒加羌活、防风各 9 g,鼻塞加辛夷、苍耳子各 6 g,七剂一疗程,治上呼吸道反复感染 38 例(屈沂)。

【经方换算量】 人参 6 g、紫苏叶 6 g、葛根 6 g、半夏 6 g、前胡 6 g、茯苓 6 g、枳壳 4 g、木香 4 g、陈皮 4 g、甘草 4 g、桔梗 4 g、生姜 6 g、大枣 1 枚。

【汉方适应证】 感冒、咳嗽。

【汉方规格及用法用量】 2.5 g 袋装颗粒剂;空腹(饭间),2.5 g(成人)/次,2~3 次/日。

【汉方添加剂】(明细表/序号)

1. 日本药典乳糖、硬脂酸镁。

2. 日本药典硬脂酸镁、乳糖。

【汉方不良反应】 发疹、荨麻疹。偶发少尿、脸及四肢肿、眼睑下垂、手僵(假醛固酮增多症);体乏、手脚无力或痉挛或麻木(肌肉疾病)。

【解说】 参苏饮益气解表方,证属表虚里实,见发热恶寒、无汗、鼻塞头痛、胸脘满闷、咳嗽痰白、气短懒言、倦怠无力、苔白、脉弱。治则益气解表,理气化痰、健脾化湿。宜虚人外感风寒表虚,内有痰饮,痰湿阻肺,脾肺气虚、肺气闭郁致疾[1-3]。用于老人、小儿或病后、产后气虚型感冒等,如慢性支气管炎、慢性喘息性支气管炎、急性上呼吸道感染、上呼吸道反复感染、肺部感染、气管切开术后肺部感染、肺气肿合并感染上呼吸道感染症、小儿反复呼吸道感染、小儿气虚咳嗽、小儿外感、气虚外感、麻疹、新型冠状病毒肺炎(普通型)。

汉方参苏饮用方以胃肠虚弱、感冒数日者恶心、呕吐、烦躁为目标,用于头痛、发热、咳嗽、咯痰、胸闷。方无麻黄,故宜肠胃虚弱、久感未愈的老龄者。

【参考文献】

[1]宋涛,等.参苏饮研究进展[J].中国现代药物应用,2014,8(10):228-229

[2]李林.中医药治疗2019冠状病毒病疗效思考[J].中华中医药杂志,2020,35(4):2173-2177

[3]耿耘.参苏饮病机主证辨析及与小青龙汤的比较[J].江西中医药,2006,2:10

83 神秘汤

【原名】 久嗽坐卧不得方(外台秘要)。

汉方组成明细见表83-1。

表83-1 汉方组成明细

序号及厂家名	制剂量(g·日$^{-1}$)	浸膏量(g·日$^{-1}$)	添加剂/g	剂型/适应证	生药组成/g						
					麻黄	杏仁	厚朴	陈皮	甘草	柴胡	苏叶
1.大杉制药	6	2.8	3.2	颗粒/Ⅰ	5	4	3	2.5	2	2	1.5
2.大峰堂药品工业	6	3	3	细粒/Ⅰ	3	4	3	3	2	4	3
3.客乐谐药品	6	3	3	细粒/Ⅰ	3	4	3	3	2	4	3
4.津村	7.5	2.75	4.75	颗粒/Ⅰ	5	4	3	2.5	2	2	1.5
5.东洋药行	6	4	2	细粒/Ⅰ	3	4	3	3	2	4	3
6.本草制药	7.5	2.9	4.6	颗粒/Ⅰ	5	4	3	2.5	2	2	1.5
7.小太郎汉方制药	6	3.4	2.6	细粒/Ⅱ	5	4	3	2.5	2	2	1.5

【方解】 汉方神秘汤出自(唐)王焘辑《外台秘要》咳嗽门久嗽坐卧不得方:"久患气嗽,发时奔喘,坐卧不得,并喉里呀声,气欲绝者。"病因寒饮伏肺,肺气郁闭,痰生内阻。麻黄(去节)、干苏叶、橘皮各三两,柴胡四两,杏仁(去尖、皮)四两。麻黄、杏仁宣肺止咳、降气平喘,陈皮、厚朴燥湿化痰、下气除满,紫苏、柴胡祛风散邪、疏解肝肺郁气,甘草镇咳化痰、调和诸药。

【功能主治】 解表散寒、宣肺平喘、降气止咳。

【临床应用】 麻黄、紫苏叶、甘草各9 g,苦杏仁、陈皮、厚朴、柴胡各12 g,寒饮阻肺型加干姜9 g,细辛3 g,半夏、紫苏子各10 g,茯苓12 g,痰热阻肺型加黄芩、桑白皮、瓜蒌各15 g,葶苈子10 g,桔梗12 g,气阴两虚型加人参12 g,麦冬、五味子各15 g,黄芪20 g,桃仁10 g,水煎,轻者一日一剂,重者一日两剂,二周一疗程,治支气管急性发作32例(叶长寿)。

【经方换算量】 麻黄、紫苏、厚朴、甘草各9 g,杏仁、陈皮、柴胡各12 g。

【汉方适应证】(明细表/剂型)

Ⅰ小儿喘息、支气管喘息、支气管炎。

Ⅱ慢性、阵发性咳嗽者呼吸困难，支气管炎、支气管喘息。

【汉方规格及用法用量】 2.5 g 袋装颗粒剂；空腹（饭间），2.5 g（成人）/次，2～3 次/日。

【汉方添加剂】（明细表/以津村等为例）

2～3. 日本药典硬脂酸镁、结晶纤维素、乳糖、含水二氧化硅。

4. 日本药典硬脂酸镁、乳糖。

【汉方不良反应】 失眠、发汗过多、心动过速、心悸、体倦、亢奋、食欲不振、胃部不适、恶心、呕吐、排尿难。偶发少尿、脸及四肢肿、眼睑下垂、手僵（假醛固酮增多症）；体乏、手脚无力或痉挛或麻木（肌肉疾病）。

【解说】 神秘汤哮喘方，证属寒饮伏肺，见胸胁苦满、胸闷气急、咳嗽痰多、呼吸喘鸣有声、憋喘不得平卧。治则宣肺平喘、降气理气。宜外邪内袭、表实证风寒束肺、宣降失司致症[1-4]。用于咳嗽、急（慢）性支气管炎、支气管哮喘急性发作期、虚寒型慢性支气管炎、过敏性支气管哮喘。

汉方神秘汤喘咳方，为（日）江户末、明治时期浅田宗伯在《外台秘要》神秘汤中加厚朴、甘草，以扩支气管、祛痰、顺呼吸。用方以体质中等、阳证、实证、呼吸困难、咳嗽、痰少、胸胁苦满、多有神经症状（抑郁）为目标，用于气郁型神经症兼支气管喘息、支气管哮喘性肺气肿、支气管炎、小儿哮喘、呼吸不畅、咳嗽、咳痰。

【附注】 神秘汤由“久嗽坐卧不得方二首”化裁而来，即麻黄、杏仁、紫苑、柴胡、橘皮和麻黄、苏叶、橘皮、柴胡、杏仁二方合一，去紫苑加厚朴。此方药性温燥，不宜热证哮喘。寒痰伏肺型寒哮治以化痰平喘、温肺散寒；痰热蕴肺型热哮治以化痰定喘、清热宣肺。麻黄、柴胡依恶寒、发热轻重定用量。

【参考文献】

[1]叶长寿. 神秘汤治疗支气管哮喘急性发作 32 例[J]. 新中医，2007，39(5)：58

[2]余红良. 中医治疗支气管哮喘 76 例临床观察[J]. 中国医药指南，2012，10(30)：605-606

[3]毛科明. 运用经方体质学说诊治小儿咳嗽体会[J]. 上海中医药杂志，2021，55(2)：47-48

[4]王作民，等. 中药内外合治虚寒型慢性支气管炎 61 例疗效观察[J]. 新中医，2013，45(8)：33-34

84 真武汤

【异名】 玄武汤（千金卷九）、固阳汤（易简方）。

【商品名】 附子理中丸、五苓胶囊（近似本方）；实验中真武汤治肝硬化腹水、心肾综合征。汉方组成明细见表 84-1。

表 84-1 汉方组成明细

序号及厂家名	制剂量 (g·日$^{-1}$)	浸膏量 (g·日$^{-1}$)	添加剂/g	剂型/适应证	生药组成/g								
					茯苓	芍药	苍术	白术	姜	加工附子	附子	附子粉	附子粉(炮制)
1. 小太郎汉方制药	6	2.4	3.6	细粒/Ⅰ	5	3	—	3	0.8	—	—	—	1
2. 三和生药	4.5	2.4	2.1	细粒/Ⅱ	5	3	—	3	1	1	—	—	—
3. 三和生药	4.5	2.4	2.1	细粒/Ⅱ	5	3	—	3	1	—	1	—	—
4. 客乐谐药品	4.5	2.4	2.1	细粒/Ⅱ	5	3	—	3	1	—	1	—	—
5. JPS 制药	7.5	2.6	4.9	颗粒/Ⅲ	5	3	3	—	1	—	—	1	—
6. JPS 制药	7.5	2.6	4.9	颗粒/Ⅲ	5	3	3	—	1	—	—	1	—
7. 大杉制药	7.5	2.6	4.9	颗粒/Ⅲ	5	3	3	—	1	—	—	1	—
8. 津村	7.5	2	5.5	颗粒/Ⅳ	4	3	3	—	1.5	—	—	0.5	—

【方解】 汉方真武汤出自(汉)张仲景著《伤寒论》辨太阳病脉证并治第 82 条:“太阳病发汗,汗出不解,其人仍发热,心下悸,头眩,身瞤动,振振欲擗地者,真武汤主之。”《伤寒论》辨少阴病脉证并治第 316 条:“少阴病,二三日不已,至四五日,腹痛、小便不利、四肢沉重疼痛、自下利者,此为有水气,其人或咳,或小便利,或下利,或呕者,真武汤主之。”病因少阴阳虚水泛,水气内停。茯苓、芍药、生姜各三两、白术二两、附子一枚(炮、去皮、破八片),上五味,以水八升,煮取三升,去滓,温服七合,日三服。附子温肾助阳、化气行水,白术健脾燥湿,茯苓利水渗湿,生姜宣利肺气、和胃降逆止呕,白芍柔肝止痛、敛阴止汗。

【功能主治】 温阳利水。脾肾阳虚、水气内停、小便不利、四肢沉重疼痛、腹痛下利等。

【临床应用】 茯苓 15 g、芍药 15 g、生姜 9 g、淡附片 9 g、白术 6 g,水肿、咳喘甚加葶苈子、桑白皮,心悸、气短较甚桂枝、甘草、甘松,寒饮较甚,畏寒肢冷改桂枝为肉桂,一日二次,早晚服,十四天一疗程,共 4 ~6 个疗程,治慢性心力衰竭 60 例(常林)。白芍 15 g,茯苓 15 g,白术 15 g,(制)附子 10 g,生姜 10 g,畏寒神疲、脉弱无力加巴戟、淫羊藿各 10 g,纳呆、腹满加薏仁 20 g、山药 15 g、黄芪 15 g,腹筋暴露加赤芍 20 g、桃仁 10 g、三棱 10 g,水煎,一日一剂,连服一月,治脾肾阳虚型肝硬化并腹腔积液 24 例(雷耀强)。

【经方换算量】 茯苓 9 g、芍药 9 g、生姜 9 g、白术 6 g、附子 9 g(炮、去皮)。

【汉方适应证】(明细表/剂型)

Ⅰ冷或倦甚、眩晕、心悸、少尿、下利者慢性下利、胃下垂、低(高)血压、慢性肾炎、感冒。

Ⅱ新陈代谢下降致四肢及腰部寒冷、疲劳倦怠甚、少尿、下利、心悸、眩晕者胃肠虚弱症、慢性胃肠炎、慢性肾炎。

Ⅲ新陈代谢下降致诸热病、脏器下垂、胃肠弛缓症、慢性肠炎、慢性肾炎、荨麻疹、湿疹、脑出血,脊髓病运动及知觉麻痹。

Ⅳ新陈代谢下降者胃肠疾病、胃肠虚弱症、慢性肠炎、消化不良、胃乏力、胃下垂、肾病、腹膜炎、脑溢血，脊髓病运动及知觉麻痹、神经衰弱、高血压、心脏瓣膜病、心衰型心悸亢进、半身不遂、风湿、老年性瘙痒症。

【汉方规格及用法用量】 2.5 g袋装颗粒剂；空腹(饭间)，2.5 g(成人)/次，2～3次/日。

【汉方添加剂】(明细表/以津村等为例)

1. 硬脂酸镁、玉米淀粉、乳糖、普鲁兰多糖、硅酸铝镁。

8. 日本药典硬脂酸镁、乳糖。

【汉方不良反应】 发疹、发红、发痒、荨麻疹、心悸、上火、舌麻、恶心。

【解说】 真武汤温阳利水方，证属阳虚水泛[1]，见畏寒肢厥，小便不利，心下悸动，头目眩晕，站立不稳，四肢沉重疼痛，浮肿，或腹痛，泄泻，或咳喘呕逆，舌质淡胖、边有齿痕，舌苔白滑，脉沉细。治则温肾阳、利水气[2]。宜脾肾阳虚，水湿内停致症。用于慢性心力衰竭、心肾阳虚型慢性心衰、充血性心力衰竭、舒张性心衰阳虚水泛证、缩窄性心包炎围手术期、心肾综合征、Ⅱ型及Ⅳ型心肾综合征、肺动脉高压、肺源性心脏病、加重期肺源性心脏病、原发性肾病综合征、慢性肾小球肾炎、甲状腺功能减退症相关肾病、终末期肾病合并慢性心功能不全、肾阳虚型高血压病、脾肾阳虚型原发性甲状腺功能减退致黏液性水肿、阳虚型肾病综合征水肿、肾间质纤维化、脾肾阳虚型糖尿病肾病、肾阳亏虚型肾性水肿、脾肾阳虚型癌性腹水(化疗)、脾肾阳虚型肝硬化腹水、脾肾阳虚型乙肝肝硬化腹水、脓毒症急性肾损害少尿期、扩张性心肌病、良性前列腺增生症(电针)、白内障超声乳化术后黄斑囊样水肿、毛细血管渗漏综合征、抗精神病药物引起锥体外系副反应、帕金森、失眠、失眠症肾阳虚夹水饮证、慢性结肠炎、卵巢癌病灶内癌细胞恶性特征、带下病、老年性遗尿、小儿肠系膜淋巴结肿大型腹痛。

汉方真武汤用方以体倦、手足冷、四肢沉重疼痛、小便不利，或腹痛、下利、目眩、心悸亢进，或呕吐，或咳嗽，腹部胀满、触按柔软等为目标，用于感冒、流感、肺炎、胸膜炎、肺结核、神经衰弱、美尼尔氏综合征、脑溢血、高血压、眼球震颤、心功能不全、浮肿、肠炎、肾炎、脚气、湿疹等。服之暖体、促新陈代谢、改善消化功能。

【附注】 新型冠状病毒性肺炎极期，病在少阴，见汗出肢冷、手足厥逆、四肢沉重、浮肿，治以加减方，温肾助阳。多结合西医治心衰。

【参考文献】

[1]高常柏，等. 真武汤考析[J]. 云南中医中药杂志，2019，40(4)：51-52

[2]薛立鹏，等. 王永运用加味真武汤治疗阳虚水泛型慢性心力衰竭经验[J]. 中医药通报，2021，20(2)：21-23.

85 清上防风汤

汉方组成明细见表85-1。

表 85-1 汉方组成明细

对应厂家名	制剂量（g·日$^{-1}$）	浸膏量（g·日$^{-1}$）	添加剂/g	剂型/适应证	生药组成/g												
					荆芥	黄连	薄荷	枳实	甘草	栀子	川芎	黄芩	连翘	白芷	桔梗	防风	滨防风
1. 大杉制药	7.5	4.4	3.1	颗粒	1	1	1	1	1	2.5	2.5	2.5	2.5	2.5	2.5	2.5	—
2. 津村	7.5	4.75	2.75	颗粒	1	1	1	1	1	2.5	2.5	2.5	2.5	2.5	2.5	—	2.5

【方解】 汉方清上防风汤出自（明）龚廷贤著《万病回春》卷五："面生疮者，上焦火也。清上防风汤清上焦火，治头面生疮疖、风热之毒。"

病因肺经热盛，热毒壅滞于肌肤。防风一钱，荆芥五分，连翘八分，山栀五分，黄连五分，黄芩（酒炒）七分，薄荷五分，川芎七分，白芷八分，桔梗八分，枳壳五分，甘草三分。上锉一剂，水煎，食后服。入竹沥一小盅尤效。防风祛风解表、胜湿止痛，连翘清热解毒、散结消肿，白芷祛风湿、活血排脓，荆芥解表散风、凉血消疮，山栀清热燥湿、泻火凉血，黄连、黄芩清热燥湿、泻火解毒，薄荷疏散风热、清利行气，枳壳理气宽中、行滞消胀，川芎活血化瘀，桔梗宣肺、祛痰，甘草益气补中、解毒、调和诸药。

【功能主治】 清上焦火，清热祛风。风热之毒，头面生疮疖。

【临床应用】 防风 20 g、连翘 20 g、荆芥 15 g、薄荷 15 g、黄芩 10 g、黄连 5 g、山栀子 15 g、白芷 15 g、川芎 10 g、桔梗 10 g、枳壳 10 g、甘草 10 g，水煎，每次 150m，一日一剂，早晚饭后服，疗程四周，治面部激素依赖性皮炎风热证 35 例（周永嘉）。

防风 12 g、连翘 10 g、白芷 10 g、桔梗 10 g、黄芩 8 g、川芎 8 g、荆芥 6 g、山栀 6 g、黄连 6 g、枳壳 6 g、薄荷 6 g、甘草 3 g，有结节囊肿加地丁或皂角刺 6 g，面部油腻加白花蛇舌草 6 g，局部瘙痒加苦参 10 g、蝉蜕 6 g、刺蒺藜 5 g，大便干结加蒲公英 6 g，一日一剂，水煎，早晚服，疗程六周，治面部寻常痤疮 30 例（李焕铭）。

【经方换算量】 荆芥 13 g、黄连 6 g、薄荷 6 g、枳实 13 g、甘草 3 g、栀子 12 g、川芎 9 g、黄芩 9 g、连翘 10 g、白芷 10 g、桔梗 10 g、防风 12 g。

【汉方适应证】 头、面部发疹、发红、化脓型粉刺。

【汉方规格及用法用量】 2.5 g 袋装颗粒剂；空腹（饭间），2.5 g（成人）/次，2~3 次/日。

【汉方添加剂】（明细表/序号）

1. 乳糖、玉米淀粉、硬脂酸镁。
2. 日本药典硬脂酸镁、乳糖。

【汉方不良反应】 发疹、发红、发痒、荨麻疹、食欲不振、胃部不适、恶心、腹痛、腹泻。偶发少尿、脸及四肢肿、眼睑下垂、手僵（假醛固酮增多症）；体乏、手脚无力或痉挛或麻木（肌肉疾病）；体乏、皮肤及眼珠黄（肝功能障碍）；反复性腹痛、便秘、腹泻、腹胀（肠系膜静脉硬化症）。

【解说】 清上防风汤发散解热方，证属肺经蕴热，见火邪熏面，或面部潮红，或生疮疖。治则清肺凉血、息风止痒、去上焦火[1-2]。宜湿热互结，内蕴上蒸头面部致症。用于寻常性痤疮、面部皮炎、面部激素依赖性皮炎风热证肺风粉刺、面疱、盘状红斑狼疮、酒渣鼻。

汉方用方以有体力、湿热证、血热郁滞头面部、颜赤面红、头面发疹、红肿化脓、头痛、眩晕、紫红色粉刺为目标，用于油性粉刺、炎性红粉刺、脂溢性化脓粉刺（大丘疹）、特应性皮炎、头部湿疹、眼充血、酒糟鼻、花粉变应性过敏性鼻炎（外感风热证）、痤疮（无便秘）、颜面潮红症、男子面疮、女子面赤。面疮加薏苡仁，大便不通加大黄。

【参考文献】

[1]邵丰德. 清上防风汤加减治疗面部寻常型痤疮的临床效果[J]. 临床合理用药，2121，14(10)：128-130

[2]李焕铭. 清上防风汤加减治疗面部寻常痤疮的综合效果分析[J]. 中医临床研究，2015，7(26)：78-79

86 清暑益气汤

汉方组成明细见表 86-1。

表 86-1 汉方组成明细

序号及厂家名	制剂量（g·日$^{-1}$）	浸膏量（g·日$^{-1}$）	添加剂/g	剂型/适应证	生药组成/g								
					人参	苍术	麦门冬	当归	黄芪	陈皮	五味子	黄柏	甘草
津村	7.5	5	2.5	颗粒	3.5	3.5	3.5	3	3	3	1	1	1

【方解】 汉方清暑益气汤出自（明）张三锡著《医学六要. 治法汇》卷四，“近制清暑益气汤，治夏月体虚。”（日）丹波元坚著《杂病广要》：“夏月外感湿热，四肢困倦，精神短少，懒于动作，胸满气促，肢节沉痛，或气高而喘，身热而烦，心下膨痞，小便黄而少，大便溏而频，或痢出黄糜，或如泔色，或渴或不渴，不思饮食，自汗体重，或汗少，脉洪缓者。”病因暑湿伤气，湿困脾胃，脾胃虚损。人参、白术、麦门冬、五味子、陈皮、甘草（炙）、黄柏（炒）、黄耆（蜜炙）、当归身。加生姜、大枣，水煎服。黄柏清热燥湿、泻火解毒，陈皮理气健脾、燥湿化痰，人参补元气，白术补气健脾、燥湿利水，当归补血活血，五味子收敛固涩、清暑益气，麦门冬滋肺阴，黄芪补气固表，甘草清热解毒、调和诸药。

【功能主治】 健脾运湿，清暑益气。气元本虚、暑湿浸伤。

【临床应用】 生黄芪 30 g、生晒参 10 g、炙甘草 6 g、当归 10 g、麦冬 6 g、五味子 6 g、青皮 3 g、陈皮 6 g、苍术 8 g、白术 10 g、泽泻 10 g、神曲 10 g、黄柏 10 g、葛根 10 g、升麻 10、防风 6 g，七剂，一日一剂，水煎服，治内伤发热（伍炳彩）。

黄芪 30 g、党参 15 g、麦冬 15 g、五味子 9 g、白术 10 g、葛根 20 g、泽泻 10 g、苍术 12 g、青皮 12 g、陈皮 12 g、黄柏 9 g、升麻 6 g，大便溏去黄柏、加白扁豆 15 g、山药 15 g，食少纳呆加山楂 15 g、谷芽 12 g、麦芽 12 g，一日一剂，三餐前服，二个月一疗程，治脾虚湿困型 2 型糖尿病合并高甘油三酯血症 50 例（余小琳）。

【经方换算量】 黄芪 30 g,西洋参、泽泻、神曲、陈皮、白术、黄柏、葛根、当归、麦冬、生姜、大枣各 15 g,苍术、青皮、五味子各 10 g,升麻、炙甘草各 5 g。

【汉方适应证】 中暑,暑热致食欲不振、腹泻、倦怠、苦夏。

【汉方规格及用法用量】 2.5 g 袋装颗粒剂;空腹(饭间),2.5 g(成人)/次,2~3 次/日。

【汉方添加剂】日本药典硬脂酸镁、乳糖。

【汉方不良反应】 发疹、荨麻疹、食欲不振、胃部不适、恶心、腹泻。偶发少尿、脸及四肢肿、眼睑下垂、手僵(假醛固酮增多症);体乏、手脚无力或痉挛或麻木(肌肉疾病)。

【解说】 清暑益气汤湿热困脾方,证属气虚湿困脾,见易劳累乏力、气虚气短、感受暑湿、身热头痛、昏沉困倦、胸闷身重、心烦、嗜睡、不思饮食、口渴自汗、大便稀、小便黄、舌淡、脉虚弱。治则益气健脾,祛湿除热[1-2]。宜夏月湿困脾胃和暑伤元气等气虚湿困致症。用于慢性疲劳综合征、脾虚湿热型慢性疲劳综合征、气虚发热、气虚夹湿发热症、慢性肾功能衰竭、代谢综合征、慢性主观性头晕、糖尿病腹泻、脾虚湿困型 2 型糖尿病合并高甘油三酯血症、冠心病心绞痛、冠脉介入术后再狭窄、慢性肝炎、慢性非特异性结肠炎、多发性神经根炎、新型冠状病毒性肺炎恢复期。

汉方清暑益气汤苦夏方,用方以体弱口渴、自汗、腹泻、苦夏、食欲不振、少尿、全身倦怠、伴饭后倦怠、嗜睡为目标,见乏力、纳差、精神不振、大便溏、头晕、发热、短气懒言、口干、胸闷、汗出、舌淡白或淡红、苔白腻或黄腻,脉沉、弦、数、无力、濡、细。用于苦夏、湿疹、皮炎加重、慢性肝炎等,也为消暑增力剂。

【附注】 清暑益气汤首见(金元)李东垣著《脾胃论》:"时当长夏,湿热大胜,蒸蒸而炽,人感之,多四肢困倦,精神短少,懒于动作,胸满气促,肢节沉疼;或气高而喘,身热而烦,心下膨痞,小便黄而少,大便溏而频,或痢出黄如糜,或如泔色,或渴或不渴,不思饮食,自汗重体或少汗者,血先病而气不病也,其脉中得洪缓。若血气相搏,必加之以迟。宜以清燥之剂治之,名之曰清暑益气汤主之。"《脾胃论》:"《素问. 刺志论》云:气虚身热,得之伤暑,热伤气故也,清暑益气可用之。"黄耆(汗少减五分),苍术(泔浸、去皮)、升麻各一钱,人参(去芦)、泽泻、炒曲、橘皮、白术各五分,麦门冬(去心)、当归身、炙甘草各三分,青皮(去白)二分半,黄柏(酒洗、去皮)二分或三分,葛根二分,五味子九枚。上㕮咀,作一服,水二盏,煎至一盏,去渣,食远温服。李东垣用 15 味药组成的清暑益气汤治苦夏;汉方用 9 味药组成的近制清暑益气汤治苦夏。

【参考文献】

[1]谢鹏. 伍炳彩妙用李氏清暑益气汤验案举偶[J]. 2020,51(10):36-37

[2]孙培颖. 清暑益气汤联合西医常规疗法治疗慢性主观性头晕的临床观察[J]. 中国民间疗法,2020,28(21):85-87

87 清心莲子饮

汉方组成明细见表 87-1。

表87-1 汉方组成明细

序号及厂家名	制剂量(g·日$^{-1}$)	浸膏量(g·日$^{-1}$)	添加剂/g	剂型/适应证	生药组成/g								
					莲肉	麦门冬	茯苓	人参	车前子	黄芩	黄芪	地骨皮	甘草
1.康和制药	6	4.2	1.8	细粒/Ⅰ	4	4	4	3	3	3	2	2	2
2.大杉制药	6	4.2	1.8	细粒/Ⅰ	4	4	4	3	3	3	2	2	2
3.津村	7	5	2	颗粒/Ⅰ	4	4	4	3	3	3	2	2	1.5
4.东洋药行	7.5	5	2.5	细粒/Ⅱ	4	4	4	3	3	3	2	2	1.5

【方解】 汉方清心莲子饮出自(宋)陈师文等辑《太平惠民和剂局方》卷五:"治心中蓄积,时常烦躁,因而思虑劳力,忧愁抑郁,是致小便白浊,或有沙膜,夜梦走泄,遗沥涩痛,便赤如血,或因酒色过度,上盛下虚,心火炎上,肺金受克,口舌干燥,渐成消渴,睡卧不安,四肢倦怠,男子五淋,妇人带下赤白;及病后气不收敛,阳浮于外,五心烦热。"病因气阴不足,心火上炎,肾虚湿热下扰。黄芩、麦门冬(去心)、地骨皮、车前子、甘草(炙)各半两,石莲肉(去心)、白茯苓、黄耆(蜜炙)、人参各七钱半。剉散。每服三钱,加麦门冬十粒,水一盏半,煎取八分,去滓,水中沉冷,空心,食前服。莲子肉清心火,车前子、茯苓导热从小便出,人参、黄芪、炙甘草养阴益气,黄芩、地骨皮清虚热除烦。

【功能主治】 清心养神、秘精补虚、滋润肠胃、调顺气血。心火偏旺,气阴两虚,湿热下注,遗精淋浊、血崩带下、遇劳则发,或肾阴不足、口舌干燥、烦热消渴。

【临床应用】 黄芩、麦门冬(去心)、地骨皮、车前子、甘草(炙)各10 g,莲肉(去心)、茯苓、黄芪(蜜炙)、党参各15 g,加水500 ml浸泡2小时,煎2次,早晚温服,30天一疗程,治气阴两虚型功能性不射精症38例(韩文均)。

党参15 g、黄芪15 g、麦冬12 g、莲子肉15 g、茯苓12 g、车前子15~30 g、黄芩9~12 g、地骨皮12 g、生甘草(或炙甘草)6~9 g,水煎,一日一剂,日服二次,连服二周,治病毒性心肌炎30例(胡婉英)。

黄芪50 g、党参20 g、地骨皮20 g、麦冬20 g、茯苓20 g、柴胡15 g、黄芩15 g、车前子20 g、石莲子15 g、甘草15 g,服药四周,治偏气虚兼湿热证慢性肾小球肾炎16例(张佩青)。

【经方换算量】 黄芩、麦冬(去心)、地骨皮、车前子、甘草(炙)各15 g,石莲肉(去心)、白茯苓、黄芪(蜜炙)、人参各22 g。

【汉方适应证】(明细表/剂型)

Ⅰ全身倦怠,口舌干渴者尿涩、尿不尽、尿频、尿痛。

Ⅱ全身倦怠,口舌干渴者尿涩、尿不尽、尿痛。

【汉方规格及用法用量】 2.5 g袋装颗粒剂;空腹(饭间),2.5 g(成人)/次,2~3次/日。

【汉方添加剂】(明细表/序号)

1~2.玉米淀粉、乳糖。

3.日本药典硬脂酸镁、乳糖。

4.玉米淀粉。

【汉方不良反应】 发疹、荨麻疹等。偶发发热、干咳、气喘、呼吸困难(间质性肺炎);少尿、脸及四肢肿、眼睑下垂、手僵(假醛固酮增多症);体乏、手脚无力或痉挛或麻木(肌肉疾病);体乏、皮肤及眼珠发黄(肝功能障碍)。

【解说】 清心莲子饮清心利湿方,属湿热下注证,见心火上炎、肾阴不足、肺肾亏虚、遗精淋浊、带下赤白、口舌干燥、消渴、睡卧不安、四肢倦怠、阳浮于外、五心烦热、遇劳则发。治则清补兼施、益气养阴、清利湿热[1-2]。宜心火妄动,心经实热,气阴两虚等虚热致症。用于泌尿系统疾病,如慢性肾炎、肾病、慢性肾小球肾炎,慢性肾盂肾炎,激素撤减期原发性肾膜性肾病气阴两虚证、尿路感染,尿道综合征,非感染性尿道综合征、反复发作膀胱炎、慢性前列腺炎、慢性非细菌性前列腺炎,冠心病心绞痛、糖尿病、2 型糖尿病、糖尿病肾病、早期糖尿病肾病、糖尿病周围神经病变气阴两虚夹瘀证、阴虚内热灼口综合征、小儿功能性遗尿症、早泄、难治性声带结节。

汉方清心莲子见劳累、病后致气血不足,酒色过度致湿热内生,思虑过度致精神神经症。用方以上盛下虚、肠胃虚弱、体力差者口干舌燥、全身倦怠、烦躁、失眠、肩凝、排尿困难、尿痛、尿频、尿浊、遗尿、余沥不尽、遗精、带下、四肢冷为目标,用于慢性泌尿系疾病、膀胱刺激征,如肾结核、慢性肾盂肾炎、慢性淋症、慢性膀胱炎、无菌性膀胱炎、冷症、神经质、神经衰弱、肠胃虚弱、糖尿病、非胰岛素依赖型糖尿病、口腔炎等。

【附注】 清心莲子饮药性温平,不冷不热,常服清心养神,滋润肠胃,调顺气血,宜气虚者。

【参考文献】

[1]高文雅,等. 经典名方清心莲子饮的历史沿革与现代临床应用研究概况[J]. 中国实验方剂学杂志,2021,27(9):224-232

[2]郑凯荣,等. 林启展教授运用清心莲子饮治疗肾病验案举偶[J]. 中国中西医结合肾病杂志,2019,20(9):818-819

88 清肺汤

实验中清肺汤治支气管扩张症。汉方组成明细见表 88-1。

表 88-1 汉方组成明细

序号及厂家名	制剂量(g·日$^{-1}$)	浸膏量(g·日$^{-1}$)	添加剂/g	剂型/适应证	生药组成/g															
					黄芩	桔梗	桑白皮	杏仁	栀子	天门冬	贝母	陈皮	大枣	竹茹	茯苓	当归	麦门冬	五味子	姜	甘草
津村	9	6	3	颗粒	2	2	2	2	2	2	2	2	2	2	3	3	3	1	1	1

【方解】 汉方清肺汤出自(明)龚廷贤著《万病回春》卷二咳嗽:“痰嗽者,嗽动便有痰声,痰出嗽止是也(嗽而痰多者,是脾虚也)。肺胀嗽者,嗽则喘满气急也。(喘急不得眠者难治。)久嗽不止成劳,若久嗽声哑,或喉生疮者,是火伤肺金也。(俱难治之。若血

气衰败，声失音者，亦难治也，以上三条，俱宜清肺汤。）”病因脾肺虚、痰阻上焦。黄芩（去朽心）一钱半，桔梗（去芦）、茯苓（去皮）、陈皮（去白）、贝母（去心）、桑白皮各一钱，当归、天门冬（去心）、山栀、杏仁（去皮尖）、麦门冬（去心）各七分，五味子七粒，甘草三分。上锉，加生姜、大枣，水煎，食后服。黄芩清热燥湿，甘草镇咳祛痰平喘，五味子生津宁心，桑白皮止咳平喘祛痰，桔梗祛痰，栀子泻火除烦、清热利湿，陈皮理气健脾、燥湿化痰，苦杏仁降气止咳平喘，天门冬滋阴润燥、清火止咳，贝母清热润肺、化痰止咳，大枣健脾养胃，茯苓利水渗湿、健脾宁心，当归补血活血，麦门冬滋阴润肺、清心除烦，姜解表散寒、温中止呕、温肺止咳。

【功能主治】 清肺化痰止咳。上焦痰盛、肺热、肺阴虚、咳嗽、咽痛等。

【临床应用】 黄芩 15 g，桔梗、茯苓、陈皮、贝母、桑白皮各 10 g，天门冬、杏仁各 6 g，五味子、甘草各 3 g，一日一剂，水煎取 300 ml，早晚服；白芥子、生姜、细辛各 50 g，麻黄、元胡各 25 g 粉碎成末，加适量醋，调成糊状，制成 2 cm×2 cm 药饼，贴于膻中、天突、双侧肺俞穴，为三伏天各伏的第 1～3 天贴，共贴 9 次，连续治疗四周，清肺汤联合冬病夏治穴位贴敷治慢性咳嗽 60 例（任永魁）。

【经方换算量】 黄芩、桔梗、茯苓、陈皮、贝母、桑白皮各 10 g，当归、天门冬、栀子、杏仁、麦门冬各 6 g，五味子、甘草、姜、大枣各 3 g。

【汉方适应证】 镇咳。咳嗽痰多、久咳不愈。

【汉方规格及用法用量】 3 g 袋装颗粒剂；空腹（饭间），3 g（成人）/次，2～3 次/日。

【汉方添加剂】 日本药典轻质无水硅酸、硬脂酸镁、乳糖。

【汉方不良反应】 食欲不振、胃部不适、恶心、下利。偶发干咳、发烧、气喘、呼吸困难（间质性肺炎）；少尿、脸及四肢肿、眼睑下垂、手僵（假醛固酮增多症）；体乏、手脚无力或痉挛或麻木（肌肉疾病）；体乏、皮肤或白眼珠发黄（肝功能损伤）；反复性腹痛、腹胀、便秘、下利（肠系膜静脉硬化症）。

【解说】 清肺汤清肺化痰止咳方，证属脾肺虚，见发热、上火、焦躁、口渴、沙哑、咳嗽多痰等痰热体虚症。治则滋阴润肺、止咳祛痰。宜一切咳嗽，上焦痰甚、阴虚肺热致症[1]。用于慢性支气管炎、支气管扩张症、肺炎、肺结核、慢性咽头炎、支气管喘息、慢性咳嗽、小儿重症肺炎、小儿肺炎恢复期、慢性咳嗽。

汉方清肺汤用方以肺热，慢性炎症，咳嗽剧烈，痰多黏稠难咯为目标，见黏痰不尽、咯痰黏浓、痰多、久咳不愈、咽喉疼痛、嗓音嘶哑、咽喉异物感、血痰。用于慢性呼吸道疾病。

【参考文献】

[1]龚廷贤（明）.《万病回春》[M]. 李秀芹，校注. 北京：中国中医药出版社，1998.03.

89 川芎茶调散

【异名】 茶调散（得效卷十）、茶调汤（医方类聚卷八十二引经验良方）、川芎茶调饮（不居集下集卷二）。

【商品名】 川芎茶调散、川芎茶调丸、川芎茶调片、川芎茶调冲剂、川芎茶调袋泡茶、川芎茶调颗粒(散)。汉方组成明细见表 89-1。

表 89-1 汉方组成明细

序号及厂家名	制剂量($g·日^{-1}$)	浸膏量($g·日^{-1}$)	添加剂/g	剂型/适应证	生药组成/g									
					白芷	羌活	荆芥	防风	薄荷	甘草	细茶	茶叶	川芎	香附子
1. 高砂药业	7.5	3.3	4.2	颗粒	2	2	2	2	2	1.5	1.5	—	3	4
2. 大杉制药	7.5	3.3	4.2	颗粒	2	2	2	2	2	1.5	1.5	—	3	4
3. 津村	7.5	3.25	4.25	颗粒	2	2	2	2	2	1.5	—	1.5	3	4

【方解】 汉方川芎茶调散出自(宋)陈师文等辑《太平惠民和剂局方》卷二吴直阁增诸家名方:"丈夫、妇人诸风上攻,头目昏重,偏正头痛,鼻塞声重;伤风壮热,肢体烦痛,肌肉蠕动,膈热痰盛;妇人血风攻注,太阳穴痛,但是感风气,悉皆治之。"病因外感风邪。薄荷叶(不见火)八两,川芎、荆芥(去梗)各四两,香附子(炒)八两(别本作细辛去芦一两),防风(去芦)一两半,白芷、羌活、甘草各二两。药研为细末,每服二钱,食后茶清调下。川芎行气开郁、祛除风燥湿,羌活解表散寒、祛风胜湿,白芷解表散寒、祛风止痛,荆芥、薄荷、防风疏风散邪,香附行气宽中、疏风(现多用细辛),甘草和中益气、调和诸药,茶清调服清风热、抑温燥。

【功能主治】 疏风止痛,清头目。恶寒、发热、鼻塞之外感风邪头痛或偏正头痛,伤风壮热,肢体烦疼,风热隐疹。

【临床应用】 川芎 15 g,荆芥、白芷、羌活、防风各 10 g,薄荷、炙甘草各 6 g,细辛 3 g,绿茶 100 ml(100℃)冲服(川芎茶调散颗粒),一日一剂,早晚服二周,治风寒痹阻症颈型颈椎病 20 例(伍琪瑶)。

川芎 12 g、荆芥 12 g、白芷 12 g、防风 12 g、薄荷 12 g、细辛 6 g、甘草 6 g,心烦失眠加酸枣仁 12 g、夜交藤 5 g,头痛严重加藁本 10 g,恶心呕吐加半夏 10 g、吴茱萸 6 g。一日一剂,水煎 450 ml,日服三次,治鼻源性头痛 34 例(骆晓琴)。

川芎 12 g,荆芥、防风、羌、白芷各 10 g,甘草、青茶各 6 g,细辛 3 g,后下薄荷 6 g,心烦失眠加酸枣仁 12 g、夜交藤 5 g,头痛严重加藁本 10 g,恶心呕吐加半夏 10 g、吴茱萸 6 g,日服三次,七天一疗程,服三疗程,治偏头痛 80 例(杜恩)。

【经方换算量】 薄荷叶 240 g,川芎、荆芥(去梗)各 120 g,香附子(炒)(别本作细辛去芦 30 g)250 g,防风(去芦)45 g,白芷、羌活、甘草各 60 g。研末,每服 6 g,食后茶清送服。

【汉方适应证】 感冒、血道症、头痛。

【汉方规格及用法用量】 2.5 g 袋装颗粒剂;空腹(饭间),2.5 g(成人)/次,2 ~3 次/日。

【汉方添加剂】(明细表/序号)

1 ~2. 乳糖、玉米淀粉、硬脂酸镁。

3. 日本药典硬脂酸镁、乳糖。

【汉方不良反应】 食欲不振、胃部不适、恶心、腹泻。偶发少尿、脸及四肢肿、眼睑下垂、手僵(假醛固酮增多症);体乏、手脚无力或痉挛或麻木(肌肉疾病)。

【解说】 川芎茶调散外感风邪头痛方,证属风邪上扰,见偏正头痛或巅顶头痛、作止无时、恶风发热、目眩鼻塞、舌苔薄白、脉浮。治则疏风散寒止痛[1-2]。宜风邪侵袭致症。用于头痛、偏头痛、紧张性头痛、神经血管性头痛、产后头痛、腰椎间盘造影后头痛、缺血性中风头晕、眩晕、枕神经痛、头痛眩晕颈肩背疼痛、儿童急性鼻窦炎、变应性鼻炎、过敏性鼻炎、上颌窦炎、病毒性面神经炎、过敏性结膜炎、颈椎病、三叉神经痛(风寒证)。

汉方川芎茶调散用方无关体力强弱,以恶寒、发热、头痛、头重、鼻塞、嗡鼻声、四肢关节痛、肌肉痛为目标,用于感冒初期头痛、特发性头痛、经期头痛、血道症。

【附注】 气血不虚者气血郁滞不通致头痛,可增大剂量。

【参考文献】

[1]张军领,等.尉中民教授川芎茶调散治疗头痛经验[J].中国中医药现代远程教育,2020,18(24):40-42

[2]颜克海.头痛证治与川芎茶调散变化六法探讨[J].暨南理医学报(医学专版),1988(2):30-34

90 疏经活血汤

汉方组成明细见表 90-1。

【方解】 汉方疏经活血汤出自(明)龚廷贤著《万病回春》痛风:"见遍身走痛如刺,左足痛尤甚,左属血,多因酒色损伤,筋脉虚空,被风寒湿热感于内,热包于寒则痛,伤筋络是以昼轻夜重。宜以疏经活血行湿。此非白虎历节风也。"病因风寒湿热,痹阻经络。当归(酒洗)一钱二分、白芍(酒炒)一钱半,生地(酒洗)、苍术(米泔浸)、牛膝(去芦、酒洗)、陈皮(去白)、桃仁(去皮、煎炒)、威灵仙(酒洗)各一钱,川芎草、汉防己(酒洗)、羌活、防风(去芦)、白芷、龙胆草各六分、茯苓(去皮)七分,甘草四分。上锉一剂,生姜三片,水煎,空腹温服。当归、川芎、芍药、地黄补益阴血、养血和营,桃仁破瘀行血,防风、羌活、白芷祛风胜湿、散寒止痛,防已利水清热、祛风通络止痛,苍术祛风胜湿、祛寒解表,威灵仙祛风除湿、通络止痛,龙胆清热利湿,牛膝活血通络,陈皮、茯苓健脾化湿,生姜、甘草和胃、调诸药。

表 90-1 汉方组成明细

序号及厂家名	制剂量(g·日$^{-1}$)	浸膏量(g·日$^{-1}$)	添加剂/g	剂型/适应证	生药组成/g																		
					当归	地黄	川芎	苍术	白术	茯苓	桃仁	芍药	牛膝	威灵仙	防己	羌活	防风	滨防风	龙胆	姜	陈皮	白芷	甘草
1.大杉制药	12	5.6	6.4	颗粒	2	2	2	—	2	2	2	2.5	1.5	1.5	1.5	1.5	—	1.5	1.5	0.5	1.5	1	1
2.太虎精堂制药	7.5	5.15	2.35	颗粒	2	2	2	—	2	2	2	2.5	1.5	1.5	1.5	1.5	1.5	—	1.5	1.5	1.5	1	1
3.津村	7.5	5	2.5	颗粒	2	2	2	2	—	2	2	2.5	1.5	1.5	1.5	1.5	1.5	—	1.5	0.5	1.5	1	1

【功能主治】 舒筋活血。

【临床应用】 生地、当归、生白术各 15 g,红花、桃仁、炒川芎各 10 g,羌活、防风各 6 g,桑枝 25 g,沉困甚加茯苓 30 g、威灵仙 15 g,腰痛加熟地、川断,消风散寒、除湿活血去当归,加酒胆草、怀牛膝各 15 g,炮姜 6 g,威灵仙 9 g,水煎服 20 剂,治四肢关节肿痛(杨友鹤)。

盐炒黄柏 12 g,龙胆草 10 g,苍术 12 g,土茯苓 30 g,泽泻、陈皮、胆南星、白芥子、川牛膝、当归各 12 g,赤芍 15 g,川芎 12 g,威灵仙、汉防己各 15 g,山慈菇、甘草各 12 g,一日一剂,水煎取 800 ml,三餐饭后服,连服 20 天,加减化裁治急性痛风性关节炎 58 例(余洪良)。

【经方换算量】 川芎 10 g、当归 15 g、白芍 15 g、生地黄 10 g、羌活 6 g、白茯苓 20 g、苍术 10 g、桃仁 10 g、牛膝 10 g、汉防己 6 g、陈皮 10 g、白芷 6 g、龙胆草 10 g、威灵仙 10 g、防风 6 g、甘草(炙)10 g。

【汉方适应证】 关节痛、神经痛、腰痛、肌肉痛。

【汉方规格及用法用量】 2.5 g 袋装颗粒剂;空腹(饭间),2.5 g(成人)/次,2～3 次/日。

【汉方添加剂】(明细表/序号)

1. 乳糖、玉米淀粉、硬脂酸镁。

2. 日本药典乳糖、硬脂酸镁。

3. 日本药典轻质无水硅酸、硬脂酸镁、乳糖。

【汉方不良反应】 食欲不振、胃部不适、恶心、呕吐、腹泻。偶发少尿、脸及四肢肿、眼睑下垂、手僵(假醛固酮增多症);体乏、四肢无力或痉挛或麻木(肌肉疾病)。

【解说】 疏经活血汤祛风养血通络方,证属寒湿阻络,见日久湿邪郁滞化热,熏灼经脉,经脉拘急,关节痛剧红肿,烦渴,发热,舌脉为火热象。治则清热除湿,活血通络止痛。宜风寒湿侵、痹阻不通,湿热阻络致症[1]。用于风湿性关节炎、类风湿性关节炎、强直性脊椎炎、坐骨神经痛、痛风性关节炎、肌肉风湿、下肢单一神经炎、腰痛、腰扭伤、下肢麻痹。

汉方用方以体力中等,腰及下肢肌肉、关节、神经痛为目标,用于急性转慢性疼痛,肩凝、腰痛、关节痛、神经痛、肌肉痛、类风湿关节炎、糖尿病肾病、浮肿,以及熬夜、饮酒、劳累致麻木疼痛。

【附注】 亦作痛风方。脾胃虚弱、无血瘀者慎用。

【参考文献】

[1]余洪良. 加减疏经活血汤治疗急性痛风性关节炎 58 例疗效观察[J]. 内蒙古中医药,2013(11):8

91 大黄甘草汤

汉方组成明细见表 91-1。

表 91-1　汉方组成明细

序号及厂家名	制剂量（g·日$^{-1}$）	浸膏量（g·日$^{-1}$）	添加剂/g	剂型/适应证	生药组成/g	
					大黄	甘草
1. 大杉制药	3	0.8	2.2	颗粒	4	1
2. 高沙药业	1.98(6 片)	0.8	1.18	薄膜包衣片	4	1
3. 大杉制药	1.98(6 片)	0.8	1.18	薄膜包衣片	4	1
4. 津村	7.5	1.5	6	颗粒	4	2

【方解(经)】 汉方大黄甘草汤出自(汉)张仲景著《金匮要略》呕吐哕下利病脉证治第十七:“食已即吐者,大黄甘草汤主之。”病因腑气不通、实热积滞。大黄四两,甘草一两。以水三升,煮取一升,分温再服。大黄泻热毒、破积滞、行瘀血,甘草补脾益气、清热解毒、祛痰止咳、缓急止痛。

【功能主治】 通腑泻热、和胃止呕。

【临床应用】 大黄 5 g,生甘草 3 g,竹茹、荷梗各 6 g,一日一剂,水煎,分二次服或频服,气滞肝郁甚加柴胡、黄芩、苏梗等,胁痛加郁金、木香,大便不爽、舌苔厚腻加二丑、槲片,干呕频频、心烦热、口干、舌苔花剥加石斛、玉竹、沙参等,胃寒加丁香,暑湿加银花、藿香等,治呕恶 86 例(赵振兴)。

大黄 3 g、葛根 6 g、甘草 3 g,加水 200 ml 煎二次合 150 ml,频服,一日一剂,脾虚者加山药、党参、扁豆、白术各 10 g,治小儿急性肠炎 30 例(黄嘉乔)。

【经方换算量】 大黄 12 g、甘草 3 g。

【汉方适应证】 便秘症。

【汉方规格及用法用量】 2.5 g 袋装颗粒剂;空腹(饭间),2.5 g(成人)/次,2～3 次/日。

【汉方添加剂】(明细表/序号)

1. 乳糖、玉米淀粉、硬脂酸镁。

2～3. 结晶纤维素、硅酸铝镁、羧甲基纤维素钙、硬脂酸镁、羟丙基甲基纤维素、二氧化钛、铝色淀。

4. 日本药典硬脂酸镁、乳糖。

【汉方不良反应】 食欲不振、腹痛、腹泻。偶发少尿、脸及四肢肿、眼睑下垂、手僵(假醛固酮增多症);体乏、手脚无力或痉挛或麻木(肌肉疾病)。

【解说】 大黄甘草汤胃肠实热呕吐方,证属阳明胃热腑实,见食已即吐,吐势急迫,大便秘结不通,苔黄,脉滑实者。治则和胃降浊、导积泄实。不限阳明胃热腑实,宜胃肠热结、积滞、浊气上逆致症[1-3]。用于胃肠道、外科胃肠术后、胃肠组织损伤等消化系统疾病,如各类呕吐、便秘、慢性胃炎、糖尿病胃轻瘫、脓毒症(灌肠)、急性胰腺炎(灌胃)、慢性肾功能衰竭、抗肿瘤药物性肾损害、牙龈炎、目赤肿痛、口疮、亚急性湿疹(湿敷)。

汉方大黄甘草汤用方以体力中等,轻度或中度习惯性便秘者为目标,为习惯性便秘首选方。

【参考文献】

[1]赵祖云.黄莺教授外用大黄甘草汤加味治疗皮肤病经验[J].2021,(17):194-96

[2]刘乐,等.叶柏教授用大黄甘草汤治疗呕吐经验[J].四川中医,2014,32(11):7-8

[3]邱建烽.大黄甘草汤临床应用体会[J].实用中医药杂志,2016,32(6):616

92 大黄牡丹皮汤

【原名】 大黄牡丹汤(金匮要略卷中)。

【异名】 瓜子汤(千金卷二十三注文引肘后方)、大黄汤(外科集腋卷四)、大黄牡丹皮汤(杂病证治新义)。汉方组成明细见表92-1。

表92-1 汉方组成明细

序号及厂家名	制剂量(g·日$^{-1}$)	浸膏量(g·日$^{-1}$)	添加剂/g	剂型/适应证	生药组成/g					
					大黄	牡丹皮	桃仁	无水芒硝	芒硝	冬瓜子
1.津村	7.5	3.5	4	颗粒/Ⅰ	2	4	4	1.8	—	6
2.帝国汉方制药	7.5	2.32	5.18	颗粒/Ⅰ	2	4	4	—	4	6
3.帝国制药	7.5	2.32	5.18	颗粒/Ⅰ	2	4	4	—	4	6
4.小太郎汉方制药	6	3.8	2.2	细粒/Ⅱ	2	4	4	1.8	—	6

【方解】 汉方大黄牡丹皮汤出自(汉)张仲景著《金匮要略》疮痈肠痈浸淫病脉证并治第十八:"肠痈者,少腹肿痞,按之即痛如淋,小便自调,时时发热,自汗出,复恶寒。其脉迟紧者,脓未成,可下之,当有血。脉洪数者,脓已成,不可下也。大黄牡丹汤主之。"病因湿热蕴结,气血郁滞。大黄四两,牡丹一两,桃仁五十个,瓜子半升,芒硝三合。前四味,以水六升,煮取一升,去滓,纳芒硝,再煎沸,顿服之。有脓当下;如无脓,当下血。大黄泻火逐瘀、通便解毒,芒硝润燥软坚通便,冬瓜仁利水消炎、排脓散结,桃仁消血肿、活血祛瘀、润肠通便,丹皮凉血清热、活血散瘀。

【功能主治】 泻热破淤、散结消肿。

【临床应用】 生大黄9~15 g(后下)、蒲公英15 g、冬瓜仁30 g、桃仁9~12 g、丹皮9 g、皂角刺12 g、芒硝6~9 g(冲服),水煎服,一日一剂或二剂,服三天,加减治单纯性阑尾炎急性发作(邓铁涛)。

大黄6 g、牡丹皮10 g、桃仁10 g、冬瓜仁30 g、芒硝6 g,一日一剂,煎至200 ml,早晚服,连服三天,治胆囊切除术后并发症114例(陈丽燕)。

大黄18 g、牡丹皮9 g、桃仁12 g、冬瓜子30 g、芒硝9 g(另包),前4味药以水600 ml,煮取400 ml,去滓,入芒硝,再煎沸,一日一剂,日服三次,连服五天,治腰椎骨折后腹胀痛180例(刘诗荣)。

【经方换算量】 大黄18 g、牡丹皮9 g、桃仁12 g、冬瓜子30 g、芒硝9 g。

【汉方适应证】（明细表/剂型）

Ⅰ有体力，小腹痛、易便秘者月经不调、月经困难、便秘、痔疮。

Ⅱ盲肠处压痛感、宿便、大便硬结、肤呈紫红或暗红色、有瘀血或出血者习惯性便秘、动脉硬化、月经不调致症、更年期症、湿疹、荨麻疹、粉刺、疮、膀胱炎。

【汉方规格及用法用量】 2.5 g袋装颗粒剂；空腹（饭间），2.5 g（成人）/次，2～3次/日。

【汉方添加剂】（明细表/序号）

1. 日本药典轻质无水硅酸、硬脂酸镁、乳糖。

2～3. 乳糖、结晶纤维素、硬脂酸镁。

4. 硬脂酸镁、玉米淀粉、乳糖、普鲁兰多糖、硅酸铝镁。

【汉方不良反应】 食欲不振、腹痛、腹泻。

【解说】 大黄牡丹皮汤肠痈（阑尾炎）方，证属里实热，见恶寒发热、口渴、右下腹疼痛、大便秘结、小便短赤、舌红苔黄、脉滑数。治则泻热祛湿、逐瘀散结。宜湿热内结、气血凝滞、热毒致症[1-3]。用于急（慢）性阑尾炎、化脓性阑尾炎、阑尾炎周围脓肿、急性阑尾炎术后感染、急性胆囊炎、粘连性肠梗阻、术后早期炎性肠梗阻（灌肠）、慢性盆腔炎、盆腔脓肿、肛窦炎（灌肠）、实热型嵌顿痔、过敏性紫癜、创伤后全身炎症反应综合征（灌肠）、外伤性血肿。

汉方大黄牡丹皮汤用方以体力充实，小腹有张力、抵抗、压痛、便秘者之瘀血（与静脉瘀血、出血相关的症候）为目标，用于结实型女性伴便秘的各种症状，如小腹疼痛、月经困难、月经过多、月经异常、痔疮、便秘，以及用于泌尿生殖系与肠道炎症，如阑尾炎、子宫附件炎、盆腔腹膜炎、肛周炎、尿道炎、膀胱炎、前列腺炎、前列腺肥大、急性胃肠炎等。

【参考文献】

[1]祝君逵，等. 陈实功对《金匮》肠痈证治的发展及临床意义[J]. 南京中医药学院学报，1989，1：48-49

[2]余洁英，等. 邓铁涛教授经方应用思路举隅[J]. 时珍国医国药，2019，30（6）：1504-1505

[3]李福昌. 穿孔性阑尾炎术后应用大黄牡丹皮汤加减效果观察[J]. 实用中医药杂志，2021，37（2）：180-181

93 大建中汤

【异名】 三物大建中汤（张氏医通卷十六）。汉方组成明细见表93-1。

【方解】 汉方大建中汤出自（汉）张仲景著《金要匮略》腹满寒疝宿食病脉证并治第十：“心胸中大寒痛，呕不能饮食，腹中寒，上冲皮起，出见有头足，上下痛而不可触近，大建中汤主之。”病因脾胃阳虚，阴寒内盛，腹中寒。蜀椒（去汗）二合、干姜四两、人参二两，上三味，以水四升，煮取二升，去滓，内胶饴一升，微火煮取一升半，分温再服，如一炊顷，可饮粥二升，后更服，当一日食糜，温覆之。干姜温中散寒、和胃止呕，人参补益脾胃、扶持正气，饴糖温补中气、缓急止痛、制椒辛燥，蜀椒大辛大热、温中散寒、下气止痛。

表 93-1 汉方组成明细

序号及厂家名	制剂量（g·日$^{-1}$）	浸膏量（g·日$^{-1}$）	添加剂/g	剂型/适应证	生药组成/g			
					蜀椒	人参	姜	饴糖
1. 小太郎汉方	27	2.1※	24.9	细粒/Ⅰ	2	3	5	20
2. 津村	15	1.25※	13.75	颗粒/Ⅱ	2	3	5	10

※浸膏不含饴糖。

【功能主治】 补心脾，祛寒气。中阳虚衰，阴寒内盛，或蛔虫为患，脘腹寒痛，呕不能食，腹皮高起，出现头足状包块，痛而拒按，舌苔白滑，脉细紧，甚则肢厥脉伏。

【临床应用】 生姜 15 g、人参 6 g、蜀椒 3 g、饴糖 15 g，胃脘疼痛加白芍 12 g、炙甘草 6 g，呕吐加半夏 6 g，出血加三七 12 g、白及 6 g，腹胀加陈皮 12 g、香附 6 g、砂仁 6 g，血瘀加丹参 12 g、当归 9 g，连续治疗五天，调理腹部术后胃肠功能 86 例（陈锡钧）。蜀椒 10 g，干姜 10 g，党参 30 g，茯苓 15 g，白术 10 g，甘草 9 g，胶饴 10 g，水煎服，一日一剂，早晚服，五天一疗程，手法整复合大建中汤治疗胃扭转 36 例（唐伟）。

【经方换算量】 蜀椒 6 g、干姜 12 g、人参 6 g，三味水煎二次，取汁，兑入饴糖 30 g。

【汉方适应证】（明细表/剂型）

Ⅰ腹壁松弛、腹冷、呕吐、腹胀、肠蠕动亢进、腹痛甚者胃下垂、胃乏力、慢性腹泻、便秘、慢性腹膜炎、腹痛。

Ⅱ腹冷腹痛，腹胀。

【规格及用法用量】 2.5 g 袋装颗粒剂；空腹（饭间），5 g（成人）/次，2～3 次/日。

【汉方添加剂】（明细表/序号）

1. 硬脂酸镁、玉米淀粉、乳糖、普鲁兰多糖、硅酸铝镁。

2. 日本药典硬脂酸镁、乳糖。

【汉方不良反应】 发疹、荨麻疹、腹胀、胃不适、恶心、呕吐、腹痛、腹泻、体乏。偶发干咳、气喘、发热、呼吸困难（间质性肺炎）；体乏、皮肤或白眼珠发黄（肝功能损伤）。

【解说】 大建中汤虚劳腹痛方，证属脾阳虚，见心胸中大寒痛、呕不能食、腹中寒、手足厥冷、舌质淡、苔白滑、脉沉伏而迟。治则温中散寒、大建中气[1]。宜中焦阳虚、阴寒内盛[2]致症。用于脾胃阳虚型胃溃疡、胃肠术后肠梗阻、术后胃肠功能障碍、术后肠粘连初期、腹部疑难痛症、局限性肠炎。

汉方大建中汤用方以虚寒体质腹虚满、腹中冷痛、腹泻、便秘、呕吐、腹软无力为目标，用于单纯性肠梗阻初期，肠易激综合征、缺血性结肠炎、节段性肠炎等炎性肠道疾病、便秘症、帕金森病症腹胀及便秘、腹部术后肠梗阻、术后排气（灌肠）、胃癌根治术后、妇产科剖腹术后、小儿便秘、儿童肠梗阻；广泛用于预防、治疗腹腔术后并发症——粘连性肠梗阻、肠麻痹的复发，以减少粘连剥离术介入。汉方大建中汤有改善大肠肠道血流作用而止痛，对腹痛、腹胀疗效显著。

【附注】 甘温补虚的饴糖是大（小）建中汤用量最大的一味药，药房普遍不提供，可将山药与麦芽,糖化发酵成麦芽糖,代替饴糖行温中补虚。本方脾胃虚寒、脾胃实寒均可用。

【参考文献】

[1]郭庆伟,等. 大建中汤论治虚寒性癌痛经验总结[J]. 2018,14(12):131-132

[2]郭彤彤,等.《伤寒杂病论》建中法解读[J]. 2018,38(12):1783-1786

94 大柴胡汤

【商品名】 大柴胡汤颗粒。汉方组成明细见表 94-1。

表 94-1 汉方组成明细

序号及厂家名	制剂量(g·日$^{-1}$)	浸膏量(g·日$^{-1}$)	添加剂/g	剂型/适应证	生药组成/g							
					柴胡	半夏	姜	黄芩	芍药	大枣	枳实	大黄
1. 大杉制药	7.5	3.9	3.6	颗粒/Ⅰ	6	4	1	3	3	3	2	1
2. 高砂药业	5.94(18 片)	4	1.94	/Ⅰ	6	4	1	3	3	3	2	1
3. 大杉制药	5.94(18 片)	4	1.94	/Ⅰ	6	4	1	3	3	3	2	1
4. 客乐谐制药	6	5.4	0.6	细粒/Ⅰ	6	4	1	3	3	3	2	1
5. 客乐谐药品	6	5.4	0.6	细粒/Ⅰ	6	4	1	3	3	3	2	1
6. 大峰堂药品工业	5.94	4.8	1.14	片剂/Ⅰ	6	4	1	3	3	3	2	1
7. 客乐谐药品	5.94	4.8	1.14	片剂/Ⅰ	6	4	1	3	3	3	2	1
8. JBS 制药	7.5	4.5	3	颗粒/Ⅰ	6	4	1	3	3	3	2	1
9. 康和药通	6	3.85	2.15	细粒/Ⅰ	6	3	1	3	3	3	2	1
10. 大杉制药	6	3.85	2.15	细粒/Ⅰ	6	3	1	3	3	3	2	1
11. 太虎精堂制药	6	4.26	1.74	颗粒/Ⅰ	6	4	2	3	3	3	2	1
12. 帝国汉方制药	9	4.29	4.71	颗粒/Ⅰ	6	4	1	3	3	3	2	1
13. 帝国制药	9	4.29	4.71	颗粒/Ⅰ	6	4	1	3	3	3	2	1
14. 东洋药行	6	4	2	细粒/Ⅰ	6	3	鲜姜4	3	3	3	2	1
15. 本草制药	7.5	3.4	4.1	颗粒/Ⅰ	6	4	1.5	3	3	3	2	2
16. 松浦药业	6	7.2※		颗粒/Ⅰ	6	4	1	3	3	3	2	1
17. 小太郎汉方制药	9	6	3	细粒/Ⅱ	6	4	1	3	3	3	2	2
18. 三和生药	9	5.8	3.2	细粒/Ⅲ	6	4	2	3	3	3	2	1
19. 津村	7.5	4.5	3	颗粒/Ⅳ	6	4	1	3	3	3	2	1

※等于 3.6 g 干燥浸膏。

【方解】 汉方大柴胡汤出自(汉)张仲景著《伤寒论》辨太阳病脉证并治第 103 条:

"太阳病，过经十余日，反二三下之，后四五日，柴胡证仍在者，先与小柴胡。呕不止，心下急，郁郁微烦者，为未解也，与大柴胡汤，下之则愈。"《伤寒论》辨太阳病脉证并治第136条："伤寒十余日，热结在里，复往来寒热者，予大柴胡汤。"《伤寒论》辨太阳病脉证并治第165条："伤寒发热，汗出不解，心中痞硬，呕吐而下利者，大柴胡汤主之。"《金匮要略》腹满寒疝宿食病脉证并治第十："按之心下满痛者，此为实也，当下之，宜大柴胡汤。"病因少阳阳明合病，实热内结。柴胡半斤、黄芩三两、芍药三两、半夏（洗）半升、生姜（切）五两、枳实四枚（炙），大枣（擘）十二枚，大黄二两。以水一斗二升，煮取六升，去滓，再煎，温服一升，日三服。柴胡、黄芩和解少阳，大黄、枳实清泻热结，芍药镇痛、解痉，半夏和胃降逆，大枣和胃健脾，生姜和胃止呕。

【功能主治】 和解少阳、通下里实。阳明里实、往来寒热、胸胁苦满、呕不止、郁郁微烦、心下满痛、痞硬、大便不解、协热不利。

【临床应用】 柴胡125 g、黄芩45 g、炒白芍45 g、生半夏65 g、大枣12枚、枳实72 g、大黄30 g、生姜75 g，七剂，以水2400 ml，煎至1200 ml，去滓，再煎至600 ml，分温日三服，治原发性肝癌（王克穷）。

黄芩9 g、芍药9 g、半夏8 g、枳实9 g、生姜16 g、大黄7 g、大枣5枚、柴胡12 g，400 ml水煎20分钟，口服，日服二次，连服三月，治2型糖尿病60例（张晓晖）。

【经方换算量】 柴胡15 g、黄芩9 g、芍药9 g、半夏（洗）9 g、生姜（切）15 g、枳实（炙）9 g、大枣5枚、大黄6 g。

【汉方适应证】（明细表/剂型）

Ⅰ身强体壮、便秘者胃炎、习惯性便秘、伴高血压症肩凝（头痛、便秘），肩凝，肥胖。

Ⅱ肝区有压迫感、脘腹痞硬、胸胁疼痛、便秘或腹泻、耳鸣、肩凝、倦怠、伴食欲减退者高血压症、动脉硬化、习惯性便秘、肥胖、黄疸、胆结石、胆囊炎、胃肠炎、支气管哮喘、失眠、神经衰弱、阳痿、痔疮、半身不遂。

Ⅲ胸胁胀痛、胃脘痞硬、便秘，或有腹泻、耳鸣、食欲减退、伴倦怠者胆囊炎、胆结石、黄疸、胃肠炎、动脉硬化、高血压、脑溢血、半身不遂、肥胖、喘息、神经衰弱、失眠、习惯性便秘、痔疮、肋间神经痛。

Ⅳ有体力、便秘、上腹满胀、耳鸣、伴肩凝者胆结石、胆囊炎、黄疸、肝功能障碍、高血压、脑溢血、荨麻疹、胃酸过多、急性胃肠炎、恶心呕吐、食欲不振、痔疮、糖尿病、神经衰弱、失眠。

【汉方规格及用法用量】 2.5 g袋装颗粒剂；空腹（饭间），2.5 g（成人）/次，2～3次/日。

【汉方添加剂】（明细表/以津村等为例）

4～5. 日本药典硬脂酸镁、轻质无水硅酸、结晶纤维素、含水二氧化硅。

19. 日本药典硬脂酸镁、乳糖、蔗糖脂肪酸酯。

【汉方不良反应】 食欲不振、腹痛、腹泻。偶发发热、干咳、气喘、呼吸困难（间质性肺炎）；体乏、皮肤及眼珠发黄（肝功能障碍）。

【解说】 大柴胡汤解表里方，属少阳腑实证[1]，见往来寒热、胸胁苦满、呕吐发热、口苦咽干、不欲饮食、心烦、心下拘急，或心下满痛、大便不解，或协热下利、舌苔黄、脉弦数有力。治则和解少阳、疏肝利胆、清泻热结。宜实热阻中焦、气机上逆致症[2-5]。用于急

(慢)性胆囊炎、胆绞痛、急性结石性胆囊炎、慢性胆囊炎合并胆结石、术后肝外胆管狭窄、胆道术后综合征、急性胰腺炎、高脂血症性胰腺炎、急性水肿性胰腺炎、急性胰腺炎腹内压增、急性胰腺炎合并麻痹性肠梗阻(灌肠)、重症肺炎、新型冠状病毒性肺炎中期、胃食管反流病、肝胃郁热型胃食管反流、胆汁返流性胃炎、高脂血症、阵发性房颤、冠心病、急性中风、痰热腑实型中风、痰热腑实型急性出血性脑卒中、痰热腑实型急性脑梗死、高血压脑出血、缺血性脑卒中(风火上扰型)、脑卒中伴吞咽障碍相关性肺炎、脑卒中肺部感染、内耳眩晕症、糖尿病、糖尿病前期肝胃郁热证、2 型糖尿病合并非酒精性脂肪肝、肥胖 2 型糖尿病、糖尿病周围血管病变、实性肥胖、晚期胆道肿瘤梗阻性黄疸、脂肪肝、肝癌术后综合征、晚期消化道肿瘤癌性发热、上腹部恶性肿瘤、术后腹痛、溃疡性结肠炎、热毒内结型脓毒症、恶性肿瘤化疗后便秘、习惯性便秘、小儿食积发热、小儿风热感冒、小儿高热、多囊卵巢综合征、输尿管结石、尿毒症、痔疮肿痛出血、失眠症(肝郁化火证)、功能性消化不良伴抑郁症、支气管哮喘急性发作、窦型慢性根尖周炎。

汉方大柴胡汤用方以体壮、肥胖,肋骨下压有抵抗、痛感,胸胁痞塞、便秘、喘息以及改善体质、减轻症状为目标,见头痛头重、头晕耳鸣、恶心呕吐、食欲不振、肩凝、腹痛、便秘,用于慢性肝炎(小柴胡汤证者),胆结石、胆囊炎等致腹痛、失眠,支气管哮喘、心肌梗死等。可长期用于肝功能障碍、高血压、糖尿病、习惯性便秘。

【附注】 大柴胡汤由小柴胡汤去人参、甘草,加大黄、枳实、芍药而成。

【参考文献】

[1]琚婉君,等. 基于中医多元对称性思想的大柴胡汤证治解析[J]. 江苏中医药,2018,50(11):68-70

[2]李云虎,等.《伤寒论》大柴胡汤临证应用辨析[J]. 中医杂志,2017,58(6):475-478

[3]胡长顺,等. 胡希恕教授临床应用大柴胡汤经验[J]. 中国社区医师,2021,37(1):64-65,68

[4]桑海艳,等. 李发枝运用大柴胡汤经验介绍[J]. 新中医,2019,51(9):62-64

[5]林佳鑫,等. 论大柴胡汤应为治疗少阳证主方[J]. 国医论坛 2020,35(5):1-2

95 大柴胡汤去大黄

汉方组成明细见表 95-1。

表 95-1 汉方组成明细

序号及厂家名	制剂量(g·日$^{-1}$)	浸膏量(g·日$^{-1}$)	添加剂/g	剂型/适应证	生药组成/g						
					柴胡	半夏	生姜	黄芩	芍药	大枣	枳实
1. 三和生药	9	5.6	3.4	细粒/Ⅰ	6	4	2	3	3	3	2
2. 大杉制药	9	5.6	3.4	细粒/Ⅰ	6	4	2	3	3	3	2
3. 小太郎汉方制药	9	5.7	3.3	细粒/Ⅱ	6	4	1	3	3	3	2

【方解】 汉方大柴胡汤去大黄出自(汉)张仲景著《伤寒论》辨太阳病脉证并治第165条:"伤寒发热,汗出不解,心中痞硬,呕吐而下利者,大柴胡汤主之。"病因少阳病,实热内结。柴胡半斤、黄芩三两、芍药三两、半夏(洗)半升、生姜(切)五两、枳实四枚(炙),大枣(擘)十二枚。上七味,以水一斗二升,煮取六升,去滓,再煎,温服一升,日三服。柴胡疏解少阳之邪、解热解郁,黄芩清泄少阳及肝胆郁热、清肺中痰热,枳实疏畅脾胃、肺经郁滞,芍药清热凉血,散瘀止痛,半夏和胃降逆、止呕、燥湿化痰,生姜和胃止呕,大枣和胃健脾、养阴除烦。大柴胡汤证无阳明腑实证者则去大黄。

【功能主治】 和解少阳、疏肝理气。胸胁痛满、各种胃肠病。

【临床应用】 柴胡24 g、黄芩9 g、芍药9 g、半夏洗9 g、生姜切15 g、枳实9 g、大枣擘4枚、大黄6 g,肝郁为主者去大黄,加薄荷6 g、合欢皮6 g、月季花9 g,腹泻重者去大黄、加茯苓30 g、白术25 g,一日一剂,水煎二次,去渣再煎,取汁300 ml,分两次温服二周,治溃疡性结肠炎68例(陈立平)。

柴胡12 g,黄芩9 g,生白芍15 g,姜半夏、枳实、制大黄各9 g,山慈菇、三棱各12 g,大枣15 g,去制大黄改用厚朴、火麻仁各15 g润肠通便,生姜12 g,桔梗12 g,甘草6 g,水煎服,一日一付,共十四付,早晚饭后温服,治胰腺癌梗阻性黄疸(沈敏鹤)。

【经方换算量】 柴胡15 g、黄芩9 g、芍药9 g、半夏(洗)9 g、生姜(切)15 g、枳实(炙)9 g、大枣5枚。

【汉方适应证】(明细表/剂型)

Ⅰ肝炎、胆囊炎、胆结石、胃肠炎、失眠、肋间神经痛、动脉硬化症、高血压症者胸胁压痛、腹泻、肩凝、食欲减退等。

Ⅱ高血压、动脉硬化、胃肠病、支气管哮喘、黄疸、胆结石、胆囊炎、失眠、神经衰弱、阳痿、肋膜炎、痔疮、半身不遂者心下痞硬,胸胁或肝区有压痛感、耳鸣、肩凝、倦怠、食欲减退等无便秘症。

【汉方规格及用法用量】 3 g袋装颗粒剂;空腹(饭间),3 g(成人)/次,3次/日。

【汉方添加剂】(明细表/序号)

1 ~2. 乳糖、玉米淀粉、结晶纤维素、预胶化淀粉、轻质无水硅酸。

3. 硬脂酸镁、玉米淀粉、乳糖、普鲁兰多糖、硅酸铝镁。

【汉方不良反应】 食欲不振、腹痛、腹泻。偶发发热、干咳、气喘、呼吸困难(间质性肺炎);体乏、皮肤及眼珠发黄(肝功能障碍)。

【解说】《伤寒论》大柴胡汤,里证燥湿时加大黄专于涤荡。大柴胡汤去大黄证属肝气郁结,见大柴胡汤证,往来寒热、胸胁苦满、(轻度或无)腹部膨满、口苦咽干、心烦、下利。治则解郁散结。宜邪郁少阳,肝胆湿热郁结、风热湿痰蕴肺或里证无燥湿,大便正常,或软便、下利,无里实热结证[1]。用于胸胁苦满伴疼痛、邪郁少阳症、肝气郁结、脘腹(胸胁)部剧痛,恶心、呕吐症者。

汉方大柴胡汤去大黄用方以肋骨下压有抵抗、痛感,胸胁痞塞,以及改善体质、减轻症状为目标,用于胆囊炎、胆石症、高血压症、抑郁症、肥胖症、胃肠病、月经失调症、肋骨软骨炎、糖尿病。

【附注】 (朝)金礼蒙等撰《医方类聚》卷五十四引通真子伤寒括要:"少阴病,时时自烦，恶寒而倦，不欲厚衣，大柴胡汤去大黄。柴胡二两(去苗)，枳壳半两(麸炒微黄)，黄芩二两，赤芍药一两，半夏一两(汤洗七次)。"(清)柯琴撰《伤寒附翼》"治三焦无形之热邪，非治胃腑有形之实邪也。"用大黄则伤胃气。此方用于大柴胡汤轻证且无阳明腑实证，或小柴胡汤重证，伴腹部痞硬、膨满疼痛、泻利不爽等。

【参考文献】

[1]郑为尧，等. 关于大柴胡汤去大黄的临床应用[J]. 日本医学介绍 1993，14(7)：334-335

96 大承气汤

【异名】 小承气汤(理伤续断方)。汉方组成明细见表 96-1。

表 96-1 汉方组成明细

序号及厂家名	制剂量(g·日$^{-1}$)	浸膏量(g·日$^{-1}$)	添加剂/g	剂型/适应证	生药组成/g			
					枳实	厚朴	大黄	无水芒硝
1. 小太郎汉方制药	6	2.3	3.7	细粒	2	5	2	0.9
2. 津村	7.5	3	4.5	颗粒	3	5	2	1.3

【方解】 汉方大承气汤出自(汉)张仲景著《伤寒论》辨阳明病脉证并治第 208 条："阳明病，脉迟，虽汗出不恶寒者，其身必重、短气、腹满而喘、有潮热者，此外欲解，可攻里也。手足濈然汗出者，此大便已硬也，大承气汤主之。"《伤寒论》辨阳明病脉证并治第 209 条："阳明病，潮热，大便微鞕者，可与大承气汤。"《伤寒论》辨阳明病脉证并治第 215 条："阳明病，谵语、有潮热、反不能食者，胃中必有燥屎五六枚也。若能食者，但鞕耳，宜大承气汤下之。"病因阳明内结，郁而化热。大黄(酒洗)四两、厚朴(炙、去皮)半斤、枳实(炙)五枚、芒硝三合。以水一斗，先煮二物，取五升，去滓，内大黄，更煮取二升，去滓，内芒硝，更上微火一二沸，分温再服，得下，余勿服。大黄泻实，芒硝润燥，厚朴、枳实消胀破结、行气散结，消痞除满。

【功能主治】 峻下热结。阳明腑实热，大便不通、脘腹痞满、热结旁流，里热实证之热厥、痉病或发狂，潮热、燥实(便硬)。

【临床应用】 大黄 20 g、厚朴 15 g、枳实 12 g、芒硝 12 g，脉细无力、体质弱加麦冬 10 g、红参 10 g、天冬 10 g，血瘀加桃仁 10 g、玉竹 10 g、玄胡 10 g，赤芍 20 g，呕吐与呃逆加竹茹 10 g、半夏 10 g、生姜 6 g，水煎，一日一剂，饭前服，治单纯性肠梗阻 20 例(陈丽)。

厚朴 15 g、枳实 12 g、芒硝 9 g、大黄 12 g(后下)，一日一剂，水煎取汁 300 ml，胃、鼻管缓入，一日三次，每次 100 ml，七天一疗程，恢复胃肠道术后患者肠功能 60 例(张华洲)。

生大黄 12 g(后下)、炒枳实 12 g、厚朴 15 g、芒硝 9 g(分冲)，水煎，取汁 50 ml，上、下午鼻饲，一日二次，疗程七天，治脓毒症认知功能障碍 32 例(高戎)。

生川军三钱、芒硝三钱、枳实四钱、厚朴一钱，一剂，治阳明证头痛（曹颖甫）。

【经方换算量】 大黄 12 g、厚朴 24 g、枳实 12 g、芒硝 6 g。

【汉方适应证】 腹部痞胀、便秘，肥胖者习惯性便秘、急性便秘、高血压、神经症、伤食。

【汉方规格及用法用量】 2.5 g 袋装颗粒剂；空腹（饭间），2.5 g（成人）/次，2～3 次/日。

【汉方添加剂】（明细表/序号）

1. 硬脂酸镁、玉米淀粉、乳糖、普鲁兰多糖、硅酸铝镁。

2. 日本药典轻质无水硅酸、硬脂酸镁、乳糖。

【汉方不良反应】 食欲不振、腹痛、腹泻。

【解说】 大承气汤苦寒峻下方，属阳明腑实证，见大便不通，脘腹痞满，腹痛拒按、潮热、谵语，手足濈然汗出、舌苔黄燥起刺、或焦黑燥裂、脉沉实。治则攻里通下、通腑泻热。宜阳明里热盛、实积肠腑、腑气不通、阴竭致症[1-2]。用于重症急性胰腺炎、急性胰腺炎（灌肠）、急性肠梗阻、癌性肠梗阻（灌肠）、肠结核致肠梗阻（灌肠）、粘连性肠梗阻（灌肠）、肺炎、痰热壅肺型慢性阻塞性肺疾（灌肠）、脓毒症肺损伤（鼻饲）、胃肠功能衰竭、脓毒症胃肠功能衰竭（鼻饲或灌肠）、小儿腹部术后胃肠功能障碍、腹腔间隔室综合征、脓毒症认知功能障碍（鼻饲）、急性化脓性阑尾炎手术炎症、痞满证、便秘、急性呼吸窘迫综合征、躁狂症（灌肠）、急性中毒、肾绞痛。

汉方大承气汤用方以热病、腹满、潮热、谵语、恶心、无恶风、大便不通、里急后重、渴甚、舌干苔黑为目标，用于急性便秘，或与热无关便秘。三黄泻心汤、桃核承气汤治顽固性便秘无效时，可用大承气汤。腹水、腹膜炎引起的腹满禁用。

【附注】 （清）吴谦著《医宗金鉴》："诸积热结于里而成痞、满、燥、实者，均以大承气汤下之也。"胡希恕："大黄缓下、芒硝软坚，两药合用攻下颇峻，复佐以消胀破结的厚朴、枳实，则荡涤肠胃，通利水谷既迅且猛，任何大实、大热、大满，以致塞而不利，或闭而不通者，均得攻而克之。"新型冠状病毒性肺炎极期，病在阳明，见呼吸困难、动则气喘伴神昏、烦躁、潮热谵语、大便秘结者，当峻下热结。

【参考文献】

[1]任鸿义，等. 浅析《伤寒论》大承气汤的证治[J]. 光明中医，2013，28(4)：654-655

[2]杨学，等.《伤寒论》阳明病篇证治规律研究[J]. 中华中医药学刊，2009，27(11)：2331-2332

97 大防风汤

汉方组成明细见表 97-1。

【方解】 汉方大防风汤出自（宋）陈师文等撰《太平惠民和剂局方》："患痢后脚痛痪弱，不能行履，名曰痢风；或两膝肿大痛，髀胫枯腊，但存皮骨，拘挛跧卧，不能屈伸，名曰鹤膝风。"病因虚损风冷、气血两虚、肝肾亏虚。防风（去芦）、白术、杜仲（去粗皮、炒令丝断）、川当归（洗）、熟干地黄（洗）、白芍药、黄芪（微炒）各二两，羌活（去芦）、牛膝（去芦)、甘草(炒)、人参(去芦)各一两,附子(炮、去皮脐)、川芎(抚芎不可用)各一两半。上为粗末。每服五钱,水一盏半,加生姜七片,大枣一枚,同煎至八分,去滓,食前温服。当归、川芎、芍药、熟地补血,人参、黄芪、白术、甘草补气,羌活、防风祛风湿、通经络、利关节、止痹痛,牛膝、杜仲补腰膝壮筋骨,附子补火助阳、温经散寒、祛湿止痛,行人参、黄芪之气走周身脉络。

表 97-1 汉方组成明细

序号及厂家名	制剂量(g·日$^{-1}$)	浸膏量(g·日$^{-1}$)	添加剂/g	剂型/适应证	生药组成/g																		
					地黄	芍药	甘草	防风	浜防风	白术	苍术	加工附子	附子粉	杜仲	羌活	川芎	当归	牛膝	生姜	干姜	黄芪	人参	大枣
1. 三和生药	9	6.5	2.5	细粒	3	3	1.5	—	3	3	—	0.5	—	3	1.5	2	3	1.5	0.5	—	3	1.5	1.5
2. 大杉制药	9	6.5	2.5	细粒	3	3	1.5	—	3	3	—	0.5	—	3	1.5	2	3	1.5	0.5	—	3	1.5	1.5
3. 津村	10.5	8	2.5	颗粒	3	3	1.5	3	—	—	3	—	1	3	1.5	2	3	1.5	—	1	3	1.5	1.5

【功能主治】 祛风顺气,活血脉,壮筋骨,除寒湿,逐冷气。治痢风、鹤膝风。

【临床应用】 熟地 20 g、防风 30 g、杜仲 20 g、当归 20 g、黄芪 15 g、白术 15 g、川芎 20 g、薏苡仁 20 g、黄柏 15 g、羌活 15 g、牛膝 15 g、木瓜 20 g、附子 15 g、生甘草 15 g,水煎,早晚温服,药渣装包,贴于膝关节患处热敷,每次 15 min,早晚服药后各一次,三周一疗程,治膝骨关节炎伴关节积液 30 例(闫文瀚)。

人参、炒白术、当归、白芍、羌活、防风、制杜仲、怀牛膝各 10 g,熟地黄、黄芪各 30 g,炮附子(先煎)、川芎、甘草各 5 g,偏肝肾阳虚加桂枝 10 g,偏阴虚加旱莲草、女贞子各 10 g,疼痛明显加乳香 5 g,一日一剂,煎取药液 400 ml,早晚温服六周,治肝肾亏虚型膝关节骨性关节炎 52 例(刘伟栋)。

【经方换算量】 川芎、附子(炮)各 45 g,熟干地黄、白术、防风、当归、白芍药、黄芪、杜仲各 60 g,羌活、人参、甘草(炙)、牛膝各 30 g。

【汉方适应证】 关节肿痛、麻痹、强直,不能屈伸者下肢风湿关节炎、慢性关节炎、痛风。

【汉方规格及用法用量】 3.5 g 袋装颗粒剂;空腹(饭间),3.5 g(成人)/次,2~3 次/日。

【汉方添加剂】(明细表/序号)

1. 乳糖、玉米淀粉、结晶纤维素、预胶化淀粉、轻质无水硅酸。
2. 乳糖、玉米淀粉、结晶纤维素、预胶化淀粉、轻质无水硅酸。
3. 日本药典硬脂酸镁、乳糖。

【汉方不良反应】 发疹、荨麻疹、食欲不振、胃部不适、恶心、呕吐、腹泻、心悸、上火、舌麻等。偶发少尿、脸及四肢肿、眼睑下垂、手僵(假醛固酮增多症);体乏、手脚无力或痉挛或麻木(肌肉疾病)。

【解说】 大防风汤类风湿性关节炎方,证属风寒湿痹,见关节肿胀、骨节烦痛、消瘦、拘挛跧卧、屈伸不利、气短乏力、舌淡苔白、脉沉细。治则温经散寒、通痹止痛。宜风寒湿扰、痹症日久、正虚邪实致症[1-2]。用于膝骨关节炎伴关节积液、肝肾不足型髌骨软化症、肝肾亏虚型膝关节骨性关节炎、类风湿性关节炎、强直性脊柱炎等。

汉方大防风汤用方以体力渐衰、贫血、不发热、日渐消瘦、下肢活动受限、步行困难、关节强直、脚膝疼痛拘挛、夜间痛甚、遇冷痛剧、气血两虚、经年不愈为目标，用于慢性风湿性关节炎、类风湿性关节炎、脊髓痨、脊髓炎、半身不遂、脚气、产后痿躄。

【附注】 （宋）王璆著《是斋百一选方》卷三大防风汤："防风（去芦）、白术、杜仲（去粗皮，炒令丝断）、川当归（洗）、熟干地黄（洗）、白芍药、黄耆（微炒）各二两，羌活（去芦）、牛膝（去芦）、甘草（炒）、人参（去芦）各一两，附子（炮，去皮脐）、川芎（抚芎不可用）各一两半，祛风顺气，活血脉，壮筋骨，除寒湿，逐冷气。"《百一》与《局方》药味相同，证治相似。（明）虞抟著《医学正传》："治气血两虚、挟风湿而成痿痹不能行者之圣药也，观其治痢后风可见矣。然可以治不足之痿弱，而不可以治有余之风痹也。"

【参考文献】

［1］谢钢虎，等. 大防风汤的临床应用体会［J］. 中国中医骨伤科杂志，1991，7（2）：34-35

［2］闫文瀚，等. 大防风汤加减治疗膝骨关节炎伴关节积液的临床观察［J］. 黑龙江中医药，2016，6：16-17

98 竹茹温胆汤

【原名】 竹茹温胆汤（扶寿精方）。

汉方组成明细见表98-1。

表98-1 汉方组成明细

序号及厂家名	制剂量（g·日$^{-1}$）	浸膏量（g·日$^{-1}$）	添加剂/g	剂型/适应证	生药组成/g												
					柴胡	竹茹	茯苓	麦门冬	陈皮	枳实	黄连	甘草	半夏	香附子	生姜	桔梗	人参
津村	7.5	5.5	2	颗粒	3	3	3	3	2	2	1	1	5	2	1	2	1

【方解】 汉方竹茹温胆汤出自（明）龚廷贤著《万病回春》卷二伤寒门。（明）吴旻著《扶寿精方》："治伤寒日数过多，其热不退，梦寐不宁，心惊恍惚，烦躁多痰不眠者。"病因胆虚痰热。柴胡二钱，枳实（麸炒）一钱，半夏一钱，竹茹一钱，陈皮一钱，茯苓一钱，桔梗一钱，香附八分，甘草三分，人参五分，麦门冬（去心）三分，黄连一钱五分。上㕮咀，加生姜三片，大枣一个，煎八分，不拘时候服。竹茹、柴胡、黄连解热清火，桔梗、枳实排痰肃肺，半夏、陈皮、香附子、生姜燥湿健脾，人参、茯苓、甘草、大枣补中和气，麦冬清心除烦。

【功能主治】 解热清火，肃肺健胃。发热、胸胁苦满、烦躁惊惚、梦寐不宁、咳嗽多痰、呕恶纳差。

【临床应用】 柴胡5 g、黄连3 g、竹茹6 g、姜半夏9 g、陈皮5 g、茯苓9 g、制香附8 g、炒枳实4.5 g、太子参12 g、炙甘草4 g、生姜三片、红枣2只,服五剂,治流感(潘澄濂)。

陈皮6 g、半夏6 g、竹茹9 g、枳实9 g、黄连6 g、桔梗9 g、钩藤12 g、生龙骨15 g、党参9 g、柴胡6 g、麦冬9 g,水煎,日服1次,服1~2月,治儿童抽动秽语综合征30例(王立华)。

【经方换算量】 柴胡6 g、竹茹9 g、桔梗9 g、枳实9 g、黄连3 g、陈皮6 g、半夏3 g、茯苓3 g、香附3 g、炙甘草9 g、麦门冬9 g、人参3 g。

【汉方适应证】 流感、感冒、肺炎等治疗期热不退,即或体温正常,而烦躁难安、咳痰不绝。

【汉方规格及用法用量】 2.5 g袋装颗粒剂;空腹(饭间),2.5 g(成人)/次,2~3次/日。

【汉方添加剂】 日本药典硬脂酸镁、乳糖、蔗糖脂肪酸酯。

【汉方不良反应】 发疹、荨麻疹。偶发少尿、脸及四肢肿、眼睑下垂、手僵(假醛固酮增多症);体乏、手脚无力或痉挛或麻木(肌肉疾病)。

【解说】 竹茹温胆汤清中寓补方,属痰热证,见发热、胸闷、烦躁、失眠心悸、咳嗽多痰、呕恶纳差、舌红苔白腻或黄腻,脉弦滑。治则解热清火,肃肺健胃[1-2]。宜痰热内扰、胆腑不宁致症。用于流行性感冒、中风急性期、痰厥、梅核气、脏躁、胃脘痛、病毒性肝炎、胆囊炎、副伤寒等。

汉方竹茹温胆汤用方以老年、体弱者感冒、流感、肺炎等致迁延型低热,热退仍咳嗽咯痰,倦怠,失眠、烦躁为目标,因镇静解郁也用于胸胁苦闷、应急型失眠、烦躁。

【附注】 竹茹温胆汤由小柴胡汤(柴胡、半夏、人参、甘草、黄芩、生姜、大枣)和温胆汤(半夏、竹茹、枳实、陈皮、甘草、茯苓)化裁而成。不宜流感日久见面色潮红,干咳痰粘,咽干唇燥,舌质红绛,脉象细数的肺热阴虚证。

【参考文献】

[1]高军宁,等. 温胆汤的源流、类方、方证及临床应用[J]. 宁夏中医学院学报,2009,26(5):44-46

[2]潘澄濂,等. 竹茹温胆汤对流行性感冒的临床应用[J]. 福建中医药,1988,19(4):19-20

99 治打扑一方

【商品名】 治打扑一方。汉方组成明细见表99-1。

表99-1 汉方组成明细

序号及厂家名	制剂量(g·日$^{-1}$)	浸膏量(g·日$^{-1}$)	添加剂/g	剂型/适应证	生药组成/g						
					川芎	朴樕	川骨	桂皮	甘草	丁香	大黄
津村	7.5	2.25	5.25	颗粒	3	3	3	3	1.5	1	1

【汉方方解】 汉方治打扑一方(日)江户时期香川家收载,用于跌打致肿胀疼痛。川芎活血祛瘀、行气开郁,朴樕收敛解毒、解热消肿,川骨利水利尿、活血化瘀、消肿,桂皮温中散寒、通血脉、理气止痛,甘草清热解毒、缓急止痛,丁香散寒理气、止痛镇痛,大黄活血祛瘀、止血解毒。

【汉方功能主治】 活血、消肿、止痛。

【汉方适应证】 跌打损伤、扭伤,患部肿胀、疼痛,内出血,肌肉、关节痛,脱臼、骨折后遗症。

【汉方临床应用】 服津村治打扑一方浸膏颗粒剂一周,治迁延型下肢蜂窝组织炎(野上达也)。

服津村治打扑一方浸膏颗粒剂一年三个月,治脑挫伤(汉方临床)。

桂枝加苓术附汤并用津村治打扑一方浸膏颗粒剂治类风湿性关节炎(喜多敏明)。

【汉方规格及用法用量】 2.5 g 袋装颗粒剂;空腹(饭间),2.5 g(成人)/次,2~3 次/日。

【汉方添加剂】 日本药典硬脂酸镁、乳糖。

【汉方不良反应】 发疹、发红、发痒、食欲不振、胃部不适、恶心、腹痛、腹泻。偶发少尿、脸及四肢肿、眼睑下垂、手僵(假醛固酮增多症);体乏、手脚无力或痉挛或麻木(肌肉疾病)。

【解说】 汉方治打扑一方为日本战国时代军医创跌打方,香川修庵借以推广,用方以疏导气血为目标,用于中等体力者跌打损伤、扭伤、碰伤等出现的肿痛、压痛、抵抗、内出血、肌肉痛、关节痛、类风湿性关节炎、脱臼、骨折后遗症等,也用于非跌打引起的肌肉、关节运动障碍。对受伤后迁延性肿胀疼痛、外伤致内出血、血肿效果显著。

【附注】 脑外伤时慎用此方,因桂枝、川芎、丁香促脑部血流;或将桂枝、川芎、丁香改为黄连、蒲黄、侧柏叶。

朴樕:赤栎、栎木、柞树、槲木等 Quercus 属的树皮;川骨:睡莲科植物日本萍蓬草 Nuphar japonicum De Candolle 的干燥根茎,功效等同中国的萍蓬草根[1-2]。

【参考文献】

[1]伊藤良等. 中医处方解说[M]. 牙医药出版株式会社出版,昭和 57 年,108

[2]难波恒雄. 原色和汉药图鉴[M]. 株式会社保育社出版,1980

100 治头疮一方

【商品名】 治头疮一方。汉方组成明细见表 100-1。

表 100-1 汉方组成明细

序号及厂家名	制剂量(g·日$^{-1}$)	浸膏量(g·日$^{-1}$)	添加剂/g	剂型/适应证	生药组成/g								
					连翘	苍术	川芎	防风	忍冬	荆芥	甘草	红花	大黄
津村	7.5	3	4.5	颗粒	3	3	3	2	2	1	1	1	0.5

【汉方方解】 治头疮一方(日)江户时代香川修德收载于《一本堂药选》,治头疮,用于胎毒致小儿头部湿疹。连翘、忍冬清热解毒、消疮,防风祛风除湿,荆芥透疹消疮、清利头目,红花破血活血化瘀,苍术燥湿健脾、祛风湿,川芎活血祛瘀、行气开郁,大黄清热泻火,甘草清热解毒、调和诸药。

【汉方功能主治】 解毒清热、除湿消瘀。婴幼儿湿疹、胎毒致患处渗液、糜烂、痂皮、瘙痒。

【汉方适应证】 湿疹、胎毒、婴幼儿湿疹。

【汉方临床应用】 治异位性皮炎,治头疮一方与桔梗石膏汤并用3月(樱井美智代)。治幼儿皮脂溢性湿疹,服治头疮一方三月;治婴儿全身特异反应性湿疹,服治头疮一方一月半(汉方研究)。

连翘、川芍、苍术各3 g,防风、忍冬各2 g,荆芥1 g,红花、甘草各0.5 g,桃仁2 g,石膏6 g,煎服3月,治特异反应性皮炎《本朝经验方》。

【汉方规格及用法用量】 2.5 g袋装颗粒剂;空腹(饭间),2.5 g(成人)/次,2~3次/日。

【汉方添加剂】 日本药典硬脂酸镁、乳糖。

【汉方不良反应】 发疹、发红、发痒、食欲不振、胃部不适、恶心、腹痛、腹泻。偶发少尿、脸及四肢肿、眼睑下垂、手僵(假醛固酮增多症);体乏、手脚无力或痉挛或麻木(肌肉疾病)。

【解说】 汉方治头疮一方为日本江户后期香川修庵创制的治疮方,由治便秘伴面、头疮疾的芎黄散(川芎、大黄),加连翘、苍术、防风、忍冬、荆芥穗、甘草、红花而成。见瘙痒、发红、发热、化脓、水泡、渗液、舌红苔黄、脉数[1]。用方以阳实证有体力者或小儿面部、头部湿疹、便秘为目标[2-3],用于面部、头部、颈部、腋窝、阴部糜烂、渗液、痂皮、脱屑、瘙痒等泛发湿疹,特应性皮炎及局部发红、丘疹、水泡。因含大黄,宜见上述症状便秘者,可常用。

【参考文献】

[1]徐美渠. ISO/TC249项目中药方剂与日方汉方方剂的比较研究[J]. 硕士论文.
[2]伊藤良,等. 中医处方解说[M]. 牙医药出版株式会社出版,昭和57年,306
[3]郭子光. 日本汉方医学精华[M]. 四川科学技术出版社,1990,180

101 调胃承气汤

【异名】 小承气汤(医方类聚卷五十三引神巧万全方)、调胃承气散(医方大成卷一)、承气汤(外科发挥卷六)。

未实验的调胃承气汤治脓毒性肠道功能障碍、精神分裂症。汉方组成明细见表101-1。

【方解】 汉方调胃承气汤出自(汉)张仲景著《伤寒论》辨太阳病脉证并治第29条:“若胃气不和,谵语者,少与调胃承气汤。”《伤寒论》辨太阳病脉证并治第70条:“发汗后,恶寒者,虚故也;不恶寒,但热者,实也,当和胃气,与调胃承气汤。”《伤寒论》辨阳明病脉证并治第207条："阳明病，不吐、不下、心烦者，可与调胃承气汤。"《伤寒论》辨阳明病脉证并治第248条："太阳病三日，发汗不解，蒸蒸发热者，属胃也，调胃承气汤主之。"病因阳明腑实，胃肠燥热壅滞。大黄(清酒洗)四两，甘草炙二两，芒硝半升。上三味，以水三升，煮取一升，去滓，内芒硝，更上火微煮令沸，少少温服之。大黄攻积导滞，芒硝泻下去热，甘草和中顾胃。

表101-1 汉方组成明细

序号及厂家名	制剂量(g·日$^{-1}$)	浸膏量(g·日$^{-1}$)	添加剂/g	剂型/适应证	生药组成/g		
					大黄	无水芒硝	甘草
津村	7.5	1.25	6.25	颗粒	2	0.5	1

【功能主治】 除热荡实，润燥软坚。阳明腑实、发热汗出、口渴心烦、大便秘结、腹满痛拒按、脉滑数、胃热发斑、口齿咽喉肿痛。

【临床应用】 生大黄12 g、芒硝12 g、生甘草12 g，以水150 ml煎生大黄和甘草，取汁50 ml，再将芒硝4 g入药汁文火熬化顿服。药后下稀便，胃胀满硬疼痛消失则不尽服，若不取效再如上法煎服，治食滞胃脘、胃胀满硬(尹志美)。

大黄12 g、炙甘草6 g、芒硝10 g，气虚加党参12 g、杏仁5 g，阴虚加生地黄、玄参各9 g，肝火旺盛加栀子9 g、龙胆草6 g，血虚加当归3 g，腹痛加厚朴7 g、木香4 g，腹胀加莱菔子7 g，水煎服，一天一剂，早晚服，三天一疗程，共二疗程，治失眠34例(王淑娟)。

【经方换算量】 大黄12 g、甘草6 g、芒硝15 g。

【汉方适应证】 便秘。

【汉方规格及用法用量】 2.5 g袋装颗粒剂；空腹(饭间)，2.5 g(成人)/次，2～3次/日。

【汉方添加剂】 日本药典轻质无水硅酸、硬脂酸镁、乳糖。

【汉方不良反应】 食欲不振、腹痛、腹泻。偶发少尿、脸及四肢肿、眼睑下垂、手僵(假性醛固酮增多症)；体乏、手脚无力或痉挛或麻木(肌肉疾病)。

【解说】 调胃承气汤"攻下"之通腑泄热方(温热病方)，属腑实证[1]，见便秘、发热、腹部硬满、小便短赤、烦躁、口渴、舌红苔黄腻，脉数、沉、滑、弦。治则通腑泄热，调畅气机。宜阳明病胃肠实热、下焦热瘀互结及兼证致症[2]。用于胃肠功能障碍，如脓毒症胃肠损伤、尿毒症胃肠积热型口臭、卒中后应激性溃疡、胸腰椎术后腹胀、肺心病急性发作期合并肝损害、肝性脑病(灌肠)、流行性出血热、失眠、重症肺炎、功能性便秘、术后便秘、痔疮(熏洗)、有机磷中毒(灌服)。

汉方调胃承气汤在大黄甘草汤中加润性药芒硝，用方以体健者腹胀腹痛、大便干硬为目标，用于轻中度便秘。体虚者慎用。

【附注】 (清)王子接著《绛雪园古方选注》："调胃承气者，以甘草缓大黄、芒硝留中泻热，故曰调胃，非恶硝、黄伤胃而用甘草也。"

【参考文献】

[1]张艳，等. 调胃承气汤证证治规律的研究——古今医案90例统计分析[J]. 中医函授通讯，1992，2(12)：10-11

[2]李欣檀,等.略谈治温病运用调胃承气汤[J].四川中医,2019,37(1):21-23

102 钩藤散

【原名】 钓藤散(本事方卷二)。

【异名】 钩藤散(妇人良方卷四)。汉方组成明细见表102-1。

表102-1 汉方组成明细

序号及厂家名	制剂量(g·日$^{-1}$)	浸膏量(g·日$^{-1}$)	添加剂/g	剂型/适应证	生药组成/g										
					钩藤	陈皮	半夏	麦门冬	茯苓	人参	防风	菊花	甘草	生姜	石膏
1.松浦药业	7.5	10软膏※	2.5	颗粒	3	3	3	3	3	3	3	3	1	1	3
2.津村	7.5	4.5	3	颗粒	3	3	3	3	3	2	2	2	1	1	5

※等于5 g干浸膏。

【方解】 汉方钩藤散出自(宋)许叔微著《普济本事方》钓藤散,(宋)陈自明著《妇人大全良方》卷之四妇人虚风头目眩晕及心眩方论第四钩藤散:“治肝厥头晕,清头目。钩藤、陈皮(去白)、半夏(汤浸洗七遍、薄切、焙干)、麦门冬(去心)、茯苓(去皮)、茯神(去木)、人参(去芦)、甘菊花(去蕚梗)、防风(去釵股)各半两,甘草一分(炙),石膏一两(生),上为粗末。每服四钱,水一盏半,生姜七片,煎八分,去滓温服(《素问》云:头痛癫疾,下虚上实,过在足少阴、巨阳,甚则入肾。徇蒙招尤,目瞑耳聋,下实上虚,过在足少阳、厥阴,甚则入肝。下虚者,肾虚也,故肾虚则头痛;上虚者,肝虚也,故肝虚则头晕。徇蒙者,如以物蒙其首,招摇不定,目眩耳聋,皆晕之状。故肝厥头晕、肾厥头痛不同也)。”病因肝阳上亢、郁热内扰、痰湿中阻。钩藤、菊花、防风清热平肝、熄风止痉,半夏、茯苓、陈皮、甘草、生姜化痰安神、降逆止呕,生石膏、人参、麦冬清热养阴、益气生津。

【功能主治】 清头目。肝厥头晕。

【临床应用】 钩藤20 g(后下)、菊花10 g、防风10 g、生石膏30 g(先煎)、陈皮8 g、茯苓10 g、半夏10 g、太子参12 g、麦冬12 g、茯神12 g、炙甘草6 g,肝火亢盛、头痛、目赤、便秘、尿赤、舌红苔黄、脉弦加大黄10 g(后下)、决明子30 g、川牛膝15 g,阴虚阳亢、头晕、耳鸣、腰膝酸软、舌红苔薄、脉细数加龟板30 g、磁石30 g、杜仲15 g,阴阳两虚、头晕、心悸、乏力气短、畏寒、小便清长、夜尿多去生石膏、加淫羊藿15 g、白芍20 g、何首乌15 g、鹿角胶15 g,一日一剂,水煎500 ml,分二次温服,七天一疗程,治原发性高血压60例(屈怀德)。

钩藤散浸膏(本事方)每次30 ml,一日三次,治老年性痴呆35例(徐进友)。

【经方换算量】 钩藤15 g、陈皮15 g、半夏15 g、麦冬15 g、茯苓15 g、茯神15 g、人参15 g、菊花15 g、防风15 g、炙甘草0.3 g、生石膏30 g。

【汉方适应证】 中老年慢性持续性头痛,或高血压症者烦躁、抑郁、失眠、头重、眩晕等。

【汉方规格及用法用量】 2.5 g 袋装颗粒剂;空腹(饭间),2.5 g(成人)/次,2~3 次/日。

【汉方添加剂】(明细表/序号)

1.羟丙基甲基纤维素、硬脂酸镁、乳糖、糊精、玉米淀粉。

2.日本药典硬脂酸镁、乳糖。

【汉方不良反应】 发疹、荨麻疹、食欲不振、胃部不适、软便、腹泻、便秘等。偶发少尿、脸及四肢肿、眼睑下垂、手僵(假性醛固酮增多症);体乏、手脚无力或痉挛或麻木(肌肉疾病)。

【解说】 钩藤散肝厥头晕方,证属肝火厥逆上冲,见烦躁易怒、头脑胀痛、面红目赤、肢体震颤、咯痰黏稠、胸闷脘痞、恶心纳呆、神疲乏力、口苦、耳鸣、咽燥、少津、舌红、脉弦、滑、细。治则平肝疏肝、清火化痰补虚。宜肝风内动、痰热内扰、气阴不足致症[1-2]。多见风、火、痰、虚共存,用于老年性痴呆、急性脑梗死、抑郁性头痛、血管性头痛、眩晕、高血压、美尼尔氏综合征、阿尔茨海默病、三叉神经痛、失眠症等。

汉方钩藤散以体力中等或偏下的中老年慢性迁延性头痛、头重、肩酸,伴胃肠病症为目标,用于头痛头重、耳鸣眩晕、上火、眼充血、肩凝等轻(中)度高血压、烦躁、失眠、抑郁等症。如肌缩性头痛、脑血管性痴呆、阿尔茨海默型痴呆、高血压型头痛、抑郁性头痛、视网膜小血管狭窄(眼底)。有改善脑血流作用,为老年者早期头痛首选方。

【附注】 《太平圣惠方》《审视瑶函》《医略六书》等亦见钩藤散,后多用许叔微《普济本事方》钩藤散。

【参考文献】

[1]潘明,等.钩藤散临床应用体会[J].上海中医药杂志,2018,52(7):66-68

[2]蔡青杰,等.王中琳教授运用钩藤散治疗不寐验案举隅[J].中西医结合心脑血管病杂志,2020,18(14):2352-2353

103 肠痈汤

【异名】 薏苡仁汤(圣济总录卷一二九),瓜子汤(全生指谜方卷四),三仁汤(医学入门卷八),薏苡瓜瓣汤(张氏医通卷十四)。汉方组成明细见表 103-1。

表 103-1 汉方组成明细

序号及厂家名	制剂量(g·日$^{-1}$)	浸膏量(g·日$^{-1}$)	添加剂/g	剂型/适应证	生药组成/g			
					薏苡仁	冬瓜子	桃仁	牡丹皮
小太郎汉方制药	6	3.7	2.3	细粒	9	6	5	4

【方解】 汉方肠痈汤出自(日)丹波康赖著《医心方》卷十五引(魏晋南北朝)姚僧垣

著《集验方》,(清)张璐著《千金方衍义》:"此为《金匮》薏苡附子败酱散变方,肠痈之为病,其身甲错,腹皮急,按之濡,如肿状,腹无积聚,身无热,脉数,此为腹内有痈脓,薏苡附子败酱散(薏苡仁十分,附子二分,败酱五分)主之。"上三味,杵末,取方寸匕,以水二升,煎减半,顿服。病因气滞血瘀、湿滞化热。

【变方】 "薏苡仁一升,牡丹皮三两,桃仁三两,冬瓜仁一升。凡四物,以水六升,煮取二升,分再服。治浓成脉数不可下之证。虑附子助热,易以牡丹;又因败酱难觅,易以瓜瓣;更加桃仁以助牡丹之力。"薏苡仁除痹排脓、散结消痈,牡丹皮清热凉血、活血化瘀,桃仁活血祛瘀、润肠通便,冬瓜仁消痈、利水。

【功能主治】 排脓解毒。肠痈,胃痈,腹中疼痛,胀满不食,小便涩滞。

【临床应用】 金银花 30 g、桃仁 12 g、冬瓜子 30 g、牡丹皮 9 g、薏苡仁 12 g、木香 9 g、蒲公英 30 g,气血郁滞,湿热内蕴加大黄 4 g、败酱草 10 g,局部有包块加没药 6 g、穿山甲 9 g,热毒伤阴加元参 10 g、生地 15 g,胸腹痞闷,渴不欲饮,伴有呕吐、便溏加藿香 6 g、佩兰 6 g,小便黄加车前子 30 g,腹胀加厚朴 6 g,水煎服二疗程,一日一剂,十天一疗程,治慢性阑尾炎 99 例(张善才)。

【经方换算量】 薏苡仁、瓜蒌仁各 9 g,牡丹皮、桃仁(去皮、尖)各 6 g。

【汉方适应证】 阑尾炎,轻微发热、腹痛、压痛、有抵抗,无便秘者盲肠部位急(慢)性疼痛,或痛经。

【汉方规格及用法用量】 2 g 袋装颗粒剂;空腹(饭间),2 g(成人)/次,2 ~ 3 次/日。

【汉方添加剂】 硬脂酸镁、玉米淀粉、乳糖、普鲁兰多糖、硅酸铝镁。

【汉方不良反应】 食欲不振、腹痛、腹泻。偶发少尿、脸及四肢肿、眼睑下垂、手僵(假性醛固酮增多症);体乏、手脚无力或痉挛或麻木(肌肉疾病)。

【解说】 肠痈汤盲肠方,属瘀证,见胀满不思饮食、面色苍白、腹部柔软、压痛不明显、里成浓、无热、小便涩、脉弱、脉数,或妇人产后虚热[1]。治则活血消痈,清热散结。宜肠内生浓致症[2]。用方多为自拟方。用于急(慢)性阑尾炎及并发腹膜炎、阑尾周围脓肿、溃疡性结肠炎等。

汉方肠痈汤用方以阑尾炎等为诱因,见发热、腹痛、腹部压痛,舌红苔黄,脉数为目标[3],用于肠道炎、化脓或由此引起的局部循环障碍、阑尾炎、盆腔炎、痔疮感染等大便正常者。肠痉挛致腹痛加白芍;循环障碍、炎症加赤芍。

【附注】 亦有肠痈汤为大黄牡丹皮汤(大黄、芒硝、桃仁、丹皮、冬瓜仁)去泻下的大黄、芒硝,加清热排脓的薏苡仁而成之说。

【参考文献】

[1]彭怀仁. 中医方剂大辞典第五册[M]. 北京:人民卫生出版社,597

[2]冯世纶. 胡希恕讲伤寒杂病论[M]. 北京:中国中医药出版社,2018,263

[3]伊藤良,等. 中医处方解说[J]. 医齿药出版株式会社,昭和 57 年,315

104 猪苓汤

【异名】 猪苓散(圣惠卷十六)。汉方组成明细见表104-1。

【方解】 汉方猪苓汤出自(汉)张仲景著《伤寒论》辨阳明病脉证并治第223条:“若脉浮、发热、渴欲饮水、小便不利者,猪苓汤主之。”治阳明病用下法误治后出现的变证——阴津耗伤,邪热入下焦,水热互结证;《伤寒论》辨少阴病脉证并治第319条“少阴病,下利六七日,咳而呕,渴,心烦不得眠者,猪苓汤主之。”治少阴热化、阴虚水热互结证。病因里热阴伤,气化失常。猪苓、茯苓、泽泻、阿胶(碎)、滑石(碎)各一两,以水四升,先煮四味,取二升,去滓,内阿胶烊消,温服七合,日三服。猪苓甘淡渗湿、通利水道,茯苓健脾利水,泽泻泻膀胱热、利水,滑石甘寒滑利、去水热之邪,阿胶滋阴润燥。

【功能主治】 利湿泻热。水热互结,阴亏津伤,发热心烦,渴欲饮水,小便不利,或兼有咳嗽、呕恶下利。

【临床应用】 猪苓、茯苓各20 g,阿胶、泽泻各10 g,滑石15 g,水煎至400 ml,早晚温服,一日一剂,连服二周,缓解良性前列腺增生症术后症状30例(贾进文)。猪苓15 g、茯苓30 g、泽泻15 g、滑石15 g、阿胶15 g,煎服5剂,治房颤(王国瑞)猪苓20 g、茯苓30 g、泽泻30 g、阿胶(烊化)10 g、滑石(包煎)20 g,一日一剂,水煎服,服五天停二天,治宫颈癌Ⅰb1期术后化疗(黄煌)。猪苓、茯苓、萹蓄、滑石、阿胶各10 g,伴水肿加车前子、金钱草,伴阴虚内热加黄柏、生地,血瘀加丹参、归尾,气虚加黄芪、白术、山药,前4味药煎取200 ml,服前加热药液,后阿胶烊消,餐后温服,日服三次,治女性反复尿路感染63例(段苇)。

表104-1 汉方组成明细

序号及厂家名	制剂量(g·日$^{-1}$)	浸膏量(g·日$^{-1}$)	添加剂/g	剂型/适应证	生药组成/g					
					猪苓	茯苓	滑石	泽泻	阿胶	明胶
1. 大杉制药	6	0.4※	5.6	颗粒/Ⅰ	3	3	3	3	3	—
2. 客乐谐制药	6	2.5	3.5	细粒/Ⅰ	3	3	3	3	3	—
3. JPS制药	7.5	5.2	2.3	颗粒/Ⅰ	3	3	3	3	3	—
4. 太虎精堂	6	4.2	1.8	颗粒/Ⅰ	3	3	3	3	3	—
5. 帝国制药	7.5	2.49	5.01	颗粒/Ⅰ	3	3	3	3	3	—
6. 东洋药行	6	4	2	细粒/Ⅰ	3	3	3	3	3	—
7. 本草制药	7.5	2.4	5.1	颗粒/Ⅰ	3	3	3	3	3	—
8. 松浦药业	6	0.7※	5.3	颗粒/Ⅰ	3	3	3	3	—	3
9. 小太郎汉方制药	6	1.2※	4.8	细粒/Ⅱ	3	3	3	3	—	3
10. 三和生药	7.5	3.7	3.8	细粒/Ⅲ	3	3	3	3	—	3
11. 津村	7.5	2.5	5	颗粒/Ⅳ	3	3	3	3	3	—

※浸膏量不含阿胶或明胶。

【经方换算量】 猪苓、茯苓、泽泻、阿胶(碎)、滑石(碎)各 9 g。

【汉方适应证】(明细表/剂型)

Ⅰ少尿、排尿困难、尿痛、尿不尽。

Ⅱ喉干、尿痛、排尿困难、小便赤红或尿血、腰及下肢肿者肾炎、膀胱炎、尿道炎、肾结石或膀胱结石致排尿困难。

Ⅲ膀胱炎、尤以急性膀胱炎、肾炎、肾结石或尿道炎者口渴、尿频、尿痛等。

Ⅳ少尿、排尿困难、口渴者尿道炎、肾炎、肾结石、淋病、尿痛、尿血、下肢肿、尿频、腹泻。

【汉方规格及用法用量】 2.5 g 袋装颗粒剂;空腹(饭间),2.5 g(成人)/次,2 ~3 次/日。

【汉方添加剂】(明细表/以津村等为例)

10. 乳糖、玉米淀粉、结晶纤维素、预胶化淀粉、轻质无水硅酸。

11. 日本药典硬脂酸镁、乳糖。

【汉方不良反应】 发疹、发红、发痒、胃不适。

【解说】 猪苓汤利水清热养阴方,证属阴虚水热互结,见小便不利、发热、渴欲饮水、心烦、下利、舌红苔白或微黄,脉细数。治则育阴清热利水。宜阴虚有热,水气不利,水热互结致症[1-3]。用于泌尿、消化、循环系统。如肾病综合征、湿热内蕴型肾病综合征、小儿肾病综合征、慢性肾小球肾炎、原发性系膜增生性肾小球肾炎、慢性肾小球肾炎阴虚湿热型、糖尿病肾病Ⅳ期、心衰终末期顽固性水肿、心律失常、乙型肝炎肝硬化腹水、泌尿系结石、输尿管结石(诱发肾及输尿管绞痛)、前列腺增生、气阴两虚兼湿热 2 型糖尿病合并泌尿系感染、老年性尿路感染、急性尿道综合征、肾癌水热互结型尿血、尿血、浅表型膀胱肿瘤术后、阴虚水热互结型癌性腹泻、糖尿病性腹泻、内耳性眩晕、脚气。

汉方猪苓汤用方以小便不利、小便淋涩疼痛、排尿困难、尿频、心烦口渴,伴无汗、胸闷、烦躁、失眠、浮肿为目标,常用于治疗与体质无关的膀胱炎、少尿、尿痛、尿血等泌尿系疾病,以及单纯性尿路结石、急性单纯性膀胱炎、慢性膀胱炎、淋病、尿道炎、尿不尽等。(日)桑木崇秀著《汉方诊疗便携》:“五苓散宜全身水液代谢异常,猪苓汤宜局部炎症性小便不利。”

【附注】 猪苓汤多以辅助或合方治症。《伤寒论》猪苓汤治咳嗽、呕吐、心烦不得眠等病症的现代临床研究较少。新型冠状病毒性肺炎中期,病在阳明、少阴合病,症见发热、口渴欲饮、小便不利,或兼有咳嗽、呕恶,属猪苓汤证可用。

阳明病,汗多而渴者,勿用。

【参考文献】

[1]许生,等. 基于“水郁折之”探析《伤寒论》水郁治法[J]. 中医学报,2020,35(7):1408-1411

[2]王泽颖,等. 猪苓汤证治研究进展[J]. 中国中医药现代远程教育,2017,15(3):143-145

[3]杜光明,等. 从水血相关探讨猪苓汤证病机[J]. 国医论坛 2014,29(6):8-9

105 猪苓汤合四物汤

汉方组成明细见表 105-1。

表 105-1 汉方组成明细

序号及厂家名	制剂量 (g·日$^{-1}$)	浸膏量 (g·日$^{-1}$)	添加剂/g	剂型/适应证	生药组成/g								
					当归	芍药	川芎	地黄	猪苓	茯苓	滑石	泽泻	阿胶
津村	7.5	5	2	颗粒	3	3	3	3	3	3	3	3	3

【方解】 汉方猪苓汤合四物汤出自《伤寒论》猪苓汤和《太平惠民和剂局方》四物汤,《伤寒论》辨阳明病脉证并治第 223 条:"若脉浮、发热、渴欲饮水、小便不利者,猪苓汤主之。"病因里热阴伤,气化失常。猪苓(去皮)、茯苓、泽泻、阿胶、滑石(碎)各一两。以水四升,先煮四味取二升,去滓,纳阿胶烊消,温服七合,每日三次。猪苓甘淡渗湿、通利水道,茯苓健脾利水,泽泻泻膀胱热、利水,滑石甘寒滑利、去水热之邪,阿胶滋阴润燥。《太平惠民和剂局方》四物汤:"治冲任虚损,月水不调,脐腹绞痛,崩中漏下,血瘕块硬,发歇疼痛;妊娠宿冷,将理失宜,胎动不安,血下不止;及产后乘虚,风寒内搏,恶露不下,结生瘕聚,少腹坚痛,时作寒热。"病因营血虚滞,脏腑经络失养。白芍药、川当归、熟地黄、川芎各等分。每服三钱,水一盏半,煎至七分,空心热服。熟地滋阴养血,当归、白芍补血养肝、和血调经,川芎活血行滞。合方补血活血、利水清热养阴。

【功能主治】 活血补血、利水渗湿。阴亏津伤、口渴欲饮、面色无华、心悸失眠。

【临床应用】 猪苓汤合四物汤,合抗生素氧氟沙星,服药 5~7 日治急性单纯性膀胱炎患者 79 例(千村哲朗)。

猪苓、茯苓、泽泻、阿胶、当归、滑石(先煎)各 10 g,熟地 12 g、白芍 12 g、川芎 8 g,加水 300 ml,煎至 150 ml,口服或鼻饲,一日一剂,连服十四天,联合西医常规法治高血压脑出血后脑水肿 20 例(桂重)。

【经方换算量】 当归 12 g、川芎 9 g、白芍药 12 g、熟地黄 15 g、猪苓 9 g、茯苓 9 g、泽泻 9 g、阿胶 9 g、滑石 9 g。

【汉方适应证】 皮肤枯燥、面色无华、胃肠正常者排尿困难、尿痛、残尿感、尿频。

【汉方规格及用法用量】 2.5 g 袋装颗粒剂;空腹(饭间),2.5 g(成人)/次,2~3 次/日。

【汉方添加剂】 日本药典硬脂酸镁、乳糖。

【汉方不良反应】 食欲不振、胃部不适、恶心、呕吐、腹泻。

【解说】 猪苓汤、四物汤合方,证属阴虚水热互结兼血虚、瘀血内阻,见发热口渴欲饮、心烦不寐、头晕目眩、面色无华、小便不利、干燥、月经不调,舌红、无苔。治则利水清热,养阴补血,活血化瘀。宜水热互结伤阴、营血虚滞、行血不畅致证[1-2]。用于慢性肾小球肾炎、乳糜尿、肾积水、肾结石、慢性膀胱炎、流行性出血热、肝硬化腹水、风湿、类风湿性关节炎、经期浮肿。

汉方猪苓汤合四物汤为日本经验方，为《伤寒论》、《金匮要略》膀胱炎首选方猪苓汤与《太平惠民和剂局方》补血行血四物汤的合方。用方以体力中等者面无色泽、皮肤粗糙、小便不利、小便淋涩疼痛、小便难、四肢冷为目标，用于急（慢）性膀胱炎、尿频、尿急、尿痛、尿不尽或血尿。

【参考文献】

[1]桂重. 活血利水法治疗高血压脑出血后脑水肿的临床疗效研究[J]. 广州中医药大学，2018，硕士论文

[2]徐美渠. ISO/TC249 项目中药方剂与日方汉方方剂的比较研究[J]. 广州中医药大学，2015，硕士论文

106 通导散

汉方组成明细见表 106-1。

【方解】 汉方通导散出自（明）龚廷贤著《万病回春》卷八折伤门："跌扑伤损极重，大小便不通，乃瘀血不散，肚腹膨胀，上攻心腹，闷乱至死者，先服此药，打下死血、瘀血，然后方可服补损药。"病因瘀血凝滞。大黄、芒硝、枳壳各二钱，厚朴、当归、陈皮、木通、红花、苏木各一钱，甘草。上剉一剂。水煎，热服。以利为度。大黄清热泻火，凉血解毒，芒硝泻热导滞、清火消肿，当归补血活血、调经止痛、润燥滑肠，红花活血通经、散瘀止痛，枳壳理气宽中、行滞消胀，厚朴燥湿、行气、消积，陈皮理气健脾、燥湿化痰，木通利尿通淋、清心除烦，苏木活血祛瘀、消肿止痛，甘草清热解毒、缓急止痛、调和诸药。

表 106-1 汉方组成明细

序号及厂家名	制剂量（g·日$^{-1}$）	浸膏量（g·日$^{-1}$）	添加剂/g	剂型/适应证	生药组成/g										
					当归	大黄	无水芒硝	干燥硫酸钠	枳实	厚朴	陈皮	木通	红花	苏木	甘草
1. 小太郎汉方制药	12	6.5	5.5	细粒	3	3	1.8	—	3	2	2	2	2	2	2
2. 太虎精堂制药	7.5	5	2.5	颗粒	3	3	—	2	3	2	2	2	2	2	2
3. 津村	7.5	4.5	3	颗粒	3	3	1.8	—	3	2	2	2	2	2	2

【功能主治】 活血逐瘀，清热排毒。

【临床应用】 大黄 10 g、枳壳 10 g、厚朴 5 g、当归 5 g、陈皮 5 g、木通 5 g、红花 5 g、苏木 5 g、甘草 3 g，去芒硝，浸泡十分钟，熬煮，日服二次，三十天一疗程，治血瘀型银屑病 30 例（钱方）。

枳壳 12 g、生大黄 9 g、芒硝 9 g、陈皮 10 g、厚朴 10 g、当归 15 g、木通 9 g、红花 10 g、苏木 15 g、甘草 10 g，一日一剂，日服三次，三十日为一疗程，治银屑病 45 例（李明）。

【经方换算量】 大黄 15 g，当归 15 g，芒硝 25 g，枳壳、厚朴、陈皮、木通、红花、苏木、

甘草各 10 g(芒硝后入煎)。

【汉方适应证】 有体力、小腹压痛、易便秘者月经不调、痛经、更年期障碍、腰痛、便秘、跌打、高血压伴头痛、眩晕、肩凝。

【汉方规格及用法用量】 2.5 g 袋装颗粒剂;空腹(饭间),2.5 g(成人)/次,2 ~3 次/日。

【汉方添加剂】(明细表/序号)

1. 硬脂酸镁、玉米淀粉、乳糖、普鲁兰多糖、硅酸铝镁。
2. 日本药典乳糖、硬脂酸镁。
3. 日本药典硬脂酸镁、乳糖。

【汉方不良反应】 体乏、食欲不振、胃部不适、恶心、腹痛、腹泻等。偶发少尿、脸及四肢肿、眼睑下垂、手僵(假性醛固酮增多症);体乏、手脚无力或痉挛或麻木(肌肉疾病)。

【解说】 通导散活血逐瘀方,属瘀血实证[1],见外伤性内瘀血,治则活血逐瘀。宜跌打损伤、瘀血滞内致症。用于胸胀痛、心悸、恶心、头痛、银屑病、大小便不利。

汉方通导散用方以体质强者心窝苦闷压痛、腹部膨满、更年期障碍、失眠、烦躁、跌打、瘀血不散、大小便不通为目标,宜实证女性,及精神神经症表象强于桃核承气汤者。用于头痛、眩晕、上火、烦躁、失眠、耳鸣、肩凝、心悸、腰痛、便秘、月经不调、痛经者神经精神症、不孕症、脑中风、动脉硬化、肝胆疾患、痔疮。通导散为日本后世方唯一驱瘀血方,森道伯将此方用于瘀血证体质。

【附注】 此方甘草用量无记载。

【参考文献】

[1]李华安. 日本医家对通导散的研究与应用[J]. 上海中医药杂志,1999,(05):46

107 桃核承气汤

【异名】 桃仁承气汤(医方类聚卷五十四引伤寒括要)。

【商品名】 桃核承气胶囊。汉方组成明细见表 107-1。

【方解】 汉方桃核承气汤出自(汉)张仲景著《伤寒论》辨太阳病脉证并治第 106 条:“太阳病不解,热结膀胱,其人如狂,血自下,下者愈。其外不解者,尚未可攻,当先解其外;外解已,但少腹急结者,乃可攻之,宜桃核承气汤”。病因瘀热互结。桃仁五十个(去皮尖)、大黄四两、桂枝二两(去皮)、炙甘草二两、芒硝二两,以水七升,煮取二升半,去滓,内芒硝,更上火,微沸。下火,先食,温服五合,日三服,当微利。桃核活血祛瘀,大黄泻热逐瘀,芒硝清热润燥、软坚散结,桂枝通阳行气、活血结散,炙甘草补中缓急。

【功能主治】 破血逐瘀泄热。清热泻下,活血逐瘀,下焦蓄血、少腹急结、大便色黑、小便自利、烦躁谵语、血瘀痛经闭经。

表 107-1 汉方组成明细

序号及厂家名	制剂量（g·日$^{-1}$）	浸膏量（g·日$^{-1}$）	添加剂/g	剂型/适应证	生药组成/g						
					桃仁	桂皮	大黄	芒硝	无水芒硝	硫酸钠+水盐	甘草
1. 大杉制药	4.5	2.4	2.1	颗粒/Ⅰ	5	4	3	0.9	0.9	—	1.5
2. 客乐谐制药	6	2.5	3.5	微粒/Ⅱ	5	4	3	—	1	—	1.5
3. 客乐谐药品	5.94	2.2	3.74	片剂/Ⅱ	5	4	3	—	1	—	1.5
4. JPS 制药	7.5	2.4	5.1	颗粒/Ⅱ	5	4	3	—	—	2	1.5
5. 康和汉通	6	2.3	3.7	微粒/Ⅱ	5	4	3	—	0.9	—	1.5
6. 津村	7.5	3	4.5	颗粒/Ⅱ	5	4	3	—	0.9	—	1.5
7. 帝国制药	7.5	2.38	5.12	颗粒/Ⅱ	5	4	3	2	—	—	1.5
8. 本草制药	7.5	2.3	5.2	颗粒/Ⅱ	5	4	3	2	—	—	1.5
9. 小太郎汉方制药	6	3	3	微粒/Ⅲ	5	4	3	—	0.9	—	1.5
10. 内田和汉药				丸剂/Ⅱ	5	4	2	—	—	3	1.5

【临床应用】 桃仁 15 g、大黄 8 g、桂枝 6 g、甘草 15 g、芒硝（烊化）6 g，一日一剂，早晚服 300 ml，七天一疗程，治输尿管结石（腑实证型）急性期 100 例（陈海启）。桃仁 10 g、大黄 15 g（后下）、芒硝 6 g（冲服）、桂枝 6 g、炙甘草 6 g，水煎取汁 500 ml 早晚服七天，身体虚弱者加太子参，湿重者加茯苓 10 g、薏苡仁 10 g、（炒）白术 10 g，瘀血明显者加赤芍 10 g、红花 10 g、地龙 10 g，预防全髋关节置换术后深静脉血栓 30 例（黄志荣）。桃核 40 g、生大黄 40 g、芒硝 20 g、桂枝 20 g、生甘草 6 g，共为细末（1 次量），蜂蜜适量，调匀药末，敷于肿痛处，纱布轻度缠敷固定，二日换药一次，十日一疗程，治膝关节创伤性滑膜炎瘀热湿阻证 65 例（娄高峰）。

【经方换算量】 桃核（去皮尖）12 g、大黄 12 g、桂枝 6 g、甘草炙 6 g、芒硝 6 g。

【汉方适应证】（明细表/剂型）

Ⅰ体力充实、易上火、便秘者月经不调（困难），经期、产后精神不安，腰痛，便秘，伴高血压（头痛、肩凝、眩晕）。

Ⅱ体力充实、易上火、便秘者月经不调（困难），经期、产后精神不安，腰痛，便秘，伴高血压（头痛、眩晕、肩凝），头痛、上火、左下腹有压痛且宿便，腰、下肢冷，少尿，习惯性便秘、高血压、动脉硬化、腰痛、痔疮，月经不调、更年期障碍、粉刺、老年斑、湿疹、白带、坐骨神经痛。

Ⅲ高血压、动脉硬化、腰痛、痔疮、月经不调、更年期、粉刺、老年斑、湿疹、白带、坐骨神经痛。

【汉方规格及用法用量】 每瓶 500 g，5960 丸（内田），空腹，60 丸/次，3 次/日（内田）；2.5 g 袋装颗粒剂（津村），空腹（饭间），2.5 g（成人）/次，2～3 次/日（津村）。

【汉方添加剂】（明细表/以津村为例）

6. 日本药典轻质无水硅酸、硬脂磷酸镁、乳糖。

【汉方不良反应】 发疹、发红、发痒,食欲不振、胃部不适、腹痛下泄;偶发少尿、脸及四肢肿、眼睑下垂、手僵(假醛固酮增多症);体乏、手脚无力或痉挛或麻木(肌肉疾病)。

【解说】 桃核承气汤活血化瘀方,证属血热互结下焦,见面色暗红、舌红苔黄、痤疮、大便秘结、少腹急结、腹胀痛、小便不利、口干渴、烦躁、发狂、神志不清、发热、腰痛、纳差、不寐。治则泻热逐瘀、调形治神[1-2]。宜热瘀结于里(膀胱),热重于瘀等致症。用于下肢静脉血栓、产后下肢深静脉血栓、下肢动脉硬化闭塞症、血栓性浅静脉炎、足踝部骨折后组织水肿、老年骨折术后肢体水肿并发腹胀便秘、胸腰椎骨折腹胀、胸腰椎压缩性骨折、胸腰椎骨折早期腹胀便秘、便秘、急性脑出血、出血性脑血管病、中风痰热腑实证、脑梗死急性期、高半胱氨酸血症、轻微型肝性脑病(瘀热互结证)、腑证缺血性中风侧支循环障碍、血热夹瘀型血管神经性头痛、急性肺损伤、慢性肾功能衰竭、脓毒症、重度脓毒症胃肠损伤、胃脘痛、肝性脑病并上消化道出血、肝性血卟啉病、危重症并发腹内高压、急性胰腺炎并发腹腔高压、重症胰腺炎、粘连性肠梗阻、Ⅲ型前列腺炎、前列腺肥大(癃闭症状)、急性睾丸附睾炎、(下焦瘀热重症)肾性尿血、小便异常(癃闭、血淋、尿血、石淋)、血瘀型子宫内膜异位症、急性牙龈炎、寻常型银屑病、早期糖尿病、冠心病高半胱氨酸血症。

汉方桃核承气汤用方以少腹急结、上逆甚、头痛、眩晕、心动悸等为目标,用于妇产科疾病、精神神经性疾病、泌尿、肠疾、痔疮、皮肤病及各类出血症。如痛经、月经过多、月经不调、更年期障碍、腰痛、冷症、老年斑、粉刺、痔疮、特应性皮炎、高血压伴随症、脑血栓后遗症、前列腺肥大。治便秘 5 ~6 日见效,1 月无效者停用。忌久服。

【附注】 汉代桂枝、肉桂、桂心异名同物,《伤寒论》中所用桂枝也称肉桂,药用部位为肉桂的干皮或嫩枝皮;宋代以后医籍中桂枝与肉桂,分别以肉桂树不同部位入药,桂枝为现通用桂枝,药用部位为肉桂树的细小嫩枝;肉桂用药部位逐渐下移,以干皮入药。

【参考文献】

[1]李冉,等.基于近现代医案探讨桃核承气汤证治规律[J].现代中医临床,2021,28(3):52-57

[2]周冉冉,等.桃核承气汤的临床应用研究进展[J].现代中医临床,2020,27(1):71-76

108 当归饮子

汉方组成明细见表 108-1。

表 108-1 汉方组成明细

序号及厂家名	制剂量(g·日⁻¹)	浸膏量(g·日⁻¹)	添加剂/g	剂型/适应证	生药组成/g									
					当归	芍药	川芎	蒺藜	防风	地黄	荆芥	黄芪	何首乌	甘草
津村	7.5	5	2.5	颗粒	5	3	3	3	3	4	1.5	1.5	2	1

【方解】 汉方当归饮子出自(南宋)严用和著《严氏济生方》疥疮论治:"当归饮子治心血凝滞,内蕴风热,发见皮肤遍身疥疮,或肿,或痒,或脓水浸淫,或发赤疹痦瘰。"病因血虚风燥(血虚生风)。当归(去芦)、白芍药、川芎、生地黄(洗)、白蒺藜(炒、去尖)、防风、荆芥穗各一两,何首乌、黄芪(去芦)、甘草炙各半两。上药㕮咀。每服四钱,以水一盏半,加生姜五片,煎至八分,去滓温服,不拘时候。当归补血活血,白芍补血敛阴止痛,生地黄凉血养血、养阴生津,川芎行气活血,黄芪补气、敛疮生肌,防风、荆芥祛邪解表、消疮透疹,何首乌补精血、滋阴津、解皮肤疮、疹、疥、癣毒,白蒺藜散风行气止痒,甘草调和诸药。

【功能主治】 养血活血、祛风止痒。心血凝滞、内蕴风热、皮肤遍身疮疥,或肿或痒,或脓水浸淫。

【临床应用】 当归 15 ~ 20 g、生地黄 10 ~ 12 g、川芎 10 ~ 12 g、白芍 10 ~ 12 g、防风 15 g、白蒺藜 10 ~ 12 g、黄芪 15 ~ 20 g、何首乌 10 g、荆芥穗 15 g、甘草 6 ~ 10 g,水煎服,一日一剂,一日两次,一次 300 ml,四周一疗程,治血虚证斑块型银屑病 48 例(李洋洋)。

黄芪 20 g、地黄 15 g、当归 10 g、芍药 12 g、川芎 6 g、制首乌 10 g、白蒺藜 20 g、甘草 5 g,瘙痒甚加白僵蚕 10 g、蝉衣 10 g,大便干结加火麻仁 10 g,睡眠差加夜交藤 30 g、酸枣仁 20 g,一日一剂,水煎分二次温服,七天一疗程,连服二疗程,治血虚风燥型皮肤瘙痒症 36 例(侯定辉)。

当归、白芍、生地黄、防风、白蒺藜、荆芥、何首乌各 10 g,川芎 6 g,黄芪 15 g,甘草 6 g,水煎服,2 煎 2 饮,连服二十八天,治慢性特发性荨麻疹 124 例(丁久云)。

【经方换算量】 当归、白芍药、川芎、生地黄、白蒺藜、防风、荆芥穗各 30 g,何首乌、黄芪、甘草(炙)各 15 g。

【汉方适应证】 寒症者慢性湿疹(少分泌物),痒症。

【汉方规格及用法用量】 2.5 g 袋装颗粒剂;空腹(饭间),2.5 g(成人)/次,2 ~ 3 次/日。

【汉方添加剂】 日本药典硬脂酸镁、乳糖。

【汉方不良反应】 发疹、发红、发痒、荨麻疹、食欲不振、胃不舒服、恶心、呕吐、腹泻。偶发少尿、脸及手脚肿、眼睑下垂、手僵(假醛固酮增多症),体乏、手脚无力或痉挛或麻木(肌肉疾病)。

【解说】 当归饮子皮肤病方,证属血虚风燥,见手足或全身痒、痛、肿、皮肉隐鳞、抓之凸起、脓水浸淫及各类型疥疮、赤疹(荨麻疹),治则养血润燥、祛风解表。宜气血亏虚、虚风内动、血虚风胜致皮肤顽疾[1-4]。用于血虚风燥型皮肤瘙痒症、老年性皮肤瘙痒症、尿毒症皮肤瘙痒、血液透析者皮肤瘙痒、血虚风燥型特应性皮炎(火针)、血虚风燥症神经性皮炎、血虚风燥型过敏性皮炎、血虚风燥型湿疹、慢性湿疹(针刺)、异位性湿疹(血燥型)、慢性阴囊湿疹、血虚风燥型慢性肛周湿疹、慢性荨麻疹(隐疹)、血虚风燥型慢性荨麻疹、气血亏虚型慢性荨麻疹、老年性荨麻疹、银屑病(牛皮癣)、皲裂、过敏性鼻炎、过敏性紫癜肾炎。

汉方当归饮子用方以血虚、血燥、风热致皮肤瘙痒、疮疥、慢性湿疹、皮肤枯燥、鳞屑、小皲裂、游走瘙痒、少量出血、结痂、少渗液、少发红为目标,用于体虚者(老年者)干性湿疹、老年性皮肤瘙痒、异位性皮炎痒症、萎缩性皮肤病变。

【附注】 当归饮子由养血、凉血、调血的四物汤（当归、生地、白芍、川芎）加何首乌，黄芪，防风、荆芥穗、白蒺藜、生甘草组成。

【参考文献】

[1]黄永昌，等. 当归饮考[J]. 陕西中医学院学报，1986，9(2)：38

[2]薛盼盼，等. 当归饮子加减治疗皮肤瘙痒症的 Meta 分析[J]. 云南中医中药杂志，2020，41(7)：17-21

[3]任雪雯，等. "从血论治"角度探讨当归类方在皮肤病中的应用[J]. 环球中医药，2020，13(5)：899-901

[4]张历元，等. 当归饮子的皮肤科应用[J]. 2017，34(2)：157-162

109 当归建中汤

【原名】 内补当归建中汤（备急千金要方卷三）。

【异名】 当归建中汤（千金翼方卷六）、内补当归汤（鸡峰卷十六）、内补建中汤（产科发蒙卷三）。汉方组成明细见表 109-1。

【方解】 汉方当归建中汤出自（唐）孙思邈著《千金要方》内补当归建中汤，《千金翼方》："治产后虚羸不足，腹中疾痛不止，吸吸少气，或若小腹拘急挛痛引腰背，不能饮食，产后一月，日得服四、五剂为善，令人强壮内补方。"病因气血虚损、产后劳伤、虚羸不足。当归四两、桂心三两、甘草二两（炙）、芍药六两、生姜三两、大枣十二枚（擘）。上六味，㕮咀，以水一斗，煮取三升，分为三服，一日令尽。若大虚，加饴糖六两（30 克）作汤成，内之于火上暖，令饴糖消。若去血过多崩伤内衄不止，加地黄六两，阿胶二两，合八味，汤成内阿胶。若无当归，以芎䓖代之。若无生姜，以干姜代之。当归、芍药补血活血、柔肝滋阴，桂枝温通经脉、助阳化气，生姜、大枣补中益气、调和脾胃、固护气血，芍药和甘草缓急止痛、酸甘化阴、滋阴补血、调和诸药。

【功能主治】 滋阴和阳，温中补虚、柔肝缓急。血虚腹痛、气血不足。

表 109-1 汉方组成明细

序号及厂家名	制剂量（g·日$^{-1}$）	浸膏量（g·日$^{-1}$）	添加剂/g	剂型/适应证	生药组成/g					
					当归	桂皮	姜	大枣	芍药	甘草
津村	7.5	3.75	3.75	颗粒	4	4	1	4	5	2

【临床应用】 当归 12 g、桂心 9 g、芍药 18 g、生姜 9 g、大枣 6 g、炙甘草 6 g、酒制大黄 5 g，术前一天煎服（不含大黄）100 ml，术前六小时服 100 ml，术后十二小时+酒制大黄，服 100 ml，康复治疗剖宫产术后 50 例（董宇）。

【经方换算量】 当归 12 g、桂心 9 g、甘草 6 g、芍药 18 g、生姜 9 g、大枣 4 枚。

【汉方适应证】 易疲劳、血色不佳伴痛经、小腹痛、痔疮或脱肛致疼痛。

【汉方规格及用法用量】 2.5 g 袋装颗粒剂;空腹(饭间),2.5 g(成人)/次,2~3 次/日。

【汉方添加剂】 日本药典硬脂酸镁、糖粉。

【汉方不良反应】 发疹、发红、发痒、荨麻疹、食欲不振、胃不舒服、恶心、呕吐、腹泻。偶发少尿、脸及手脚肿、眼睑下垂(固酮增多症),体乏、手脚无力或痉挛或麻木(肌肉疾病)。

【解说】 当归建中汤温补气血方(产后身痛方),证属血虚,见产后虚羸不足、腹重疠痛、吸吸少气,或小腹拘急、痛引腰背、不能饮食。治则温补气血[1]。宜产后津血不足、寒瘀内阻、虚寒瘀混杂致症[2]。用于产后身痛、痛经、经后腹痛、血虚证腹中急痛、剖腹产术后、心腹疼痛、胃痛甚伴便秘、消化道出血、失眠等。

汉方当归建中汤用方以体弱(术后体弱)、易疲劳、颜色无华、四肢凉、小腹及腰部疼痛、腹部软、两侧腹直肌挛急为目标,见鼻出血、腰痛、经痛、小腹痛、下痢、便秘、痔(脱肛)痛、四肢冷。用于生殖器出血、痔出血、寒症痛经。

【附注】 当归建中汤首载(唐)孙思邈著《千金要方》,名"内补当归建中汤",在其晚年著《千金翼方》中易名为"当归建中汤",由小建中汤加四两当归构成,方中桂心即现桂枝。本方不限于妇人产后用,男人也可用。

【参考文献】

[1]段玺,等.基于网络药理学和分子对接探讨当归建中汤治疗痛经的作用机制[J].江苏大学学报(医学版),2021,31(2):166-172,177

[2]李柳潼,等.经典名方当归建中汤的古代文献分析研究[J].河北中医药学报,2020,35(3):34-39

110 当归四逆加吴茱萸生姜汤

【异名】 四逆汤(千金卷二十)、吴茱萸散(圣惠卷四十七)、四逆茱萸汤、吴茱萸汤(圣济总录卷三十八)、四逆加吴茱萸生姜汤(注解伤寒论卷十)、四逆萸姜汤(杏苑卷七)。汉方组成明细见表 110-1。

表 110-1 汉方组成明细

序号及厂家名	制剂量(g·日⁻¹)	浸膏量(g·日⁻¹)	添加剂/g	剂型/适应证	生药组成/g								
					当归	桂皮	芍药	木通	细辛	甘草	大枣	吴茱萸	生姜
1. 大杉制药	9	4.6	4.4	颗粒/Ⅰ	3	3	3	3	2	2	5	2	1
2. 大峰堂药品工业	7.5	4.2	3.3	细粒/Ⅰ	3	3	3	3	2	2	5	2	1
3. 客乐谐药品	7.5	4.2	3.3	细粒/Ⅰ	3	3	3	3	2	2	5	2	1
4. 津村	7.5	4	3.5	颗粒/Ⅰ	3	3	3	3	2	2	5	2	1
5. 小太郎汉方制药	9	6	3	细粒/Ⅱ	3	3	3	3	2	2	5	2	1

【方解】 汉方当归四逆加吴茱萸生姜汤出自(汉)张仲景著《伤寒论》辨厥阴病脉证并治第351条:"手足厥寒,脉细欲绝者,当归四逆汤主之。"《伤寒论》辨厥阴病脉证并治第352条:"若其人内有久寒者,宜当归四逆加吴茱萸生姜汤。"病因阳虚血弱、寒凝血滞、经脉不通。当归三两、芍药三两、甘草(炙)二两、通草二两、桂枝(去皮)三两、细辛三两、生姜(切)半斤、吴茱萸二升、大枣(擘)二十五枚。以水六升,清酒六升和,煮取五升,去滓,温分五服。当归养血活血,白芍滋养阴血,桂枝温通经脉,细辛温散寒凝,吴茱萸散寒止痛、降逆止呕,通草通行血脉,大枣滋脾养血。

【功能主治】 散寒涤饮、降逆温中、养血通脉。手足厥寒、脉细欲绝、内有久寒者。

【临床应用】 当归10 g、肉桂10 g、白芍10 g、炙甘草6 g、吴茱萸6 g、细辛6 g、生姜2片、大枣4枚、橘核10 g、荔枝核10 g、小茴香10 g、通草6 g,七剂,一天一剂,水煎早晚服,治子痛(黄文政)。

当归24 g,桂枝、通草、白芍、生姜、大枣各15 g,细辛、吴茱萸各6 g,水煎服,一天一剂,治偏头痛40例(何莉娜)。

当归9 g、桂枝9 g、白芍9 g、大枣6枚、炙甘草6 g、生姜15 g、细辛9 g、通草6 g、吴茱萸9 g,水煎服七剂,治偏头痛(胡希恕)。

【经方换算量】 当归12 g、芍药9 g、通草3 g、桂枝9 g、细辛4.5 g、生姜15 g、吴茱萸5 g、大枣8枚、炙甘草6 g。

【汉方适应证】(明细表/剂型)

Ⅰ四肢冷,下肢受冷致下肢或小腹痛者冻疮、头痛、小腹痛、腰痛。

Ⅱ贫血、冷症致头痛、胃部压迫感、腰痛、小腹痛及易冻伤者冻伤、慢性头痛、坐骨神经痛、女性小腹痛。

【汉方规格及用法用量】 2.5 g袋装颗粒剂;空腹(饭间),2.5 g(成人)/次,2~3次/日。

【汉方添加剂】(明细表/以津村为例)

4. 日本药典硬脂酸镁、乳糖。

【汉方不良反应】 发疹、发红、发痒、体乏、食欲不振、胃部不适、恶心、腹泻等。偶发少尿、脸及四肢肿、眼睑下垂、手僵(假性醛固酮增多症);体乏、手脚无力或痉挛或麻木(肌肉疾病)。

【解说】 当归四逆加吴茱萸生姜汤血虚寒凝兼沉寒痼冷方,证属厥阴血虚寒凝,见素体血虚、内有久寒,又复外受寒邪、手足厥逆、舌淡苔白、脉细,或兼见头顶痛、干呕、吐涎者。治则散寒通脉、温经暖脏。宜太阳太阴合病、血虚久寒(或当归四逆汤证内有久寒)致症[1-3]。用于慢性疼痛、头痛、偏头痛、神经痛、胸痹、腰痛、寒疝腹痛,盆腔炎、痛经、子宫腺肌病痛经、卵巢肿瘤、宫寒不孕、月经后期、子宫下垂,睾丸炎、隐睾症、阳痿、勃起功能障碍,颈椎病、腰椎间盘突出、退行性骨关节病、类风湿性关节炎、骨质增生、慢性结肠炎、寒冷性多形性红斑、帕金森、僵直少动型帕金森病、冷痛症、更年期障碍、胃寒呕吐、胶原性末梢循环障碍、雷诺氏病(肢端动脉痉挛病)等。

汉方当归四逆加吴茱萸生姜汤用方以体虚,冷症伴恶心,四肢冷,受寒小腹痛、头痛、腰痛为目标,用于冷症腹泻、头痛、尿频、恶心、夏季贪凉症、下肢冷痛症、更年期冷症、月经异常、慢性疼痛、椎间盘突出、椎管狭窄、椎体压迫性骨折、植物神经紊乱、带状疱疹后神经痛。多用于妇科症及小腹外科术后既往病史。

【参考文献】

[1]祝昆艳,等.黄文政教授运用当归四逆加吴茱萸生姜汤临床经验举隅[J].内蒙古中医药,2016(1):43-44

[2]王家长.当归四逆加吴茱萸生姜汤的临床运用[J].中西医结合心血管病电子杂志,2020,8(8):178,181

[3]李佳,等.《伤寒论》厥之论述[J].河南中医,2019,39(11):1621-1624

111 当归芍药散

【异名】 当归芍药汤(济生卷九)、当归茯苓散(普济方卷三三九)。

试验中的当归芍药散治新型冠状病毒性肺炎(COVID-19),未试验的当归芍药散治非酒精性脂肪肝、糖尿病周围神经病变。汉方组成明细见表111-1。

表111-1 汉方组成明细

序号及厂家名	制剂量(g·日$^{-1}$)	浸膏量(g·日$^{-1}$)	添加剂/g	剂型/适应证	生药组成/g						
					当归	川芎	芍药	茯苓	白术	苍术	泽泻
1.大杉制药	7.5	4.2	3.3	颗粒/Ⅰ	3	3	4	4	4	—	4
2.高砂药业	5.94(18片)	4.2	1.74	薄膜包衣片/Ⅰ	3	3	4	4	4	—	4
3.大杉制药	5.94(18片)	4.2	1.74	薄膜包衣片/Ⅰ	3	3	4	4	4	—	4
4.客乐谐制药	6	5	1	细粒/Ⅰ	3	3	6	4	4	—	4
5.客乐谐药品	6	5	1	细粒/Ⅰ	3	3	6	4	4	—	4
6.JPS制药	7.5	4.6	2.9	颗粒/Ⅰ	3	3	4	4	—	4	4
7.康和药通	6	3.65	2.35	细粒/Ⅰ	3	3	6	4	4	—	5
8.大杉制药	6	3.65	2.35	细粒/Ⅰ	3	3	6	4	4	—	5
9.太虎精堂制药	7.5	5.15	2.35	颗粒/Ⅰ	3	3	6	4	4	—	4
10.太虎精堂制药	7.5	5.15	2.35	散剂/Ⅰ	3	3	6	4	4	—	4
11.帝国汉方制药	7.5	3.2	4.3	颗粒/Ⅰ	3	3	4	4	4	—	4
12.大木制药	7.5	3.2	4.3	颗粒/Ⅰ	3	3	4	4	4	—	4
13.帝国制药	7.5	3.2	4.3	颗粒/Ⅰ	3	3	4	4	4	—	4
14.东洋药行	7.5	4.2	3.3	细粒/Ⅰ	3	3	4	4	4	—	4
15.本草制药	7.5	4.5	2	颗粒/Ⅰ	3	3	4	4	4	—	4
16.松浦药业	7.5	8.4※		颗粒/Ⅰ	3	3	4	4	—	4	4
17.小太郎汉方制药	9	5.5	3.5	细粒/Ⅱ	3	3	4	4	4	—	4
18.三和生药	7.5	4.8	2.7	细粒/Ⅲ	3	3	4	4	4	—	4
19.津村	7.5	4	3.5	颗粒/Ⅳ	3	3	4	4	—	4	4

※等于4.2 g干燥浸膏。

【方解】 汉方当归芍药散出自(汉)张仲景著《金匮要略》妇人妊娠病脉证并治二十:“妇人怀妊,腹中㽲痛,当归芍药散主之。”《金匮要略》妇人杂病脉证并治二十二:“妇人腹中诸疾痛,当归芍药散主之。”病因肝失疏泄、脾失健运、肝脾不调、湿阻血瘀。当归半斤、芍药一斤、茯苓四两、白术四两、泽泻半斤、芎䓖半斤,上六味,杵为散,取方寸匕,酒和,日三服。芍药养血调经、柔肝止痛,川芎、当归养血行血、活血祛瘀,白术固中补气,茯苓健脾祛湿,泽泻渗湿利便。

【功能主治】 养血调肝,健脾利湿。妇人妊娠或经期,肝脾两虚,腹中拘急,绵绵作痛,头晕心悸,或下肢浮肿,小便不利,舌质淡、苔白腻者。

【临床应用】 芍药18 g,茯苓、泽泻各12 g,白术、当归、川芎各9 g,白带多者加砂仁、黄柏、牛膝、薏苡仁,气虚者加五味子、党参、黄芪,血瘀明显者加赤芍、红桃、桃仁,剧烈疼痛者加香附、延胡索,寒证明显者加干姜、肉桂、吴茱萸,瘀而化热者加红藤、牡丹皮、败酱草,水煎,一日一剂,早晚服,连服一月,治慢性盆腔炎110例(李晓霞)。

当归、生白芍、川芎各12 g,茯苓、炒白术、泽泻各15 g,一日一剂,共14剂,治羊水过多69例(邵亚雯)。

当归15 g、芍药25 g、茯苓15 g、白术15 g、泽泻20 g、川芎20 g,一日一剂,水煎,日温服二次,连服七天,治月经不调50例(周春玉)。

【经方换算量】 当归9 g、芍药48 g、茯苓12 g、白术12 g、泽泻24 g、芎䓖10 g。

【汉方适应证】(明细表/剂型)

Ⅰ体力差、冷症、贫血、易疲劳、时而小腹痛、头重、眩晕、肩凝、耳鸣、心悸者月经不调、月经异常、痛经、更年期障碍、产前产后及流产致(贫血、倦怠、眩晕、浮肿)、眩晕、头重、肩凝、腰痛、腰腿冷、冻伤、浮肿、老年斑。

Ⅱ贫血、冷症、胃肠弱、眼眶暗黑、易疲乏、头重、眩晕、肩凝、心悸、尿频量少、喉干、受凉小腹有压痛感或易冻伤者心衰、肾病、贫血、产前产后或流产致贫血、痔疮、脱肛、恶阻、月经不调、痛经、更年期障碍、粉刺、老年斑、血压异常。

Ⅲ贫血、冷症、面色无华、头重、眩晕、肩凝、心悸、腰腿冷等不明原因的身体不适、尿频量少、小腹痛者贫血症、冷症、女性更年期、不孕症、习惯性流产、妊娠肾、肾病、月经不调、子宫内膜炎、血压异常、脱肛痔、寻常性痤疮。

Ⅳ肌肉松弛、易疲劳、腰腿冷者贫血、倦怠、更年期障碍(头重、头痛、眩晕、肩凝等)、月经不调、月经困难、不孕症、心悸、慢性肾炎、妊娠病(浮肿、习惯性流产、痔疮、腹痛)、脚气、半身不遂、心脏瓣膜病。

【汉方规格及用法用量】 2.5 g袋装颗粒剂;空腹(饭间),2.5 g(成人)/次,2~3次/日。

【汉方添加剂】(明细表/以津村等为例)

18. 乳糖、玉米淀粉、结晶纤维素、预胶化淀粉、轻质无水硅酸。

19. 日本药典硬脂酸镁、乳糖。

【汉方不良反应】 发疹、发痒、体乏、食欲不振、胃部不适、恶心、呕吐、腹痛、腹泻等。

【解说】 当归芍药散血虚水盛方(妇科腹痛方),证属肝郁脾虚,见妇人妊娠或经期,肝脾两虚,腹中拘急,绵绵作痛,头晕心悸,或下肢浮肿,小便不利,舌质淡、苔白腻者。治则调肝脾、理气血、利水湿。宜肝脾失调,气滞血瘀、湿浊阻滞致症[1-2]。用于孕妇脾气虚弱、肝气不调、肝脾不和型腹痛征，以及头痛、腹痛、胁肋痛、腰痛、风湿痹痛等诸痛症。如肝硬化、非酒精性脂肪肝、酒精性肝硬变伴门脉高压性腹水、慢性乙型肝炎、肝气犯胃型慢性胃炎、慢性胃炎、急性胰腺炎、肠易激综合征，肝肾不足脾虚血亏型高血压、紧张性头痛、梅尼埃病、阿尔茨海默病、老年性痴呆，痛经、气滞血瘀型原发性痛经、脾虚血瘀型痛经、子宫内膜异位症型痛经、月经淋漓不尽、多囊卵巢综合征、卵巢囊肿、胎位不正、妊娠腹痛、慢性盆腔炎、女性青春期后痤疮、黄褐斑、肾病综合征、肾性水肿、脾肾两虚型原发性肾病综合征、早期糖尿病肾病、前列腺炎、湿热郁滞型慢性前列腺炎、盆底肌疼痛，功能性肛门直肠痛、腰椎骨折后腹胀、口腔正畸疼痛。

汉方当归芍药散原为妇人妊娠血症方，用方以虚寒体质、瘦弱，贫血、腹痛、头重、眩晕、耳鸣、肩凝、腰痛、心悸亢进、小便频而量少、面色白、全身倦怠、足冷、浮肿、伴经期腰痛、四肢凉、月经异常(月经不调、月经过多、无月经)为目标。多用于妇科诸症，也用于慢性肾炎、肝硬化腹水、老年痴呆、阿尔茨海默病等心、脑、肾、神经疾病。

【参考文献】

[1]余豆豆，等. 辨《金匮要略》中当归芍药散与当归散异同[J]. 中国处方药，2019，17(1)：106-107

[2]黄莉. 基于主症及病因病机的当归芍药散文献研究[J]. 中医药临床杂志，2017，29(5)：655-658

112 当归芍药散加附子

汉方组成明细见表 112-1。

【方解】 汉方当归芍药散加附子出自(汉)张仲景著《金匮要略》妇人妊娠病脉证并治第二十："妇人怀妊，腹中疞痛，当归芍药散主之。"病因肝失疏泄、脾失健运、肝脾不调、湿阻血瘀。当归三两、芍药一斤、茯苓四两、白术四两、泽泻半斤、芎䓖半斤。上六味，杵为散。取方寸匕，温酒和，日三服。当归芍药散养血调肝、健脾利湿，血瘀寒痹加附子，回阳救逆、补火助阳、散寒止痛。

【功能主治】 温阳通脉，化气利水，活血化瘀。妇人妊娠或经期，肝脾两虚，腹中拘急，头晕心悸，形寒怯冷，身痛。

表 112-1 汉方组成明细

序号及厂家名	制剂量（g·日$^{-1}$）	浸膏量（g·日$^{-1}$）	添加剂/g	剂型/适应证	生药组成/g						
					当归	川芎	芍药	茯苓	白术	泽泻	制附子
1. 三和生药	9	5.9	3.1	细粒	3	3	6	4.5	4.5	3.5	1
2. 大杉制药	9	5.9	3.1	细粒	3	3	6	4.5	4.5	3.5	1

【临床应用】 大黄 6 g、茵陈 18 g、栀子 14 g、桂枝 10 g、白芍 10 g、当归 10 g、细辛

10 g、大枣 25 枚、通草 6 g、败酱草 30 g、附子 5 g、炙甘草 10 g，水煎，一日一剂，共六剂，日服三次，治血虚阳虚证不孕症（王付）。

当归 15 g、白芍 15 g、川芎 10 g、白术 15 g、茯苓 15 g、泽泻 10 g、生薏米 30 g、败酱草 15 g、附子片 6 g（先煎），水煎，一日一剂，分二次服，经期停服，二十一天一疗程，连服二疗程，治盆腔炎性疾病后遗症 37 例（刘伟平）。

当归 20 g、赤芍 30 g、川芎 6 g、白术 18 g、茯苓 20 g、泽泻 10 g、炙甘草 9 g、附子 9 g、干姜 9 g、黄芪 30 g，水煎，一日一剂，共七剂，日服三次，治淋证（张景祖）。

【经方换算量】 当归 9 g、芍药 48 g、茯苓 12 g、白术 12 g、泽泻 24 g、川芎 10 g、附子 7 g。

【汉方适应证】 女性面色无华、贫血、腰腿冷，头痛、头重、尿频（解时眩晕）、肩凝、耳鸣、心悸者冷症、痛经、神经痛、慢性肾炎、更年期障碍、妊娠障碍（浮肿、习惯性流产、痔疮、腹痛）、产后身体恢复慢。

【汉方规格及用法用量】 3 g 袋装颗粒剂；空腹（饭间），3 g（成人）/次，2～3 次/日。

【汉方添加剂】（明细表/序号）

1～2. 乳糖、玉米淀粉、结晶纤维素、预胶化淀粉、轻质无水硅酸。

【汉方不良反应】 发疹、发痒、体乏、食欲不振、胃部不适、恶心、呕吐、腹痛、腹泻等。

【解说】 当归芍药散加附子温阳通脉方，证属阳虚寒盛血瘀，见面唇少华，形寒怯冷、头昏、目眩、身痛、肢寒、骨节痛、少腹阵阵作冷、经量少、腹胀、面浮或脚微肿、舌淡红、苔薄白、脉细沉。治则温阳通脉、祛寒除瘀。宜肝脾失调，阳虚内寒，气郁血滞致症[1-3]。多以合方随证施治，用于淋证、寒湿痹阻证，类风湿关节炎、痤疮湿热瘀结证、盆腔炎性疾病后遗症、慢性盆腔炎、少阳太阴少阴合病兼有水饮瘀血、不孕、月经病、水肿、腹痛、卵巢囊肿等。

汉方当归芍药散加附子用方以畏寒、易疲倦、忧郁、肌痉、下半身沉重、站立易眩晕等为目标，见气虚兼郁、血虚、水滞，关节、肌肉遇冷疼痛加重、遇温缓解，宜类风湿关节炎、不孕等妇科疾病。

【附注】 妊期慎用含乌头碱的附子。妊期腹痛属阳虚阴盛时，与扶正安胎的人参（党参）、白术等配伍。

【参考文献】

[1] 刁贝贝，等. 从太阴病之血虚水盛论当归芍药散治疗贫血[J]. 中国民间疗法，2021，29（20）：9-11

[2] 吴桂仪，等.《金匮要略》妇人腹痛管窥[J]. 河南中医，2019，39（8）：1135-1138

[3] 徐萍.《金匮要略》妊娠腹痛证治特点浅析[J]. 中国中医药现代远程教育，2011，9（18）：8-9

113　当归汤

汉方组成明细见表 113-1。

表 113-1 汉方组成明细

序号及厂家名	制剂量(g·日$^{-1}$)	浸膏量(g·日$^{-1}$)	添加剂/g	剂型/适应证	生药组成/g									
					当归	半夏	芍药	厚朴	桂皮	人参	干姜	黄芪	花椒	甘草
津村	7.5	4.75	2.75	颗粒	5	5	3	3	3	3	1.5	1.5	1.5	1

【方解】 汉方当归汤出自(隋唐)孙思邈著《备急千金要方》卷十三注文引《小品方》:"心腹绞痛,诸虚冷气满痛"。病因寒邪侵入,寒郁化热,气血阻滞,经脉缩细。当归、芍药、厚朴、半夏各二两,桂心、甘草、黄芪、人参各三两,干姜四两,蜀椒一两。上药十味,㕮咀,以水一斗,煮取三升二合,分四服,羸劣人分六服。大冷,加附子一个。当归活血养血、通络止痛,芍药缓中止痛,半夏和胃降逆、消痞散结,厚朴理气除满,黄芪、人参温中补气,干姜、蜀椒温中散寒止痛,桂枝、甘草温经通阳止痛。

【功能主治】 温经益气、活血化瘀、止痛。脾胃虚寒、湿阻气滞、心腹绞痛、诸虚冷气满痛。

【临床应用】 人参 15 g,当归、黄芪各 20 g,半夏 10 g,干姜、山椒各 15 g,厚朴 10 g,芍药 20 g,桂皮 15 g,水煎,一日一剂,早晚服,疗程十四天,治冠心病心肌缺血 50 例(张霞)。

当归、干姜各 12 g,芍药 10 g,黄芪、党参、桂枝、甘草各 9 g,厚朴、半夏各 6 g,蜀椒 3 g,水煎,早晚饭前温服 100 ml,一日一剂,三十日一疗程,治胃心痛(稳定劳力型心绞痛)75 例(陈国庆)。当归、白芍、延胡索各 12 g,黄芪、党参、桂枝、红花、甘草各 10 g,姜半夏 6 g、蜀椒 3 g,水煎,一日一剂(经前 6 剂,经后 6 剂),早晚服,连服 3 个月经周期,治寒湿凝滞型痛经 106 例(沈凤臣)。

【经方换算量】 当归、芍药、厚朴、半夏各 6 g,桂心、甘草、黄芪、人参各 9 g,干姜 12 g,蜀椒 3 g。

【汉方适应证】 背部寒冷,腹部胀满,腹痛。

【汉方规格及用法用量】 2.5 g 袋装颗粒剂;空腹(饭间),2.5 g(成人)/次,2 ~3 次/日。

【汉方添加剂】 日本药典硬脂酸镁、乳糖、蔗糖脂肪酸酯。

【汉方不良反应】 发疹、发红、发痒、荨麻疹、食欲不振、胃部不适、恶心、腹泻。偶发少尿、脸及四肢肿、眼睑下垂、手僵(假性醛固酮增多症);体乏、手脚无力或痉挛或麻木(肌肉疾病)。

【解说】 《备急千金要方》当归汤和解方,证属寒邪客于脾经、虚实夹杂,见心腹绞痛、诸虚冷气满痛。治则温经散寒,化瘀止痛[1-2]。宜脾经血虚、胃气失降、虚满久痛、脾虚胃滞致症。用于血瘀气虚型胸痹、真心痛、厥心痛,如冠心病,妇科等疾病。

汉方当归汤用方以气血两虚寒痛、易疲劳、无精神、食欲不振、肤色无泽、四肢麻木,虚寒证型慢性心下部疼痛,疼痛扩展至肩背部为目标,用于急(慢)性胃炎、胃溃疡、十二指肠溃疡、胃扩张、心腹绞痛、心绞痛致心背疼痛、腹部动脉硬化致腹痛、尿结石、肋间神经痛、痛经等。宜各种证属虚寒,胃肠功能低下的心绞痛。

【参考文献】

[1]唐·孙思邈. 千金方[M]. 北京:中国中医药出版社,1998. 224-227

[2]林道忠.《千金方》心腹痛与胃脘痛的关系探讨[J]. 福建中医药,2001,32(6):35-36

114 二术汤

汉方组成明细见表114-1。

表114-1 汉方组成明细

序号及厂家名	制剂量(g·日$^{-1}$)	浸膏量(g·日$^{-1}$)	添加剂/g	剂型/适应证	生药组成/g											
					白术	茯苓	陈皮	天南星	香附子	黄芩	威灵仙	和羌活	半夏	苍术	甘草	生姜
津村	7.5	5	2.5	颗粒	2.5	2.5	2.5	2.5	2.5	2.5	2.5	2.5	4	3	1	1

【方解】 汉方二术汤出自(明)龚廷贤著《万病回春》卷五臂痛:“治痰饮双臂痛者,又治手臂痛,是上焦湿痰横行经络中作痛也。”病因寒湿郁滞、痰饮阻络。苍术(米泔浸、炒)一钱半,白术(去芦)、南星、陈皮、茯苓(去皮)、香附、酒芩、威灵仙、羌活、甘草各一钱,半夏(姜制)二钱。上锉。加生姜,水煎服。苍术、白术燥湿健脾,威灵仙、羌活祛表风湿,南星、半夏燥湿化痰,陈皮、香附理气化痰,茯苓利水渗湿,黄芩清热燥湿,甘草调和诸药。

【功能主治】 燥湿化痰,祛风通络,利水。痰饮双臂痛,抬举不利,胸中满闷。

【临床应用】 苍术12 g、白术15 g、芍药20 g、陈皮10 g、炙甘草6 g、茯苓25 g、厚朴10 g、木香10 g、干姜6 g、泽泻10 g,脾胃虚弱型加黄芪30 g、党参15 g,肝郁脾虚型加柴胡10 g、郁金10 g,脾虚兼湿热型加黄连10 g、黄柏10 g、藿香10 g,脾肾阳虚型加五味子10 g、补骨脂10 g,腹痛者加延胡索10 g,黏液便者加黄连10 g、秦皮15 g,腹胀者加大腹皮15 g,一日一剂,早晚温服,疗程2–5周,治腹泻型肠易激综合征50例(《景岳全书》二术汤加味、尹丽菊)。

白术10 g、莪术10 g、干姜6 g、茯苓10 g、炙甘草6 g,腰痛久加杜仲30 g、川续断20 g,痛甚加细辛3 g、狗脊30 g,妇女经血不调、腰痛加香附10 g,男子前列腺炎、小便淋沥不尽加通草10 g、益智仁20 g,治腰痛(刘继祖)。

【经方换算量】 苍术9 g,白术、南星、陈皮、茯苓、香附、酒芩、威灵仙、羌活、甘草各7 g,半夏(姜制)10 g。

【汉方适应证】 五十肩。

【汉方规格及用法用量】 2.5 g袋装颗粒剂;空腹(饭间),2.5 g(成人)/次,2~3次/日。

【汉方添加剂】 日本药典硬脂酸镁、乳糖、蔗糖脂肪酸酯。

【汉方不良反应】 偶发发热、干咳、喘息、呼吸困难(间质性肺炎);少尿、脸及四肢肿、眼睑下垂、手僵(假性醛固酮增多症);体乏、手脚无力或痉挛或麻木(肌肉疾病);体乏、肤色及眼珠发黄(肝功能障碍)。

【解说】 《万病回春》二术汤湿痹方,属寒湿证,见双臂疼痛,抬举不利,手指麻木,伴形体肥胖，胸中满闷，口干不欲饮水，舌胖，苔白腻，脉沉有力。治则化瘀通络，除痰湿痛痹[1]。宜痰饮手臂痛、肢体关节重着、肿胀、痛有定处、活动不便、肌肤麻木等不限上肢的适应证。用于痛症、腰痛、膝关节炎、慢性关节炎、慢性风湿关节炎、湿痹。

汉方用方以中等体力者肩及上臂疼痛、肌肉及关节乏力（麻木、疼痛）、运动障碍、轻度浮肿为目标，用于四十腕（肩）、五十肩疼痛、湿痹肩关节周围炎、颈肩腕症候群、腰痛症、膝关节炎、慢性关节炎、慢性风湿关节炎。矢数道明著《汉方临床治验精粹》："二术汤用于体质肥胖者五十肩及风湿致肩关节痛，甚效。"

【参考文献】

[1]曹彩云，等.温启宗教授二术汤治疗痤疮经验[J].中国中医药现代远程教育，2018，16(24)：67-69

115 二陈汤

汉方组成明细见表115-1。

表115-1 汉方组成明细

序号及厂家名	制剂量（g·日$^{-1}$）	浸膏量（g·日$^{-1}$）	添加剂/g	剂型/适应证	生药组成/g					
					半夏	茯苓	陈皮	姜	鲜姜	甘草
1.东洋药行	6	3	3	细粒	5	5	4	—	3	1
2.津村	7.5	3	4.5	颗粒	5	5	4	1	—	1

【方解】 汉方二陈汤出自（宋）陈师文等辑《太平惠民和剂局方》卷四绍兴续添方："治痰饮为患，或呕吐恶心，或头眩心悸，或中脘不快，或发为寒热，或因食生冷，脾胃不和。"病因痰饮阻胃，胃失和降。半夏（汤洗七次）、橘红各五两，白茯苓三两，甘草（炙）一两半。上吹咀。每服四钱，用水一盏，生姜七片，乌梅一个，同煎六分，去滓热服，不拘时候。半夏燥湿化痰、和胃降逆，橘红理气行滞、燥湿化痰，茯苓健脾渗湿、理气化痰，乌梅收敛肺气，甘草健脾和中、调和诸药。

【功能主治】 燥湿化痰、理气和中。湿痰为患、脾胃不和，胸膈痞闷、呕吐恶心、头痛眩晕、心悸嘈杂、咳嗽痰多。

【临床应用】 半夏、橘红各15 g，白茯苓9 g，炙甘草5 g，生姜3 g，乌梅3 g，免煎中药颗粒，服用八周，治痰浊上蒙型H型高血压50例（成金汉）。

陈皮10 g，法半夏10 g，茯苓15 g，乌梅1枚、炙甘草8 g，配方颗粒，一日一剂，治非酒精性单纯性脂肪肝50例（赵训智）。

法半夏、橘红各15 g，生姜、茯苓9 g，炙甘草5 g，乌梅6 g，一日一剂，煎取400 ml，早晚饭后服，连服二周，治晚期非小细胞肺癌痰证40例（张海燕）。

半夏15 g、陈皮15 g、茯苓20 g、甘草6 g、生姜七片、乌梅6 g，一日一剂，水煎至

300 ml,日服三次,四周一疗程,治高脂血症 50 例(孟庆坤)。

【经方换算量】 半夏、橘红各 15 g,白茯苓、生姜各 9 g,甘草(炙)6 g、乌梅 1 个(6 g);(散剂:半夏、陈皮 150 g、茯苓 90 g、炙甘草 45 g)。

【汉方适应证】 恶心、呕吐。

【汉方规格及用法用量】 2.5 g 袋装颗粒剂;空腹(饭间),2.5 g(成人)/次,2 ~3 次/日。

【汉方添加剂】(明细表/序号)

1. 玉米淀粉。

2. 日本药典硬脂酸镁、乳糖、蔗糖脂肪酸酯。

【汉方不良反应】 少尿、脸及四肢肿、眼睑下垂、手僵(假性醛固酮增多症);体乏、手脚无力或痉挛或麻木(肌肉疾病)。

【解说】 二陈汤祛痰方,属湿痰证,见咳嗽痰多、色白易咯、恶心呕吐、胸膈痞闷、厌食、腹痛、肢体困重、夜卧不宁,或头眩心悸、舌苔白滑或腻、脉滑。治则温化痰饮,降逆和胃、行气健脾。宜痰湿为患、瘀阻中焦、脾胃不和致症[1-2]。用于肺炎、支气管肺炎、支气管炎、支气管哮喘、肺气肿、腺样体肥大、慢性阻塞性肺疾、转移性非小细胞肺癌、痰证非小细胞肺癌、痰湿型晚期肺癌、晚期肺癌化疗、感冒咳嗽、慢性咽炎、小儿痰湿蕴肺型慢性咳嗽、小儿支气管肺炎、小儿迁延性肺炎、小儿排痰功能障碍、慢性胃炎、胃痞、胃脘痛、急(慢)性胃肠炎、晚期胃癌、痰湿中阻型眩晕、偏头痛、脑震荡、晕动症、梅尼埃病、痰湿阻滞型睡眠呼吸暂停综合征、冠心病稳定型心绞痛(痰阻心脉证)、痰浊上蒙型 H 型高血压、非酒精性单纯性脂肪肝、糖尿病合并脂肪肝痰湿内阻证、代谢综合征、卒中后假性球麻痹、青盲、睡眠障碍、妊娠呕吐、神经性呕吐、亚健康。

汉方用方以体力中等、痰饮致呕恶、眩晕、心悸、胃部不适、胃内停水(振水音)为目标,用于眩晕、悸动、头痛者急性恶心呕吐、胃炎、胃不适、宿醉、恶阻、气郁、食伤、脑溢血等。

【附注】 二陈汤源于《金匮要略》小半夏加茯苓汤[3],对痰湿型咳嗽、喘证尤效,方中半夏、陈皮以陈久者良,非越陈久越好。

【参考文献】

[1]徐超伟,等.二陈汤加减临证治验 3 则[J].江苏中医药,2015,47(7):59-60

[2]刘华东,等.《太平惠民和剂局方》二陈汤方证本义探析[J].现代中医药,2013,33(5):37-39

[3]韩忠敏,等.以方证相对论指导二陈汤类方运用的思路[J].中医药学报,2018,46(5):118-119

116 女神散

【原名】 安荣汤。汉方组成明细见表 116-1。

表 116-1 汉方组成明细

序号及厂家名	制剂量（g·日$^{-1}$）	浸膏量（g·日$^{-1}$）	添加剂/g	剂型/适应证	生药组成/g											
					当归	川芎	苍术	香附子	桂皮	黄芩	人参	槟榔子	黄连	木香	丁香	甘草
津村	7.5	4.5	3	颗粒	3	3	3	3	2	2	2	2	1	1	1	1

【汉方方解】 女神散收载于（日）江户末期、明治时期浅田宗伯著《勿误药室方函》、《勿误药室方函口诀》。治血道症、眩晕。川芎、香附行气理气、解郁、镇静，白术、桂枝、槟榔健脾益气、燥湿利水、降气行水，黄连、黄芩清热燥湿、凉心清热、解热、镇静、镇痛，当归补血活血、调经止痛，人参生津益血、安神增智，木香行气止痛，丁香温中降逆、缓解腹部胀气，甘草清热解毒、缓急止痛。

【汉方功能主治】 行气降气、散郁清血热。血道症、眩晕。

【临床应用】 津村女神散 7.5 g/日、分 3 次服，治更年期失眠 11 例（坂本忍）。

津村女神散治抑郁症 2 例（村田高明）。当归 3 g、川芍 3 g、白术 3 g、香附 3 g、桂枝 2 g、黄芩 2 g、人参 2 g、槟榔 2 g、木香 1.5 g、黄连 1.5 g、甘草 1.5 g、丁香 1 g、大黄 1 g（后入），一日一剂，煎服，共三剂（头晕作痛、心慌心悸、腹部胀满、浮肿、大便干燥者用量加大 2 倍），治经前期紧张症 42 例（冯家盛）。

【经方换算量】 当归、川芎、苍术、香附子各 9 g、桂皮、黄芩、人参、槟榔子各 6 g、黄连、木香、丁香、甘草各 3 g。

【汉方适应证】 产前产后神经症、月经不调、血道症者上冲、眩晕。

【汉方规格及用法用量】 2.5 g 袋装颗粒剂；空腹（饭间），2.5 g（成人）/次，2~3 次/日。

【汉方添加剂】 日本药典硬脂酸镁、乳糖。

【汉方不良反应】 发疹、发红、发痒、荨麻疹、食欲不振、胃部不适、恶心、腹泻。偶发少尿、脸及四肢肿、眼睑下垂、手僵（假性醛固酮增多症）；体乏、手脚无力或痉挛或麻木（肌肉疾病）；体乏、肤色及眼珠发黄（肝功能障碍）。

【解说】 浅田家方女神散，原为军队将士精神神经症用药，由《伤寒论》桂枝人参汤去干姜，合《儒门事亲》木香槟榔丸去青皮、陈皮、莪术、牵牛、枳壳（保留木香、槟榔、黄连、黄柏、大黄、香附），加丁香，合当归、川芎（四物汤化裁）[1]而成。用方以气血两虚型气滞、心火旺、上冲、眩晕，脉与腹证不甚虚为目标，见眩晕、头痛、失眠、烦躁、肩凝、动悸、忧郁、胸闷腹胀、恶心、腹痛、视力模糊、麻木、食欲不振、乏力、月经不调、痛经，舌尖红、脉细[2-3]。用于更年期综合征、虚实夹杂血热型血道症、植物神经紊乱型眩晕、月经不调、月经少、痛经、经前期紧张症、产前产后神经症、不定愁诉综合征、卵巢功能减退、血管性神经障碍。常作更年期精神安定剂。

【参考文献】

[1]徐美渠. ISO/TC249 项目中药方剂与日方汉方方剂的比较研究[J]. 广州中医药大学，2015，硕士论文

[2]冯家盛. 中西医结合治疗经前期紧张症[J]. 医学文摘，1995，16(4)：313-314

[3]伊藤良，等. 中医处方解说[J]. 医齿药出版株式会社，昭和 57 年，125

117 人参汤

【原名】 理中汤(伤寒论)。

【异名】 人参汤(金匮要略卷上)、治中汤(千金卷二十)、理中煎(鸡峰卷十二)、人参理中汤(校注妇人良方卷二十)、干姜理中汤(中国医学大辞典)。汉方组成明细见表117-1。

表 117-1 汉方组成明细

序号及厂家名	制剂量(g·日$^{-1}$)	浸膏量(g·日$^{-1}$)	添加剂/g	剂型/适应证	生药组成/g				
					人参	甘草	白术	苍术	干姜
1. 大杉制药	6	2.6	3.4	颗粒/Ⅰ	3	3	3	—	3
2. 大峰堂药品工业	6	3	3	细粒/Ⅰ	3	3	3	—	3
3. 客乐谐药品	6	3	3	细粒/Ⅰ	3	3	3	—	3
4. 太虎精堂制药	7.5	3.56	3.94	颗粒/Ⅰ	3	3	3	—	3
5. 帝国汉方制药	7.5	2.06	5.44	颗粒/Ⅰ	3	3	3	—	3
6. 帝国制药	7.5	2.06	5.44	颗粒/Ⅰ	3	3	3	—	3
7. 东洋药行	4.5	2.4	2.1	细粒/Ⅰ	3	3	3	—	3
8. 本草制药	6	2.6	3.4	细粒/Ⅰ	3	3	3	—	3
9. 松浦药业	6	3	3	颗粒/Ⅰ	3	3	—	3	3
10. 小太郎汉方制药	6	3.2	2.8	细粒/Ⅱ	3	3	3	—	3
11. 津村	7.5	2.5	5	颗粒/Ⅲ	3	3	—	3	3

【方解】 汉方人参汤出自(汉)张仲景著《伤寒论》辨霍乱病脉证并治第386条:“霍乱,头痛、发热、身疼痛、热多欲饮水者,五苓散主之。寒多不用水者,理中丸主之。”《金匮要略》胸痹心痛短气病脉证治第九:“胸痹心中痞,留气结在胸,胸满,胁下逆抢心,枳实薤白桂枝汤主之;人参汤亦主之。”病因脾脏虚寒,湿邪中阻,升降失常。人参、甘草、干姜、白术各三两。上切,以水八升,煮取三升,去滓,温服一升,日三服。服汤后,如食顷,饮热粥一升许,微自温,勿发揭衣被。人参补气健胃、消心下痞,干姜温脾助阳、散里寒,白术健脾燥湿,炙甘草缓急止痛,调和诸药。

【功能主治】 温中祛寒、补益脾胃。脘腹疼痛、喜温喜按、自利不渴,呕吐、腹痛、不欲饮食、中寒霍乱、阳虚失血、病后喜唾、胸痹虚证、小儿慢惊。

【临床应用】 人参30 g、白术12 g、甘草10 g、干姜10 g,水煎,每日600 ml,早晚服300 ml,服一月,治冠心病稳定型心绞痛60例(黄干初)。

党参、干姜、白术各30 g,炙甘草6 g,虚寒明显加熟附10 g(先煎)、肉桂3 g(后下),

呕吐剧烈加法半夏15 g、生姜汁6滴(兑服),腹胀闷明显加木香6 g(后下)、砂仁6 g(后下)、陈皮6 g,一日一剂,煎取300 ml,温服三次,连服十天,治脾胃虚弱型妊娠恶阻58例(廖雪勤)。

人参10 g、白术12 g、干姜9 g、炙甘草6 g,阳虚甚而汗出肢冷、脉结代加附子10 g、桂枝12 g、煅龙牡(各)30 g,偏气虚加黄芪15 g、茯苓15 g、大枣3枚,水煎服,取汁500 ml,一日一剂,早晚服,28天1疗程,治疗脾胃阳虚型心悸60例(张赐兴)。

【经方换算量】 人参9 g、甘草9 g、干姜9 g、白术9 g。

【汉方适应证】(明细表/剂型)

Ⅰ四肢冷、小便多者胃肠虚弱、胃乏力、腹泻、呕吐、胃痛。

Ⅱ贫血、寒症伴胃部重压、胃痛、软便、腹泻、头重、呕吐者慢性腹泻、胃炎、胃乏力、贫血、虚弱小儿家中中毒、小儿厌食。

Ⅲ体虚弱致体力低下者急(慢)性胃炎、胃乏力、胃扩张、恶阻、肾萎缩。

【汉方添加剂】(明细表/以津村为例)

8. 乳糖、马铃薯淀粉、硅酸铝镁、羟丙基淀粉、羧甲基纤维素钙、羟丙基纤维素。

11. 日本药典硬脂酸镁、乳糖。

【汉方规格及用法用量】 2.5 g袋装颗粒剂;空腹(饭间),2.5 g(成人)/次,2~3次/日。

【汉方不良反应】 发疹、荨麻疹。偶发少尿、脸及四肢肿、眼睑下垂、手僵(假性醛固酮增多症);体乏、手脚无力或痉挛或麻木(肌肉疾病)。

【解说】 理中汤太阴脾经虚寒方,证属脾胃虚寒[1],见心中痞硬、胸满腹胀、心慌悸动不安、病久体虚、呕吐下利、腹中冷痛、喜温喜按、不欲饮水。治则温运中焦,温阳化气,补益脾胃。宜中焦虚寒、中阳不足、阳虚失血致症[1-3]。用于慢性胃炎脾胃虚寒证、功能性消化不良、胃脘痛、胃癌、肺癌、脾胃阳虚型心悸、心肾阳虚型不稳定性心绞痛、儿童脾胃虚寒型复发性口腔溃疡、小儿脾阳虚多涎症、小儿慢惊、小儿秋季腹泻、小儿轮状病毒性腹泻、泄泻、慢性非特异性溃疡性结肠炎、盘肠气痛(肠绞痛)、虚寒型非梗阻性肠粘连、胸痹、妊娠恶阻、周围性面瘫。

汉方人参汤用方以体质虚弱、消瘦畏寒、面色无华、贫血、多涎、食欲不振、易疲劳、胃内停滞(振水声)、心下痞硬、心窝疼痛、下痢等为目标,用于新陈代谢低下致胃肠功能降低,急(慢)性胃炎、胃弛缓症、胃下垂、胃扩张、胃酸分泌过多、胃溃疡、下利,心脏瓣膜症、神经性心悸亢进,胸膜炎、出血症、肋间神经痛、萎缩肾、喷嚏多,小儿周期性呕吐、女性恶阻、带下。

【附注】《伤寒论》中人参汤以丸剂居多,名理中丸;人参汤温健脾阳消痰饮之源,去中焦寒与心脾虚。

【参考文献】

[1]李小可,等.人参汤方证病机释微[J].北京中医药大学学报,2011,34(12):808-809,818

[2]赵怀舟,等.仲景佚方“人参汤”初考[J].山西中医,1998,5:46-47

[3]宋宇航,等.周命新运用理中汤医案研究[J].吉林中医药,2019,39(3):297-300

118 人参养荣汤

【原名】 养荣汤(三因极一辩证方论卷十三)。

【商品名】 人参养荣汤颗粒剂。汉方组成明细见表118-1。

表118-1 汉方组成明细

序号及厂家名	制剂量(g·日$^{-1}$)	浸膏量(g·日$^{-1}$)	添加剂/g	剂型/适应证	生药组成/g											
					人参	当归	芍药	地黄	白术	茯苓	桂皮	黄芪	陈皮	远志	五味子	甘草
1. 大杉制药	12	6.9	5.1	颗粒/Ⅰ	3	4	2	4	4	4	2.5	1.5	2	2	1	1
2. 客乐谐制药	7.5	6.7	0.8	细粒/Ⅰ	3	4	2	4	4	4	2.5	1.5	2	2	1	1
3. 客乐谐药品	7.5	6.7	0.8	细粒/Ⅰ	3	4	2	4	4	4	2.5	1.5	2	2	1	1
4. 津村	9	6	3	颗粒/Ⅰ	3	4	2	4	4	4	2.5	1.5	2	2	1	1
5. 小太郎汉方制药	15	9.2	5.8	细粒/Ⅱ	3	4	2	4	4	4	2.5	1.5	2	2	1	1

【方解】 汉方人参养荣汤出自(宋)陈师文等辑《太平惠民和剂局方》卷五淳祐新添方,(清)吴谦《医宗金鉴》删补名医方论:“若气血虚而变见诸证,弗论其病其脉,但用此汤,诸证悉退。”(清)程国彭著《医学心悟》:“若元气大虚,变证百出,难以名状,不问其脉,但用人参养荣汤,诸症自退。”病因气血亏虚、精气虚损。当归一两、白芍三两、熟地七钱半、人参一两、白术一两、茯苓七钱半、五味子七钱半、远志半两、陈皮一两、黄芪一两、肉桂一两、炙甘草一两。上锉散,每服四大钱(12克),水一盏半,加生姜三片,大枣二枚,煎至七分,去滓,空腹服(亦可作汤剂,水煎服,用量酌减)。人参补脾益肺、安神益智、生津、大补元气,白芍养血收敛、柔肝止痛、平抑肝阳、止汗,黄芪、白术、茯苓、甘草助人参补气,当归、地黄助白芍补血,桂心生气血,陈皮、远志、五味子行气健脾、养心安神。

【功能主治】 三阴并补,气血交养。积劳虚损、气血不足、色枯气短、身倦肌瘦、四肢沉滞、惊悸健忘、自汗盗汗、食少无味、骨肉酸疼、行动喘咳、毛发脱落、小便赤涩、身振振摇、筋惕肉瞤、畏寒肢冷、脉虚无力。

【临床应用】 黄芪30 g,桂心10 g,炙甘草3 g,橘皮6 g,熟地黄30 g,五味子4 g,当归、白术、红参、白芍、茯苓、远志各15 g,一日一剂,水煎,分二次服十二周,治老年性痴呆45例(曹利民)。

大枣2枚、生姜3片、肉桂3 g、炙甘草6 g、五味子6 g、远志6 g、当归10 g、白术12 g、陈皮12 g、茯苓12 g、白芍12 g、熟地黄12 g、炙黄芪15 g、党参15 g,一日一剂,分二次温服,阴虚加玉竹15 g、麦门冬12 g,脾虚加神曲6 g、山药15 g,血瘀加桂枝8 g、丹参12 g,肝郁气滞加木香6 g、橘皮8 g,治乳腺癌化疗致气血两虚证30例(刘涌涛)。

黄芪20 g、当归10 g、肉桂3 g、炙甘草6 g、陈皮6 g、白术10 g、党参20 g、白芍药10 g、

生地10 g、五味子6 g、茯苓6 g、远志6 g，颗粒加温水100 ml溶后服，一日二次，二十一天一周期，连用二周期，配合化疗，改善化疗疲乏症38例(冯烨)。

【经方换算量】 当归10 g、白芍15 g、熟地20 g、人参6 g、白术9 g、茯苓15 g、五味子9 g、远志9 g、陈皮9 g、黄芪15 g、肉桂3 g、炙甘草6 g、生姜3片、大枣2枚。

【汉方适应证】(明细表/剂型)

Ⅰ病后体弱、疲惫倦怠、食欲不振、盗汗、四肢凉、贫血。

Ⅱ消瘦、无血色，微热、恶寒，咳嗽、皮肤枯燥，疲惫、食欲不振、精神不安、失眠、盗汗、便秘者增强病后、产后体力、体质。

【汉方添加剂】(明细表/以津村为例)

4.日本药典硬脂酸镁、乳糖。

【汉方规格及用法用量】 3 g袋装颗粒剂；空腹(饭间)，3 g(成人)/次，2～3次/日。

【汉方不良反应】 发疹、发红、发痒、荨麻疹、食欲不振、胃部不适、恶心、呕吐、腹痛、腹泻等。偶发少尿、脸及四肢肿、眼睑下垂、手僵(假性醛固酮增多症)；体乏、手脚无力或痉挛或麻木(肌肉疾病)；体乏、肤色及眼珠发黄(肝功能障碍)。

【解说】 人参养荣汤补养气血方(虚劳方)，证属气血亏虚，见积劳虚损、色枯气短、身倦肌瘦、食少无味、惊悸健忘、咽干唇燥、自汗盗汗、五心烦热、脱发、脉虚无力[1]。治则补益气血、养心安神[2]。宜脾肺气虚、荣血不足、本虚标实致症[3]。用于心肺气虚型慢性心衰、急性病毒性心肌炎、冠心病、气阴两虚型肺癌、肺癌化疗骨髓抑制、胃癌、中晚期结肠癌、大肠癌术后、气血两虚型晚期乳腺癌、宫颈癌化疗、气虚型癌症放(化)疗、恶性肿瘤化疗后粒细胞减少症、癌症相关性乏力气血亏虚证、月经过少、血虚型月经后期、脊柱结核、椎动脉型颈椎病、慢性疲劳综合征、帕金森、气血亏虚型颤证、气血两虚型失眠症、慢性阻塞性肺稳定期合并睡眠障碍、慢性肾功能衰竭腹膜透析、维持性血透肾性贫血、高龄股骨转子间骨折术后、中晚期褥疮、糖尿病足溃疡、男性不育、早泄。

汉方人参养荣汤以消耗性疾病、术后体力低下、慢性疾病造成的疲劳倦怠、衰弱、贫血、皮肤枯燥、食欲不振、盗汗、四肢冷、下利、悸动、烦躁、失眠、咳嗽为目标，用于呼吸疾病、烦躁失眠等精神神经疾病、糖尿病神经功能障碍、慢性疲劳综合征，改善全身营养不良、减轻癌症放(化)疗副作用，如贫血骨质疏松、慢性丙型肝炎、前列腺肥大术后、癌症放(化)疗后、泌尿系癌症、原发性精子生成功能障碍、带状疱疹、卡波西水痘样疹复发期、慢性透析致皮肤瘙痒、高脂血症、低营养创伤愈合障碍、慢性疲劳综合征、胃全切术后遗症、造血功能障碍、妊娠贫血、难治性贫血、缺铁性贫血、白细胞减少症、血小板减少型肝硬化、进行性手掌皮肤角化症、混合性结缔组织病、雷诺氏综合征。

【附注】 人参养荣汤由十全大补汤去川芎，加远志、陈皮、五味子而成。阴虚阳旺致心悸、自汗、失眠、健忘等症慎用。

【参考文献】

[1]李非洲，等.基于网络药理学的人参养荣汤治疗慢性疲劳综合征机制探索[J].时珍国医国药，2021，32(12)：2882-2885

[2]邓晓莉.人参养荣汤的临床应用及实验研究进展[J].中医临床研究，2014，6(26)：147-148

[3]李云海. 人参养荣汤临床应用举隅[J]. 世界中西医结合杂志,2013,8(5):507-509

119 排脓散及汤

汉方组成明细见表 119-1。

表 119-1 汉方组成明细

序号及厂家名	制剂量（g·日$^{-1}$）	浸膏量（g·日$^{-1}$）	添加剂/g	剂型/适应证	生药组成/g					
					桔梗	甘草	大枣	芍药	生姜	枳实
1. 小太郎汉方制药	7.5	4.7	2.8	细粒	4	3	3	3	0.5	2
2. 津村	7.5	4.5	3	颗粒	4	3	3	3	1	3

【方解】 汉方排脓散及汤出自(汉)张仲景著《金匮要略》疮痈肠痈浸淫病脉证并治第十八排脓散和排脓汤。"排脓散化瘀行滞、排脓去腐治肠道积滞、肠内痈脓等。枳实十六枚、芍药六分、桔梗二分。上为散。取鸡子黄一枚,以药散与鸡黄相等,揉合令相得,饮和服之,日一服。"枳实除热破滞,芍药通血,桔梗利气,鸡子黄排脓化毒。"排脓汤行气血、和荣卫,治疮痈、肠痈。甘草二两、桔梗三两、生姜一两、大枣十枚,上四味,以水三升,煮取一升,温服五合,日服二次。"甘草、桔梗清热利气排脓,生姜、大枣和营卫。

【功能主治】 清热解毒,消肿排脓。疮痈、肠痈、肺痈、喉痈,脓肿初溃,咳吐脓血腥臭、便脓血。

【临床应用】 津村排脓散及汤治炎症型牙周病急性发作期 10 例(神谷浩)。枳实 10 g、生芍药 10 g、桔梗 9 g、甘草 6 g、生姜 4 片、大枣 6 个、皂角刺 12 g、贯众 15 g、薏苡仁 30 g、苍术 10 g、海螵蛸 20 g、浙贝母 10 g、蒲公英 15 g,三剂,排脓散合排脓汤加味治带下(慢性盆腔炎)(马大正)。

柴胡 15 g、黄芩 10 g、姜半夏 9 g、党参 15 g、桔梗 20 g、枳实 15 g、连翘 15 g、金银花 10 g、甘草 10 g、大枣 6 枚、紫花地丁 10 g、蒲公英 15 g、生白芍 10 g、鸡子黄 1 枚,七剂,每日一剂,水煎,早晚分服,排脓散合小柴胡汤加减治毒热互结之瘰疬(杨景锋)。

【经方换算量】 桔梗 12 g、甘草 9 g、枳实 9、芍药 9、生姜 6 g、大枣 6 g。

【汉方适应证】 红肿、疼痛化脓症,疖子、肿疮、面疔、各种疮肿症。

【汉方添加剂】(明细表/序号)

1. 硬脂酸镁、玉米淀粉、乳糖、普鲁兰多糖、硅酸铝镁。

2. 日本药典硬脂酸镁、乳糖。

【汉方规格及用法用量】 2.5 g 袋装颗粒剂;空腹(饭间),2.5 g(成人)/次,2 ~3 次/日。

【汉方不良反应】 偶发少尿、脸及四肢肿、眼睑下垂、手僵(假性醛固酮增多症);体乏、手脚无力或痉挛或麻木(肌肉疾病)。

【解说】 排脓汤、排脓散化脓性疾病方。排脓散通治方，治则清热排脓、行气散瘀、养血和血[1]，宜气滞腹痛、内有痈脓、无论寒热证致症，用于痈脓将成未成，及疖、痈等闭合性体表化脓症；排脓汤通治痈疮夹脓方，治则开提肺气、调和营卫、补气血，宜咽喉肿痛，用于有脓性分泌物的开放性化脓症[2-3]。排脓散及汤用于痈疽、脓疡、溃疡、瘘管、中耳炎、麦粒肿、疖、面疔、上颌窦化脓症、齿槽脓漏、牙龈炎、扁桃体炎、肺脓疡、肺坏疽、脓痰、脑肿瘤、皮炎、瘰疬、蜂窝织炎、梅毒、肛门周围炎、痔瘘、产后症等。

汉方排脓散及汤为（日）江户时代吉益东洞经验方，由《金匮要略》排脓散（枳实、芍药、桔梗）去鸡子黄，合《金匮要略》排脓汤（甘草、桔梗、生姜、大枣）而成。多与其他方剂组合治疗疖子、疮、面疔、疖肿炎（多个毛囊炎、疖子汇成，具多发性与反复性）。汉方排脓散及汤以体力中等者化脓性皮炎（皮肤、黏膜化脓）、乳腺炎、肛门周围脓肿、虚证发热为目标，用于牙周炎（牙槽脓漏）、牙龈炎、中耳炎、副鼻腔炎、疖子、疮、面疔、疖肿炎等。可取代抗生素治急性炎症期牙周疾病。

【附注】 排脓散及汤为《金匮要略》排浓汤与排脓散合方。无论脓从何出可辨证合方，亦可择方治之。

【参考文献】

[1]陈聪，等. 经方排脓散古今方解及应用述要[J]. 山东中医杂志，2017，36(9)：813-815

[2]赵志恒，等.《伤寒杂病论》剂型相异同名方浅析[J]. 中医杂志，2015，56(11)：984-987

[3]冯世纶. 胡希恕讲伤寒杂病论[M]. 北京：中国中医药出版社，2018，265-266

120 麦门冬汤

【异名】 麦冬汤（兰台轨范卷五）。汉方组成明细见表120-1。

【方解】 汉方麦门冬汤出自（汉）张仲景著《金匮要略》肺痿肺痈咳嗽上气病脉证治第七："火逆上气，咽喉不利，止逆下气者，麦门冬汤主之。"病因阳盛劫阴，阴气不长、气阴两虚。麦门冬七升、半夏一升、人参三两、甘草二两、粳米三合、大枣十二枚。上六味，以水一斗二升，煮取六升，温服一升，日三夜一服。麦门冬滋补肺胃阴、清虚火，半夏祛痰降逆，人参、甘草、大枣益胃补气生津，粳米甘温滋胃。

【功能主治】 滋养肺胃、降逆和中。肺（胃）气阴虚。

【临床应用】 麦冬40 g、清半夏20 g、生晒参15 g、甘草20 g、大米一撮、大枣5枚，二剂，咳喘（李发枝）。

麦门冬630 g、生半夏130 g、人参45 g、大枣12枚、炙甘草30 g、粳米50 g，一剂，以水2400 ml，煮取1200 ml，凉服200 ml，昼服三次，夜服一次，余下药液次日继服，治肺痿（王克穷）。

半夏12 g、麦门冬20 g、甘草8 g、党参12 g、大枣3颗、粳米8 g，痰中带血加白茅根，潮热症状加鳖甲、青蒿，盗汗症状加浮小麦、生牡蛎，手足心热症状加黄柏、知母，咽痛加马勃、玄参,剧烈咳嗽症状加百部、紫菀,一日一剂,水煎取 200 ml,饭前,日二次服,连服二十天,治慢性支气管炎缓解期肺阴亏耗证 76 例(孟达)。

【经方换算量】 麦门冬 42 g、半夏 6 g、人参 9 g、甘草 6 g、粳米 6 g、大枣 4 枚。

表 120-1 汉方组成明细

序号及厂家名	制剂量(g·日$^{-1}$)	浸膏量(g·日$^{-1}$)	添加剂/g	剂型/适应证	生药组成/g					
					麦门冬	半夏	粳米	大枣	人参	甘草
1. 小太郎汉方制药	15	9	6	细粒/Ⅰ	10	5	5	3	2	2
2. JPS 制药	7.5	5.8	1.7	颗粒/Ⅱ	10	5	5	3	2	2
3. JPS 制药	7.5	5.8	1.7	颗粒/Ⅱ	10	5	5	3	2	2
4. 大杉制药	7.5	5.8	1.7	颗粒/Ⅱ	10	5	5	3	2	2
5. 康和药通	7.5	6	1.5	细粒/Ⅱ	10	5	5	3	2	2
6. 大杉制药	7.5	6	1.5	细粒/Ⅱ	10	5	5	3	2	2
7. 津村	9	6	3	颗粒/Ⅱ	10	5	5	3	2	2
8. 帝国汉方制药	9	4.4	4.6	颗粒/Ⅱ	10	5	5	3	2	2
9. 帝国制药	9	4.4	4.6	颗粒/Ⅱ	10	5	5	3	2	2
10. 松浦药业	7.5	10 软浸膏※		颗粒/Ⅱ	10	5	5	3	2	2

※相当于干浸膏 5 g。

【汉方适应证】(明细表/剂型)

Ⅰ涌咳面赤,痰少、黏,咳痰偶带血,或上火喉干、咽喉异物感者支气管炎、支气管哮喘、咳嗽。

Ⅱ咳痰不尽、支气管炎、支气管哮喘。

【汉方规格及用法用量】 3 g 袋装颗粒剂;空腹(饭间),3 g(成人)/次,2~3 次/日。

【汉方添加剂】(明细表/以津村为例)

1. 硬脂酸镁、玉米淀粉、乳糖、普鲁兰多糖、硅酸铝镁。

7. 硬脂酸镁、乳糖、蔗糖脂肪酸酯。

【汉方不良反应】 发疹、荨麻疹。偶发发热、干咳、气喘、呼吸困难(间质性肺炎);小便减少、脸或四肢肿、眼睑下垂、手僵(假醛固酮增多症);体乏、手脚无力或痉挛或麻木(肌肉疾病);体乏、皮肤或白眼珠发黄(肝功能损伤)。

【解说】 麦门冬汤虚热肺痿方,证属气阴两虚,见咳嗽气喘、咽喉不利、咯痰不爽,或咳唾涎沫、口干咽燥、手足心热、呕吐、纳少、舌红少苔、脉虚数。治则清润肺胃、降逆下气。宜肺有虚热、胃阴不足、虚火上逆致症[1-3],用于慢性肺疾等,如阴虚痰饮咳喘、小儿慢性咳嗽、小儿退热后多汗咳嗽、感冒后干咳、喉源性咳嗽、食管癌术后反流性咳嗽、血管紧张素转换酶抑制剂致干咳、肺间质纤维化、特发性肺间质纤维化、放疗放射性肺损伤、慢性支气管炎肺阴亏耗证、肺不张、肺结核、慢性萎缩性胃炎、胃阴虚型上消化道疾病(食管炎、慢性胃炎、胃下垂)、斯耶格伦综合征。

汉方麦门冬汤用方以体力中等偏下、气逆、咽喉不利、上火、咳致面红、咽喉干燥、少许黏痰、咳嗽为目标，用于剧烈咳嗽、频繁型阵发性干咳、支气管炎、慢性支气管炎、支气管哮喘、咽喉癌致唾液分泌困难、味觉障碍、颞下颌关节紊乱、焦躁、口渴、口咽干燥、慢性干燥性咽炎、老年慢性咯痰困难、柳杉花粉病（干咳）。

【附注】 汉方麦门冬汤亦滋养润体；与中枢性止咳药对感冒后长期咳嗽进行疗效评价，发现麦门冬汤具有早期抑制效果和改善呼吸道畅通作用。多用于孕妇、老年者咳嗽。

【参考文献】

[1]张素玲，等. 麦门冬汤临证治验3则[J]. 江西中医药，2014，45(1)：25-26

[2]郭军，等. 麦门冬汤主治病证探讨[J]. 2011，38(8)：1538-1539

[3]张超，等. 基于三阴三阳开阖枢理论浅析麦门冬汤证治[J]. 湖南中医杂志，2021，37(6)：120-122

121 八味地黄丸

【原名】 肾气丸（金匮要略卷下）。

【异名】 八味肾气丸（金匮要略卷下）、地黄丸（圣惠卷九十八）、八仙丸（养老奉亲）、补肾八味丸（圣济总录卷五十一）、八味地黄丸（小儿痘疹方论）、附子八味丸（证治要诀类方卷四）、金匮肾气丸（赤水玄珠卷七）、桂附八味丸（简明医彀卷八）、桂附地黄丸（简明医彀卷八）、附桂八味丸（医方论）、桂附八味地黄丸（胎产心法卷一）、崔氏八味丸（金匮要略·中风历节篇附方）。

【商品名】 金匮肾气丸。汉方组成明细见表121-1。

【方解】 汉方八味地黄丸出自（汉）张仲景著《金匮要略》消渴小便不利淋病脉证并治第十三："男子消渴，小便反多，以饮水一斗，小便一斗，肾气丸主之。"《金匮要略》血痹虚劳病脉证并治第六："虚劳腰痛，少腹拘急，小便不利者，八味肾气丸主之。"病因肾气耗损、气化失司。干地黄八两，山茱萸、薯蓣各四两，泽泻、茯苓、牡丹皮各三两，桂枝、附子（炮）各一两。上为末，炼蜜为丸，如梧桐子大，每服十五丸，加至二十五丸，酒送下，每日二次。地黄清热凉血滋阴，山药强阴益气，山茱萸温阳固精止遗，茯苓益气利湿，牡丹皮清热凉血散瘀、益神志，泽泻清热渗利湿浊，桂枝温阳散寒通经，附子温壮阳气散寒。

【功能主治】 温补肾阳、温精化气。肾阳不足，虚劳腰痛、腰膝冷痛、腰痛脚软、短气微饮、少腹拘急、畏寒肢冷、小便不利或反多、痰饮咳嗽、水肿脚气、消渴、转胞、久泄、阴疽。

【临床应用】 熟地24 g，山药、山萸、泽泻各15 g，丹皮、云苓各10 g，附子6 g，肉桂3 g，随证加减，一日一剂，水煎二次早晚服，疗程二个月，治2型糖尿病60例（吴红专）。

桂枝、附子各3 g，茯苓、泽泻、山茱萸、熟地、丹皮各10 g，山药15 g，合并尿失禁加炙黄芪15 g、桑螵蛸10 g，乳胀、胸闷加柴胡10 g，郁金10 g，一日一剂，日服二次，30天一疗程，治女性膀胱过度活动症肾阳虚型22例（梅本华）。

【经方换算量】 干地黄24 g，山茱萸12 g，薯蓣12 g，泽泻9 g，茯苓9 g，牡丹皮9 g，桂枝 3 g、附子(炮)3 g。

表 121-1 汉方组成明细

序号及厂家名	制剂量($g \cdot 日^{-1}$)	浸膏量($g \cdot 日^{-1}$)	添加剂/g	剂型/适应证	生药组成/g									
					地黄	山茱萸	山药	泽泻	茯苓	牡丹皮	桂皮	制附子	附子粉	炮附子粉
1. 内田和汉药	6	5.128(生药粉)	0.872	丸剂/Ⅰ	8	4	4	3	3	3	1	—	—	1
2. 客乐谐药品	6	5.128(生药粉)	0.872	丸剂/Ⅰ	8	4	4	3	3	3	1	—	—	1
3. 大杉制药	7.5	4.6	2.9	颗粒/Ⅰ	5	3	3	3	3	3	1	—	1	—
4. 高砂药业	5.94	4.6	1.34	薄膜包衣片/Ⅰ	5	3	3	3	3	3	1	—	1	—
5. 大杉制药	5.94	4.6	1.34	薄膜包衣片/Ⅰ	5	3	3	3	3	3	1	—	1	—
6. 客乐谐制药	6	5.2	0.8	细粒/Ⅰ	5	3	3	3	3	3	1	—	1	—
7. 客乐谐药品	6	5.2	0.8	细粒/Ⅰ	5	3	3	3	3	3	1	—	1	—
8. 大峰堂药品工业	7.21	5.2	2.01	薄膜包衣片/Ⅰ	5	3	3	3	3	3	1	—	1	—
9. 客乐谐药品	7.21	5.2	2.01	薄膜包衣片/Ⅰ	5	3	3	3	3	3	1	—	1	—
10. JPS 制药	7.5	4.6	2.9	颗粒/Ⅰ	5	3	3	3	3	3	1	—	1	—
11. 帝国汉方制药	9	4.6	4.4	颗粒/Ⅰ	5	3	3	3	3	3	1	—	1	—
12. 帝国制药	9	4.6	4.4	颗粒/Ⅰ	5	3	3	3	3	3	1	—	1	—
13. 大木制药	9	4.6	4.4	颗粒/Ⅰ	5	3	3	3	3	3	1	—	1	—
14. 本草制药	7.5	4.4	3.1	细粒/Ⅰ	5	3	3	3	3	3	1	—	1	—
15. 小太郎汉方制药	9	5.3	3.7	细粒/Ⅱ	5	3	3	3	3	3	1	—	—	1
16. 三和生药	9	6	3	细粒/Ⅲ	5	3	3	3	3	3	1	1	—	—
17. 津村	7.5	4	3.5	颗粒/Ⅳ	6	3	3	3	3	2.5	1	—	0.5	—

【汉方适应证】(明细表/剂型)

Ⅰ易疲劳、四肢易冷、少尿或多尿、时有口渴者下肢痛、腰痛、麻木、老年视物模糊、瘙痒、排尿难、尿频、浮肿。

Ⅱ疲劳倦怠甚、四肢易冷且发热、腰痛、喉干、尿频、少尿、尿不尽或尿量反增、夜尿频多者血糖升高、口渴、糖尿病、动脉硬化、慢性肾炎、肾病、肾萎缩、膀胱炎、浮肿、阳痿、坐骨神经痛、产后脚气病、更年期障碍、老年性湿疹、低血压。

Ⅲ小腹软、腰冷痛,少尿或尿频,全身或四肢发热者慢性肾炎、糖尿病、水中、脚气浮肿、膀胱炎、腰痛、五十肩、肩凝。

Ⅳ疲劳倦怠甚、尿少或尿频、口渴、四肢冷热不定者肾炎、糖尿病、阳痿、坐骨神经痛、腰痛、脚气、膀胱炎、前列腺肥大、高血压症(肩凝、头重、耳鸣)、夜尿、轻度遗尿。

【汉方添加剂】(明细表/以津村等为例)

1 ~2. 蜂蜜

17. 硬脂酸镁、乳糖、蔗糖脂肪酸酯。

【汉方规格及用法用量】 2.5 g 袋装颗粒剂;空腹(饭间),2.5 g(成人)/次,2 ~3 次/日。

【汉方不良反应】 发疹、发红、发痒、食欲不振、胃部不适、恶心、呕吐、腹痛、腹泻、便秘、体乏、心悸、上火、舌麻等。

【解说】 肾气丸补肾方,属痰饮水湿证[1-2],见手足不温少腹冷、腰膝酸软、神疲乏力、夜尿频多、小便不利、下肢浮肿、短气、消渴,舌苔薄白或滑腻,脉沉、细、弱。治则温补肾阳、行气利水。宜肾精不足,肾阳虚衰致症[3]。常用于肾虚腰痛、虚劳、痰饮、消渴、脚气、转胞等。如阴阳两虚型糖尿病肾病、阴阳两亏型 2 型糖尿病、糖尿病少阴证、消渴兼水肿、肾性高血压、肾气虚型原发性高血压、老年肾气虚证、慢性肾功能衰竭、肾病综合征、阳虚、阳痿、弱精症、肾阳亏虚男性不育症、肾气亏损型牙周病、小儿肾病综合征、小儿遗尿、甲减合并冠心病、肾阳虚型心力衰竭、肾阳虚型慢性阻塞性肺病、阳虚水泛型慢性阻塞性肺疾、非急性发作期支气管哮喘、慢性支气管炎、脊髓损伤后神经源性膀胱尿潴留、肾阳不足型良性前列腺增生症、慢性前列腺炎、前列腺癌下尿路症、肾阳虚证老年性功能性便秘、脾肾阳虚型尿毒症、大肠癌脾肾阳虚症、肾虚(痰瘀)型多囊卵巢综合征、慢性盆腔炎、老年性阴道炎、老年性尿失禁、老年轻度认知功能障碍、亚健康、慢性腰腿痛、腰椎间盘突出症、原发性骨质疏松症疼痛、强直性脊柱炎、复发性口腔溃疡、牙齿松动、过敏性鼻炎、大疱性类天疱疮、系统性红斑狼疮。

汉方八味地黄丸原为抗衰老方,江户时代誉为强精方,且逐成肾虚方,用方以运动、泌尿、生殖功能低下,老年者全身倦息下肢无力甚,中老年或随年龄增大出现的各种症状为目标。用于下肢痛、慢性腰疼、坐骨神经痛、神经痛、心绞痛、慢性肾炎(蛋白尿)、肾功能不全、糖尿病、糖尿病肾病、肾变病综合征、肾虚、阳痿、男性不育、少精症、肾结石、前列腺增生、老年性阴道炎、老年女性尿频、老年性皮肤瘙痒症、高脂血症、慢性哮喘、骨质疏松、潜水病(脊髓型)、肝硬化伴腓肠肌痉挛、荨麻疹、中风后遗症、视网膜出血、老年性白内障、青光眼、眼睑抽搐症、产褥热、贫血、术后尿失禁、精神神经症。

【附注】 肾气丸的衍生方有济生肾气丸、六味地黄丸、知柏地黄丸、杞菊地黄丸、十补丸、右归丸等。加川牛膝、车前子为温肾化气、利水消肿的济生肾气丸。长期服用金匮肾气丸可延缓慢性肾衰竭恶化,方中有偏温燥的附子、肉桂,久服易上火。

【参考文献】

[1]冯沛之,等. 基于精气互化思想的肾气丸证治解析[J]. 上海中医药杂志,2019,53(10):51-53

[2]王姝琛,等. 陈修园《家藏心典》八味地黄丸运用举隅[J]. 世界中西药结合杂志,2007,2(5):266-267

[3]曲道炜,等. 肾气丸证证治规律探寻[J]. 辽宁中医药大学学报,2012,14(5):118-120

122 半夏厚朴汤

【异名】 厚朴汤(圣济总录卷一二四)、大七气汤(三因卷八)、四七汤、厚朴半夏汤(易简方)、七气汤(直指卷五)、四七饮(杏苑卷四)。汉方组成明细见表 122-1。

表 122-1 汉方组成明细

序号及厂家名	制剂量(g·日$^{-1}$)	浸膏量(g·日$^{-1}$)	添加剂/g	剂型/适应证	生药组成/g					
					半夏	茯苓	厚朴	紫苏	姜	生姜
1. 大杉制药	3	1.4	1.6	颗粒/Ⅰ	6	5	3	2	1	—
2. 高砂药业	3.72(12 片)	1.4	2.32	薄膜包衣片/Ⅰ	6	5	3	2	1	—
3. 大杉制药	3.72(12 片)	1.4	2.32	薄膜包衣片/Ⅰ	6	5	3	2	1	—
4. 客乐谐制药	6	1.5	4.5	细粒/Ⅰ	6	5	3	2	1.3	—
5. 客乐谐药品	6	1.5	4.5	细粒/Ⅰ	6	5	3	2	1.3	—
6. 大峰堂药品	3.6(12 片)	1.5	2.1	片剂/Ⅰ	6	5	3	2	1.3	—
7. 客乐谐药品	3.6(12 片)	1.5	2.1	片剂/Ⅰ	6	5	3	2	1.3	—
8. JPS 制药	7.5	2.2	5.3	颗粒/Ⅰ	6	5	3	2	1	—
9. 康和药通	4.5	2	2.5	细粒/Ⅰ	6	5	3	2	1	—
10. 大杉制药	4.5	2	2.5	细粒/Ⅰ	6	5	3	2	1	—
11. 太虎精堂	4.5	3	1.5	颗粒/Ⅰ	6	5	3	2	1	—
12. 帝国汉方制药	7.5	1.61	5.89	颗粒/Ⅰ	6	5	3	2	1.5	—
13. 帝国制药	7.5	1.61	5.89	颗粒/Ⅰ	6	5	3	2	1.5	—
14. 东洋药行	6	3	3	细粒/Ⅰ	6	5	3	2	—	4
15. 本草制药	7.5	2	5.5	颗粒/Ⅰ	6	5	3	2	1	—
16. 小太郎汉方制药	6	2.2	3.8	细粒/Ⅱ	6	5	3	2	1	—
17. 三和生药	4.5	2.6	1.9	细粒/Ⅲ	6	5	3	2	1	—
18. 津村	7.5	2.5	5	颗粒/Ⅳ	6	5	3	2	1	—

【方解】 汉方半夏厚朴汤出自(汉)张仲景著《金匮要略》妇人杂病脉证并治第二十二:"妇人咽中如有炙脔,半夏厚朴汤主之。"(唐)孙思邈著《千金要方》:"胸满,心下坚,咽中帖帖如有炙肉,吐之不出,咽之不下。"病因气郁、痰阻、湿滞。半夏一升、厚朴三两、茯苓四两、生姜五两、苏叶二两。上五味,以水七升,煮取四升,分四服,日三夜一服。半夏化痰散结、降逆和胃,厚朴、下气除满、助半夏散结降逆,茯苓渗湿健脾、助半夏化痰,生姜辛温散结、和胃止呕,苏叶芳香行气、理肺舒肝、宣通郁气。

【功能主治】 行气开郁、降逆化痰。妇人咽中如有炙脔,气上逆。

【临床应用】 半夏120 g、厚朴50 g、茯苓70 g、苏叶40 g、生姜80 g,水1000 ml浸泡过夜后,煎三次,取汁400 ml,早晚服,结合针灸治卒中后吞咽障碍56例(宋莉娟)。

半夏、茯苓各12 g,厚朴、生姜各9 g,干苏叶6 g,水煎,一日一剂,二周一个疗程,治胃溃疡18例(任万新)。

半夏15 g、厚朴15 g、茯苓20 g、生姜25 g、苏叶10 g,水煎,早中晚各服300 ml,十五天一疗程,治梅核气(段从伟)。

【经方换算量】 半夏12 g、厚朴9 g、茯苓12 g、生姜15 g、苏叶6 g。

【汉方适应证】(明细表/剂型)

Ⅰ郁闷,咽喉、食道异物感,伴心悸、眩晕、恶心者焦虑性神经症、神经性胃炎、妊娠反应、咳嗽、嘶哑。

Ⅱ心神不定、咽喉至胸部闷堵、积食胀胃,常伴消化功能低下、恶心、呕吐者支气管炎、嘶哑、阵发性咳嗽、支气管哮喘、神经性食管狭窄、胃消化不良、心源性哮喘、神经症、神经衰弱、恐惧症、失眠、妊娠反应、各种呕吐症、更年期神经障碍、浮肿、神经性头痛。

Ⅲ心神不定、咽喉至胸部闷堵、胃肠型抑郁,伴失眠、惊恐、食欲不振、咳嗽者支气管哮喘、支气管炎、百日咳、妊娠反应、嘶哑、胃神经官能症、更年期神经障碍、神经性咽喉痛、神经质。

Ⅳ郁闷,咽喉、食道异物感,伴心悸、眩晕、恶心者焦虑性神经症、神经性胃炎、妊娠反应、咳嗽、嘶哑、神经性食管狭窄、失眠。

【汉方规格及用法用量】 2.5 g袋装颗粒剂;空腹(饭间),2.5 g(成人)/次,2~3次/日。

【汉方添加剂】(明细表/以津村为例)

18. 日本药典硬脂酸镁、乳糖、蔗糖脂肪酸酯。

【汉方不良反应】 发疹、发红、发痒。

【解说】 半夏厚朴汤亦称“梅核气”方,属郁证,见咽中如有物阻,咯吐不出,吞咽不下,胸膈满闷,或咳或呕,舌苔白滑,脉弦滑。治则疏肝解郁、行气散结,燥湿降逆。宜情志不畅、痰气郁滞致症[1-2]。用于梅核气、痰气互结型梅核气、早期声带小结、咽异感症、感染后咳嗽、痰湿型咳嗽、小儿咳嗽、小儿慢性咽炎、慢性咽炎、阻塞型睡眠呼吸暂停低通气综合征性慢性咳嗽、咳嗽变异性哮喘、慢性阻塞性肺病稳定期痰湿阻肺证、卒中相关性肺炎、反流性食管炎、痰气交阻型胃食管反流病、糜烂性食管炎、非糜烂性胃食管反流病、反流性咽喉炎、胃肠神经官能症(针灸)、胃轻瘫综合征、功能性消化不良伴抑郁、儿童不良精神心理致功能性消化不良、慢阻肺合并焦虑抑郁、脑卒中后抑郁(针灸)、失眠、气滞痰阻型迟发性痤疮、痰湿型反复性口腔溃疡、妊娠呕吐、肿瘤化疗致恶心呕吐、小儿肠系膜淋巴结炎。

汉方半夏厚朴汤用方以咽部异物感(堵塞感、痒刺感)、咳嗽、嘶哑、烦躁不安、孤僻郁闷、动悸、失眠、眩晕、恶心、妊娠反应、浮肿、胸痛、胸腹部拍水音为目标,用于呼吸道疾病、食道炎症、食管异感症、吞咽障碍、神经质、神经官能症、神经分裂症、抑郁、小儿夜惊、脑血管障碍并发吸入性肺炎、咽部异感症、咽喉头异常感及五官科无器质性异常的病症。

【参考文献】

[1]佴晨阳,等. 徐学义教授运用半夏厚朴汤加减治疗梅核气经验总结[J]. 2020,29

(15):74-75,81

[2]刘静."妇人咽中如有炙脔"考析[J].中国中医基础医学杂志,2016,22(8):1015,1060

123 半夏泻心汤

【异名】 泻心汤(千金要方卷十)。汉方组成明细见表123-1。

表123-1 汉方组成明细

序号及厂家名	制剂量 $(g \cdot 日^{-1})$	浸膏量 $(g \cdot 日^{-1})$	添加剂/g	剂型/适应证	生药组成/g							
					半夏	黄芩	姜	生姜	人参	甘草	大枣	黄连
1.大杉制药	7.5	3.4	4.1	颗粒/Ⅰ	5	2.5	2.5	—	2.5	2.5	2.5	1
2.大峰堂药品	6	3.8	2.2	细粒/Ⅰ	5	2.5	—	2.5	2.5	2.5	2.5	1
3.客乐谐药品	6	3.8	2.2	细粒/Ⅰ	5	2.5	—	2.5	2.5	2.5	2.5	1
4.大峰堂药品	5.94(18片)	3.8	2.14	片剂/Ⅰ	5	2.5	—	2.5	2.5	2.5	2.5	1
5.客乐谐药品	5.94(18片)	3.8	2.14	片剂/Ⅰ	5	2.5	—	2.5	2.5	2.5	2.5	1
6.JPS制药	7.5	4.6	2.6	颗粒/Ⅰ	5	2.5	—	2.5	2.5	2.5	2.5	1
7.康和药通	6	3.2	2.8	细粒/Ⅰ	6	3	3	—	3	3	3	1
8.大杉制药	6	3.2	2.8	细粒/Ⅰ	6	3	3	—	3	3	3	1
9.太虎精堂制药	6	3.12	2.88	颗粒/Ⅰ	5	2.5	—	2.5	2.5	2.5	2.5	1
10.津村	7.5	4.5	3	颗粒/Ⅰ	5	2.5	2.5	—	2.5	2.5	2.5	1
11.帝国汉方制药	9	4.31	4.69	颗粒/Ⅰ	5	2.5	2.5	—	2.5	2.5	2.5	1
12.帝国制药	9	4.31	4.69	颗粒/Ⅰ	5	2.5	2.5	—	2.5	2.5	2.5	1
13.东洋药行	6	3.6	2.4	细粒/Ⅰ	5	2.5	2.5	—	2.5	2.5	2.5	1
14.本草制药	7.5	3.4	4.1	颗粒/Ⅰ	5	2.5	2.5	—	2.5	2.5	2.5	1
15.松浦药业	6	7.3软浸膏※	3.1	颗粒/Ⅰ	5	2.5	2.5	—	2.5	2.5	2.5	1
16.小太郎汉方制药	7.5	5	2.5	细粒/Ⅱ	5	2.5	2.5	—	2.5	2.5	2.5	1
17.三和生药	7.5	4.9	2.6	细粒/Ⅲ	5	2.5	2.5	—	2.5	2.5	2.5	1

【方解】 汉方半夏泻心汤出自(汉)张仲景著《伤寒论》辨太阳病脉证并治第149条:"伤寒五六日,呕而发热者,柴胡汤证具,而以他药下之,柴胡证仍在者,复与柴胡汤。此虽已下之,不为逆。必蒸蒸而振,却发热汗出而解。若心下满而硬痛者,此为结胸也,大陷胸汤主之;但满而不痛者,此为痞,柴胡不中与之,宜半夏泻心汤。"《金匮要略》呕吐哕下利病脉证治第十七:"呕而肠鸣,心下痞者,半夏泻心汤主之。"病因脾胃不和、寒热互结、升降失调。半夏半斤(洗),黄芩、干姜、人参各三两、黄连一两、大枣十二枚、甘草三两

炙。上七味,以水一斗,煮取六升,去滓,再煮,取三升,日三服。温性半夏、干姜、人参和寒性黄连、黄芩配伍,调寒热、和升降,半夏燥湿健脾、除痞散结、和胃降逆,姜温中散寒,黄芩、黄连沉降泄热、散结开痞,大枣、人参甘温补气、健脾补虚,炙甘草益脾和中、调和诸药。

【功能主治】 和胃降逆、开结除痞。胃气不和之痞证。

【临床应用】 黄芩、炙甘草、干姜、人参各9 g,大枣5颗,黄连5 g,半夏15 g,反酸、烧心加牡丹皮、瓦楞子、栀子,一日一剂,水煎300 ml,早晚服,连服三周,治消化性溃疡54例(孙洋)。

半夏15 g、黄芩12 g、黄连5 g、干姜3 g、党参15 g、大枣5 g、甘草5 g,一日一剂,早晚服,二周一疗程,共四个疗程,治寒热错杂型反流性食管炎48例(汤瑞珠)。

【经方换算量】 半夏(洗)12 g,黄芩、干姜、人参各9 g、黄连3 g、大枣4枚、甘草炙9 g。

【汉方适应证】(明细表/剂型)

Ⅰ胸闷,恶心、呕吐,食欲不振、腹鸣,大便稀溏或下泄症者急(慢)性胃肠炎、发酵性腹泻、消化不良、胃下垂、神经性胃炎、胃消化不良、宿醉、打嗝、烧心、口腔炎、神经质。

Ⅱ胃堵,恶心、呕吐,食欲不振且舌、胃水湿,腹鸣腹泻,大便稀溏或黏液便者急(慢)性胃炎,发酵性腹泻,消化不良,口腔炎,妊娠反应。

Ⅲ胃堵、恶心、呕吐,舌、胃水湿,食欲不振且腹鸣,腹泻、大便稀溏者急(慢)性胃炎、发酵性腹泻、口腔炎、消化不良、胃下垂、胃乏力症、胃及十二指肠胃溃疡、妊娠反应。

【汉方规格及用法用量】 2.5 g袋装颗粒剂;空腹(饭间),2.5 g(成人)/次,2~3次/日。

【汉方添加剂】(明细表/以津村等为例)

1. 乳糖、玉米淀粉、硬脂酸镁。

10. 日本药典硬脂酸镁、乳糖、蔗糖脂肪酸酯。

【汉方不良反应】 发疹、荨麻疹。偶发发热、干咳、气喘、呼吸困难(间质性肺炎);小便减少、脸或四肢肿、眼睑下垂、手僵(假醛固酮增多症);体乏、手脚无力或痉挛或麻木(肌肉疾病);体乏、皮肤或白眼珠发黄(肝功能损伤)。

【解说】 半夏泻心汤心下痞和解方,证属少阳证误下后的痞证,见心下痞,但满而不痛,或呕吐,肠鸣下利,舌苔腻而微黄。治则和胃降逆、消痞散结。宜邪结心下、阴邪内伏,虚热上凝致症[1-3]。用于调肠胃,解心下痞、胃脘痛、恶心呕吐、腹鸣腹泻、上腹憋闷。如急性胃炎、慢性胃炎湿热互结证、幽门螺杆菌阳性慢性胃炎、脾胃湿热型慢性萎缩性胃炎、脾虚湿热型慢性胃炎、脾胃湿热型慢性浅表性胃炎、慢性非萎缩性胃炎、寒热错杂型慢性胃炎、寒热错杂型萎缩性胃炎、原发胆汁反流性胃炎、胃溃疡、消化性溃疡、寒热错杂型胃溃疡、幽门螺杆菌胃溃疡、肝脾不和型消化性溃疡、返流性食管炎、非糜烂性反流病、胃黏膜异型增生、胃癌前病变、胃癌、结肠癌、结直肠癌术后肝脾不和证、功能性消化不良、小儿消化不良、脾虚胃滞证糖尿病、糖尿病性腹泻、糖尿病胃轻瘫、糖尿病合并血脂异常(耳穴埋豆)、胃肠道功能紊乱、脑损伤胃肠动力障碍(穴位电刺)、脓毒症致胃肠功能障碍、肺心病胃肠道功能障碍、肠易激综合征、慢性结肠炎、溃疡性结肠炎、痰火扰心型室性早博、早中期慢性肾衰竭(中药灌肠)、慢性乙型病毒性肝炎、寒热错杂型胆囊切除术后综合征、血小板减少性紫癜、慢性主观性头晕、肝脾失调型类风湿关节炎、慢性荨麻疹、慢性咳嗽、唇风、脾胃湿热型口腔扁平苔藓、顽固性呃逆、围绝经期抑郁症、寒热错杂型女童特发性性早熟。

汉方半夏泻心汤用方以心下痞塞、心下部有抵抗及轻度胀满感、恶心、呕吐、腹泻、食欲不振为目标，用于急（慢）性胃炎，肠易激综合征等胃肠疾病及口腔炎、神经精神症。

【附注】　半夏泻心汤为小柴胡汤去柴胡加黄连化裁而成。《伤寒论》痞证病位为“心下”，痞证乃阴阳之气不交，阳气应上而不上，阴气应下而不下，两者纠缠于中焦，中焦受困，发为痞。

【参考文献】

[1]韩冰，等. 从“阴火”论析半夏泻心汤[J]. 中国中医基础医学杂志，2021，27(2)：291-292

[2]张喜，等. 半夏泻心汤治验撷菁[J]. 中医杂志，2019，60(3)：259-261

[3]刘雅倩等. 半夏泻心汤证考[J]. 河南中医，2019，39(6)：817-820

124　半夏白术天麻汤

【原名】　半夏白术天麻汤（脾胃论人卫本卷下）。

【异名】　半夏茯苓天麻汤（卫生宝鉴卷九）、白术半夏天麻汤（扶寿精方）、半夏天麻汤（杏苑卷四）、半术天麻汤（简明医彀）。实验中半夏白术天麻汤治眩晕急性发作期；汉方组成明细见表 124-1。

表 124-1　汉方组成明细

序号及厂家名	制剂量（g·日⁻¹）	浸膏量（g·日⁻¹）	添加剂/g	剂型/适应证	生药组成/g													
					半夏	白术	苍术	陈皮	茯苓	麦芽	天麻	生姜	神麹	黄芪	人参	泽泻	黄柏	姜
1. 三和生药	7.5	4.9	2.6	细粒/Ⅰ	3	3	—	3	3	2	2	0.5	2	1.5	1.5	1.5	1	1
2. 三和生药	7.5	4.9	2.6	细粒/Ⅰ	3	3	—	3	3	2	2	0.5	2	1.5	1.5	1.5	1	1
3. 大杉制药	7.5	4.9	2.6	细粒/Ⅰ	3	3	—	3	3	2	2	0.5	2	1.5	1.5	1.5	1	1
4. 三和生药	7.5	4.9	2.6	细粒/Ⅰ	3	3	—	3	3	2	2	0.5	2	1.5	1.5	1.5	1	1
5. JPS 制药	7.5	4.9	2.6	细粒/Ⅰ	3	3	—	3	3	2	2	0.5	2	1.5	1.5	1.5	1	1
6. 津村	7.5	4	3.5	颗粒/Ⅱ	3	3	—	3	3	2	2	0.5	—	1.5	1.5	1.5	1	1
7. 大峰堂药品	7.5	4.7	2.8	细粒/Ⅱ	3	3	3	3	3	2	2	0.65	—	1.5	1.5	1.5	1	—
8. 客乐谐药品	7.5	4.7	2.8	细粒/Ⅱ	3	3	3	3	3	2	2	0.65	—	1.5	1.5	1.5	1	—
9. 小太郎汉方制药	9	6.2	2.8	细粒/Ⅲ	3	3	3	3	3	2	2	0.5	2	1.5	1.5	1.5	1	1

【方解】 汉方半夏白术天麻汤出自(金元)李东垣《脾胃论》:“范天駷之内,素有脾胃之证,时显烦躁,胸中不利,大便不通。初冬出外而晚归,为寒气怫郁,闷乱大作,火不得升故也。医疑有热,治以疏风丸,大便行而病不减。又疑药力小,复加七八十丸,下两行,前证仍不减,复添吐逆,食不能停,痰唾稠粘,涌出不止,眼黑头旋,恶心烦闷,气短促上喘无力,不欲言。心神颠倒,兀兀不止,目不敢开,如在风云中。头苦痛如裂,身重如山,四肢厥冷,不得安卧。余谓前证乃胃气已损,复下两次,则重虚其胃,而痰厥头痛作矣。制半夏白术天麻汤主之而愈。”病因痰厥头痛,虚风内作。黄柏二分,干姜三分,天麻、苍术、白茯苓、黄芪、泽泻、人参各五分,白术、炒曲各一钱,半夏(汤洗七次)、大麦蘖面、橘皮各一钱五分。上㕮咀,每服半两,水二盏,煎至一盏,去滓,食前带热服。黄芪补气固表,人参补中益气,二术除湿益气,泽泻、茯苓利小便,橘皮益气调中,神曲健脾和胃、消食化积,大麦蘖面健脾开胃,干姜温中散寒、温肺化饮,黄柏清湿热,天麻息风止痉、平抑肝阳,半夏燥湿祛痰。

【功能主治】 温凉并济、补泻兼施。痰厥头痛、咳痰稠黏、头晕烦闷、恶心呕逆、身重肢冷、不得安卧、舌苔白腻、脉悬滑。

【临床应用】 黄柏(酒洗)12 g,干姜 15 g,天麻、苍术、白茯苓、黄芪、泽泻、党参各 9 g,白术、炒神曲各 5 g,半夏(汤洗 7 次)、麦蘖、橘皮各 5 g,水煎二次,取煎液 400 ml 早晚服,一日一剂,服四周,联合隔药灸治痰湿壅盛证原发性高血压 134 例(张凌凌)。

【经方换算量】 半夏、天麻、苍术、白茯苓、黄芪、泽泻、人参、蘖面、橘皮各 1.5 g,黄柏 0.6 g,炒曲 3 g,白术 3 g,干姜 0.9 g。

【汉方适应证】(明细表/剂型)

Ⅰ胃虚腿寒、或头痛眩晕,甚时呕吐,饭后四肢乏力嗜睡,胸部振水声者胃下垂、胃神经症、低血压。

Ⅱ胃肠虚弱,腿寒,眩晕、头痛。

Ⅲ寒症,体乏易疲劳,头痛、头重、眩晕、肩凝,或恶心、呕吐、胃肠虚弱者低血压症头痛、眩晕。

【汉方规格及用法用量】 2.5 g 袋装颗粒剂;空腹(饭间),2.5 g(成人)/次,2 ~3 次/日。

【汉方添加剂】(明细表/以津村等为例)

4 ~5. 乳糖、玉米淀粉、结晶纤维素、预胶化淀粉、轻质无水硅酸。

6. 日本药典结晶纤维素、乳糖。

【汉方不良反应】 发疹、荨麻疹。

【解说】 半夏白术天麻汤眩晕方,证属痰湿,见头痛如裂、目眩头晕、胸脘烦闷、恶心呕吐、痰唾稠黏、气短懒言、四肢厥冷、不得安卧、舌苔白腻、脉弦滑等。治则补脾健胃、熄风消痰。宜脾胃虚弱,痰湿内阻,虚风上扰致症[1-3]。用于良性阵发性位置性眩晕、高血压等。

汉方半夏白术天麻汤用方以眩晕、头痛、呕吐为目标,用于下肢冷、持续性头痛、头重、眩晕、呕吐,以及体虚者胃肠障碍、食后嗜睡、食欲不振、倦怠、气候变化头痛加重、虚弱儿童直立性调节障碍。

【附注】 (清)程国彭著《医学心悟》卷四眩晕:“眩,谓眼黑;晕者,头旋也,古称头旋眼花是也,有湿痰壅遏者,书云:头旋眼花,非天麻、半夏不除是也,半夏白术天麻汤主之。"《医学心悟》头痛:"痰厥头痛者,胸肺多痰,动则眩晕,半夏白术天麻汤主之。"

半夏白术天麻汤为(金元)李杲创,(清)程国彭加以改良成两首同名方,分别用于痰厥头痛与风痰眩晕,风痰眩晕方对当代影响很大,由姜半夏 5.595 g,白术 11.19 g,天麻、茯苓、橘红各 3.73 g,甘草 2 g,生姜 2 g(鲜品一片)、大枣两枚组成。治清阳不升,浊阴不降,风痰上扰清窍等眩晕头痛症[1,4]。如原发性头痛、偏头痛、痰浊内蕴型眩晕、风痰上扰型眩晕、痰浊上蒙型眩晕、后循环缺血眩晕、椎基底动脉供血不足性眩晕、内耳型眩晕(梅尼埃病)、颈型眩晕、良性阵发性位置性眩晕、高血压眩晕、高血压、风痰壅盛型高血压病、痰湿壅盛型高血压、高同型半胱氨酸血症(H 型高血压)、脑卒中、急性缺血性脑卒中、缺血性中风、缺血性脑卒中风痰瘀阻证、中风恢复期、急性脑梗死、颈动脉粥样硬化斑块、颈动脉粥样硬化风痰阻络证、颈椎病、椎动脉型颈椎病、阿尔茨海默病、痴呆、血管性痴呆、中风痴呆症、重度颅脑损伤、外伤后脑积水、胸膈痞闷、冠心病心绞痛、癫痫、小儿癫痫、神经性癫痫、麻痹性外斜视、中心性视网膜炎、突发性耳聋、经前期紧张综合征、子痫、抽动秽语综合征、单纯性肥胖、恶心呕吐、呕吐、泄泻。

【参考文献】

[1]莫韶确. 半夏白术天麻汤:李东垣-痰厥头痛,程钟陵-眩晕头痛[J]. 实用中医内科杂志,2015,29(8):173-174

[2]李丰雨,等. 黄俊卿教授运用半夏白术天麻汤经验举隅[J]. 中国民族民间医药,2017,26(12):86-87

[3]杨越明. 半夏 白术天麻汤之浅见及临证运用体会[J]. 贵阳中医学院学报,1989(4):27-28,32

[4]薛昊等. 经典名方半夏白术天麻汤源流与应用考[J]. 中国实验方剂学杂志,2020,26(15):14-19

125 白虎加人参汤

【异名】 白虎人参汤(金匮要略卷上)、人参石膏汤(袖珍卷三引圣惠)、人参白虎汤(玉机微义卷九引局方)、白虎化斑汤(卫生总微卷八)、化斑汤(丹溪心法卷二)、人参化斑汤(万病回春卷三)。汉方组成明细见表 125-1。

【方解】 汉方白虎加人参汤出自(汉)张仲景著《伤寒论》辨太阳病脉证并治第 26 条:"服桂枝汤,大汗出后,大烦渴不解,脉洪大者,白虎加人参汤主之。"《伤寒论》辨太阳病脉证并治第 168 条:"伤寒若吐若下后,七八日不解,热结在里,表里俱热,时时恶风,大渴,舌上干燥而烦,欲饮水数升者,白虎加人参汤主之。"《伤寒论》辨太阳病脉证并治第 169 条:"伤寒,无大热,口燥渴,心烦,背微恶寒者,白虎加人参汤主之。"《伤寒论》辨太阳病脉证并治第 170 条:"伤寒,脉浮,发热,无汗,其表不解,不可与白虎汤。渴欲饮水,无表证者,白虎加人参汤主之。"《伤寒论》辨阳明病脉证并治第 222 条:"若渴欲饮水,口干舌燥者,白虎加人参汤主之。"《金匮要略》痉湿暍病脉证治第二:"太阳中热者,暍是也。汗出恶寒,身热而渴,白虎加人参汤主之。"病因阳明腑热,邪热入表里,耗气损津。知母六两，石膏一斤（碎、绵裹），甘草（炙）二两，粳米六合，人参三两。以水一斗，煮米熟，汤成去滓，温服一升，每日三次。石膏清透气热，知母泻火滋阴去烦躁，甘草、粳米益气和中，人参益气健胃生津。

表125-1 汉方组成明细

序号及厂家名	制剂量（g·日⁻¹）	浸膏量（g·日⁻¹）	添加剂/g	剂型/适应证	生药组成/g				
					知母	石膏	甘草	粳米	人参
1. 客乐谐制药	6	2.6	3.4	细粒	5	15	2	8	1.5
2. 客乐谐药品	6	2.6	3.4	细粒	5	15	2	8	1.5
3. 大峰堂药品工业	4.8（12片）	2.6	2.2	片剂	5	15	2	8	1.5
4. 客乐谐药品	4.8（12片）	2.6	2.2	片剂	5	15	2	8	1.5
5. 小太郎汉方制药	12	8	4	细粒	5	15	2	8	3
6. 帝国汉方制药	9	4.2	4.8	颗粒	5	15	2	8	3
7. 帝国制药	9	4.2	4.4	颗粒	5	15	2	8	3
8. 津村	9	5	4	颗粒	5	15	2	8	1.5
9. 三和生药	6	2.3	3.7	细粒	2.5	7.5	1	4	1.5

【功能主治】 清热、益气、生津。伤寒、温病、暑病气分热盛，津气两伤，身热而渴，汗出恶寒，脉虚大无力；火热迫肺，上消多饮者。

【临床应用】 生石膏50 g（先煎）、知母20 g、党参30 g、麦冬30 g、生地50 g、玉竹20 g、花粉15 g、粳米15 g、甘草10 g，水煎，一日一剂，日服二次，气虚加黄芪，饥饿难忍加熟地，血糖不降加人参，尿糖不降加乌梅，尿中有酮体加黄连，治老年糖尿病92例（刘永寿）。

生石膏150 g（研细先煎）、粳米50 g（先煎）、知母15 g、人参10 g、甘草10 g，一日一剂，水煎三次，日服三次，意识障碍者鼻饲，五天一疗程，治中枢性高热29例（宾湘义）。

生石膏60 g（打碎水煎）、知母40 g、甘草10 g、人参20 g，水煎取汁150 ml，温米汤送服，一日一剂，分4~5次服，共三剂，治热性疾病33例（马瑞斌）。

【经方换算量】 知母18 g、石膏40 g、甘草6 g、粳米12 g、人参9 g。

【汉方适应证】 喉干、身发热者出汗、口渴多饮、尿多、烦热。

【汉方添加剂】（明细表/以津村等为例）

8. 日本药典硬脂酸镁、乳糖、蔗糖脂肪酸酯。

9. 乳糖、玉米淀粉。

【汉方规格及用法用量】 3 g袋装颗粒剂；空腹（饭间），9 g（成人）/2~3次/日。

【汉方不良反应】 发疹、发痒、荨麻疹、体乏、食欲不振、胃部不适、软便、腹泻、口腔不爽。偶发少尿、脸及四肢肿、眼睑下垂、手僵（假性醛固酮增多症）；体乏、四肢无力痉挛麻木（肌肉疾病）。

【解说】 白虎加人参汤阳明温病方，属阳明热证，见身大热、口大渴、汗大出、脉洪大、神大烦。治则清热泻火、益气补津。宜热在中焦,阳明热证与湿证互结、邪热伤津耗气致症[1-2]。用于消渴病、热盛伤津证糖尿病酮症、气阴两虚燥热偏盛型初发2型糖尿病、胃热炽盛型2型糖尿病、老年重症肺炎、顽固性发热病、饥饿症、脓毒症。

汉方白虎加人参汤以身壮身热,口渴甚,喉咙干、上火、皮肤发红(发疹、瘙痒)、发热、面色潮红、多饮多尿为目标。用于口腔干燥症、精神药物致口渴、特应性皮炎伴面热口渴、糖尿病、幼儿急疹、皮肤疾病,如烦渴、全身冒汗、高热等急性症和口渴、局部灼热感、尿量增加、皮肤发红(发疹、瘙痒)、面色潮红等慢性症。也用于肠伤寒、肺炎、脑炎、猩红热等高热,脑出血、巴塞多氏病、皮炎、荨麻疹、湿疹、干癣、婴儿苔癣、肾炎、尿毒症、胆囊炎、夜尿症、尿崩症、胸膜炎、狂症、中暑、虹膜睫状体炎、角膜炎、齿槽脓漏。矢数道明著《临床应用汉方处方解说》:"白虎加人参汤用似白虎汤证,内外热甚,津液大伤,渴欲饮水,口舌干燥甚者。"

【附注】 现多以山药替粳米。

【参考文献】

[1]王明炯,等.论白虎加人参汤证[J].河南中医,2022,42(3):325-327

[2]张迪,等.阳明热证辨析[J].辽宁中医杂志,2021,48(3):53-55

126 茯苓饮

【原名】 茯苓饮(外台秘要卷八引延年秘录)。

【异名】 外台茯苓饮(金匮要略卷中附方)、茯苓饮子(鸡峰卷十八)、茯苓汤(校注妇人良方卷六)。汉方组成明细见表126-1。

【方解】 汉方茯苓饮出自(汉)张仲景著《金匮要略》痰饮咳嗽病脉证并治第十二附方:"外台茯苓饮治心胸中有停痰宿水,自吐出水后,心胸间虚,气满,不能食。消痰气,令能食。"(清)吴谦著《医宗金鉴》:"上、中二焦气弱,水饮入胃,脾不能输归于肺,肺不能通调水道,以致停积为痰,为宿水。吐之则下气因而上逆,虚与气结,满不能食。"病因里虚寒、脾失健运、胃虚停饮、气滞湿阻。茯苓、白术各三两,人参、枳实(炙)各二两,橘皮一两半,生姜四两。上切,以水六升,煮取一升八合,去滓,分三次温服,如人行八九里进之。茯苓、白术温中健脾胃、利水祛饮,人参健胃除痞,枳实行气除满止痛,陈皮理气、同生姜降逆化饮、健脾和胃、温中止呕。

表126-1 汉方组成明细

序号及厂家名	制剂量 (g·日$^{-1}$)	浸膏量 (g·日$^{-1}$)	添加剂/g	剂型/适应证	生药组成/g						
					茯苓	白术	苍术	人参	生姜	陈皮	枳实
1.小太郎汉方制药	6	3.8	2.2	细粒/Ⅰ	5	4	—	3	0.8	3	1.5
2.津村	7.5	2.75	4.75	颗粒/Ⅱ	5	—	4	3	1	3	1.5

【功能主治】 消痰气，令能食。

【临床应用】 茯苓 12 ~ 15 g、苍术 10 ~ 15 g、党参 10 g、枳实 10 g、陈皮 30 g、清半夏 15 g、生姜 15 g，七剂，一日一剂，水煎，日服三次，治慢性胃炎（冯世纶）。

人参、白术、茯苓、陈皮、藿香各 10 g，枳实 6 g，大便干加熟军 6 g，腹痛加延胡索 8 g，多汗加牡蛎、浮小麦各 10 g，水煎，一日一剂，早晚温服，五天一疗程，治小儿厌食64 例（袁海红）。

党参 15 g，白术、茯苓、陈皮、枳壳、砂仁各 10 g，生姜 6 g，水煎服，一日一剂，十五天一疗程，治慢性胃炎68 例（曾海）。

党参、茯苓、白术、生姜各 15 g，枳实、陈皮各 9 g，水煎，取汁 400 ml，早晚空腹温服，恶心吐酸加法半夏 9 g、黄连 6 g、吴茱萸 3 g、煅瓦楞子 15 g，口干加麦冬 15 g，胸闷心烦胁痛加郁金 10 g、酒白芍 12 g，腹胀加厚朴 12 g，大便不畅加瓜蒌 15 g，服八周，治胃食管返流病 36 例（王劲松）。

【经方换算量】 茯苓、白术各 9 g，人参、枳实各 6 g，橘皮 4.5 g，生姜 12 g。

【汉方适应证】（明细表/剂型）

Ⅰ胃脘胀满、胃酸多、恶心、呕吐、食欲不振且少尿者胃炎、胃下垂、胃乏力、胃神经症、胃扩张、反酸、消化不良。

Ⅱ恶心、烧心、少尿者胃炎、胃乏力、反酸。

【汉方添加剂】（明细表/序号）

1. 硬脂酸镁、玉米淀粉、乳糖、普鲁兰多糖、硅酸铝镁。

2. 日本药典硬脂酸镁、乳糖。

【汉方规格及用法用量】 2.5 g 袋装颗粒剂；空腹（饭间），2.5 g（成人）/次，2 ~ 3 次/日。

【汉方不良反应】 发疹、荨麻疹。

【解说】 茯苓饮脾虚气滞脾胃病方，属痰饮证里虚寒，见脾胃虚弱、胃脘胀满、胸闷气短、咳痰喘等。治则补脾健胃、行气化饮。宜痰饮水湿、郁结中焦、脾虚气滞致症[1-2]。用于消化系统脾胃虚弱胃痞与呼吸系统咳痰喘等，如慢性胃炎（痰饮停胃证）、中虚气逆型非糜烂性胃食管返流病、良性阵发性位置性眩晕、小儿厌食症、小儿泄泻、小儿咳喘。

汉方茯苓饮用方以体力中等及偏下者胃内停水致胃胀满、胸部振水音、烧心、恶心等为目标，用于反酸、打嗝、恶心、呕吐、心悸、烧心、胃炎、胃切除术后综合征（胃脘胀满、胃脘不适、尿少）。为胃反酸首选方。

【附注】 茯苓饮首见（唐）王焘著《外台秘要》卷八引《延年秘录》，亦收于《金匮要略》。除治脾胃气虚型脾胃病外，常合方治他症。亦为儿科日常调理方。

【参考文献】

[1]魏宇晴，等. 外台茯苓饮在儿科疾病中的应用概况[J]. 中国民族民间医药，2021，30(1)：58-60

[2]闫敏娜. 外台茯苓饮临证举隅[J]. 光明中医，2017，32(3)：431-433

127 茯苓饮合半夏厚朴汤

汉方组成明细见表127-1。

表127-1 汉方组成明细

序号及厂家名	制剂量 (g·日$^{-1}$)	浸膏量 (g·日$^{-1}$)	添加剂/g	剂型/适应证	生药组成/g								
					茯苓	苍术	人参	生姜	陈皮	枳实	半夏	厚朴	苏叶
津村	7.5	4.5	3	颗粒	5	4	3	1	3	1.5	6	3	2

【方解】 汉方茯苓饮合半夏厚朴汤出自(汉)张仲景著《金匮要略》外台茯苓饮和《金匮要略》半夏厚朴汤。《金匮要略》痰饮咳嗽病脉证并治附方茯苓饮:"心胸中有停痰宿水,自吐出水后,心胸间虚,气满,不能食。消痰气,令能食。"病因脾虚中焦不运。茯苓、人参、白术各三两,枳实二两,橘皮二两半,生姜四两。上六味,以水六升,煮取一升八合,去滓,分三次温服,如人行八九里进之。茯苓、白术温中健脾胃、利水祛饮,人参健胃除痞,枳实行气除满止痛,陈皮理气、同生姜降逆化饮、健脾和胃、温中止呕。《金匮要略》妇人杂病脉证并治第二十二:"妇人咽中如炙脔,半夏厚朴汤主之。"病因里虚寒,痰气郁滞。半夏一升、厚朴三两、茯苓四两、生姜五两、苏叶二两。以水七升,煮取四升,分温四服,日三夜一服。半夏化痰散结、降逆和胃,厚朴下气除满、散结降逆,茯苓渗湿健脾,生姜散结和胃止呕,苏叶理肺舒肝行气。

茯苓饮健脾益气、行气化饮,消痰气,令能食;半夏厚朴汤行气开郁,降逆化痰治梅核气。合方健脾益胃、理气祛饮。

【功能主治】 健脾益胃、化痰祛饮、理气助运。胃胀、吐水、呕吐、反胃、咽喉生痰、咽部异物感、不欲饮食。

【临床应用】 津村茯苓饮合半夏厚朴汤7.5 g/日,服用2周,改善消化道术后吻合部狭窄14例(酒向猛)。夏朴茯苓饮:姜半夏10 g、厚朴10 g、党参15 g、茯苓10 g、炒白术12 g、陈皮10 g、枳实10 g、生姜片10 g,水煎,一日一剂,早晚餐后服,伴疼痛加延胡索、郁金,大便稀溏甚枳实换炒枳壳、生姜换干姜,大便不畅炒白术换生白术,伴泛酸酌加海螵蛸,疗程一个月,禁生冷刺激食物,治脾胃虚弱型功能性消化不良(痞满证)36例(刘宝山)。半夏厚朴汤加减方:半夏15 g、厚朴12 g、茯苓12 g、紫苏叶12 g、陈皮12 g、枳实12 g、党参12 g、炒白术12 g、延胡索9 g、郁金12 g、香附12 g、生姜9 g,胃阴亏虚加生地黄、麦冬、玄参,胃脘虚寒加干姜,反酸、呃逆加海螵蛸,胃脘胀满纳差加焦三仙、鸡内金,水煎,取液300 ml,早晚温服150 ml,连服二周,治肝郁脾虚证胃痛45例(孔伟光)。

【经方换算量】 茯苓40 g,人参30 g,白术30 g,枳实20 g,陈皮25 g,生姜40 g,半夏20 g,厚朴30 g,紫苏叶20 g。

【汉方适应证】 郁闷、咽喉(食道)异物感、心悸、眩晕、恶心、烧心、少尿者烦躁神经症、神经性胃炎、恶阻、反酸、胃炎。

汉方添加剂日本药典硬脂酸镁、乳糖、蔗糖脂肪酸酯。

【汉方规格及用法用量】 2.5 g袋装颗粒剂;空腹(饭间),2.5 g(成人)/次,2~3次/日。

【汉方不良反应】 发疹、荨麻疹等。

【解说】 茯苓饮合半夏厚朴汤和胃降逆方,证属痰饮,见胸满闷、腹胀、呕吐、反胃、气逆、咽部不利、咳嗽咯痰、不欲饮食。治则健脾益胃、消胀和中。宜脾气虚、胃虚停饮、气机不畅致腹胀重、打呃、时而肠鸣、胃神经症等[1]。用于幽门痉挛、胃炎、胃扩张、神经性胃炎、消化不良、胃乏力等。

汉方茯苓饮合半夏厚朴汤为日本经验方,载于《汉方诊疗实际》,为《金匮要略》茯苓饮与半夏厚朴汤合方。用方以体力中等及以下者抑郁症、咽喉异物感、胃胀满为目标,见烦躁、悸动、无寒证伴恶心、呕吐、嗳气、恶阻,眩晕、烧心、胃脘不适、心窝部振水音、尿少[2]。用于胃切除术后综合征胃内水饮停滞出现胃脘胀满,食管(贲门)失弛缓症、呕吐反射、精神应激性呕吐、消化道术后吻合部狭窄(水肿)、胸闷。

【附注】 (唐)王焘著《外台秘要》卷八引《延年秘录》茯苓饮:"茯苓、白术各三两,人参、枳实各二两,橘皮一两半,生姜四两。消痰气,令能食。"茯苓饮合半夏厚朴汤无对应经方,相似方有健脾益胃、行气消痞、化痰祛饮的自拟方夏朴茯苓饮治消化不良,以及健脾益气、疏肝解郁、理气化痰的半夏厚朴汤加减治胃脘痛。此方及相似方主要用于消化系统疾病。

【参考文献】

[1]吴英举.胡希恕和冯世纶教授应用半夏厚朴汤经验[J].亚太传统医药,2019,15(5):99-101

[2]危北海.日本有关消化系统疾病中医治疗进展[J].湖北中医杂志,1990,6:43-44

128 附子理中汤

【异名】 理中汤(医方类聚卷五十八引澹寮)、附子补中汤(准绳类方卷六)、参附理中汤(医略六书卷二十六)。

【商品名】 加味附子理中汤。汉方组成明细见表128-1。

表128-1 汉方组成明细

序号及厂家名	制剂量(g·日$^{-1}$)	浸膏量(g·日$^{-1}$)	添加剂/g	剂型/适应证	生药组成/g					
					人参	制附子	附子	干姜	甘草	白术
1.三和生药	4.5	2.8	1.7	细粒	3	1	—	3	3	3
2.三和生药	4.5	2.8	1.7	细粒	3	—	1	3	3	3
3.客乐谐药品	4.5	2.8	1.7	细粒	3	—	1	3	3	3

【方解】 汉方附子理中汤出自（宋）陈师文等辑《太平惠民和剂局方》，（宋）陈自明著《妇人良方》："开庆己未年七月间，欲斋马观文夫人曹氏，病气弱倦怠，四肢厥冷，恶寒自汗，不进饮食。一医作伏暑治之，投暑药。一医作虚寒治之，投热药，无效。召仆诊之，六脉虽弱，而关脉差甚。欲斋问曰：此何证也。仆答曰：以脉观之，六脉虽弱，而关独甚，此中焦寒也。中焦者脾也。脾胃既寒，非特但有是证，必有腹痛吐泻之证。今四肢厥寒，四肢属脾，是脾胃虚寒无可疑者。答云未见有腹痛吐泻之证。当用何药治之。仆答曰：宜用附子理中汤。未服药间，旋即腹痛而泻，莫不神之！即治此药，一投而愈。"病因湿邪困遏脾阳，脾失健运，脾肾阳虚。大附子（炮、去皮脐）、人参（去芦）、干姜（炮）、甘草（炙）、白术各等分。上锉散。每服四大钱，水一盏半，煎至七分，去滓服，不拘时候。口噤则斡开灌之。干姜温中散寒，人参健脾益气，白术健脾燥湿，炙甘草补中缓急健脾胃。温中祛寒、健脾燥湿的"理中丸"加附子，振脾肾、回阳气、祛阴寒。

【功能主治】 补虚回阳，温中散寒。脾胃虚寒，腹痛食少，泄利呕逆，口噤肢厥，寒厥痼冷，霍乱脏毒，阴斑瘴毒，喉肿疮疡，口舌生疮，脉沉迟或沉细，并治阴盛格阳，发热烦躁。

【临床应用】 制附子 15 g、干姜 20 g、白术 20 g、党参 15 g、炙甘草 6 g，腹泻严重加苍术 6 g、茯苓 15 g，胃胀痛加厚朴 15 g、陈皮 15 g，呕吐严重加半夏 6 g、生姜 6 g，煎 2 次，取液 200 ml，一日一剂，早晚温服，每服六剂停服一天，一月一疗程，治中焦虚寒型慢性胃炎 30 例（韦程凡）。

党参 20 g、白术 20 g、干姜 6 g、附子 12 g、炙甘草 6 g，一日一剂，连服四周，治脾肾阳虚证腹泻型肠易激综合征 60 例（张明霞）。

【经方换算量】 附子、人参、干姜、甘草、白术各 9 g。

【汉方适应证】 胃肠虚弱、面色无华、多尿肢寒、腹泻，或恶心、目眩、头重、胃痛者慢性胃肠炎、胃乏力症。

【汉方添加剂】（明细表/序号）

1. 乳糖、玉米淀粉、结晶纤维素、预胶化淀粉、轻质无水硅酸、硬脂酸镁。

2～3. 日本药典乳糖、玉米淀粉、结晶纤维素、轻质无水硅酸、预胶化淀粉、硬脂酸镁。

【汉方规格及用法用量】 1.5 g 袋装颗粒剂；空腹（饭间），1.5 g（成人）/次，3 次/日。

【汉方不良反应】 发疹、发红、发痒、心悸、上火、发热、口舌麻木。偶发四肢无力、麻木、痉挛、僵硬（假性醛固酮增多症）；全身无力、肌肉疼痛呈渐行增强（肌肉疾病）。

【解说】 附子理中汤补气温中方，属脾胃虚寒证，见脘腹疼痛，五脏中寒，畏寒肢冷，四肢强直，失音不语、下利清谷，口噤，恶心呕吐，或霍乱吐利转筋等。治则温中祛寒、温阳健脾。宜中焦虚寒或脾肾阳虚者吐、利、胀、脘腹冷痛、手足逆冷等[1-3]。用于中焦虚寒型慢性胃炎、脾胃虚寒型胃溃疡、脾胃阳虚型糖尿病胃轻瘫、功能性消化不良、脾胃虚寒型胃癌术后、晚期胃癌化疗后、食管癌术后、贲门癌术后、溃疡性结肠炎、脾肾阳虚型慢性结肠炎、腹泻型肠易激综合征、肠内营养性腹泻、脾胃虚弱型泄泻、中老年慢性腹泻、肺癌术后、糖尿病肾病阳虚证、心肾阳虚型胸痹（心绞痛）、慢性重型肝炎脾阳虚、化疗药物性肝损伤、盗汗、黑苔、原发性痛经。

汉方附子理中汤用方以体力弱、四肢寒、易疲劳为目标，用于胃肠虚弱、腹泻、呕吐、胃痛、腹痛、急(慢)性胃炎。

【附注】 附子理中汤出自(宋)陈言著《三因极一病证方论》卷二，由《金匮要略》"人参汤"或《伤寒论》"理中丸"加炮附子组成。

【参考文献】

[1]汪瑶. 附子理中汤在消化系统疾病中的应用[J]. 世界华人消化杂志，201725(8)：716-721

[2]王露瑶，等. 从水通道蛋白4探讨附子理中汤温阳健脾祛湿的作用[J]. 中国中医基础医学杂志，2020，26(9)：1265-1268

[3]沈丰平，等. 附子理中汤临证应用体会[J]. 新中医，2013，45(4)：216-217

129 平胃散

【异名】 天下受拜平胃散(岭南卫生方卷中)、受拜平胃散(杂类名方)、神效平胃散(保命歌括卷十九)。

【商品名】 转化畅通。汉方组成明细见表129-1。

表129-1 汉方组成明细

序号及厂家名	制剂量(g·日$^{-1}$)	浸膏量(g·日$^{-1}$)	添加剂/g	剂型/适应证	生药组成/g					
					苍术	厚朴	陈皮	大枣	甘草	生姜
1. 大杉制药	7.5	2.9	4.6	颗粒/Ⅰ	4	3	3	2	1	0.5
2. 津村	7.5	3.25	4.25	颗粒/Ⅰ	4	3	3	2	1	0.5
3. 帝国汉方制药	7.5	1.9	5.6	颗粒/Ⅰ	4	3	3	2	1	0.5
4. 帝国制药	7.5	1.9	5.6	颗粒/Ⅰ	4	3	3	2	1	0.5
5. 本草制药	7.5	3	4.5	颗粒/Ⅰ	4	3	3	2	1	0.5
6. 小太郎汉方制药	6	4	2	细粒/Ⅱ	4	3	3	2	1	0.5

【方解】 汉方平胃散出自(宋)陈师文等辑《太平惠民和剂局方》，(明)张介宾著《景岳全书》卷十七："夫所谓平胃者，欲平治其不平也。此东垣为胃强邪实者设，故其性味从辛从燥从苦，而能消能散，唯有滞有湿有积者宜之。今见方家每以此为常服健脾之剂，动辄用之，而不察可否，其误甚矣。"病因湿滞脾胃，胃失和降，脾失健运。苍术(去粗皮、米泔浸二日)五斤，厚朴(去粗皮、姜汁制、炒香)、陈皮(去白)各三斤二两，炒甘草三十两。共为细末，每服二钱，以水一盏，入生姜二片，干枣二枚，同煎至七分，去姜、枣，带热服，空心食前；入盐一捻，沸汤点服亦得。苍术燥湿健脾，厚朴行气除满、化湿，陈皮理气和胃、燥湿醒脾，姜、枣调和脾胃，甘草健脾和中、调和诸药。

【功能主治】 暖胃、化宿食、消痰饮、辟风寒冷湿四时不正之气。脾胃不和、不思饮食、心腹胁肋胀满刺痛、口苦无味、胸满短气、呕吐恶心、噫气吞酸、面色枯黄、肌体瘦弱、怠惰嗜卧、体重节重、常多自利、膈气反胃。

【临床应用】 苍术、厚朴、陈皮、生姜、麻黄、藿香、羌活、草果、槟榔,治寒湿阻肺型新冠《新型冠状病毒性肺炎诊疗方案(试行第七版)》(钱伟)。

苍术 9 g、姜厚朴 6 g、陈皮 9 g、炙甘草 3 g,水煎取汁 300 ml,早晚服 150 ml,疗程四周,治非酒精性脂肪性肝病痰湿证 30 例(陈峰)。

苍术 15 g、甘草 9 g、厚朴 12 g、陈皮 12 g,外感邪寒加藿香、防风、桂枝各 12 g,胃痛、胃胀加枳壳、白芍各 12 g,延胡索、大腹皮各 15 g,寒湿偏重者加白豆蔻、佩兰各 12 g,砂仁 9 g,湿热者加黄连 6 g,黄芩、白花蛇舌草各 12 g,纳呆、厌食加鸡内金、山楂、谷芽各 12 g,一日一剂,早晚服,治急性胃炎 40 例(李现雷)。

【经方换算量】 苍术 2400 g,厚朴、陈皮各 1560 g,甘草 900 g,共为细末,每次 6 g,入生姜二片、干枣二枚,水煎,去姜枣,食前空腹热服。或苍术 24 g、厚朴(姜制)15 g、陈皮(去白)15 g、甘草(炙)9 g、生姜 5 片、大枣 7 枚。

【汉方适应证】 燥湿和胃、消痰饮、化宿食。

Ⅰ胃积食、消化不良、急(慢)性胃炎、胃乏力、食欲不振。

Ⅱ消化不良型胃痛、腹痛、食欲减退、食后腹鸣、易下泻者口腔炎、胃炎、胃乏力、胃扩张。

【汉方添加剂】(明细表/以津村为例)

2. 日本药典轻质无水硅酸、硬脂酸镁、乳糖。

【汉方规格及用法用量】 2.5 g 袋装颗粒剂;空腹(饭间),2.5 g(成人)/次,2~3 次/日。

【汉方不良反应】 偶发少尿、脸及四肢肿、眼睑下垂、手僵(假性醛固酮增多症);体乏、手脚无力或痉挛或麻木(肌肉疾病)。

【解说】《局方》平胃散燥湿和胃方,属寒湿中阻症,见脘腹胀满、口淡不渴、不思饮食、困倦嗜睡,或恶心呕吐、嗳气吞酸、肢体沉重、大便溏泻、舌不红、苔厚腻[1-2]。治则燥湿运脾、行气和胃。宜湿浊内生、湿滞脾胃、食积致症[3]。用于慢性浅表性胃炎、慢性非萎缩性胃炎、过敏性胃肠炎综合征、功能性消化不良、胃脘痛伴幽门螺旋杆菌、脘腹胀满、湿阻证脘腹痛、胃寒、小儿泄泻、非酒精性脂肪性肝病痰湿证、慢性肾功能不全氮质血症、缺铁性贫血症、化疗致腻苔、晚期肝癌化疗后胃肠道不适、宫颈癌根治术后胃肠功能恢复期、化疗后呕吐、寒湿阻肺型新冠。

汉方平胃散用方以体力中等者心下不快,腹满腹胀(痞满),食后肠鸣,下利,利后快等为目标,用于胃积食、食欲不振、消化不良、过食、快食、急性胃炎、慢性胃炎肠鸣下利、过敏性肠综合征、食滞型喘息、胃肠虚弱易外感、腿膝冷、宫冷、胎盘滞留等。常用于过食、消化不良、胃积食。

【附注】 平胃散出自(宋)周应著《医方类聚》卷十引《简要济众方》,用于脾胃不和、湿阻中焦。演化出调气平胃散、香砂平胃散、不换金正气散、和解散、对金饮子、柴平散、除湿汤等。此方苦辛温燥,消散兼备,耗伤阴血,孕妇慎用;脾虚无湿或阴虚者,见舌红少苔,口苦而渴,或脉数者禁用[3]。

【参考文献】

[1]黎颖婷,等. 经典祛湿名方平胃散的古今文献研究[J]. 中国误诊学杂志,2021,16

(2):97-101

[2]翟培. 治脾圣药平胃散[J]. 开卷有益—求医问药 2016,1:55

[3]李佳,等.《醉花窗医案》应用平胃散及其类方的经验[J]. 天津中医药,2016,33(6):351-353

130 防己黄芪汤

【异名】 木防己汤(外台卷二十引深师方)、汉防己汤(活人书卷十七)、防己汤(圣济总录卷七十九)、逐湿汤(永乐大典卷一三八七九引风科集验方)、白术煎(仙拈集卷一)、黄芪防己汤(杂病源流犀烛卷五)。汉方组成明细见表 130-1。

表 130-1 汉方组成明细

序号及厂家名	制剂量(g·日$^{-1}$)	浸膏量(g·日$^{-1}$)	添加剂/g	剂型/适应证	生药组成/g						
					防己	黄芪	白术	苍术	生姜	大枣	甘草
1. 大杉制药	7.5	3.8	3.7	颗粒/Ⅰ	5	5	3	—	1	3	1.5
2. 大峰堂药品工业	7.5	3.2	4.3	细粒/Ⅰ	5	5	3	—	1	3	1.5
3. 客乐谐药品	7.5	3.2	4.3	细粒/Ⅰ	5	5	3	—	1	3	1.5
4. 大峰堂药品工业	5.94(18 片)	3.2	2.74	片剂/Ⅰ	5	5	3	—	1	3	1.5
5. 客乐谐药品	5.94(18 片)	3.2	2.74	片剂/Ⅰ	5	5	3	—	1	3	1.5
6. JPS 制药	7.5	2.8	4.7	颗粒/Ⅰ	5	5	—	3	1	3	1.5
7. 康和药通	6	3.55	2.45	细粒/Ⅰ	5	5	3	—	1	3	1.5
8. 大杉制药	6	3.55	2.45	细粒/Ⅰ	5	5	3	—	1	3	1.5
9. 太虎精堂制药	7.5	4.51	2.99	颗粒/Ⅰ	5	5	3	—	1	3	1.5
10. 帝国汉方制药	7.5	3.02	4.48	颗粒/Ⅰ	5	5	3	—	1	3	1.5
11. 帝国制药	7.5	3.02	4.48	颗粒/Ⅰ	5	5	3	—	1	3	1.5
12. 本草制药	7.5	3.2	4.3	颗粒/Ⅰ	5	5	3	—	1	3	1.5
13. 松浦药业	6	6.2(湿膏)※		颗粒/Ⅰ	5	5	—	3	1	3	1.5
14. 小太郎汉方制药	7.5	4.8	2.7	细粒/Ⅱ	5	5	3	—	0.8	3	1.5
15. 津村	7.5	3.75	3.75	颗粒/Ⅲ	5	5	—	3	1	3	1.5

※等于 3.1 g 干浸膏。

【方解】汉方防己黄芪汤出自(汉)张仲景著《金匮要略》痉湿暍病脉证治第二:"风湿,脉浮身重,汗出恶风者,防己黄芪汤主之。"《金匮要略》水气病脉症并治第十四:"风水,脉浮身重,汗出恶风者,防己黄芪汤主之,腹痛者加芍药。"病因气虚湿盛、水湿内停。防己一两,黄芪一两一分(去芦),白术七钱半,甘草半两(炒)。上锉,如麻豆大。每抄五钱匕,加生姜四片,大枣一枚,水一盏半,煎至八分,去滓温服,良久再服。服后当如虫行皮中,从腰下如冰,后坐被上,又以一被绕腰下,温令微汗,瘥。防己利水消肿、祛风胜湿,黄芪补气健脾、利水消肿、脱毒生肌,白术健脾祛湿利水,生姜温中、发散风寒,大枣、甘草调和营卫。

【功能主治】 固表以散风水。肌表气虚、风湿外客、一身尽重、关节烦痛,或腿足浮肿、汗出恶风、脉浮者。

【临床应用】 黄芪15 g、防己12 g、白术9 g、炙甘草6 g、生姜4片、大枣1枚,水煎至300 ml,早晚温服七天,治小儿腹腔镜腹膜前腹股沟疝修补术后血清肿50例(翟晓宇)。

黄芪30 g、防己12 g、白术12 g、甘草3 g、生姜5 g、大枣1枚,水800 ml,煎8 min,去渣,温服,七天一疗程,一至五疗程,治特发性水肿61例(夏滨祥)。

防己9 g、黄芪18 g、白术12 g、炙甘草6 g、当归12 g、茯苓18 g、附子9 g、大枣1枚(擘)、生姜10 g,六剂,一日一剂,水煎,日服三次,治内分泌失调性肥胖(王付)。

防己12 g、黄芪15 g、白术12 g、炙甘草6 g、生姜9 g、大枣4枚,治风湿性关节炎(胡希恕)。

防己10 g、黄芪15 g、苍术15 g、炙甘草6 g、生姜3片、大枣4枚,治风湿性关节炎(冯世纶)。

【经方换算量】 防己12 g、黄芪15 g、甘草6 g、白术9 g,生姜4片,大枣1枚。

【汉方适应证】(明细表/剂型)

Ⅰ肤白、易倦、易汗者肥胖症、关节痛、浮肿。

Ⅱ虚胖、肤白、易倦、易汗或浮肿者关节炎、风湿性关节炎、肥胖症、多汗症。

Ⅲ肤白、肌肉软、虚胖,易倦、多汗、小便不利、下肢肿、膝关节肿痛者肾炎、肾病、妊娠肾炎、阴囊水肿、肥胖症、关节炎、痈疖、肌炎、浮肿、皮肤病、多汗症、月经不调。

【汉方添加剂】(明细表/以津村等为例)

1. 乳糖、玉米淀粉、硬脂酸镁。

15. 日本药典轻质无水硅酸、硬脂酸镁、乳糖。

【汉方规格及用法用量】 2.5 g袋装颗粒剂;空腹(饭间),2.5 g(成人)/次,2~3次/日。

【汉方不良反应】 发疹、发红、发痒。偶发少尿、脸及四肢肿、眼睑下垂、手僵(假性醛固酮增多症);体乏、手脚无力或痉挛或麻木(肌肉疾病)。体乏、皮肤及眼珠发黄(肝功能障碍)。

【解说】 防己黄芪汤太阳表虚风水证(风湿证)方,证属风湿兼表气虚,见汗出恶风、身重微肿、关节疼痛、小便不利、舌淡苔白、脉浮。治则益气固表、通络散寒、祛风行水。宜气虚卫表不固、水湿内停致脸及下肢水肿,关节肿痛,腹胀身重等气虚风湿水肿症[1-2]。常用于表虚甚表湿重的风湿性关节炎,心源性水肿、心力衰竭致水肿、慢性心力衰竭、特发性水肿、慢性肾病、原发性肾病综合征、肾病综合征顽固性水肿、小儿肾病综合征、小儿水肿、肾病风湿证、慢性肾功能不全脾虚湿浊型、脾虚湿阻型单纯性肥胖、痛风性关节炎、膝骨关节炎、踝部骨折后肿胀、糖尿病足、狐臭、肝硬化门脉高压、肺叶切除术预后、胸外手术单肺通气后萎陷侧肺叶复张损伤、痰湿壅盛型高血压。

汉方防己黄芪汤用方以体力差、表虚、下焦虚、肾功能障碍致各种症状,见体沉、少运动、气喘、虚胖肤白、多饮多汗、少尿、易疲劳、下肢易肿为目标。用于肥胖型糖尿病、高度肥胖糖尿病、内脏脂肪肥胖型糖尿病、急性高度感受性耳聋、下肢水肿、类风湿性关节炎，中老年妇女变形性膝关节症膝关节疼痛，亦作中年虚胖妇女“减肥”剂。

【附注】 防己黄芪汤对肾功能有保护作用；新冠肺炎预防期，素体痰湿较重，常觉身重、汗出、恶风者用之益气除湿。（唐）陈藏器著《本草拾遗》：“治风用木防己，治水用汉防己。”

【参考文献】

[1]张瑞.《金匮要略》痹病病因证治探析[J].中医研究，2020，33(12)：1-3

[2]聂皎，等.防己黄芪汤治验[J].光明中医，2014，29(1)：155-156

131 防风通圣散

【异名】 通圣散（伤寒标本卷下）。

【商品名】 防风通圣散，减肥通圣片，防风通圣丸。汉方组成明细见表131-1。

【方解】 汉方防风通圣散出自（金）刘完素著《黄帝问素宣明方论》卷三风门：“一切风热燥证，郁而恶物不下，腹满撮痛而昏者，兼消除大小疮及恶毒，兼治堕马打扑，伤损疼痛，或因热结，大小便涩滞不通，或腹急痛，腹满喘闷者，并皆治之。”（清）吴谦著《医宗金鉴》删补名医方论：“风热壅盛，表里三焦皆实者，防风通圣散主之。”病因火（风）热怫郁（壅盛），表里俱实。防风、川芎、当归、芍药、大黄、薄荷叶、麻黄、连翘、芒硝各半两，石膏、黄芩、桔梗各一两，滑石三两，甘草二两，荆芥、白术、栀子各一分。上为末，每服二钱，水一大盏，生姜三片，煎至六分，去滓温服，不拘时候，每日三次。麻黄、防风、生姜、芥穗、薄荷发汗解表、祛热怫郁，大黄、芒硝泻热通便、祛里热积滞，栀子、滑石清热利尿、除热邪，石膏、黄芩、连翘清泻肺胃积热，当归、芍药、川芎养血和血，白术健脾燥湿，甘草健脾和中、调和诸药。

【功能主治】 疏风退热、泻火通便；解酒、退热毒、兼解利诸邪所伤。风热怫郁、筋脉拘倦、肢体焦萎、头目昏眩、腰脊强痛、耳鸣鼻塞、口苦舌干、咽嗌不利、胸膈痞闷、咳呕喘满、涕唾稠黏、肠胃燥热结、便溺淋闭、夜卧寝汗、咬牙睡语、湿热内郁等。

【临床应用】 生大黄9 g、荆芥9 g、生麻黄9 g、栀子15 g、赤芍12 g、连翘12 g、生甘草6 g、桔梗10 g、川芎5 g、当归10 g、生石膏20 g、滑石15 g、薄荷10 g、浮萍10 g、黄芩9 g、白术10 g、桂枝12 g、生姜10片。辅汗三法取汗，汗透后，一日一剂，七剂，水煎服，治外寒内热（李士懋）。

防风10 g、荆芥10 g、连翘10 g、麻黄3 g、薄荷6 g、川芎10 g、当归15 g、白芍（炒）10 g、白术10 g、山栀6 g、大黄（后下）6 g、芒硝（后下）3 g、石膏18 g、黄芩10 g、桔梗10 g、滑石（布包）6 g、甘草10 g，一日一剂，口服，十五天一疗程，治习惯性便秘126例（刘保全）。

【经方换算量】 防风、川芎、当归、芍药、大黄、薄荷叶、麻黄、连翘、芒硝各15 g，石膏、黄芩、桔梗各30 g，滑石90 g，生甘草60 g，荆芥穗、白术、栀子各7.5 g。

表 131-1 汉方组成明细

对应厂家名	制剂量（g·日$^{-1}$）	浸膏量（g·日$^{-1}$）	添加剂/g	剂型/适应证	生药组成/g																			
					当归	芍药	川芎	栀子	连翘	薄荷	生姜	荆芥	防风	麻黄	大黄	芒硝	无水芒硝	含水硫酸钠	白术	桔梗	黄芩	甘草	石膏	滑石
1. 大杉制药	9	5.2	3.8	颗粒/Ⅰ	1.2	1.2	1.2	1.2	1.2	1.2	0.3	1.2	1.2	1.2	1.5	—	0.7	—	2	2	2	2	2	3
2. 客乐谐制药	7.5	5.7	1.8	细粒/Ⅰ	1.2	1.2	1.2	1.2	1.2	1.2	0.4	1.2	1.2	1.2	1.5	—	0.75	—	2	2	2	2	2	3
3. 客乐谐药品	7.5	5.7	1.8	细粒/Ⅰ	1.2	1.2	1.2	1.2	1.2	1.2	0.4	1.2	1.2	1.2	1.5	—	0.75	—	2	2	2	2	2	3
4. 大峰堂药品工业	8.91（27 片）	5.5	3.41	片剂/Ⅰ	1.2	1.2	1.2	1.2	1.2	1.2	0.4	1.2	1.2	1.2	1.5	—	0.75	—	2	2	2	2	2	3
5. 客乐谐药品	8.91（27 片）	5.5	3.41	片剂/Ⅰ	1.2	1.2	1.2	1.2	1.2	1.2	0.4	1.2	1.2	1.2	1.5	—	0.75	—	2	2	2	2	2	3
6. JPS 制药	7.5	5	2.5	颗粒/Ⅰ	1.2	1.2	1.2	1.2	1.2	1.2	0.3	1.2	1.2	1.2	1.5	—	—	1.5	2	2	2	2	2	3
7. 太虎精堂制药	7.5	5.4	2.1	颗粒/Ⅰ	1.2	1.2	1.2	1.2	1.2	1.2	1.2	1.2	1.2	1.2	1.5	—	1.5	—	2	2	2	2	2	3
8. 津村	7.5	4.5	3	颗粒/Ⅰ	1.2	1.2	1.2	1.2	1.2	1.2	0.3	1.2	1.2	1.2	1.5	—	0.7	—	2	2	2	2	2	3
9. 帝国汉方制药	7.5	3.04	4.46	颗粒/Ⅰ	1.2	1.2	1.2	1.2	1.2	1.2	0.4	1.2	1.2	1.2	1.5	1.5	—	—	2	2	2	2	2	3
10. 帝国制药	7.5	3.04	4.46	颗粒/Ⅰ	1.2	1.2	1.2	1.2	1.2	1.2	0.4	1.2	1.2	1.2	1.5	1.5	—	—	2	2	2	2	2	3
11. 东洋药行	7.5	5	2.5	细粒/Ⅰ	1.2	1.2	1.2	1.2	1.2	1.2	1.2 鲜姜	1.2	1.2	1.2	1.5	1.5	—	—	2	2	2	2	2	3
12. 本草制药	7.5	5	2.5	颗粒/Ⅰ	1.2	1.2	1.2	1.2	1.2	1.2	0.4	1.2	1.2	1.2	1.5	1.5	—	—	2	2	2	2	2	3
13. 松浦药业	7.5	10（湿膏）※		颗粒/Ⅰ	1.2	1.2	1.2	1.2	1.2	1.2	0.4	1.2	1.2	1.2	1.5	1.5	—	—	2	2	2	2	2	3
14. 小太郎汉方制药	9	6	3	细粒/Ⅱ	1.2	1.2	1.2	1.2	1.2	1.2	0.3	1.2	1.2	1.2	1.5	—	0.7	—	2	2	2	2	2	3
15. 三和生药	9	5.4	3.6	细粒/Ⅲ	1.2	1.2	1.2	1.2	1.2	1.2	0.3	1.2	1.2 滨防风	1.2	1.5	—	0.75	—	2	2	2	2	2	3

※等于 5 g 干浸膏。

【汉方适应证】(明细表/剂型)

Ⅰ腹部多皮下脂肪、便秘者高血压(心悸、肩凝、上火)、肥胖症、浮肿、便秘。

Ⅱ肥胖体质型便秘、少尿者习惯性便秘、胃酸过多症、肾病、心衰、动脉硬化、高血压、脑溢血及其肩凝。

Ⅲ肥胖体质型便秘、烧心、肩凝、少尿者肥胖症、高血压症、习惯性便秘、痔疮、慢性肾炎、湿疹。

【汉方添加剂】(明细表/以津村为例)

2~3. 日本药典硬脂酸镁、结晶纤维素、乳糖、含水二氧化硅。

8. 日本药典轻质无水硅酸、硬脂酸镁、乳糖。

【汉方规格及用法用量】 2.5 g袋装颗粒剂;空腹(饭间),2.5 g(成人)/次,2~3次/日。

【汉方不良反应】 发疹、发痒、失眠、发汗过多、心动过速、心悸、亢奋、食欲不振、胃部不适、恶心、呕吐、腹痛、软便、腹泻、排尿障碍等。偶发发热、干咳、气喘、呼吸困难(间质性肺炎);少尿、脸及四肢肿、眼睑下垂、手僵(假性醛固酮增多症);体乏、手脚无力或痉挛或麻木(肌肉疾病)。体乏、皮肤及眼珠发黄(肝功能障碍);反复性腹痛、便秘、腹泻、腹胀等(肠系膜静脉硬化症)。

【解说】 防风通圣散表实里热火郁方,证属风热壅盛,见壮热憎寒、无汗、头目昏眩、口苦咽干、小便黄赤、大便秘结、舌苔黄腻、脉数[1,3]。治则解表通里,清热解毒[2]。宜风热郁结,气血蕴滞、表里郁闭、三焦俱实致症。用于单纯性肥胖、营养性肥胖、抗精神病药物致肥胖、腹型肥胖2型糖尿病、脂肪肝、高脂血症、中风、支气管哮喘、新型冠状病毒性肺炎、乙型肝炎慢加急性肝衰竭早期、面部激素耐药型过敏性皮炎、湿疹、慢性荨麻疹、小儿荨麻疹、小儿多发性麦粒肿、细菌性毛囊炎、水痘、寻常痤疮、扁平疣、急性结膜炎、儿童口疮、白塞氏病、功能性便秘。

汉方防风通圣散用方以身体强壮、肥胖、上火、头痛、肩凝、悸动、便秘、脐腹实满、大肚腩、腹部脏器积脂、浮肿、高血压为目标,用于高血压、脑溢血、中风、慢性肾炎、发狂、头疮、秃发、酒糟鼻、痔疮、梅毒、性病、各种皮肤病、蓄脓症、喘息、糖尿病、脚气、痈疽、便秘等。宜肥胖体质和脏毒性体质(减少腹部内脏脂肪、预防代谢综合征),亦宜过食致疾。

【附注】 防风通圣散解表清里、疏风泻热、防治兼备。(清)《王旭高医书六种》退思集类方歌注:"汗不伤表,下不伤里,名曰通圣,极言其用之效耳。此为表里、气血、三焦通治之剂。"防风通圣散主实证、热证,非虚证、寒证;属元气不足,里气虚寒,脾胃虚弱或兼有其他虚证而无实邪者慎用。

【参考文献】

[1]吴维曜.黄煌运用防风通圣散的临床经验[J].上海中医药杂志,2021,55(5):38-40

[2]辛凤志.防风通圣散功效考[J].辽宁中医药大学学报,2007,9(3):26-27

[3]胡勇,等.基于"火郁"学说探析防风通圣散的方证[J].中国民族民间医药,2018,27(8):20-22

132 补中益气汤

【异名】 医王汤(伤寒论今释卷七引方函口诀)。汉方组成明细见表132-1。

表132-1 汉方组成明细

序号及厂家名	制剂量(g·日⁻¹)	浸膏量(g·日⁻¹)	添加剂/g	剂型/适应证	生药组成/g										
					人参	白术	黄芪	当归	陈皮	大枣	柴胡	甘草	生姜	升麻
1. 大杉制药	12	6.2	5.8	颗粒/Ⅰ	4	4	4	3	2	2	2	1.5	0.5	1
2. 客乐谐制药	7.5	6.4	1.1	细粒/Ⅰ	4	4	4	3	2	2	2	1.5	0.5	1
3. 客乐谐药品	7.5	6.4	1.1	细粒/Ⅰ	4	4	4	3	2	2	2	1.5	0.5	1
4. JPS制药	7.5	4.7	2.8	颗粒/Ⅰ	4	4 苍术	4	3	2	2	1	1.5	0.5	0.5
5. 康和药通	7.5	4.9	2.6	细粒/Ⅰ	4	4	4	3	2	2	2	1.5	0.5	1
6. 大杉制药	7.5	4.9	2.6	细粒/Ⅰ	4	4	4	3	2	2	2	1.5	0.5	1
7. 康和药通	7.5	4.9	2.6	细粒/Ⅰ	4	4	4	3	2	2	2	1.5	0.5	1
8. 大杉制药	7.5	4.9	2.6	细粒/Ⅰ	4	4	4	3	2	2	2	1.5	0.5	1
9. 太虎精堂制药	7.5	5.55	1.95	颗粒、散剂/Ⅰ	4	4	4	3	2	2	2	1.5	0.5	1
10. 大木制药	7.5	3.57	3.93	颗粒/Ⅰ	4	4	4	3	2	2	1	1.5	0.5	0.5
11. 帝国汉方制药	7.5	3.57	3.93	颗粒/Ⅰ	4	4	4	3	2	2	1	1.5	0.5	0.5
12. 帝国制药	7.5	3.57	3.93	颗粒/Ⅰ	4	4	4	3	2	2	1	1.5	0.5	0.5
13. 东洋药行	7.5	4.8	2.7	细粒/Ⅰ	4	4	3	3	2	2	2	1.5	2 鲜姜	1
14. 本草制药	7.5	5	2.5	颗粒/Ⅰ	4	4	4	3	2	2	1	1.5	0.5 干姜	0.5
15. 小太郎汉方制药	12	7	5	细粒/Ⅱ	4	4	4	3	2	2	2	1.5	0.5	1
16. 三和生药	9	5.3	3.7	细粒/Ⅲ	4	4	4	3	2	2	2	1.5	0.5	1
17. 津村	7.5	5	2.5	颗粒/Ⅳ	4	4 苍术	4	3	2	2	2	1.5	0.5	1

【方解】 汉方补中益气汤出自(金元)李东垣著《内外伤辨惑论》卷中:"内伤脾胃,乃伤其气,外感风寒,乃伤其形。伤其外为有余,有余者泻之,伤其内为不足,不足者补之。内伤不足之病,苟误认作外感有余之病,而反泻之,则虚其虚也。实实虚虚,如此死者,医杀之耳!然则奈何?唯当以辛甘温之剂,补其中而升其阳,甘寒以泻其火则愈矣。经曰:劳者温之,损者温之,盖温能除大热。大忌苦寒之药损其脾胃,立方补中益气汤。"病因脾胃不足,气虚阳气不升。黄芪一钱,甘草炙五分,人参(去芦)、升麻、柴胡、橘皮、当

归身(酒洗)、白术各三分。上㕮咀,都作一服,水三盏,煎至一盏,去渣,早饭后温服。如伤之重者,二服而愈。量轻重治之。黄芪、人参、炙甘草甘温益气补中,白术补脾健胃、燥湿利水,橘皮理气健脾、燥湿化痰,当归补血和营,柴胡、升麻升阳举陷,加生姜散寒温中,加大枣补脾和胃,益气生津。

【功能主治】 补中益气、升阳举陷。脾胃气虚、发热、自汗、渴喜温饮、少气懒言、体倦肢软、面色㿠白、大便稀溏、脉洪而虚、舌质淡、苔薄白,或气虚下陷、脱肛、子宫下垂、久泻、久痢、久疟等,以及清阳下陷诸症。

【临床应用】 党参、黄芪、当归各18 g,白术、陈皮、升麻各12 g,柴胡10 g,炙甘草8 g,每剂300 ml,水煎服,早晚二次,连服六周,治产后盆底功能障碍100例(王亚男)。

黄芪30 g、党参15 g、甘草10 g、白术15 g、当归10 g、陈皮10 g、升麻10 g、柴胡10 g,每剂煎至300 ml,每次温服150 ml,早晚各一次,连服五周,治脾虚型耳鸣60例(余亚斌)。

黄芪18 g,炙甘草9 g,人参、柴胡、当归、白术、陈皮、升麻各6 g,胃阴虚加沙参、麦冬,湿热加竹叶、白芍,气滞加厚朴、枳壳,血瘀加川穹、丹参,水煎服,早晚二次温服,连服两周,治脾胃虚弱型胃痛93例(吴志军)。

【经方换算量】 黄芪30 g、人参10 g、当归10 g、白术10 g、炙甘草15 g、陈皮10 g、升麻10 g、柴胡10 g。

【汉方适应证】(明细表/剂型)

Ⅰ精神不振、胃肠虚弱、易疲劳者体弱、倦怠、病后衰弱、食欲不振、盗汗。

Ⅱ胃肠功能减退、疲劳倦怠,或伴头痛、恶寒、盗汗、弛缓性出血者结核、病后虚弱、胃弱、贫血、苦夏、低血压、腺病质、痔疮、脱肛。

Ⅲ体乏、贫血、胃肠功能减退、疲劳倦怠、食欲不振、盗汗者病后术后体虚、胸疾体虚、贫血症、低血压症、苦夏、胃弱、胃肠功能减退、多汗症。

Ⅳ消化功能低下、四肢乏力甚、虚弱体质者苦夏、病后体虚、结核症、食欲不振、胃下垂、感冒、痔疮、脱肛、子宫下垂、阳痿、半身不遂、多汗症。

【汉方添加剂】(明细表/以津村等为例)

15. 硬脂酸镁、玉米淀粉、乳糖、普鲁兰多糖、硅酸铝镁。

17. 日本药典硬脂酸镁、乳糖。

【汉方规格及用法用量】 2.5 g袋装颗粒剂;空腹(饭间),2.5 g(成人)/次,2~3次/日。

【汉方不良反应】 发疹、荨麻疹、食欲不振、胃部不适、恶心、腹泻等。偶发发热、干咳、气喘、呼吸困难(间质性肺炎);少尿、脸及四肢肿、眼睑下垂、手僵(假性醛固酮增多症);体乏、手脚无力或痉挛或麻木(肌肉疾病)。体乏、皮肤及眼珠发黄(肝功能障碍)。

【解说】 补中益气汤升阳益脾方,证属脾胃气虚,见头晕目眩、体倦肢软、面色微黄、少气懒言、耳鸣耳聋、语声低微、饮食减少,身热、自汗、渴喜热饮、舌淡,脉虚,脱肛,子宫脱垂等。治则补益脾胃,升举阳气。宜脾气虚、中气下陷致症[1-3]。多用于脾胃虚损证,如脾胃虚弱型胃痞、脾虚胃热型慢性胃炎、幽门螺杆菌致非成熟型疣状胃炎、胃下垂、老年功能性消化不良、脾气虚型胃肠道恶性肿瘤、慢性直肠炎、晚期结直肠癌、慢性肾炎蛋白尿、肾病综合征、慢性肾小球肾炎、尿道综合征、压力性尿失禁、椎管内麻醉术后尿潴留、慢性前列腺炎、前列腺术后排尿无力、直肠脱垂、肛门脱垂、脱肛术后复发、盆腔脏器脱垂、中气下陷型子宫脱垂、子宫轻度脱垂、产后盆底功能障碍、气虚型月经过多、青春期月经过多、胎盘前置、脾虚型慢性宫颈炎、小儿上呼吸道感染发热、儿童鼾眠、小儿反复性呼吸道感染、小儿遗尿症、气虚便秘、老年脾虚气弱型便秘、出口梗阻型便秘、大肠癌术后腹泻、肠易激综合征、甲状腺功能减退症、桥本甲状腺炎、重症肌无力、艾滋病、糖尿病、全膝关节置换术后气虚发热、全膝关节置换术后盗汗、癌性发热、气虚血亏型癌性发热、肾虚型腰椎间盘突出症、气血亏虚型颈椎病、窦性心动过缓、快速性心律失常、气血亏虚型眩晕、脑动脉粥样硬化、中风后遗症、儿童痉挛型脑瘫膝反张(熏洗)、脾胃气虚型失眠症、抑郁症、气虚质亚健康症、疲劳症、中晚期非小细胞肺癌、慢阻肺、慢阻肺急性加重期并呼吸衰竭、轻症新型冠状病毒性肺炎、急性心衰合并呼吸衰竭、气虚型慢性心力衰竭、慢性鼻窦炎、变应性鼻炎肺脾气虚证、慢性化脓性中耳炎、突发性耳聋、脾胃虚弱型慢喉痹(慢性咽喉炎)、气虚型声音嘶哑、喉源性咳嗽、典型哮喘、咳嗽变异性哮喘、近视。

汉方补中益气汤用方类似小柴胡汤证，其胸胁苦满和寒热往来不强烈，以体力差、全身倦怠、轻度胸胁苦闷、胸部时而振水音、咳嗽、微热、盗汗、白昼嗜睡、心悸烦躁、少气懒言、言语轻微、目光无神、口角白沫、饮食无味、好喜热饮、脐周动悸为目标，多以补充体力方用于慢性疾病、结核、术后、病后、产后体虚者，以及体虚外感、脱肛、子宫脱垂、胃下垂、男性不育等。

【附注】 李东垣根据《黄帝内经》“劳者温之”“损者温(益)之”创立出甘温除热法治气虚的补中益气汤，此方亦为内伤杂病方[4-5]。方俱甘、补、温、通、升、燥之功。阴虚火旺、实证发热者禁用。多以党参替人参。

【参考文献】

[1]易杰，等. 补中益气汤临床应用思路和方法的探讨[J]. 辽宁中医杂志，2000，27(6)：250-251

[2]傅菊初. 补中益气汤历代应用考略[J]. 中成药，2000，22(7)：517-518

[3]王晓梅，等. 补中益气汤本旨求真[J]. 中医杂志，2020，61(8)：730-732，736

[4]胡素敏，等. 李杲“阴火”证治特点分析[J]. 江西中医学院学报，2009，21(6)：15-17

[5]邵金阶. 补中益气汤证治辨析[J]. 实用中医内科杂志，1993，7(1)：39-40

133 麻黄汤

【异名】 麻黄解肌汤(外台卷一引深师方)。汉方组成明细见表133-1。

【方解】 汉方麻黄汤出自(汉)张仲景著《伤寒论》辨太阳病脉证并治第35条：“太阳病，头痛，发热，身疼，腰痛，骨节疼痛，恶风，无汗而喘者，麻黄汤主之。”《伤寒论》辨太阳病脉证并治第36条：“太阳与阳明合病，喘而胸满者，不可下，宜麻黄汤。”《伤寒论》辨太阳病脉证并治第46条：“太阳病，脉浮紧，无汗，发热，身疼痛，八九日不解，表证仍在，此当发其汗。服药已微除，其人发烦目瞑，剧者必衄，衄乃解。所以然者，阳气重故也。

麻黄汤主之。"病因营阴郁滞、卫气郁闭，营卫俱强。麻黄三两（去节）、桂枝二两（去皮）、甘草一两（炙）、杏仁七十个（去皮尖）。上四味，以水九升，先煮麻黄减二升，去上沫，内诸药，煮取二升半，去滓，温服八合，覆取微似汗，不须啜粥，余如桂枝法将息。麻黄发汗解表、宣肺利水，桂枝温经通阳，杏仁润肺宽胃、祛痰止咳，甘草益气补中、缓和药性。

表 133-1 汉方组成明细

序号及厂家名	制剂量（g·日⁻¹）	浸膏量（g·日⁻¹）	添加剂/g	剂型/适应证	生药组成/g			
					麻黄	桂皮	杏仁	甘草
1. 客乐谐制药	6	1.6	4.4	细粒/Ⅰ	5	4	5	1.5
2. 客乐谐药品	6	1.6	4.4	细粒/Ⅰ	5	4	5	1.5
3. 康和药通	4.5	2.25	2.25	细粒/Ⅰ	5	4	5	1.5
4. 大杉制药	4.5	2.25	2.25	细粒/Ⅰ	5	4	5	1.5
5. 帝国汉方制药	7.5	1.81	5.69	颗粒/Ⅰ	5	4	5	1.5
6. 帝国制药	7.5	1.81	5.69	颗粒/Ⅰ	5	4	5	1.5
7. 本草制药	7.5	1.92	5.58	颗粒/Ⅰ	5	4	5	1.5
8. 小太郎汉方制药	6	1.9	4.1	细粒/Ⅱ	5	4	5	1.5
9. 津村	7.5	1.75	5.75	颗粒/Ⅲ	5	4	5	1.5

【功能主治】 峻逐阴邪，发汗解表，宣肺平喘。外感风寒，恶寒发热，头身疼痛，无汗而喘，口不渴、舌苔薄白、脉浮而紧。

【临床应用】 麻黄 9 g、桂枝 6 g、杏仁 12 g、炙甘草 3 g，水煎热服，覆被出汗，治流感 97 例（吕静）。

麻黄、桂枝各 10 g，杏仁、甘草各 6 g，气虚乏力加人参 20 g、黄芪 60 g，心虚胆怯、失眠多梦加酸枣仁、柏子仁各 20 g，茯苓 10 g，心血不足加熟地黄 15 g，当归、阿胶各 10 g，心阳不振加附子、鹿角胶、肉桂各 10 g，血瘀加丹参 40 g，水煎，日服二次，一日一剂，连服六剂，治缓慢型心律失常 50 例（姬光东）。

【经方换算量】 麻黄（去节）9 g，桂枝（去皮）6 g，杏仁（去皮尖）6 g，甘草（炙）3 g。

【汉方适应证】（明细表/剂型）

Ⅰ感冒初期，发冷发热、头痛、关节痛者伤风感冒。

Ⅱ高烧、恶寒、无汗，全身痛、关节痛、咳嗽、喘鸣者伤风感冒、小儿鼻塞、支气管哮喘。

Ⅲ恶寒、发热、头痛、腰痛、无汗者感冒、流感初期、关节炎、气喘、幼儿鼻塞、小儿厌奶。

【汉方规格及用法用量】 2.5 g 袋装颗粒剂；空腹（饭间），2.5 g（成人）/次，2～3 次/日。

【汉方添加剂】（明细表/以津村等为例）

1～2. 日本药典硬脂酸镁、结晶纤维素、乳糖、含水二氧化硅。

9. 日本药典轻质无水硅酸、硬脂酸镁、乳糖。

【汉方不良反应】 发疹、发红、发痒、失眠、多汗、心动过速、心悸、体乏、亢奋、食欲不振、胃部不适、恶心、呕吐、排尿困难。偶发少尿、脸或四肢肿、眼睑下垂、手僵（假醛固酮增多症）；体乏、手脚无力或痉挛或麻木（肌肉疾病）。

【解说】 麻黄汤伤寒主方（辛温发汗代表方），证属寒邪伤营，见恶寒发热、头身疼痛、腰痛、肢关节痛、无汗而喘、舌苔薄白、脉浮紧。治则辛温发汗、发郁散热[1]。宜一切“伤寒”症候，以外感风寒表实证为主。用于慢性支气管炎、哮喘、喘证实喘风寒袭肺、外邪束表型小儿肺炎、小儿支气管哮喘、小儿发热喘咳、小儿发热、急性心肌梗死并急性肺水肿、急性肾炎水肿、慢性肾炎急性发作水肿、小儿急性肾炎、小儿遗尿、流行性感冒、太阳伤寒症上感、太阳伤寒症流感、风寒感冒（实证）、经期（产后）外感、急性呼吸道感染并发全身炎症、慢性荨麻疹。

汉方麻黄汤用方以热症（头痛、身痛、关节痛、恶寒、发热、无汗）、喘息症（喘息、胸中苦闷、咳嗽、体壮）为目标，见恶寒、发热、无汗、伴咳喘的表证，常用于喘咳婴幼儿鼻塞，儿童急性高烧，喉头炎，扁桃炎，鼻腔炎。

【附注】 营阴亏虚、气血不足、中寒阳虚等兼表证者禁用麻黄汤[2]。

【参考文献】

[1]周易，等. 麻黄汤证“营阴郁滞”病机溯源与辨析[J]. 中国中医基础医学杂志，2020，26（8）：1062-1064

[2]胡铁，等.《伤寒论》麻黄汤峻汗禁例辨证探析[J]. 光明中医，2014，29（4）：676-679

134 麻黄附子细辛汤

【原名】 麻黄细辛附子汤（伤寒论）。

【异名】 麻黄附子细辛汤（注解伤寒论卷六）、附子细辛汤（三因卷四）。

实验中麻黄附子细辛汤治支气管哮喘。汉方组成明细见表134-1。

表134-1 汉方组成明细

序号及厂家名	制剂量（g·日$^{-1}$）	浸膏量（g·日$^{-1}$）	添加剂/g	剂型/适应证	生药组成/g					
					麻黄	细辛	制附子	附子	附子粉	炮制附子粉
1. 三和生药	4.5	1.5	3	细粒/Ⅰ	4	3	1	—	—	—
2. 大杉制药	4.5	1.5	3	细粒/Ⅰ	4	3	1	—	—	—
3. 三和生药	4.5	1.5	3	细粒/Ⅰ	4	3	—	1	—	—
4. 客乐谐药品	4.5	1.5	3	细粒/Ⅰ	4	3	—	1	—	—
5. 小太郎汉方制药	1.68	1.2	0.48	胶囊/Ⅱ	4	3	—	—	—	1
6. 扶桑药品工业	1.68	1.2	0.48	胶囊/Ⅱ	4	3	—	—	—	1
7. 津村	7.5	1.5	6	颗粒/Ⅲ	4	3	—	—	1	—

【方解】 汉方麻黄附子细辛汤出自（汉）张仲景著《伤寒论》辨少阴病脉证并治第

301 条："少阴病，始得之，反发热，脉沉者，麻黄细辛附子汤主之。"麻黄（去节）二两、细辛二两、附子（炮去皮、破八片）一枚。以水一斗，先煮麻黄减二升，去上沫，纳诸药，煮取三升，去滓，温服一升，日三服。病因少阴阳虚，外感风寒、寒湿痹阻。麻黄外解表寒，附子内补肾阳，细辛温阳宣通、走窜内外、助附子温经补阳、促麻黄解散表寒。

【功能主治】 温经解表。素体阳虚、外感风寒、无汗恶寒、发热、踡卧、苔白、脉沉。

【临床应用】 麻黄 8 g、制附子 10 g、细辛 5 g，制附子煮 30 分钟，入麻黄、细辛煮 30 分钟，熬制二次，一日一剂，饭前温服，治太阳少阴两感证型急性上呼吸道感染 76 例（王银菊）。

生麻黄 6 g、细辛 6 g，熟附子 10～20 g，一日一剂，水煎服四周，治窦性心动过缓 60 例（杨光成）。

麻黄 5 g，细辛 10 g，制附片 20 g（先煎 1 h），煎取 300 ml，温服三次，治牙痛（过敏性牙痛，老年性牙髓炎，化脓性牙周炎）116 例（郭渝南）。

【经方换算量】 麻黄 6 g、附子 9 g、细辛 3 g。

【汉方适应证】（明细表/剂型）

Ⅰ恶寒、微热、全身倦怠、低血压头痛眩晕、四肢冷痛者感冒、支气管炎、咳嗽。

Ⅱ全身倦怠、无力、微热、恶寒者感冒、支气管炎。

Ⅲ恶寒、微热、全身倦怠、低血压头痛眩晕、四肢冷痛者感冒、支气管炎。

【汉方添加剂】（明细表/以津村等为例）

1～2. 乳糖、玉米淀粉、结晶纤维素、预胶化淀粉、轻质无水硅酸。

7. 日本药典轻质无水硅酸、硬脂酸镁、乳糖。

【汉方规格及用法用量】 2.5 g 袋装颗粒剂；空腹（饭间），2.5 g（成人）/次，2～3 次/日。

【汉方不良反应】 发疹、发红、失眠、发汗过多、心动过速、心悸、亢奋、口渴、食欲不振、胃部不适、恶心、呕吐、排尿障碍、上火、舌麻等。偶发体乏、皮肤及眼珠发黄（肝功能障碍）。

【解说】 麻黄附子细辛汤解表方，属少阴阳虚兼太阳表证，见素体阳虚、外感风寒表证，恶寒发热、头痛无汗、畏寒肢冷、倦怠懒言、神疲欲寐、舌淡苔白、脉沉。治则解表助阳、温经散寒[1-2]。宜太阳少阴阳虚寒凝致症[3]。用于咳嗽变异性哮喘、急性上呼吸道感染、急性呼吸窘迫综合征、缓慢性心律失常、肾阳虚感冒、慢性咽炎、喑哑、病窦、病窦综合征、肺癌、肺心病急性发作、肺心病心功能不全、阳虚型慢性肾炎、房劳外感发热、阴囊挛缩症、老年妇女压力性尿失禁、寒湿型腰椎间盘突出症、寒邪偏盛型风湿性关节炎、类风湿关节炎、带状疱疹后神经痛、风寒型周围性面瘫、偏头痛、变应性鼻炎、过敏性鼻炎、虚寒型鼻鼽、过敏性牙痛、老年性牙髓炎、阳虚外寒型银屑病、空调病。

汉方麻黄附子细辛汤用方以伴寒证发热、脉沉细、全身倦怠无力、面色苍白、微热、低血压、嗜卧、头痛、关节痛为目标，用于体虚者及老人感冒（清鼻涕、鼻塞、咽喉痛）、流感、支气管炎、肺炎、咳嗽、哮喘、三叉神经痛、头痛、耳鸣、眩晕、肢冷、鼻炎、鼻窦炎、过敏性鼻炎。60%咽痛性感冒初症使用此方。

【附注】 本方因温经通阳、散寒通痹，不限于太少两感证和有无发热恶寒表证。如新型冠状病毒性肺炎初期，病在太阳、少阴合病，见低热、畏寒甚、乏力、神疲欲寐、四肢不温，麻黄细辛附子汤加减可解表助阳。

【参考文献】

[1]闫军堂，等.麻黄附子细辛汤的方证要义与临床应用[J].中医杂志，2015，56(13)：1149-1153

[2]李记泉，等.从经气运行解析麻黄附子细辛汤证的机制与应用[J].中华中医药杂志，2021，36(1)：200-203

[3]张广政，等.《伤寒论》少阴病阳虚寒凝证证治探析[J].新中医，2015，47(3)：275-276

135 麻杏甘石汤

【原名】 麻黄杏仁甘草石膏汤(伤寒论)。

【异名】 麻黄杏子甘草石膏汤(伤寒论)、麻黄杏仁汤(普济方卷三六九)、麻黄杏子草膏汤(赤水玄珠卷二十九)、麻杏甘石汤(张氏医通卷十六)、四物甘草汤(千金方衍义卷九)、麻杏石甘汤(金鉴卷五十九)。

【商品名】 麻杏石甘合剂、麻杏石甘片、麻杏石甘糖丸、麻杏石甘糖浆、麻杏石甘软胶囊、麻杏石甘散。完成治小儿支气管肺炎风热闭肺证实验。汉方组成明细见表135-1。

表135-1 汉方组成明细

序号及厂家名	制剂量(g·日$^{-1}$)	浸膏量(g·日$^{-1}$)	添加剂/g	剂型/适应证	生药组成/g			
					麻黄	杏仁	甘草	石膏
1. 大杉制药	4.5	1.5	3	颗粒/Ⅰ	4	4	2	10
2. 康和药通	4.5	2.25	2.25	细粒/Ⅰ	4	4	2	10
3. 大杉制药	4.5	2.25	2.25	细粒/Ⅰ	4	4	2	10
4. 津村	7.5	1.75	5.75	颗粒/Ⅰ	4	4	2	10
5. 帝国汉方制药	7.5	1.22	6.28	颗粒/Ⅰ	4	4	2	10
6. 帝国制药	7.5	1.22	6.28	颗粒/Ⅰ	4	4	2	10
7. 本草制药	7.5	1.7	5.8	颗粒/Ⅰ	4	4	2	10
8. 松浦药业	4.5	1.9	2.6	颗粒/Ⅰ	4	4	2	10
9. 小太郎汉方制药	6	2.2	3.8	细粒/Ⅱ	4	4	2	10

【方解】 汉方麻杏甘石汤出自(汉)张仲景著《伤寒论》辨太阳病脉证并治第63条："发汗后，不可更行桂枝汤。汗出而喘，无大热者，可与麻黄杏仁甘草石膏汤。"《伤寒论》辨太阳病脉证并治162条："下后，不可更行桂枝汤；若汗出而喘，无大热者，可与麻黄杏仁甘草石膏汤。"病因邪热壅肺、肺失宣降。麻黄四两(去节)、杏仁五十个(去皮尖)、甘草二两(炙)、石膏半斤(碎，绵裹)。上四味，以水七升，煮麻黄，减二升，去上沫，纳诸药，

煮取二升，去滓，温服一升。麻黄辛散解表，宣肺平喘，石膏清泻肺热，杏仁降气平喘，甘草和中缓急，调和诸药。

【功能主治】 清宣肺热。邪热壅肺、发热喘急、烦渴、汗出，苔黄、脉数。

【临床应用】 生石膏2 g，杏仁9 g，甘草、麻黄各6 g，多痰加莱菔子、天竺黄，大便秘结加瓜蒌，发热无汗加鲜芦根，200 ml水煎一次，3岁以下予1/3剂，3～6岁予1/2剂，6岁以上一日一剂，治小儿肺炎42例（赵红）。

麻黄9 g、杏仁9 g、炙甘草6 g、石膏18 g，一日一剂，煎取200 ml，日服二次，服七天，治疗感染后咳嗽65例（原铁）。

【经方换算量】 麻黄9 g，杏仁9 g，甘草6 g，生石膏18 g。

【汉方适应证】（明细表/剂型）

Ⅰ小儿喘息、支气管哮喘。

Ⅱ咳甚、发作时头冒汗伴喘鸣、口干者支气管炎、支气管哮喘。

【汉方添加剂】（明细表/以津村等为例）

2～3. 玉米淀粉、乳糖。

4. 日本药典轻质无水硅酸、硬脂酸镁、乳糖。

【汉方规格及用法用量】 2.5 g袋装颗粒剂；空腹（饭间），2.5 g（成人）/次，2～3次/日。

【汉方不良反应】 失眠、发汗过多、心动过速、心悸、体乏、亢奋、食欲不振、胃部不适、恶心、呕吐、软便、腹泻、排尿困难等。偶发尿量减少、脸及四肢肿、眼睑下垂、手僵（假性醛固酮增多证）；体乏、手脚无力或痉挛或麻木（肌肉疾病）。

【解说】 麻杏甘石汤痰热郁肺方，证属风热袭肺，见身热咳喘、呼吸短促，咽喉肿痛，鼻煽、口干渴、烦躁、尿赤、便燥、舌红，苔黄，脉数、浮、滑、弦[1-2]。治则清热解表，宣肺透邪，止咳平喘。宜表寒入里，化热壅肺致症[3]。用于痰热壅肺型风温肺热病、慢性阻塞性肺疾、早期肺炎支原体感染（风热闭肺证）、社区获得性肺炎、热性哮喘、急性病毒性上呼吸道感染、中枢性高热、流行性感冒、新型冠状病毒性肺炎邪热壅肺证、百日咳、儿童肺炎、小儿大叶性肺炎、小儿喘息性支气管肺炎、小儿支原体肺炎、风热犯肺型小儿肺炎咳嗽、儿童热性哮喘、婴幼儿肺炎喘嗽、儿童病毒性急性呼吸道感染发热、小儿急性呼吸道感染高热、小儿毛细支气管炎、慢性功能性便秘。

汉方麻杏甘石汤用方以喘咳、痰黏不绝、自汗、口渴、喘鸣、呼吸困难、无大热、小便不利、面浮肿、上逆、烦闷为目标，用于支气管炎、支气管哮喘、心源性哮喘、百日咳、肺炎，轻症白喉、痔核、睾丸炎、夜尿症等。对小儿支气管哮喘甚效；若哮喘反复发作，可合小柴胡汤以改善过敏体质。胃肠虚弱者慎用。

【附注】 新冠初期，病在太阳，见恶寒发热、低热、身痛、喘息，本方加减清热宣肺。辨治风热表证酌情加辛凉透散药；辨治邪热壅盛证酌情调方中寒凉药与温热药用量比例或加味。

【参考文献】

［1］艾华，等. 麻杏甘石汤证证治规律研究——古今医案367例统计分析［J］. 黑龙江中医药，1991，1:44-46

［2］柴中元. 叶天士用麻杏甘石汤治温病经验琐谈［J］. 广西中医药，1990，13（5）：

28-29
[3]陈明.《伤寒论》麻杏甘石汤证再认识[J].中医杂志,2016,57(20):1785-1787

136 麻杏薏甘汤

【原名】 麻黄杏仁薏苡甘草汤(金匮要略卷上)

【异名】 薏苡麻黄汤(外台卷十九引古今录验)、杏仁薏苡汤(伤寒总病论卷三)、薏苡仁汤(全生指迷方卷二)、麻黄杏仁薏苡仁汤(普济方卷一一八)、麻黄杏仁甘草薏苡仁汤(保命歌括)、麻杏薏苡甘草汤(证治宝鉴卷十二)、麻黄杏子薏苡甘草汤(医钞类编卷三)、麻杏苡甘汤(金匮要略释义)。汉方组成明细见表136-1。

表136-1 汉方组成明细

序号及厂家名	制剂量(g·日$^{-1}$)	浸膏量(g·日$^{-1}$)	添加剂/g	剂型/适应证	生药组成/g			
					麻黄	杏仁	薏苡仁	甘草
1.大杉制药	4.5	1.3	3.2	颗粒/Ⅰ	4	3	10	2
2.大峰堂药品工业	6	1.6	4.4	细粒/Ⅰ	4	3	10	2
3.客乐谐药品	6	1.6	4.4	细粒/Ⅰ	4	3	10	2
4.JPS制药	7.5	2.4	5.1	颗粒/Ⅰ	4	3	10	2
5.津村	7.5	3	4.5	颗粒/Ⅰ	4	3	10	2
6.小太郎汉方制药	6	4	2	细粒/Ⅱ	4	3	10	2
7.三和生药	4.5	2.6	1.9	细粒/Ⅲ	4	3	10	2

【方解】 汉方麻杏薏甘汤出自(汉)张仲景著《金匮要略》痉湿暍病脉证治第二:"病者一身尽疼,发热,日晡所剧者,名风湿。此病伤于汗出当风,或久伤取冷所致也。可与麻黄杏仁薏苡甘草汤。"病因风湿寒邪入里,闭阻经络,卫阳不充。麻黄(去节、汤泡)半两、杏仁(去皮尖、炒)十个、薏苡仁半两、甘草(炙)一两。上剉麻豆大,每服四钱匕,水半盏,煮八分,去滓,温服,有微汗,避风。麻黄发汗解表,杏仁宣降肺气,薏苡仁除湿利尿,甘草补中、调和诸药。

【功能主治】 发汗解表、祛风利湿。

【临床应用】 生麻黄颗粒剂3 g、杏仁颗粒剂10 g、薏苡仁颗粒剂30 g、炙甘草颗粒剂6 g,分2次餐后冲服,疗程30天,治痰湿型高尿酸血症60例(黄慧贤)。

麻黄8 g、杏仁10 g、生苡仁60 g、炙甘草10 g,七剂,治风湿(史载祥)。麻黄9 g、薏苡仁18 g、杏仁6 g、炙甘草6 g,治风湿(胡希恕)。

麻黄6 g,薏苡仁30 g,杏仁6 g,炙甘草6 g,治风湿(冯世纶)。

【经方常用量】 麻黄10 g、杏仁10 g、薏苡仁30 g、甘草(炙)10 g。

【汉方适应证】(明细表/剂型)

Ⅰ关节痛、神经痛、肌肉痛。

Ⅱ关节肌肉风湿病、神经痛、疣。

Ⅲ肌肉风湿病、关节风湿病、疣、手掌角化病。

【汉方添加剂】(明细表/以津村为例)

5. 日本药典轻质无水硅酸、硬脂酸镁、乳糖。

【汉方规格及用法用量】 2.5 g袋装颗粒剂;空腹(饭间),2.5 g(成人)/次,2~3次/日。

【汉方不良反应】 失眠、发汗过多、心动过速、心悸、体乏、亢奋、食欲不振、胃部不适、恶心、呕吐、腹泻、排尿障碍等。偶发少尿、脸及四肢肿、眼睑下垂、手僵(假性醛固酮增多症);体乏、手脚无力或痉挛或麻木(肌肉疾病)。

【解说】 麻杏薏甘汤风湿痹证方,证属太阳阳明合病,见发热或微恶寒、关节痛、身重或肿、舌苔薄腻[1]。治则解表祛风、利湿清热。宜太阳阳明合病的湿热痹证,及久居潮湿地而风湿在表[2-3]。用于急性风湿热症,如急(慢)性风湿病、早期类风湿关节炎、骨关节病、无名热、湿疹、慢性湿疹、风湿热型荨麻疹、系统性硬化症、多发性疣、扁平疣、神经根型颈椎病、小儿哮喘、慢性阻塞性肺疾、湿热蕴肺证新冠肺炎。

汉方麻杏薏甘汤用方以风湿表证、浮肿重于疼痛为目标,用于感冒、流感、落枕、颈肩腕综合征、腰痛、坐骨神经痛以及风湿邪引起的疼痛等。

【附注】 麻杏薏甘汤由《伤寒论》麻黄汤去桂枝加薏苡仁而成。此方兼顾风、寒、湿,重气机升降、宣肺健脾、散表利里。

【参考文献】

[1]段富津.麻杏慧甘汤的方义与临床应用[J].浙江中医院学报,1984,8(6):22-23

[2]甘陈菲.王付教授解读及运用麻杏薏甘汤札记[J].中医研究,2013,26(10):44-45

[3]周慧杰,等.王耀光教授应用麻杏薏甘汤治验举隅2则[J].中医药学报,2013,41(6):57-58

137 麻子仁丸

【异名】 麻仁丸(外台卷十八)、脾约麻仁丸(局方卷六)、脾约丸(直指卷四)、麻仁脾约丸(治痘全书卷十四)、麻仁滋脾丸(全国中药成药处方集)。

【商品名】 麻仁润肠丸、麻仁滋脾丸。汉方组成明细见表137-1。

【方解】 汉方麻子仁丸出自(汉)张仲景著《伤寒论》辨阳明病脉证并治第247条:“伤寒脾约,趺阳脉浮而涩,浮则胃气强,涩则小便数,浮涩相搏,大便则硬,其脾为约,麻子仁丸主之。”《伤寒论》辨阳明病脉证并治第179条:“问曰:病有太阳阳明,有正阳阳明,有少阳阳明,何谓也?答曰:太阳阳明者,脾约是也;正阳阳明者,胃家实是也;少阳阳明者,发汗利小便已,胃中燥烦实,大便难是也。”病因胃热亢盛,气结、津亏。麻子仁二升、芍药半斤、枳实(炙)半斤、大黄(去皮)一斤、厚朴(炙、去皮)一尺、杏仁(去皮尖、熬、别作脂)一升。上为末,炼蜜为丸,如梧桐子大,饮服十丸,日三服,渐加,以知为度。麻子仁润肠通便，杏仁降气止咳平喘、润肠通便，白芍养血敛阴、缓急止痛，大黄、枳实、厚朴下热结除燥、通便行气滞。

表 137-1 汉方组成明细

序号及厂家名	制剂量（g·日$^{-1}$）	浸膏量（g·日$^{-1}$）	添加剂/g	剂型/适应证	生药组成/g					
					麻子仁	芍药	枳实	厚朴	大黄	杏仁
1. 大杉制药	6	2.6	3.4	颗粒/Ⅰ	5	2	2	2	4	2
2. 津村	7.5	2.25	5.25	颗粒/Ⅰ	5	2	2	2	4	2
3. 小太郎汉方制药	6	2.8	3.2	细粒/Ⅱ	5	2	2	2	4	2

【功能主治】 破气消积。

【临床应用】 火麻仁 10 g、杏仁 6 g、白芍 8 g、大黄 4 g、枳实 4 g、厚朴 4 g，制备为农本方颗粒剂，一天一剂，共七剂，分二次，开水冲至 50 ml，早晚饭后温服，治儿童脾约证（梁文旺）。

麻子仁 10 g，白芍、麸炒枳实、厚朴各 5 g，大黄、杏仁各 3 g，水煎煮 200 ml，一日一剂，温服二次，疗程一月，治小儿功能性慢性便秘 50 例（常玉双）。

火麻仁 10 g、杏仁 5 g、白芍 5 g、大黄 5 g、枳实 5 g、厚朴 5 g、蜂蜜 5 g，一天一剂，水煎，连服五天，治肠系膜淋巴结炎 30 例（吴艾莎）。

【经方换算量】 麻子仁 300 g、芍药 150 g、枳实 150 g、大黄 300 g、厚朴 150 g、杏仁 150 g。制粉炼蜜为丸，每次 9 g，每日 2 次，温水送。

【汉方适应证】（明细表/剂型）

Ⅰ便秘。

Ⅱ习惯性便秘、急性便秘、病后便秘、便秘型痔疮、肾萎缩。

【汉方添加剂】（明细表/序号）

1. 乳糖、玉米淀粉、硬脂酸镁。

2. 日本药典硬脂酸镁、乳糖。

3. 硬脂酸镁、玉米淀粉、乳糖、普鲁兰多糖、硅酸铝镁。

【汉方规格及用法用量】 2.5 g 袋装颗粒剂；空腹（饭间），2.5 g（成人）/次，2～3 次/日。

【汉方不良反应】 食欲不振、腹痛、腹泻。

【解说】 麻子仁丸泻下方，属脾胃虚热证[1]，见烦躁、口臭、头晕、乏力、寐差、大便干结，小便频数，苔微黄少津。治则润肠通腑清热、滋养脏腑津液。宜胃强脾弱、阴虚肠燥、津液不足、虚中夹实致症[2-3]。用于老年功能性便秘、老年肠燥津亏型便秘、老年虚弱型便秘、习惯性便秘、缺血性中风后便秘、化疗后便秘、脊髓损伤后便秘、肠胃积热型便秘、便秘型肠易激综合征、糖尿病便秘、2 型糖尿病、小儿功能性慢性便秘肠胃积热证、产后便秘等胃肠燥热者。

汉方麻子仁丸用方以体力中偏下者习惯性便秘、老年或病后体虚型弛缓性便秘、兔便状便秘为目标，用于习惯性便秘、急性便秘、病后便秘、便秘型痔疮、透析者便秘、大便硬结、腹胀腹痛、皮肤干燥。

【附注】 麻子仁丸缓下不峻,改善大便鞕与小便数。虽润肠缓下,仍能攻下破滞,孕妇慎用。

【参考文献】

[1]李宇铭.论《伤寒论》“脾约”之意(下)[J].辽宁中医杂志,2012,39(2):269-270

[2]刘智群,等.《伤寒论》脾约证证治探析[J].河南中医,2016,36(10):1675-1677

[3]柴瑞霁.麻子仁丸方证刍议[J].国医论坛,1989,4:5-6

138 木防己汤

【异名】 防己桂枝汤(三因卷十三)、汉防己汤(保命歌括卷九)、防己汤(杏苑卷四)。汉方组成明细见表 138-1。

表 138-1 汉方组成明细

序号及厂家名	制剂量(g·日$^{-1}$)	浸膏量(g·日$^{-1}$)	添加剂/g	剂型/适应证	生药组成/g			
					防己	石膏	桂皮	人参
1.小太郎汉方制药	6	2.5	3.5	细粒/Ⅰ	4	10	3	3
2.三和生药	4.5	1.7	2.8	细粒/Ⅱ	4	10	2	2
3.津村	7.5	1.5	6	颗粒/Ⅲ	4	10	3	3

【方解】 汉方木防己汤出自(汉)张仲景著《金匮要略》痰饮咳嗽病脉证并治第十二:“膈间支饮,其人喘满,心下痞坚,面色黧黑,其脉沉紧,得之数十日,医吐下之不愈,木防己汤主之。虚者即愈,实者三日复发,复与不愈者,宜木防己汤去石膏加茯苓芒硝汤主之。”病因饮停津伤、虚热内扰。木防己三两,石膏鸡子大(十二枚),桂枝二两,人参四两。以水六升,煮取二升,分二次温服。石膏清解郁热,防己苦寒泄热、利水消肿,桂枝通阳散结,人参益气补虚。

【功能主治】 补虚散饮。膈间支饮,属虚者。

【临床应用】 人参 6 g、防己 15 g、桂枝、生石膏各 9 g、水煎服,一日一剂,日服二次,治慢性充血性心衰 30 例(侯学艺)。木防己 12 g、桂枝 30~60 g、生石膏 30~50 g、人参 5 g,气血郁滞加红花、陈皮各 10 g、丹参 30 g、平地木 20 g,水肿加茯苓 20 g、车前子、甜葶苈子各 15 g,咳嗽加浙贝母、姜半夏各 10 g,合并脑梗死加灯盏花 30 g、水蛭 10 g,心动过缓加细辛 10 g,大便秘结加芒硝 10 g,心衰轻用党参代气参,心衰重用新开河参或别直参,水煎服,一日一剂,治肺心病心衰 38 例(楼献奎)。

【经方换算量】 木防己 9 g、石膏 12 g、桂枝 6 g、人参 12 g。

【汉方适应证】(明细表/剂型)

Ⅰ心闷、呼吸不畅伴喘鸣、浮肿、少尿、口舌干燥者心内膜炎、心脏瓣膜病、心源性哮喘、慢性肾炎、肾病。

Ⅱ心闷、呼吸不畅伴喘息、浮肿、少尿、口干者心脏瓣膜病、心源性哮喘、慢性肾炎、肾病。

Ⅲ肤色发灰、呼吸不畅伴咳嗽、心紧受压者心肾病症、浮肿、心源性哮喘。

【汉方添加剂】(明细表/序号)

1. 硬脂酸镁、玉米淀粉、乳糖、普鲁兰多糖、硅酸铝镁。

2. 乳糖、玉米淀粉、结晶纤维素、预胶化淀粉、轻质无水硅酸。

3. 日本药典硬脂酸镁、乳糖。

【汉方规格及用法用量】 2.5 g 袋装颗粒剂;空腹(饭间),2.5 g(成人)/次,2~3 次/日。

【汉方不良反应】 发疹、发红、发痒、荨麻疹、食欲不振、胃部不适、软便、腹泻等。

【解说】 木防已汤支饮重证方,证属三焦停饮[1],见喘息胸闷、心下痞满、心慌心悸、面色晦暗、身体浮肿或双下肢水肿、小便不利、口干口渴、舌苔白滑、脉沉紧[2-3]。治则通阳散饮、清热利水。宜少阳枢之不及、饮邪内结,正气已虚、寒湿郁久化热致症[1,4]。用于虚实寒热错杂的水饮病,如心力衰竭水肿、癌性胸腔积液、慢性肺心病、慢性心力衰竭等。

汉方木防已汤用方以体力低下、胸满痞硬、呼吸困难、面色发暗、喘息、心悸、口渴、浮肿、少尿、脉沉紧为目标,用于心脏疾病、肾脏疾病,作为利水剂用于瘀血型心衰、直立性水肿、难治性心功能不全。

【附注】 木防已汤强心利尿主要用于心力衰竭相关疾病。饮结较甚、病重药轻,可去石膏加茯苓、芒硝以增去饮力[4]。

【参考文献】

[1]史光伟,等. 基于开阖枢理论探析木防已汤之方证[J]. 甘肃中医药大学学报,2022,39(1):16-20

[2]李亚南,等. 木防已汤析疑[J]. 中国中医基础医学杂志,2010,26(7):981-982,1029

[3]苏汝旺,等. 木防已汤方证探讨[J]. 中医药导报,2020,26(9):109-111

[4]宋建平.《金匮》停饮咳喘诸方证治分析[J]. 四川中医,2002,20(2):13-14

139 薏苡仁汤

【异名】 薏苡汤(医门法律卷三)。汉方组成明细见表 139-1。

【方解】 汉方薏苡仁汤出自(明)方贤著《奇效良方》卷二:"中风。手脚流注疼痛,麻痹不仁,难以屈伸。"病因湿热(寒湿)痹阻、气血凝滞。薏苡仁、当归、芍药、麻黄、官桂各一两,甘草(炙)、苍术(米泔浸一宿、去皮、锉、炒)各一两。上锉。每服七钱半,水二盏,生姜七片,煎至八分,去滓,食前温服。自汗减麻黄;热减官桂。薏苡仁健脾除湿祛痹,白术健脾益气、燥湿利水,麻黄、桂枝温经散寒,当归养血活血,白芍敛阴止痛,甘草健脾和中。

表139-1 汉方组成明细

序号及厂家名	制剂量（g·日⁻¹）	浸膏量（g·日⁻¹）	添加剂/g	剂型/适应证	生药组成/g						
					麻黄	当归	白术	薏苡仁	桂皮	芍药	甘草
1. 高砂药业	9	4.6	4.4	颗粒	4	4	4	8	3	3	2
2. 大杉制药	9	4.6	4.4	颗粒	4	4	4	8	3	3	2
3. 客乐谐制药	6	4.6	1.4	细粒	4	4	4	8	3	3	2
4. 客乐谐药品	6	4.6	1.4	细粒	4	4	4	8	3	3	2
5. 大峰堂药品工业	5.94(18片)	3.6	2.34	片剂	4	4	4	8	3	3	2
6. 客乐谐药品	5.94(18片)	3.6	2.34	片剂	4	4	4	8	3	3	2
7. 康和药通	6	4.55	1.45	细粒	4	4	4	8	3	3	2
8. 大杉制药	6	4.55	1.45	细粒	4	4	4	8	3	3	2
9. 津村	7.5	5	2.5	颗粒	4	4	4苍术	8	3	3	2
10. 东洋药行	7.5	5	2.5	细粒	4	4	4	8	3桂枝	3	2
11. 本草制药	7.5	4.1	3.4	颗粒	4	4	4	8	3	3	2
12. 松浦药业	7.5	4.3	3.2	颗粒	4	4	4苍术	8	3	3	2

【功能主治】 祛风散寒，活血通络。手足流注疼痛、麻木、肿胀、酸楚，不能屈伸。

【临床应用】 薏苡仁15 g、当归10 g、苍术10 g、麻黄8 g、桂枝6 g、白芍12 g、茯苓10 g、防己10 g、甘草6 g，水煎服，一日二次，治膝关节创伤性滑膜炎30例（蔺卓华）。

薏苡仁30 g、白芍15 g、川芎15 g、苍术15 g、当归15 g、麻黄10 g、桂枝10 g、甘草6 g，痛甚加制乳香、没药，关节屈伸不利加木瓜、土鳖虫，水煎，一日一剂，日服二次，连服二周，合针灸治寒湿闭阻型类风湿性膝关节炎45例（崔丽娜）。

【经方换算量】 薏苡仁20 g，当归、苍术、麻黄各12 g，芍药、官桂各10 g，甘草6 g。

【汉方适应证】 关节痛、肌肉痛。

【汉方添加剂】（明细表/以津村等为例）

5～6. 日本药典月桂硫酸钠、硬脂酸镁、羧甲基纤维素钙、轻质无水硅酸、结晶纤维素、氢氧化铝镁。

9. 日本药典轻质无水硅酸、硬脂酸镁、乳糖。

【汉方规格及用法用量】 2.5 g袋装颗粒剂；空腹（饭间），2.5 g（成人）/次，2～3次/日。

【汉方不良反应】 发疹、发红、发痒、失眠、发汗过多、心动过速、心悸、体乏、亢奋、食欲不振、胃部不适、恶心、呕吐、腹痛、腹泻、排尿困难等。偶发尿量减少、脸及四肢肿、眼睑下垂、手僵（假性醛固酮增多症）；体乏、手脚无力或痉挛或麻木（肌肉疾病）。

【解说】 薏苡仁汤痹证方，证属寒湿痹，见手脚、肌肉、关节疼痛、麻木、肿胀、酸楚，不能屈伸，发热、口干咽干。治则散寒除湿、通络止痛、消里除表水邪[1-3]。宜风寒湿热邪侵致渐进性或间歇性发作的肢体关节疼痛、活动障碍等。用于风湿免疫系统疾病，如寒湿痹阻型类风湿关节炎、风湿痹型类风湿性关节炎、急性痛风性关节滑膜炎、反复发作性尖锐湿疣。

汉方薏苡仁汤用方以亚急性期风湿病或慢性风湿病，其证比麻黄加术汤或麻杏薏甘汤证更重，发热，肿痛延续，渐成慢性，并有水湿滞留为目标。用于多发性关节炎、浆液性关节炎、结核性关节炎、牛皮癣性关节炎关节痛、肌肉风湿、脚气等。

【附注】《黄帝内经.素问.痹论》黄帝问曰："痹之安生？"岐伯对曰："风寒湿三气杂至，合而为痹也。其风气胜者为行痹，寒气胜者为痛痹，湿气胜者为著痹也。"薏苡仁汤重寒痹，多以中西医结合治风湿痹症。

【参考文献】

[1]张怡燕，等.薏苡仁汤联合手足三针治疗寒湿痹阻型类风湿关节炎的临床观察[J].北方药学，2020，17(1)：141-142

[2]崔丽娜.薏苡仁汤结合针灸治疗寒湿闭阻型类风湿性膝关节炎45例[J].黑龙江中医药，2012(5)：38-39

[3]高岚，等.薏苡仁汤镇痛消炎作用的实验研究[J].天津中医学院学报，2005，24(1)：17-19

140 抑肝散

【异名】 抑青丸(保婴撮要卷一)。

【商品名】 抑肝散颗粒。汉方组成明细见表140-1。

表140-1 汉方组成明细

序号及厂家名	制剂量 $(g\cdot 日^{-1})$	浸膏量 $(g\cdot 日^{-1})$	添加剂/g	剂型/适应证	生药组成/g						
					当归	钩藤	川芎	白术	茯苓	柴胡	甘草
1.高砂药业	7.5	3.7	3.8	颗粒	3	3	3	4	4	2	1.5
2.大杉制药	7.5	3.7	3.8	颗粒	3	3	3	4	4	2	1.5
3.津村	7.5	3.25	4.25	颗粒	3	3	3	4苍术	4	2	1.5

【方解】 汉方抑肝散出自(明)薛铠著《保婴撮要》肝脏："治小儿肝经虚热发搐，或痰热切牙，或惊悸寒热，或木乘土而呕吐痰涎，腹胀少食，睡卧不安。"病因肝郁血虚、肝阳上亢。软柴胡、甘草各五分、川芎八分、当归、白术(炒)、茯苓、钩藤钩各一钱。上水煎，子母同服。如蜜丸，名"抑青丸"。钩藤清热平肝、熄风止痉，柴胡疏肝解郁、透邪升阳，甘草补中益气、清心泻火，与柴胡、钩藤配解肝阳上亢、疏肝理气，麸炒白术、茯苓健脾益气，当归养血柔肝，川芎活血化瘀、行气止痛。

【功能主治】 抑肝健脾，清热解痉，疏肝理气。肝经虚热，肝阳上亢。

【临床应用】 川芎10 g、当归6 g、知母10 g、钩藤15 g、茯神10 g、柴胡10 g、甘草6 g，颗粒剂，一日一剂，日服二次，温开水冲服，疗程8周，治广泛焦虑症30例(赵高峰)。

钩藤15 g、当归10 g、川芎6 g、白术10 g、茯苓30 g、柴胡10 g、甘草6 g。痰湿重加陈皮6 g、半夏6 g;食欲差加砂仁3 g、焦三仙各10 g;抽动较重加全蝎3 g、僵蚕10 g、白附子10 g。水煎服,一日一剂,取汁200~300 ml,早晚温服三个月,治小儿多发性抽动症58例(刘洪敏)。

【经方换算量】 川芎10 g、钩藤10 g、当归10 g、白术12 g、茯苓12 g、柴胡6 g、甘草各6 g。

【汉方适应证】 体虚者神经兴奋型神经症、失眠、小儿夜泣、小儿惊风抽搐。

【汉方添加剂】(明细表/序号)

1~2. 乳糖、玉米淀粉、硬脂酸镁。

3. 日本药典硬脂酸镁、乳糖。

【汉方规格及用法用量】 2.5 g袋装颗粒剂;空腹(饭间),2.5 g(成人)/次,2~3次/日。

【汉方不良反应】 发疹、发红、发痒、荨麻疹、食欲不振、胃部不适、软便、腹泻等。

【解说】 抑肝散脾虚兼肝阳上亢方,证属肝郁血虚[1],见小儿肝火偏旺、发热、咬牙、惊悸、呕吐痰涎、腹胀少食、睡卧不安,夜间哭闹、易怒、肌肉抽动、胃脘痛。治则健脾养血、疏肝理气。宜小儿肝经虚热、成人肝郁气结致情志不舒,化热化火致症[2-3]。用于小儿多发性抽动症、儿童注意缺陷多动障碍、妇女更年期综合征、痴呆症、肝胃不和型非糜烂性胃食管反流、慢性萎缩性胃炎以及情志因素引起的功能性疾病。

汉方用方以体弱者亢奋、烦躁、易怒、失眠等精神神经症状及左腹直肌紧为目标,用于焦躁、眼睑及面部痉挛、伴有四肢震颤、抽筋或儿童夜泣等。对精神类药物治疗效果不佳的阿尔茨海默病(痴呆)老年患者(BPSD)及日常生活能力(ADL)差者有改善作用。用于失眠、神经官能症、儿童多动症、路易体痴呆症、痴呆忧郁型易怒、高血压伴认知症、妇女神经性高血压。

【附注】 抑肝散源于(北宋)钱乙著《小儿药证直诀》,(明)薛铠撰《保婴撮要》收载并详述。抑肝散19世纪中叶用于认知症,20世纪末发现对帕金森、阿尔茨海默患者的妄想、幻觉、焦虑、抑郁等精神症状和睡眠有明显抑制和改善作用。

【参考文献】

[1]赵高峰,等. 抑肝散治疗广泛焦虑症临床研究[J]. 光明中医,2014,29(11):2330-2331

[2]邢磊,等. 浅谈抑肝散加味的临床应用[J]. 光明中医,2016,31(9):1243-1244

[3]刘海洋,等. 抑肝散治疗痴呆症的临床及实验研究现状[J]. 中国医药导报2015,12(22):40-42

141 抑肝散加陈皮半夏

汉方组成明细见表141-1。

【方解】 汉方抑肝散加陈皮半夏出自(明)薛铠著《保婴撮要》肝脏:"治小儿肝经虚热发搐,或痰热切牙,或惊悸寒热,或木乘土而呕吐痰涎,腹胀少食,睡卧不安。"病因肝郁血虚、肝阳上亢。软柴胡、甘草各五分、川芎八分、当归、白术(炒)、茯苓、钩藤钩各一钱。

上水煎，子母同服。如蜜丸，名“抑青丸”。钩藤清热平肝、熄风止痉，柴胡疏肝解郁、透邪升阳，甘草补中益气、清心泻火，麸炒白术、茯苓健脾益气，当归养血柔肝，川芎活血化瘀、行气止痛。清热解痉，疏肝理气的抑肝散，加理气和中、燥湿化痰的陈皮、半夏。

表 141-1 汉方组成明细

序号及厂家名	制剂量（g·日$^{-1}$）	浸膏量（g·日$^{-1}$）	添加剂/g	剂型/适应证	生药组成/g								
					当归	钩藤	川芎	白术	茯苓	柴胡	甘草	陈皮	半夏
1. 大峰堂药品工业	7.5	5	2.5	细粒/Ⅰ	3	3	3	4	4	2	1.5	3	5
2. 客乐谐药品	7.5	5	2.5	细粒/Ⅰ	3	3	3	4	4	2	1.5	3	5
3. 津村	7.5	4.5	3	颗粒/Ⅰ	3	3	3	4苍术	4	2	1.5	3	5
4. 小太郎汉方制药	9	6.1	2.9	细粒/Ⅱ	3	3	3	4	4	2	1.5	3	5

【功能主治】 疏肝解郁、理气和胃。小儿肝经虚热发搐，惊悸，发热，睡卧不安，脾虚肝旺，肝风上扰，冲逆。

【临床应用】 钩藤 15 g、当归 10 g、川芎 6 g、白术 10 g、茯苓 30 g、柴胡 10 g、甘草 6 g，痰湿重加陈皮 6 g、半夏 6 g，食欲差加砂仁 3 g、焦三仙各 10 g，抽动较重加全蝎 3 g、僵蚕 10 g、白附子 10 g，一日一剂，水煎二次，煎液混合得汁 200 ~ 300 ml，早晚温服，一月一疗程，连服三疗程，治小儿多发性抽动症 58 例（刘洪敏）。钩藤 25 g（后入）、茯苓 20 g、柴胡、当归、川芎、白术、半夏、陈皮、甘草各 10 g，阴虚阳亢加白芍药、菊花、百合、石决明（先煎）各 10 g，阳虚加淫羊藿、巴戟天各 10 g、附子 5 g，湿盛者加苍术、佩兰叶各 10 g，水煎服，一日一剂，治妇女更年期综合征 79 例（董焕钧）。

【经方换算量】 当归 10 g、钩藤 10 g、川芎 10 g、白术 10 g、茯苓 15 g、柴胡 6 g、甘草 6 g、陈皮 10 g、半夏 10 g。

【汉方适应证】（明细表/剂型）

Ⅰ体弱、易兴奋者神经症、失眠、小儿夜泣、小儿惊风抽搐。

Ⅱ神经症、更年期神经症、失眠、高血压或动脉硬化型神经症、小儿夜泣。

【汉方添加剂】（明细表/序号）

1 ~ 2. 日本药典硬脂酸镁、结晶纤维素、乳糖、含水二氧化硅。

3. 日本药典硬脂酸镁、乳糖。

4. 硬脂酸镁、玉米淀粉、乳糖、普鲁兰多糖、硅酸铝镁。

【汉方规格及用法用量】 2.5 g 袋装颗粒剂；空腹（饭间），2.5 g（成人）/次，2 ~ 3 次/日。

【汉方不良反应】 食欲不振、胃部不适、恶心、腹泻等。偶发尿量减少、脸及四肢肿、眼睑下垂、手僵（假性醛固酮增多症）；体乏、手脚无力或痉挛或麻木（肌肉疾病）。

【解说】 抑肝散加陈皮、半夏小儿夜泣、惊风、抽搐方，证属肝郁血虚，见小儿肝火偏旺、发热、惊悸、易怒、睡卧不安，夜间哭闹、肌肉抽动、胃胀胃痛、反酸烧心、恶心呕吐、食欲减退、舌苔厚腻。治则疏肝解郁、理气和胃[1-3]。宜小儿肝经虚热、肝气郁结、肝风挟痰上扰致症。用于小儿抽动症、消化不良、原发性胆汁返流性胃炎、功能性消化不良。

汉方抑肝散加陈皮半夏(日)江户时期经验方。《腹诊录》用于腹证为腹壁无力、腹部动悸,呈慢性消耗症。加入理气健脾、燥湿化痰的陈皮和降逆止呕、燥湿化痰、消痞散结的半夏,增强原方理气、解郁功效。用方以体力较差、神经过敏、易兴奋、易怒、焦虑、失眠等精神神经症状和腹直肌紧、左腹主动脉搏动明显为目标,用于体质弱于抑肝散证、呈慢性、伴眼睑痉挛及四肢震颤。如神经症、歇斯底里、头痛、失眠、小儿失眠、多动症、夜泣、焦躁、躁郁症、抽搐症、抽搐样打嗝症、脑血管性痴呆、阿尔茨海默型老年痴呆、肝阳上亢型痴呆、脑卒中后精神障碍、脑动脉硬化。

【参考文献】

[1]李振勇,等. 抑肝散加陈皮、法夏方治疗原发性胆汁返流性胃炎的临床疗效观察[J]. 北方药学,2016,13(6):82-83

[2]刘洪敏,等. 抑肝散与针刺疗法治疗小儿多发性抽动症临床疗效比较[J]. 中国全科医学,2010,13(7):2401-2402

[3]邢磊,等. 郑亮教授运用加味抑肝散治疗功能性消化不良的经验[J]. 现代中医药,2015,35(3):9,17

142 六君子汤

汉方组成明细见表 142-1。

表 142-1 汉方组成明细

序号及厂家名	制剂量(g·日$^{-1}$)	浸膏量(g·日$^{-1}$)	添加剂/g	剂型/适应证	生药组成/g							
					人参	白术	茯苓	半夏	陈皮	大枣	甘草	生姜
1. 大杉制药	7.5	4.4	3.1	颗粒	4	4	4	4	2	2	1	0.5
2. 客乐谐制药	6	4.1	1.9	细粒	4	4	4	4	2	2	1	0.5
3. 客乐谐药品	6	4.1	1.9	细粒	4	4	4	4	2	2	1	0.5
4. 小太郎汉方制药	9	5.5	3.5	细粒	4	4	4	4	2	2	1	0.5
5. 三和生药	7.5	4.9	2.6	细粒	4	4	4	4	2	2	1	0.5
6. JPS 制药	7.5	4.9	2.6	细粒	4	4	4	4	2	2	1	0.5
7. 津村	7.5	4	3.5	颗粒	4	4 苍术	4	4	2	2	1	0.5
8. 帝国汉方制药	7.5	3.2	4.3	颗粒	4	4	4	4	2	2	1	0.5
9. 帝国制药	7.5	3.2	4.3	颗粒	4	4	4	4	2	2	1	0.5
10. 东洋药行	6	3.6	2.4	细粒	3	3	3	3	2	2	1.5	2 鲜姜
11. 本草制药	7.5	3.6	3.9	颗粒	4	4	4	4	2	2	1	0.5
12. 松浦药业	6	7.6※		颗粒	4	4	4	4	2	2	1	0.5

※等于 3.8 g 干浸膏。

【方解】 汉方六君子汤出自（明）虞抟著《医学正传》卷三引《局方》，（明）吴昆著《医方考》："壮者气行则愈，怯者着而成病。东南之土卑湿，人人有痰，然而不病者，气壮足以行其痰也。若中气一虚，则不足以运痰而痰证见矣。是方也，人参、白术、茯苓、甘草，前之四君子也，所以补气；乃半夏则燥湿以制痰，陈皮则利气以行痰耳。名之曰六君子者，表半夏之无毒，陈皮之弗悍，可以与参、苓、术、草比德云尔！"病因脾胃虚弱，痰湿内阻。陈皮一钱、半夏一钱五分、茯苓一钱、甘草一钱、人参一钱、白术一钱五分。上切细，作一服。加大枣二个，生姜三片，新汲水煎服。人参补元气，陈皮理气健脾，半夏化痰散结，白术益气健脾、燥湿利水、止汗，茯苓健脾、渗湿利水、宁心安神，甘草益气补脾、止咳祛痰、清热解毒，大枣补脾和胃、益气生津，生姜解表散寒、温肺止咳。

【功能主治】 益气补中、健脾养胃、行气化滞、燥湿除痰。少食便溏、咳嗽有痰、色白清稀、短气痞满、呕恶呃逆、吞酸、面色萎黄、四肢倦怠、脾虚鼓胀、外疡久溃、食少胃弱。

【临床应用】 茯苓、白术、人参各 9 g，炙甘草、陈皮、半夏各 6 g，大枣 2 个，生姜 5 片，文火煎，取汁 200 ml，早晚服，续服二个月，治终末期肾病合并营养不良患者 167 例（杜文）。

党参 20 g、白术 15 g、茯苓 15 g、炙甘草 12 g、陈皮 9 g、法半夏 9 g，纳差加麦谷芽 15 g，腹胀加厚朴 10 g、枳实 10 g，乏力加黄芪 30 g，睡眠差加夜交藤 15 g、何首乌 15 g，一日一剂，水煎服，日服二次，服四十二天，治脾气虚弱型晚期胃癌 75 例（田俊清）。

清半夏 12 g、陈皮 10 g、炒白术 15 g、生晒参 10 g、甘草 5 g、茯苓 20 g，水煎至 200 ml，早晚服，一次一剂，续服八周，治脾虚痰湿型糖尿病胃轻瘫 51 例（陈发胜）。

【经方换算量】 人参 9 g、炙甘草 9 g、茯苓 9 g、白术 9 g、陈皮 4.5 g、半夏 4.5 g、大枣二个、生姜三片。

【汉方适应证】 胃肠虚弱、无食欲、心下痞塞、疲惫、贫血、手脚冰冷者胃炎、胃乏力、胃下垂、消化不良、食欲不振、胃痛、呕吐。

【汉方添加剂】（明细表/以津村等为例）

5～6. 乳糖、玉米淀粉、结晶纤维素、预胶化淀粉、轻质无水硅酸。

7. 日本药典硬脂酸镁、乳糖、蔗糖脂肪酸酯。

【汉方规格及用法用量】 2.5 g 袋装颗粒剂；空腹（饭间），2.5 g（成人）/次，2～3 次/日。

【汉方不良反应】 发疹、荨麻疹、恶心、腹胀、腹泻。偶发尿量减少、脸及四肢肿、眼睑下垂、手僵（假性醛固酮增多症）；体乏、手脚无力或痉挛或麻木（肌肉疾病）；体乏、皮肤及眼珠发黄（肝功能障碍）。

【解说】 六君子汤健脾益气方，证属脾胃气虚，见食少便溏、胸脘痞闷、呕逆等。治则复健脾胃、燥湿化痰。宜脾胃虚弱、气逆痰滞致症[1-2]。用于胃溃疡、急性呼吸窘迫综合征胃肠功能障碍、脾胃虚寒型慢性胃炎、中晚期胃癌、胃癌伴肝转移、脾气虚弱型晚期胃癌、胃癌术后化疗、脾胃虚弱型慢性萎缩性胃炎、脾虚痰湿型糖尿病胃轻瘫、脾虚型脓毒症胃肠功能障碍、长期卧床者功能性消化不良、脾胃亏虚型老年功能性消化不良、终末期肾病合并营养不良、中晚期食管癌、慢性肺炎、晚期脾虚痰湿型非小细胞肺癌、慢性阻塞性肺疾、肺脾两虚咳嗽、脾气虚弱型喉源性咳嗽、哮喘、脾虚痰湿型反流性咽喉炎、支气管扩张稳定期脾胃气虚兼痰湿证、儿童哮喘、小儿肺炎、重症急性胰腺炎、宫颈癌、妊娠剧吐、老年脾胃气虚型失眠、儿童失眠、眩晕、脾虚湿阻型高尿酸血症、黄斑变性、抗生素相关性肠道菌群失调、新冠。

汉方六君子汤用方以体虚、胃肠虚弱、胃内停水、胃胀、胃积食、食欲不振、易疲劳、全身倦怠、晨起难受、手足冰凉、心下痞塞、恶心呕吐、食后困倦、头晕、肩酸、便秘、便软、体重减轻、烦躁、失眠为目标,用于慢性胃炎、胃下垂、胃弛缓症、慢性腹膜炎、胃癌、胃溃疡、非典型性胃食管反流症、慢性胃炎口苦症、消化不良、胃肠型感冒、胃痛、呕吐、恶阻、膀胱浅表性肿瘤术后、眼睑下垂、神经衰弱。常用于体虚者、老人、脑溢血患者之补剂;可保护胃黏膜、促胃肠消化;缓解肿瘤患者化(放)疗致食欲降低、恶心、呕吐、乏力。

【附注】 六君子汤由四君子汤重用白术,加半夏、陈皮组成。多辅助治恶性肿瘤。

【参考文献】

[1]段少华,等. 四君子汤及其类方应用考析[J]. 实用中医内科杂志,2011,25(3):84-85

[2]刘雪娇,等. 胃咳病机证治文献分析[J]. 山东中医杂志,2021,40(10):1050-1054

143 立效散

汉方组成明细见表 143-1。

表 143-1 汉方组成明细

序号及厂家名	制剂量(g·日$^{-1}$)	浸膏量(g·日$^{-1}$)	添加剂/g	剂型/适应证	生药组成/g				
					细辛	升麻	防风	甘草	龙胆
1.津村	7.5	1.5	6	颗粒	2	3	3	1.5	1

【方解】 汉方立效散出自(金元)李东垣撰《兰室秘藏》卷中,(明)芮经著《杏苑春生》:"阳明湿热壅盛牙痛,法当疏湿清热为主。经云风能胜湿,寒可胜热。故用细辛、防风以胜湿,胆草、升麻以解热,佐甘草和药泻火。"病因湿热壅盛、风火邪人。细辛二分、炙甘草三分、升麻七分、防风一钱、草龙胆(酒洗)四钱。上㕮咀,都作一服,水一盏,煎至七分,去滓,以匙抄在口中,㷫痛处,待少时则止。防风祛风解表、胜湿止痛,细辛解表散寒、祛风止痛、通窍,升麻发表透疹、清热解毒、升举阳气,龙胆清热燥湿、泻肝胆火,甘草补脾益气、清热解毒、缓急止痛、调和诸药。

【功能主治】 消淤除阻、清热解毒。牙齿痛不可忍,连及头脑项背痛,微恶寒饮,大恶热饮,小便滑数。

【临床应用】 细辛 3 g、防风 3 g、升麻 3 g、龙胆草 3 g、甘草 3 g,煎服,一日一剂,可顿服、可隔 2 小时再服、可先含漱使汤药与创面接触后慢咽,治拔牙后疼痛 20 例(董沛姓)。

【经方换算量】 细辛 0.6 g、炙甘草 0.9 g、升麻 2.1 g、防风 3 g、草龙胆(酒洗)12 g,用水 150 ml,煎至 100 ml,去滓。

【汉方适应证】 拔牙后疼痛、牙痛。

【汉方添加剂】 日本药典硬脂酸镁、乳糖、糖粉。

【汉方规格及用法用量】 2.5 g 袋装颗粒剂;空腹(饭间),2.5 g(成人)/次,2~3 次/日。

【汉方不良反应】 偶发少尿、脸及四肢肿、眼睑下垂、手僵(假性醛固酮增多症);体乏、手脚无力或痉挛或麻木(肌肉疾病)。

【解说】 立效散牙痛方,证属热结化火,治则清热解毒,散结镇痛。宜胃火、风寒、风火、肝火、胃热阴虚、肾经火邪上扰,寒热夹杂或虚实夹杂致症。用于拔牙后轻度疼痛[1]。

汉方立效散由室町时代、安土桃山时代曲直濑道三收于《众方规矩》,用方以口腔慢性疼痛、拔牙后疼痛为目标,用于牙痛、牙龈痛、口腔肿痛、拔牙后疼痛、三叉神经痛、非典型领面痛、舌咽神经痛、舌痛,对拔牙后中度以上疼痛镇痛效果不佳[2]。

【附注】 立效散各味药有镇痛作用,细辛有局麻作用,妊妇慎用。

【参考文献】

[1]董沛甡.立效散治疗拔牙后疼痛的应用经验[J].中国社区医师.2007.24:173

[2]植松宏.孙庆顺,译.立效散的临床应用经验[J].黑龙江医药科学,1983.137-139

144 龙胆泻肝汤

【原名】 加减龙胆泻肝汤(外科发挥卷六)

【异名】 加味龙胆汤(外科枢要卷四),龙胆泻肝汤(校注妇人良方卷二十四)。

【商品名】 龙胆泻肝丸、龙胆泻肝片。汉方组成明细见表 144-1。

表 144-1 汉方组成明细

序号及厂家名	制剂量(g·日$^{-1}$)	浸膏量(g·日$^{-1}$)	添加剂/g	剂型/适应证	生药组成/g															
					当归	地黄	木通	黄芩	泽泻	车前子	龙胆	栀子	甘草	芍药	川芎	黄连	黄柏	连翘	薄荷	滨防风
1.康和药通	9	5.6	3.4	细粒/Ⅰ	5	5	5	3	3	3	1	1	1	—	—	—	—	—	—	—
2.大杉制药	9	5.6	3.4	细粒/Ⅰ	5	5	5	3	3	3	1	1	1	—	—	—	—	—	—	—
3.太虎精堂制药	7.5	5	2.5	颗粒、散剂/Ⅰ	5	5	5	3	3	3	1.5	1.5	1.5	—	—	—	—	—	—	—
4.津村	7.5	5.5	2	颗粒/Ⅰ	5	5	5	3	3	3	1	1	1	—	—	—	—	—	—	—
5.东洋药行	9	5.7	3.3	细粒/Ⅰ	5	5	5	3	3	3	1.5	1.5	1.5	—	—	—	—	—	—	—
6.三和生药	9	5.8	3.2	细粒/Ⅱ	5	5	5	3	3	3	1	1	1	—	—	—	—	—	—	—
7.小太郎汉方制药	9	6	3	细粒/Ⅲ	1.5	1.5	1.5	1.5	2	1.5	2	1.5	1.5	1.5	1.5	1.5	1.5	1.5	1.5	1.5

【方解】 汉方龙胆泻肝汤出自(明)薛己著《校注妇人良方》,薛己在陈自明著《外科

精要》中批注："愚按：前症患于阴茎之后，谷道之前，属足三阴亏损之症。轻则为漏，沥尽气血而亡；重则内溃而即殒。常治初起，湿热壅滞，未成脓作痛，或小便涩滞者，用龙胆泻肝汤。"病因肝胆实火上炎，肝经湿热下注。龙胆草（酒拌炒黄）、泽泻各一钱，车前子（炒）、木通、生地黄（酒拌）、当归尾（酒拌）、山栀（炒）、黄芩（炒）、甘草各五分。上作一剂。水二钟，煎八分，食前服。龙胆泻肝胆实火、除下焦湿热，黄芩、栀子降火清热，木通清热利湿、通利小便，车前子利水通淋，泽泻利水渗湿，当归、生地补血养肝，甘草清热解毒、缓急止痛。

【功能主治】 泻肝胆实火、清下焦湿热。肝经湿热、两拗肿痛，或小便赤滞、阴部生疮、阴囊肿痛、便毒悬痈、妇人阴挺。

【临床应用】 通草30 g，生地15 g，黄芪12 g，当归、栀子、泽泻、柴胡、甘草各10 g，龙胆草、车前子6 g，热毒严重加连翘15 g、金银花10 g，前列腺质韧加泽兰10 g，赤芍、桃仁，乳香6 g，会阴疼痛加延胡10 g，橘核6 g，浸泡后熬制，一日一剂，煎至200 ml早晚服用，治湿热下注型慢性前列腺炎40例（王文功）。

龙胆草、生地黄各12 g，黄芩、当归各9 g，栀子、柴胡各10 g，泽泻、甘草各6 g，车前子15 g，瘙痒重适量地肤子、蛇床子、苦参，一日一剂，水煎取300 ml，日服二次，治湿热型慢性湿疹71例（王东风）。

柴胡、甘草、龙胆草各6 g，栀子、木通、黄芩、生地各9 g，泽泻12 g，当归、车前子各3 g，一日一剂，日服二次，十四天一疗程，治女性生殖道解脲支原体感染80例（张瑛瑜）。

【经方换算量】 龙胆草（酒炒）6 g、黄芩（酒炒）9 g、山栀子（酒炒）9 g、泽泻12 g、木通9 g、车前子9 g、当归（酒炒）8 g、生地黄20 g、柴胡10 g、生甘草6 g。

【汉方适应证】（明细表/剂型）

Ⅰ有体力、小腹肌紧者尿痛、尿不尽、小便淋浊、白带。

Ⅱ有体力者尿道炎、膀胱炎、阴道炎、阴部湿疹、白带、阴部痒痛、子宫内膜炎。

Ⅲ有体力，膀胱、尿道、子宫等发炎，尿痛、排尿难者尿道炎、膀胱炎、阴道炎、带下、阴部湿疹、巴氏腺炎、阴部瘙痒、子宫内膜炎、睾丸炎。

【汉方添加剂】（明细表/以津村为例）

4. 日本药典硬脂酸镁、乳糖。

【汉方规格及用法用量】 2.5 g袋装颗粒剂；空腹（饭间），2.5 g（成人）/次，2～3次/日。

【汉方不良反应】 食欲不振、胃部不适、恶心、呕吐、腹泻等。偶发干咳、喘息、发热、呼吸困难（间质性肺炎）；少尿、脸及四肢肿、眼睑下垂、手僵（假性醛固酮增多症）；体乏、手脚无力或痉挛或麻木（肌肉疾病）；体乏、皮肤及眼珠发黄（肝功能损伤）；反复性腹痛、便秘、腹泻、腹胀（肠系膜静脉硬化症）。

【解说】 龙胆泻肝汤肝胆湿热证方，证属湿热郁滞，见胁痛口苦、目赤、耳聋、耳肿，小便淋浊、筋痿阴汗、阴肿、阴痒、湿热带下、舌红苔黄、脉弦细、脉弦数有力[1]。治则清肝火、泻湿热。宜肝胆实火上炎或肝经湿热下注致症[2]。用于内、外、妇、儿、五官科，尤以皮肤科应用最广。如急性湿疹、肝经湿热型带状疱疹、急性期耳部带状疱疹、慢性顽固性荨麻疹、女性迟发性痤疮、急性阴囊湿疹、生殖器疱疹、扁平疣、肛门尖锐湿疣、淋病、慢性肛隐窝炎（肛窦炎）、肛周水肿、缠腰火丹、红斑粉刺、老年肝胆湿热型神经性耳聋、肝胆火盛证突发性耳聋、肝火上扰型耳鸣、慢性化脓性中耳炎、分泌性中耳炎、急性周围性面瘫、单纯疱疹病毒性角膜炎、化脓性角膜炎、肝胆火热型角膜溃疡、浅层巩膜炎、急性虹膜睫状体炎、肝胆火炽型前葡萄膜炎、急性虹膜睫状体炎、慢性鼻-鼻窦炎不伴鼻息肉、小儿痄腮、智齿冠周炎、肝胆湿热型中风、急性脑梗死、肥胖型未钙化动脉斑块、痰火内盛型癫痫、高血压、肝火上炎型高血压、精神神经型高血压、原发性高血压病肝火上炎证失眠、肝郁化火型失眠症、肝胆湿热型抑郁症、肝胆湿热型胁痛慢性乙型肝炎、酒精性脂肪肝(肝胆湿热证)、真性红细胞增多症、肝癌化疗栓塞综合征、急(慢)性胆囊炎、阻塞性黄疸、急性胰腺炎、经行头痛、宫颈炎伴人乳头状瘤病毒感染、阴道炎、子宫脱垂、女性生殖道解脲支原体感染、外阴鳞状上皮增生、湿热型带下病、乳腺增生症、非淋菌性尿道炎、湿热型间质性膀胱炎、湿热下注型急性睾丸附睾炎、阴茎硬化性淋巴管炎、肝经湿热型早泄、精液不液化症、湿热瘀阻型慢性前列腺炎并弱精症、湿热下注型慢性前列腺炎、湿热型臀腿痛。

汉方龙胆泻肝汤采用无柴胡的薛己汤方,以腹部紧张、肤浅黑、手足湿润,伴充血、肿胀、疼痛的下焦炎症属实证者为目标,用于尿频、尿痛、腰腹沉重、女子带下等症。

【附注】 医者必备方龙胆泻肝汤首见(金元)李东垣著《兰室秘藏》[3],薛己在《校注妇人良方》中亦著,(清)汪昂引《良方》收于《医方集解》:“肝胆经实火、湿热,胁痛耳聋,胆溢口苦,筋痿阴汗,阴肿阴痛,白浊溲血。”版本较多,但常用《医方集解》龙胆泻肝汤,即《良方》中加柴胡,无剂量标注,且沿用至今。龙胆泻肝汤药物多苦寒,易伤脾胃,脾胃虚寒和阴虚阳亢证慎用。小太郎汉方制药采用的是一贯堂森道伯在薛氏汤方上的加味方,清泄肝经湿热之力更强。

【参考文献】

[1]肖霞. 龙胆泻肝汤临床新用[J]. 实用中医药杂志,2020,36(10):1357.

[2]吴婉君,等. 龙胆泻肝汤治疗内科杂病验案 4 则[J]. 中国民间疗法,2020,28(19):95-96

[3]王建青. 龙胆泻肝汤的渊源及临床运用概况[J]. 中医药通报,2020,19(1):41-43

145　苓甘姜味辛夏仁汤

【原名】 苓甘五味加姜辛半夏杏仁汤(金匮要略卷中)。

【异名】 苓甘味姜辛夏仁汤(普济方卷一四〇)、茯苓甘草五味姜辛汤(医门法律)、茯苓甘草五味辛夏仁汤(方剂辞典)。汉方组成明细见表 145-1。

【方解】 汉方苓甘姜味辛夏仁汤出自(汉)张仲景著《金匮要略》痰饮咳嗽病脉证并治第十二附方:“水去呕止,其人形肿者,加杏仁主之。其证应内麻黄,以其人遂痹,故不内之。若逆而内之者,必厥。所以然者,以其人血虚,麻黄发其阳故也。”麻黄利水消肿但夺津液,故杏仁替麻黄,利水不大汗。(清)陈修园著《医学从众录》喘促:“既藉桂苓之方,下其冲气,而反更咳胸满者,是寒邪贮胸,虽用桂而邪不服,嫌其偏于走表而去之。加干姜、细辛，取其大辛大热，以驱寒泄满也。《金匮》法，前症兼冒而呕者，加半夏以驱饮，名桂苓五味甘草去桂加干姜细辛半夏汤；前症兼形肿者，是肺气滞而为肿，加杏仁利之，名苓甘五味加姜辛半夏杏仁汤。”病因寒饮郁结、痰湿闭阻、肺失宣降。茯苓四两，甘草三两、五味半升、干姜三两、细辛三两、半夏半升、杏仁半升（去皮尖）。以水一斗，煮取三升，去滓，温服半升，每日三次。干姜温肺散寒以化饮、温运脾阳以化湿，细辛温肺散寒、助干姜温化寒饮，茯苓健脾化湿、化饮利水、导水饮走小便，五味子敛肺止咳、防干姜、细辛之辛热耗肺气，法半夏化痰、降逆止呕，杏仁降气止咳。

表145-1 汉方组成明细

序号及厂家名	制剂量（g·日$^{-1}$）	浸膏量（g·日$^{-1}$）	添加剂/g	剂型/适应证	生药组成/g						
					茯苓	甘草	半夏	干姜	杏仁	五味子	细辛
1. 小太郎汉方制药	7.5	4.5	3	细粒	4	2	4	2	4	3	2
2. 津村	7.5	4	3.5	颗粒	4	2	4	2	4	3	2

【功能主治】 温化水饮、止咳平喘。支饮，水去呕止，其人形肿，咳喘。

【临床应用】 麻黄6 g、细辛6 g、干姜6 g、茯苓10 g、半夏6 g、厚朴6 g、射干6 g、紫菀6 g、杏仁12 g，水煎分三次服，三剂后效果不显，加葶苈子10 g、加杏仁至18 g，一日一剂，服四天，治肺气肿（张志远）。

茯苓20 g，炙甘草15 g，五味子、干姜、细辛各10 g，法半夏15 g，杏仁10 g，桔梗15 g，厚朴15 g，水煎150 ml，早晚温服，三剂，治痰湿肺阻咳嗽（刘英军）。

茯苓6～10 g、甘草3 g、五味子5 g、干姜6～10 g、细辛3 g、半夏6 g、杏仁10 g、炙麻黄3～6 g，疗程二月，治夜间干咳30例（向琳）。

【经方换算量】 茯苓12 g、甘草9 g、细辛9 g、干姜9 g、半夏12 g、杏仁12 g、五味子12 g。

【汉方适应证】 贫血、寒症，伴喘鸣、痰多、咳嗽者支气管炎、支气管哮喘、心衰、心悸、肾病。

【汉方添加剂】（序号）

1. 硬脂酸镁、玉米淀粉、乳糖、普鲁兰多糖、硅酸铝镁。

2. 日本药典硬脂酸镁、乳糖、蔗糖脂肪酸酯。

【汉方规格及用法用量】 2.5 g袋装颗粒剂；空腹（饭间），2.5 g（成人）/次，2～3次/日。

【汉方不良反应】 偶发少尿、脸及四肢肿、眼睑下垂、手僵（假性醛固酮增多症）；体乏、手脚无力或痉挛或麻木（肌肉疾病）。

【解说】 苓甘味姜辛夏仁汤呼吸道疾病方，证属寒饮郁肺水肿[1]，见咳嗽、喘促、呕止、水肿、痰白清稀、口淡不渴、便溏、舌体淡胖、苔白腻、脉沉滑。治则温肺化饮。宜外无寒邪、内生痰饮、寒饮郁肺致症[1-3]。用于冷哮、急（慢）性咳喘、夜干咳、妊娠哮喘等痰湿阻肺症。

汉方苓甘姜味辛夏仁汤常用于小青龙汤适应证之胃肠虚弱不宜麻黄者。用方以体力差、冷症、胃肠虚弱、浮肿、贫血为目标，见喘鸣、气喘、咳嗽、咯痰、清鼻涕、心悸、手脚冷等，如支气管哮喘、柳杉花粉病等。

【附注】 苓甘味姜辛夏仁汤由小青龙汤（麻黄去节三两、芍药三两、细辛三两、干姜三两、甘草炙三两、桂枝去皮三两、五味子半升、半夏洗半升）去麻黄、桂枝、芍药，加茯苓、杏仁组成。方中干姜（少用生姜）、细辛、五味子是仲景治急（慢）性咳喘常用药，在小青龙汤、小青龙加石膏汤、厚朴麻黄汤、苓甘五味姜辛汤、桂苓五味甘草去桂加干姜细辛半夏汤、苓甘五味加姜辛半杏大黄汤中可见[4]。

【参考文献】

［1］王付. 小青龙汤方证及变证与衍生方的应用［J］. 中医杂志，2013，54（22）：1908－1910，1925

［2］张志远. 谈苓甘姜味辛夏仁汤与治咳四味药［J］. 中华中医药杂志，2017，32（3）：1120－1122

［3］刘英军. 经方调治痰湿体质杂病［J］. 实用中医内科杂志，2017，31（6）：41－42

［4］李新. 干姜、细辛、五味子治咳小议［J］. 江西中医药，1999，30（1）：40

146 苓姜术甘汤

【原名】 甘草干姜茯苓白术汤（金匮要略卷中）。

【异名】 甘姜苓术汤（金匮要略卷中）、甘草汤（外台卷十七引古今录验）、肾着汤（千金卷十九）、除湿汤（三因卷九）、苓姜术甘汤（类聚方）、茯苓干姜白术甘草汤（奇正方）。汉方组成明细见表146－1。

表146－1 汉方组成明细

序号及厂家名	制剂量（g·日⁻¹）	浸膏量（g·日⁻¹）	添加剂/g	剂型/适应证	生药组成/g			
					茯苓	干姜	白术	甘草
1. 津村	7.5	1.75	5.75	颗粒/Ⅰ	6	3	3	2
2. 本草制药	7.5	1.7	5.8	颗粒/Ⅰ	6	3	3	2
3. 小太郎汉方制药	6	2.3	3.7	细粒/Ⅱ	6	3	3	2
4. 三和生药	4.5	1.7	2.8	细粒/Ⅲ	6	3	3	2

【方解】 汉方苓姜术甘汤出自（汉）张仲景著《金匮要略》五脏风寒积聚病脉证并治第十一："肾着之病，其人身体重，腰中冷，如坐水中，形如水状，反不渴，小便自利，饮食如故。病属下焦，身劳汗出，衣里冷湿，久久得之，腰以下冷痛，腰重如带五千钱，甘姜苓术汤主之。"病因湿寒著腰，凝滞气血，损足太阴脾阳。甘草二两、白术二两、干姜四两、茯苓四两。上四味，以水五升，煮取三升，温分三服，腰中即温。甘草、干姜温中祛寒通痹、治小便数，茯苓、白术化湿，振脾阳。

【功能主治】 暖土胜湿。肾著。寒湿下侵，身重，腰以下冷重而痛，饮食如故，口不渴，小便自利。

【临床应用】 干姜、茯苓各36 g，苍术、炙甘草各18 g，七剂，一日一剂，水煎，早晚温服各一次，治腰痛寒湿下侵之肾着病（何庆勇）。

干姜15 g、茯苓15 g、苍术15 g、炙甘草6 g、制附片（先煎）15 g，一日一剂，水煎服，治腰肌劳损腰痛（冯世纶）。

茯苓30 g、白术15 g、干姜14 g、炙甘草10 g，水煎，服十二剂，治腰酸腿痛冷（刘渡舟）。

干姜15 g、茯苓25 g、白术15 g、甘草10 g，寒邪较盛酌加熟附片、肉桂、细辛等，湿邪偏胜加独活、威灵仙、苍术、薏苡仁，制成250 ml袋装，早晚服，七天一疗程，服两疗程，治寒湿型慢性腰肌劳损40例（李辉）。

【经方换算量】 甘草6 g、白术6 g、干姜12 g、茯苓12 g。

【汉方适应证】（明细表/剂型）

Ⅰ腰冷、腰痛、尿多者腰痛、腰冷、夜尿症。

Ⅱ全身倦怠、腰疼痛、发冷、身重、尿频、尿多者腰冷、腰痛、坐骨神经痛、夜尿症。

Ⅲ腰至下肢冷甚、腰冷痛、伴体倦、尿频、尿多者坐骨神经痛、腰痛、夜尿症、遗尿、带下。

【汉方添加剂】（明细表/序号）

1. 日本药典硬脂酸镁、乳糖。

2. 硅酸铝镁、结晶纤维素、羧甲基纤维素钠、轻质无水硅酸、硬脂酸镁、马铃薯淀粉、乳糖。

3. 硬脂酸镁、玉米淀粉、乳糖、普鲁兰多糖、硅酸铝镁。

4. 玉米淀粉、乳糖、结晶纤维素、预胶化淀粉、轻质无水硅酸。

【汉方规格及用法用量】 2.5 g袋装颗粒剂；空腹（饭间），2.5 g（成人）/次，2～3次/日。

【汉方不良反应】 偶发少尿、脸及四肢肿、眼睑下垂、手僵（假性醛固酮增多症）；体乏、手脚无力或痉挛或麻木（肌肉疾病）。

【解说】 苓姜术甘汤肾着证方，证属寒湿，寒湿痹着于肾之外府，病在经脉肌肉，未及肾脏，见腰部冷、痛、重，即腰冷重、小便自利为主。治则温经散寒、健脾除湿、通痹止痛。宜寒湿侵扰致疾[1-2]。用于腰痛、寒湿腰痛、腰肌劳损、腰肌劳损性腰痛（寒湿型）、腰椎间盘突出、腰椎间盘脱出疼痛、寒湿痹阻型腰椎管狭窄症、强直性脊柱炎、寒湿型第三腰椎横突综合征、经期寒湿型腰痛、类风湿性关节炎、坐骨神经痛、尿频、遗尿、尿不净、阳痿、早泄。

汉方苓姜术甘汤用方以体力差、腰以下冷痛剧、尿频、尿多、唾液多、食欲尚可、不渴、苔滑脉沉等为目标，用于腰痛症、坐骨神经痛、夜尿症、妊娠浮肿、白带、冷症等下焦寒湿症。

【附注】 苓姜术甘汤为苓桂术甘汤改桂枝为干姜，适应证大变；肾着汤中白术实为苍术，将苍术改为白术，或苍术、白术同用，加强健脾运湿之力，以治中阳不足、寒湿内盛型腰肌沉痛症。

【参考文献】

[1]许小强,等.肾着汤条文探析[J].国医论坛 2020,35(2):6-7

[2]吴英举.冯世纶运用肾着汤临床经验[J].国医论坛,2019,34(6):54-56

147 苓桂术甘汤

【原名】 茯苓桂枝白术甘草汤(伤寒论)。苓桂术甘汤治非酒精性脂肪肝完成实验,实验中苓桂术甘汤治代谢综合征。汉方组成明细见表 147-1。

表 147-1 汉方组成明细

序号及厂家名	制剂量(g·日$^{-1}$)	浸膏量(g·日$^{-1}$)	添加剂/g	剂型/适应证	生药组成/g					
					茯苓	白术	苍术	桂皮	桂枝	甘草
1. 高砂药业	4.5	1.6	2.9	颗粒/Ⅰ	6	3	—	4	—	2
2. 大杉制药	4.5	1.6	2.9	颗粒/Ⅰ	6	3	—	4	—	2
3. 客乐谐制药	6	1.6	4.4	细粒/Ⅰ	6	3	—	4	—	2
4. 客乐谐药品	6	1.6	4.4	细粒/Ⅰ	6	3	—	4	—	2
5. JPS 制药	7.5	1.8	5.7	颗粒/Ⅰ	6	—	3	4	—	2
6. 康和药通	4.5	2.25	2.25	细粒/Ⅰ	6	3	—	4	—	2
7. 大杉制药	4.5	2.25	2.25	细粒/Ⅰ	6	3	—	4	—	2
8. 太虎精堂制药	6	2.56	3.44	颗粒/Ⅰ	6	3	—	4	—	2
9. 津村	7.5	1.5	6	颗粒/Ⅰ	6	—	3	4	—	2
10. 东洋药行	6	3	3	细粒/Ⅰ	6	3	—	—	4	2
11. 本草制药	7.5	1.6	5.9	颗粒/Ⅰ	6	3	—	4	—	2
12. 松浦药业	4.5	4 软浸膏※		颗粒/Ⅰ	6	3	—	4	—	2
13. 小太郎汉方制药	6	1.7	4.3	细粒/Ⅱ	6	3	—	4	—	2
14. 三和生药	4.5	1.7	2.8	细粒/Ⅲ	6	3	—	4	—	2

※等于干浸膏 2 g。

【异名】 苓桂术甘汤(金匮要略卷中)、甘草汤(千金卷十八)、茯苓白术汤(伤寒总病论卷三)、茯苓汤(圣济总录卷五十四)、茯苓散(普济方卷四十三)、茯苓白术桂枝甘草汤(伤寒全生集卷四)、茯苓桂甘白术汤(医统卷十四)、茯苓桂术甘草汤(医学入门卷四)、苓桂汤(杏苑卷四)、苓桂术甘草汤(景岳全书卷五十四)、桂苓甘术汤(医方集解)。

【方解】 汉方苓桂术甘汤出自(汉)张仲景著,《金匮要略》痰饮咳嗽病脉证并治第十二:"心下有痰饮,胸胁支满,目眩,苓桂术甘汤主之。"《金匮要略》痰饮咳嗽病脉证并治第十二:"夫短气有微饮,当从小便去之,苓桂术甘汤主之,肾气丸亦主之。"《伤寒论》

辨太阳病脉证并治第67条："伤寒，若吐、若下后，心下逆满、气上冲胸、起则头眩、脉沉紧，发汗则动经，身为振振摇者，茯苓桂枝白术甘草汤主之。"病因水湿痰饮、脾气虚衰。茯苓四两、桂枝三两（去皮）、白术二两、甘草二两炙。上四味，以水六升，煮取三升，去滓，分温三服。茯苓淡渗利湿，桂枝平冲降逆、通阳化气，白术燥湿健脾，甘草补脾益气。

【功能主治】 温健脾阳，利水降冲。脾虚寒饮。

【临床应用】 茯苓12 g、桂枝9 g、白术6 g、炙甘草6 g，水煎，一日一剂，早晚分服，四周一疗程，连服两个疗程，治慢性阻塞性肺疾病40例（吕志坚）。

桂枝15 g、白术20 g、茯苓30 g、甘草15 g，于头伏第一天始服至三伏结束，治支气管哮喘慢性持续期40例（于龙）。

茯苓24 g、桂枝18 g、白术12 g、甘草12 g，气虚加党参、黄芪，血瘀加丹参，痰湿加陈皮，阳虚水湿加制附子，阴虚加熟地黄、麦门冬，治老年慢性心力衰竭40例（胡双轩）。

茯苓30 g、桂枝15 g、白术15 g、炙甘草6 g，痰湿中阻合二陈汤，痰蒙清窍加石菖蒲12 g、泽泻20 g，痰热内扰合黄连温胆汤，肝阳上亢、合镇肝熄风汤，3～7天为一疗程，治眩晕71例（何强成）。

【经方换算量】 茯苓12 g、桂枝（去皮）9 g、白术6 g、甘草6 g。

【汉方适应证】（明细表/剂型）

Ⅰ眩晕、摇晃、心悸、少尿者神经质、神经衰弱、眩晕、心悸、气喘、头痛。

Ⅱ站立发晕、心悸甚、上火头痛、面色潮红、贫血、小便频量少、嘴唇干裂者神经性心动过速、神经症、充血、耳鸣、失眠、血压异常、心衰、肾病。

Ⅲ头痛、头重、上火、眩晕、站立发晕、悸动、心动过速型失眠、心神不安、少尿者神经性心动过速、心脏瓣膜疾病、血压异常、站立发晕、梅尼尔氏综合征、神经衰弱、肾病。

【汉方规格及用法用量】 2.5 g袋装颗粒剂；空腹（饭间），2.5 g（成人）/次，2～3次/日。

【汉方添加剂】（明细表/以津村等为例）

3～4. 日本药典硬脂酸镁、结晶纤维素、乳糖、含水二氧化硅。

9. 日本药典轻质无水硅酸、硬脂酸镁、乳糖。

【汉方不良反应】 发疹、发红、发痒。偶发少尿、脸或四肢肿、眼睑下垂、手僵（假醛固酮增多症）；体乏、手脚无力或痉挛或麻木（肌肉疾病）。

【解说】 苓桂术甘汤痰饮祖方，证属脾虚痰饮，见胸胁支满、目眩心悸、短气而咳、舌苔白滑、脉弦滑或沉紧。治则温健脾阳、化饮降冲[1]。宜心脾阳虚、痰湿内蕴、聚湿成饮、饮停气逆致症[2-3]。用于慢性心衰、心肾阳虚型心衰、老年舒张性心衰、慢性肺源性心衰、慢性肺心病并发顽固性心衰、慢性肺心病右心衰、慢性充血性心衰、冠心病、冠心病心绞痛、不稳定型心绞痛、冠心病心律失常、阳虚水停型心悸、心血管病合并慢性心功能不全、胸痹心痛、慢性肺源性心脏病肺（心）功能失代偿期、围产期心肌病、结核性心包炎、低氧性肺动脉高压、肺癌胸水（合化疗）、慢性心力衰竭胃动力下降、胃潴留、后循环缺血性眩晕、老年椎-基底动脉供血不足型眩晕、痰饮型眩晕、痰湿内停型颈性眩晕、内耳性眩晕、梅尼埃综合征、痰浊中阻型梅尼埃、神经衰弱痰湿内停症、失眠、胸皮神经后支内侧支卡压综合征、儿童抽动障碍、痰湿型高血压合并腔隙性脑梗死、痰湿内阻型非酒精性脂肪肝、中年女性单纯性肥胖（合艾灸）、脾虚痰湿型肥胖症、维持性血液透析口渴症（合针灸)、风痰型婴儿支气管炎、中心性浆液性脉络膜视网膜病变、糖尿病黄斑水肿(合激光)、常年性变应性鼻炎、妇人腹痛、顽固性带下病、寒湿凝滞型慢性盆腔炎、慢性盆腔疼痛伴积液、椎管内麻醉术后尿潴留(合针灸)、小儿手足口病、结节性红斑、有机磷农药迟发性神经中毒综合征、新冠。

汉方苓桂术甘汤以起立性眩晕、体晃、气喘、心悸亢进、心下逆满、头晕、头痛、少尿、足冷、脉沉紧、腹部软、胃部水荡音为目标,用于旋转性头晕、站立眩晕、小儿直立性调节障碍、心脏瓣膜症、心功能不全、心源性哮喘、神经性心悸亢进、巴塞多氏病、运动失调、眼球震颤症、美尼尔征、神经衰弱、神经症、神经官能症、神经分裂症、经前期紧张症、结膜炎、角膜翳、角膜干燥症、视神经炎、中心性视神经萎缩、习惯性头痛、副鼻窦炎、肾炎、肾萎缩、高血压、哮喘、贫血、秃头症、胃弛缓症、重听。为眩晕发作首选方。

【参考文献】

[1]周峰峰,等.叶天士、吴鞠通对苓桂术甘汤方证的发挥[J].河南中医,2020,40(1):36-38

[2]虞泰来,等.基于“水饮”理论探讨范永升教授运用苓桂术甘汤治疗风湿免疫病经验[J].浙江中医药大学学报,2021,45(5):489-492,496

[3]弓丽华,等.苓桂术甘汤加减治疗慢性盆腔疼痛探析[J].黑龙江中医药,2015,1:3-4

148 六味丸

【原名】 地黄丸(小儿药证直诀卷下)

【异名】 补肾地黄丸(幼幼新书卷六引集验方)、补肝肾地黄丸(奇效良方卷六十四)、六味地黄丸(正体类要卷下)、六味丸(校注妇人良方卷二十四)。

【商品名】 六味地黄丸、六味丸。汉方组成明细见表148-1。

表148-1 汉方组成明细

序号及厂家名	制剂量(g·日$^{-1}$)	浸膏量(g·日$^{-1}$)	添加剂/g	剂型/适应证	生药组成/g					
					地黄	山茱萸	山药	泽泻	茯苓	牡丹皮
1.客乐谐制药	6	4.2	1.8	细粒	5	3	3	3	3	3
2.客乐谐药品	6	4.2	1.8	细粒	5	3	3	3	3	3
3.康和药通	6	3.65	2.35	细粒	5	3	3	3	3	3
4.大杉制药	6	3.65	2.35	细粒	5	3	3	3	3	3
5.津村	7.5	3.75	3.75	颗粒	5	3	3	3	3	3
6.东洋药行	6	4	2	细粒	5	3	3	3	3	3

【方解】 汉方六味丸出自(明)薛己著《校注妇人良方》卷二十四,(宋)钱乙撰《小儿

药证直诀》:"肾水,阴也,肾虚则畏明,皆宜补肾,地黄丸主之。"《小儿药证直诀》:"地黄丸,治肾怯失音,囟开不合,神不足,目中白睛多,面色㿠白方。"病因肾虚水泛、肝肾阴虚、气血不足。熟地黄八钱,山萸肉、干山药各四钱,泽泻、牡丹皮、白茯苓(去皮)各三钱。上为末,炼蜜为丸,如梧桐子大每服三丸,空心温水化下。熟地补肾填精益髓,山药滋补脾阴,山萸肉温肝益肾,丹皮清热凉血,泽泻利湿化浊,茯苓健脾渗湿。

【功能主治】 滋补肝肾。肝肾阴虚、头晕目眩、耳聋耳鸣、腰膝酸软、骨蒸潮热、五心烦热、失血失音、消渴淋浊、妇女肾虚、血枯闭经、小儿囟开不合、羸瘦骨蒸、五迟五软。

【临床应用】 六味地黄丸,饭后服,一日三次,每次八粒,七天一疗程,连服六个疗程,治卵巢早衰62例(刘肖林)。

熟地黄24 g,淮山药12 g,山茱萸12 g,泽泻9 g,牡丹皮9 g,白茯苓9 g,一日一剂,水煎,日服二次,连服十四天,治肾咳症60 例(刘喜林)。

六味地黄丸(河南宛西制药),一日四次,每次七粒,连服五个月,治糖尿病合并牙周炎150 例(程书毅)。

山茱萸80 g、熟地黄160 g、泽泻60 g,怀山药80 g、牡丹皮60 g、茯苓60 g,一次一丸,一日二次,连服十五天,治肝肾阴虚103 例(辛运生)。

六味地黄丸(浙江普洛康裕),口服,一次八丸,一日三次,连服二个月,治2 型糖尿病60 例(谢娇)。

【经方换算量】 熟地黄 24 g、山萸肉 12 g、干山药 12 g、泽泻 9 g、白茯苓 9 g、丹皮 9 g。

【汉方适应证】 易疲劳、少尿或多尿、时而口渴者排尿难、尿频、浮肿、瘙痒。

【汉方添加剂】(明细表/序号)

1 ~2. 日本药典硬脂酸镁、结晶纤维素、乳糖、含水二氧化硅。

3 ~4. 玉米淀粉、乳糖。

5. 日本药典硬脂酸镁、乳糖、蔗糖脂肪酸酯。

6. 玉米淀粉。

【汉方规格及用法用量】 2.5 g 袋装颗粒剂;空腹(饭间),2.5 g(成人)/次,2 ~3 次/日。

【汉方不良反应】 食欲不振、胃部不适、恶心、呕吐、腹泻。

【解说】 六味地黄丸滋补肾阴方,证属肾阴虚,见头目眩晕、耳鸣耳聋、眼花、腰膝酸软、盗汗遗精、发热作渴、咽燥舌痛、齿牙不固、齿龈出血、须发早白、失音、经来量少、夜尿频数、气壅痰嗽、舌红少苔、脉细数。治则滋阴补肾、泻补兼施。宜肾阴不足、肝脾肾衰退、虚火上炎致症[1-2],用于糖尿病、糖尿病肾病、糖尿病肾阴虚证、2 型糖尿病、气阴两虚型2 型糖尿病、肝肾阴虚症、肝肾阴虚型耳鸣、高血压性肾病、老年痴呆、中度阿尔茨海默病、帕金森症、缺血性中风、阴虚火旺型失眠症、顽固性不寐、神经衰弱、原发性遗尿症、男性不育症、老年男性骨质疏松、更年期骨质疏松疼痛、绝经后骨质疏松症、肾阴虚型围绝经期综合征、经前期综合征、肝肾阴虚型子宫颈癌、阴道干涩症、小儿多发性抽动症、老年肝肾阴虚型强直性脊柱炎、腰椎间盘突出症术后慢性腰腿疼痛、椎间盘源性腰痛、筋骨痛、腰肌损伤、腰膝酸痛、关节脱位、跟痛症、牙松牙痛、绝经期牙周炎、老年晚期结直肠癌、系统性红斑狼疮、复发性口腔溃疡、裂纹舌、原发性干燥综合征干眼、各种肿瘤晚期属肝肾阴虚者。也用于抗衰老、慢性疲劳综合征、亚健康、养生保健。

汉方六味丸用方以发呆、头晃、思考力下降、眩晕、耳鸣、耳背、腰膝酸、口渴咽干、身体发热、手掌脚掌发热、齿松、盗汗、遗精、性功能不全、妇科病、无苔、脉细、脉弦为目标，用于植物神经紊乱、高血压、动脉硬化、糖尿病、慢性肾炎、甲状腺机能亢进、肺结核、支气管哮喘、慢性尿路感染等慢性疾病及阴道炎、不排卵、无月经、经量少。

【附注】 六味地黄丸源于张仲景著《金匮》肾气丸（八味丸），去方中桂枝、附子而成[3]。《小儿药证直决笺正》："仲阳意中，谓小儿阳气甚，因去桂、附而创立此丸，以为幼科补肾专药。"（宋）钱乙用六味丸治小儿先天发育不良和小儿大病初愈体质虚弱[4]，以及治疗幼儿五迟、五软等疾病；元代，六味丸逐渐用于医治肾阴虚致骨蒸潮热，盗汗等症；（明）薛己将六味丸用于内、外、妇、儿、骨伤科，称其为"水泛为痰之圣药，血虚发热之神剂。"脾胃虚弱，消化不良，脾虚便溏，肾阳虚，肥胖体质者慎用。

【参考文献】

[1]胡利娜等. 浅析薛己对成方的运用[J]. 光明中医，2018，33(12)：1795-1797.

[2]郭钊明等. 以黄元御的阴虚思想考析"六味地黄丸"滋阴之理[J]. 光明中医，2014，29(1)：192-193

[3]代明君. 六味地黄丸加减治疗2型糖尿病临床疗效观察[J]. 糖尿病新世界，2014. 20：12

[4]宫千程，等. 薛己运用六味丸的特色浅析[J]. 吉林中医药，2019，39(2)：141-143，147.

汉方常用生药

序号	生药名	英文名	序号	生药名	英文名
1	阿胶	Donkey Glue	37	厚朴	Magnolia Bark
2	威灵仙	Clematis Root	38	牛膝	Achyranthes Root
3	茵陈蒿	Artemisia Capillaris Flower	39	吴茱萸	Euodia Fruit
4	茴香	Fennel	40	牛蒡子	Burdock Fruit
5	乌药	Lindera Root	41	芝麻	Sesame
6	延胡索	Corydalis Tuber	42	芝麻油※	Sesame Oil
7	黄芪	Astragalus Root	43	五味子	Schisandra Fruit
8	黄芩	Scutellaria Root	44	柴胡	Bupleurum Root
9	黄柏	Phellodendron Bark	45	细辛	Asiasarum Root
10	樱皮	Cherry Bark	46	白蜡※	White Beeswax
11	黄连	Coptis Rhizome	47	山楂	Crataegus Fruit
12	远志	Polygala Root	48	栀子	Gardenia Fruit
13	艾叶	Artemisia Leaf	49	山茱萸	Cornus Fruit
14	何首乌	Polygonum Root	50	花椒	Japanese Zanthoxylum Peel
15	葛根	Pueraria Root	51	酸枣仁	Jujube Seed
16	滑石	Aluminum Silicate Hydrate with Silicon Dioxide	52	山药	Dioscorea Rhizome
17	栝蒌根	Trichosanthes Root	53	地黄	Rehmannia Root
18	栝蒌仁	Trichosanthes Seed	54	地骨皮	Lycium Bark
19	干姜	Processed Ginger	55	紫根	Lithospermum Root
20	甘草	Glycyrrhiza	56	蒺藜子	Tribulus Fruit
21	桔梗根	Platycodon Root	57	炙甘草	Prepared Glycyrrhiza
22	菊花	Chrysanthemum Flower	58	芍药	Peony Root
23	枳壳	Orange Fruit	59	车前子	Plantago Seed
24	枳实	Immature Orange	60	缩砂	Amomum Seed
25	橘皮	Citrus Peel	61	干姜	Ginger
26	羌活	Notopterygium	62	鲜姜	Fresh Ginger
27	杏仁	Apricot Kernel	63	小麦	Wheat

序号	生药名	英文名	序号	生药名	英文名
28	苦参	Sophora Root	64	升麻	Cimicifuga Rhizome
29	荆芥穗	Schizonepeta Spike	65	辛夷	Magnolia Flower
30	桂枝	Cinnamon Twig	66	神曲	Shinkiku
31	桂皮	Cinnamon Bark	67	石膏	Gypsum
32	桂皮粉	Powdered Cinnamon Bark	68	明胶※	Gelatin
33	饴糖	Koi	69	川芎	Cnidium Rhizome
34	红花	Safflower	70	前胡	Peucedanum Root
35	香附子	Cyperus Rhizome	71	川骨(萍蓬草根)	Nuphar Rhizome
36	粳米	Brown Rice	72	蝉蜕	Cicada Slough
73	苍术	Atractylodes Lancea Rhizome	109	白术	Atractylodes Rhizome
74	苍术粉	Powdered Atractylodes Lancea Rhizome	110	枇杷叶	Loquat leaf
75	桑白皮	Mulberry Bark	111	槟榔	Areca
76	苏木	Sappan Wood	112	茯苓	Poria Sclerotium
77	苏叶	Perilla Herb	113	茯苓粉	Powdered Poria Sclerotium
78	大黄	Rhubarb	114	附子	Processed Aconite Root
79	大枣	Jujube	115	附子粉	Powdered Processed Aconite Root
80	泽泻	Alisma Tuber	116	炮附子粉	Powdered Processed Aconite Root
81	泽泻粉	Powdered Alisma Tuber	117	防己	Sinomenium Stem and Rhizome
82	竹茹	Bamboo Culm	118	芒硝	Sodium Sulfate Hydrate
83	知母	Anemarrhena Rhizome	119	防风	Saposhnikovia Root and Rhizome
84	茶叶	Green tea leaf	120	樸樕(槲树等属树皮)	Quercus Bark
85	丁香	Clove	121	牡丹皮	Moutan Bark
86	钩藤	Uncaria Hook	122	牡蛎	Oyster Shell
87	猪苓	Polyporus Sclerotium	123	麻黄	Ephedra Herb
88	猪苓粉	Powdered Polyporus Sclerotium	124	火麻仁	Hemp Fruit
89	陈皮	Citrus Unshiu Peel	125	干燥芒硝	Anhydrous Sodium Sulfate
90	天南星	Arisaema Tuber	126	木通	Akebia Stem
91	天麻	Gastrodia Tuber	127	木香	Saussurea Root

序号	生药名	英文名	序号	生药名	英文名
92	天门冬	Asparagus Root	128	益母草	Leonurus Herb
93	冬瓜子	Benincasa Seed	129	薏苡仁	Coix Seed
94	当归	Japanese Angelica Root	130	龙眼肉	Longan Aril
95	桃仁	Peach Kernel	131	龙骨	Longgu
96	独活	Aralia Rhizome	132	龙胆	Japanese Gentian
97	杜仲	Eucommia Bark	133	良姜	Alpinia Offcinarum Rhizowe
98	猪油※	Lard	134	连翘	Forsythia Fruit
99	人参	Ginseng	135	莲子	Nelumbo Seed
100	忍冬	Lonicera Leaf and Stem	136	和羌活（独活）	Aralia Root
101	贝母	Fritillaria Bulb			
102	麦芽	Malt			
103	麦门冬	Ophiopogon Root			
104	薄荷	Mentha Herb			
105	滨防风（珊瑚菜）	GLEHNIA ROOT AND RHIZOME			
106	半夏	Pinellia Tuber			
107	百合	Lilium Bulb			
108	白芷	Angelica Dahurica Root			

※化学药品。

后　记

日本厚生劳动省于1975年颁布《常用汉方制剂指南》210首，其中148首为医用汉方制剂处方。

日本汉方医学受中国传统医学影响，选方多以《伤寒论》《金匮要略》《万病回春》等我国古代经典医籍收载方为主，经日本历代汉方医家的应用、推广，加之由此产生的经验方，以及对方剂作用机制的解析，其安全性与有效性得到充分验证，形成与中国传统中医同源异流具有日本特色用于医疗、保健的汉方医药。

与我国传统医学六经八纲之“辨证论治”“辨其证，用其方”相比，汉方医学的证治是证候判断与方剂联结而成“方证相应”。“方证相应”固化治则的实用性，简化病机，即不在意致病因素的根源，在意症状（表象）对应的方剂。故，汉方偏重对“病”施治的直接性、重视实症的具体表现，将证的相对稳定性和治的指向性相统一，实现方证相应。

汉方医学认为改变原方则失去“方证相应”的意义，故用方严守《伤寒论》等原文原方，崇尚原方配伍之立方本意，不做味数加减，立足“定证，定方，证有规定，方无加减。”从而形成汉方证治标准化，亦验证了方证相应具有的客观性、科学性、国民适应性，提升了社会对方与证的认知，推动了制剂化产品的发展。

医用汉方制剂作为日本汉方医学体系中的治疗和保健用药，具有剂量小、靶向准、疗效好、材质佳、工艺优、包装美、易服用、易携带等特点。医用汉方制剂处方虽为148首、常用生药136味，但以津村为龙头的200余家汉方药企生产的品规则达2000多种。在日本国内有小柴胡汤、海外有大建中汤等十大畅销汉方制剂的带动，各品种产销两旺。可以说具医疗、预防、保健作用的汉方制剂踏上了自我发展之路。

表 131-1　汉方组成明细

对应厂家名	制剂量（g·日$^{-1}$）	浸膏量（g·日$^{-1}$）	添加剂/g	剂型/适应证	生药组成/g																			
					当归	芍药	川芎	栀子	连翘	薄荷	生姜	荆芥	防风	麻黄	大黄	芒硝	无水芒硝	含水硫酸钠	白术	桔梗	黄芩	甘草	石膏	滑石
1. 大杉制药	9	5.2	3.8	颗粒/Ⅰ	1.2	1.2	1.2	1.2	1.2	1.2	0.3	1.2	1.2	1.2	1.5	—	0.7	—	2	2	2	2	2	3
2. 客乐谐制药	7.5	5.7	1.8	细粒/Ⅰ	1.2	1.2	1.2	1.2	1.2	1.2	0.4	1.2	1.2	1.2	1.5	—	0.75	—	2	2	2	2	2	3
3. 客乐谐药品	7.5	5.7	1.8	细粒/Ⅰ	1.2	1.2	1.2	1.2	1.2	1.2	0.4	1.2	1.2	1.2	1.5	—	0.75	—	2	2	2	2	2	3
4. 大峰堂药品工业	8.91（27 片）	5.5	3.41	片剂/Ⅰ	1.2	1.2	1.2	1.2	1.2	1.2	0.4	1.2	1.2	1.2	1.5	—	0.75	—	2	2	2	2	2	3
5. 客乐谐药品	8.91（27 片）	5.5	3.41	片剂/Ⅰ	1.2	1.2	1.2	1.2	1.2	1.2	0.4	1.2	1.2	1.2	1.5	—	0.75	—	2	2	2	2	2	3
6. JPS 制药	7.5	5	2.5	颗粒/Ⅰ	1.2	1.2	1.2	1.2	1.2	1.2	0.3	1.2	1.2	1.2	1.5	—	—	1.5	2	2	2	2	2	3
7. 太虎精堂制药	7.5	5.4	2.1	颗粒/Ⅰ	1.2	1.2	1.2	1.2	1.2	1.2	1.2	1.2	1.2	1.2	1.5	—	1.5	—	2	2	2	2	2	3
8. 津村	7.5	4.5	3	颗粒/Ⅰ	1.2	1.2	1.2	1.2	1.2	1.2	0.3	1.2	1.2	1.2	1.5	—	0.7	—	2	2	2	2	2	3
9. 帝国汉方制药	7.5	3.04	4.46	颗粒/Ⅰ	1.2	1.2	1.2	1.2	1.2	1.2	0.4	1.2	1.2	1.2	1.5	1.5	—	—	2	2	2	2	2	3
10. 帝国制药	7.5	3.04	4.46	颗粒/Ⅰ	1.2	1.2	1.2	1.2	1.2	1.2	0.4	1.2	1.2	1.2	1.5	1.5	—	—	2	2	2	2	2	3
11. 东洋药行	7.5	5	2.5	细粒/Ⅰ	1.2	1.2	1.2	1.2	1.2	1.2	1.2 鲜姜	1.2	1.2	1.2	1.5	1.5	—	—	2	2	2	2	2	3
12. 本草制药	7.5	5	2.5	颗粒/Ⅰ	1.2	1.2	1.2	1.2	1.2	1.2	0.4	1.2	1.2	1.2	1.5	1.5	—	—	2	2	2	2	2	3
13. 松浦药业	7.5	10（湿膏）※		颗粒/Ⅰ	1.2	1.2	1.2	1.2	1.2	1.2	0.4	1.2	1.2	1.2	1.5	1.5	—	—	2	2	2	2	2	3
14. 小太郎汉方制药	9	6	3	细粒/Ⅱ	1.2	1.2	1.2	1.2	1.2	1.2	0.3	1.2	1.2	1.2	1.5	—	0.7	—	2	2	2	2	2	3
15. 三和生药	9	5.4	3.6	细粒/Ⅲ	1.2	1.2	1.2	1.2	1.2	1.2	0.3	1.2	1.2 滨防风	1.2	1.5	—	0.75	—	2	2	2	2	2	3

※等于 5 g 干浸膏。